DICTIONNAIRE

DE

LA CONSERVATION

DE L'HOMME.

DICTIONNAIRE

DE

LA CONSERVATION

DE L'HOMME,

OU D'HYGIÈNE ET D'ÉDUCATION

PHYSIQUE ET MORALE.

Ouvrage élémentaire et à la portée de tous les citoyens; dans lequel on s'applique à détruire les préjugés, à fournir des précautions utiles aux différens états de la société, et à donner des avis pour les accidens qui exigent les plus prompts secours.

Par L. C. H. MACQUART,

Médecin de Paris, ancien médecin de la Marine, membre des sociétés de médecine, d'histoire naturelle, et philomatique de Paris, de celles de la Rochelle, Hesse-Cassel, professeur d'histoire naturelle du département de Seine et Marne.

De l'ignorance et des préjugés, naissent presque tous nos maux.

TOME SECOND.

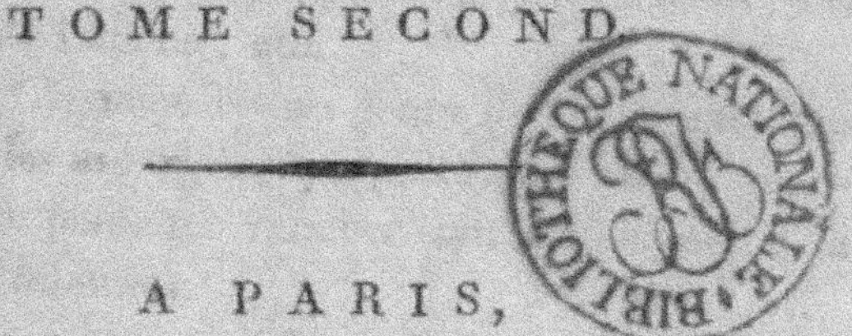

A PARIS,

Chez BIDAULT, libraire, rue Haute-feuille, n° 10.

AN VII DE LA RÉP.

DICTIONNAIRE

DE

LA CONSERVATION

DE L'HOMME,

OU HYGIÈNE ET ÉDUCATION

PHYSIQUE ET MORALE

TOME SECOND.

À PARIS,

DE LA CONSERVATION

DE L'HOMME,

OU

DICTIONNAIRE D'HYGIÈNE

ET D'ÉDUCATION

PHYSIQUE ET MORALE.

I - J.

ICHTYOCOLLE. L'ichtyocolle est ce qu'on nomme colle de poisson ; elle se fait avec les intestins de l'esturgeon ; elle a la propriété de prendre un volume très-considérable , quand on la dissout dans l'eau. Elle est très-propre à éclaircir promptement le café.

ICHTYOPHAGE. On donne ce nom aux peuples, dont le poisson fait la principale nourriture ; tels sont les habitans des terres septentrionales les plus reculées, les Esquimaux , les Lapons , etc.

IGNAME. L'igname est un genre de plante exotique de la famille des asperges, qui porte une racine tubéreuse , et dont plusieurs variétés sont employées à la nourriture des hommes.

L'igname nommé par Linné *Dioscorea alta* , est la plus intéressante des espèces de ce genre , à cause de sa racine qu'on mange dans les deux Indes, en Affrique , et même dans les îles de la mer du Sud. Son pays natif est dans les Indes orientales , entre les tropiques ; on la cultive au Jardin des Plantes.

La bulbe de cet igname est grosse , longue d'un pied et demi à trois pieds , noirâtre à l'extérieur , blanche ou rougeâtre en dedans ; visqueuse , et un peu âcre lorsqu'elle est crue , elle devient douce , quand elle est cuite à l'eau.

Cette racine pèse quelquefois jusqu'à 3o livres. On la mange en guise de pain : quelquefois on la fait rôtir , on en compose des bouillies agréables et très-saines , ainsi que d'autres préparations alimentaires , particulières à chaque pays où cet excellent et utile végétal est cultivé.

IGNORANCE. L'ignorance est un défaut d'expérience , de réflexion et de travail. Elle est une source intarissable de maux pour les peuples et pour les individus. L'ignorance est toujours nuisible aux autres , et à soi-même ; elle est un crime dans un juge , et dans un médecin qui exercent des états dans lesquels ils ne sont pas suffisamment instruits.

En général , on méprise l'ignorant qui n'est d'aucune ressource , par la raison qu'on est forcé d'estimer ceux dont les lumières peuvent procurer des secours , des conseils , ou des agrémens dans la société. Il est impossible qu'un ignorant soit raisonnable et vertueux , puisqu'il ne connoit pas l'étendue de ses devoirs ; c'est un aveugle qui marche au hasard dans la route de ce monde , et auquel les méchans feront aisément commettre des horreurs. C'est au moins un étourdi qui heurte continuellement les autres , et qui se précipite de chûtes en chûtes. Ce ne sera que par un travail assidu que la jeunesse se mettra dans le cas d'éviter tous les maux qu'entraîne l'ignorance.

IMAGINATION. L'imagination est la faculté de peindre, comme présens, les objets absens, ou de créer, comme existans, des objets qui n'ont jamais eu de réalité.

L'imagination des différens peuples prend des teintes différentes, relativement aux influences des climats qu'ils habitent. Elle est, en général, parmi les hommes célèbres, le domaine de l'ame forte et sublime, chez qui brille le flambeau du génie, de l'être privilégié à qui la nature a donné une grande sensibilité, une juste tension dans les fibres, une irritabilité soutenue, enfin une activité dans les fluides, qu'on rencontre rarement chez les autres hommes. Aussi sont-ils capables des plus grands efforts, et de ces ressources inouies, qui deviennent si essentiellement utiles à leurs semblables.

Le pouvoir de l'imagination, tout en s'occupant du présent, non-seulement nous reporte vers le passé, mais encore nous fait empiéter sur l'avenir, qu'elle crée et façonne au gré de son caprice.

Les appétits naturels n'ont pas besoin que l'imagination se prête pour les faire naître, mais une fois éclos, elle s'en empare sur-le-champ, pour les animer et les modifier. Elle ne dispose pas moins de nos passions et de nos sentimens, sur lesquels se porte son empreinte, dans tous les momens de la vie.

C'est ordinairement parmi les personnes bilieuses et mélancoliques que l'imagination brille : elles ne sont ni grasses, ni d'une constitution athlétique, mais plutôt sèches et maigres. C'est d'elles qu'on a pu dire proverbialement et avec justice, que *l'épée use le fourreau.*

Comme leurs passions sont extrêmes, souvent elles portent le trouble dans leur organisation; c'est à la tête et
à l'estomac, que le mal se fait sentir le plus communément. On sait depuis long-tems, que c'est toujours celui
qui pense le moins, qui digère le mieux.

Sans un régime fort sévère, Voltaire n'eut pu prolonger aussi loin des jours qui ont offert le tableau de
l'imagination, du savoir et de la philosophie réunis.
C'est à raison de l'importance que la société doit mettre
à la conservation des grands hommes, que nous devons
leur présenter les ressources qui leur sont offertes par
l'hygiène. C'est ce que nous avons fait à l'article des
Gens de lettres auquel nous renvoyons.

Quoique l'imagination ait encore plus d'empire sur
les femmes que sur les hommes, ses droits ne s'étendent
pas jusque sur le fœtus; il n'est le jouet, ni la victime
des caprices de sa mère, ainsi que les préjugés et l'ignorance se sont plu longtems à le débiter. Les monstruosités, les signes, les taches de la peau, n'ont aucune ressemblance avec les désirs des femmes, et ne
sont que des dérangemens accidentels du tissu de cet
organe.

C'est l'imagination qui trouble la santé des hypocondriaques, qui cause souvent les dérangemens du cerveau, et les suicides. Parmi ces écarts, il en est qui ne
sont que bisarres et singuliers; tel est le fait suivant, que
je tiens de mon professeur, le célèbre Petit l'anato-
miste.

Il eut à traiter un hypocondriaque dont la santé n'é-
toit pas délabrée; il vit bien que l'exercice et la dissipation seuls suffiroient pour le guérir; cherchant à satisfaire une imagination ardente sur les remèdes, il lui

ordonna des pilules , qu'il lui assura être infaillibles , s'il exécutoit ce qu'il lui ordonneroit d'ailleurs ; en conséquence il fit faire ces pillules de mie de pain , dorées , qu'il prescrivit avec le ton de la persuasion. Le malade prit , en même-tems , beaucoup d'exercice et de dissipation , et il fut ainsi parfaitement guéri.

On peut bien pardonner une sorte de charlatanisme aussi utile ; c'est ce que ne fit pas notre hypocondriaque, qui, éclairé sur les pilules , en a toujours voulu à Petit, de lui avoir joué le tour de lui rendre la santé , malgré lui.

On a vu des personnes qui devoient prendre médecine le lendemain, et à qui elle répugnoit beaucoup, rêver la nuit qu'elles se purgeoient , et aller sur-le-champ abondamment à la garde-robe. Combien de gens désireroient avoir la recette de ces rêves laxatifs !

IMBÉCILLITÉ. L'imbécillité est une foiblesse d'organe qui paralyse l'ame , et laisse à peine la faculté de juger et de se souvenir des choses les plus communes.

IMMERSION. C'est l'action de plonger instantanément tout le corps , ou une partie , dans un bain très-actif ; c'est ainsi que cela se pratique pour les bains froids , ceux d'eaux minérales ferrugineuses, ceux de mer , etc.

Ces bains , en général , sont toniques, et conviennent aux personnes qui ont à se fortifier et le corps et l'ame ; elles les prendront toutefois avec la prudence nécessaire. (V. Bain froid).

IMMORALITÉ. (V. Vice).

IMPATIENCE. L'impatience est l'inquiétude de l'expectation ; c'est le symptôme d'un tempérament bilieux et bouillant. C'est encore un défaut essentiel à corriger dans les enfans. L'impatience tombe en pure perte, et donne l'idée d'une mauvaise éducation. Il faut être patient, et souffrir pour être maître de soi, et souvent des autres. On a de grandes leçons contre les impatiences, dans les revers de la vie.

IMPERFORATION. On donne ce nom chez les enfans à l'état accidentel de quelques parties qui se trouvent bouchées, quoiqu'elles doivent toujours être ouvertes; tels sont le canal de l'urètre, l'anus et le vagin. On conçoit, de reste, les fâcheux inconvéniens qui doivent résulter de cet état contre nature, si l'on n'y remédie pas sur-le-champ, en faisant appeller un chirurgien, qui, en dilatant les parties bouchées, donnera un libre cours à l'urine, et aux excrémens retenus. Lorsqu'on vient d'accoucher une femme, il faut bien s'assurer que les enfans ne sont pas dans le cas de l'imperforation.

IMPORTANCE. Le bien et le mal donnent de l'importance aux choses. Les sots seuls font les importans. Ils ne savent pas qu'ils s'avilissent aux yeux de la sagesse, sans jamais pouvoir s'honorer, et que le seul vrai mérite donne de l'importance aux personnes.

IMPORTUN. L'importun gêne, ennuie, par ses discours et par sa présence, qu'on trouve toujours hors de saison. En voulant obliger, souvent il déplaît. Le rôle ridicule qu'il joue dans la société, est celui d'un sot désoeuvré.

IMPOSANT. Ce mot se dit des personnes et des choses. On peut en imposer par des qualités réelles ou apparentes; mais rien n'en impose au sage, que ce qui excite en lui un sentiment d'admiration, d'estime et de respect :

D'un magistrat ignorant,
C'est la robe qu'il salue.

IMPOSTURE. On en impose aux hommes par des actions et par des discours ; on s'en impose quelquefois à soi-même.

Le vrai champ de l'imposture est dans les choses inconnues ou difficiles à connoître. Ainsi les alchimistes, les devins, les bonzes de certaines religions, les charlatans, sont des imposteurs dont il faut toujours se méfier.

IMPRIMEURS (Régime des). Il y a deux sortes d'ouvriers parmi les imprimeurs ; les compositeurs et ceux qui travaillent à la presse. Les premiers sont sujets aux maladies des personnes sédentaires, et de plus, à se fatiguer infiniment les yeux ; aussi leur arrive-t-il des inflammations, des larmoiemens, des gouttes sereines.

Pour prévenir ces inconvéniens, je leur conseille de ne jamais travailler sans avoir devant eux un verre d'eau fraîche, dans laquelle on aura mis huit ou dix gouttes d'eau-de-vie, de ne pas passer une demi-heure sans s'éponger les yeux, de les fermer de tems en tems, de ne pas se mettre en face de la lumière. Ils prendront garde de ne pas porter dans leur bouche, les caractères qu'ils employent, à cause du plomb qui y est contenu, et qui devient un poison. S'ils avoient une blessure au doigt, avant de toucher leurs caractères, ils auront soin de le couvrir d'un linge. Un imprimeur perdit la main pour n'avoir pas pris cette précaution.

Ceux qui travaillent à la presse, obligés d'être souvent courbés, doivent interrompre leurs travaux dès qu'ils se sentent fatigués ; autrement ils s'exposent à des maladies inflammatoires. Ils éviteront le passage subit du chaud au froid, en se couvrant bien lorsqu'ils sortiront de leurs laboratoires.

IMPRUDENCE. L'imprudence est caractérisée par une inconséquence et une légéreté indiscrète, pour les objets qui méritent le plus de considération ; elle fait souvent manquer les affaires les plus importantes, et donne la mesure de considération qu'on doit à ceux que la réflexion et le jugement ne guident pas.

IMPUDENCE. C'est un manque de pudeur ou d'égards pour les autres et pour soi. C'est un vice de mauvaise éducation, qui doit faire chasser tout homme de la bonne compagnie.

IMPUISSANCE. C'est l'inaptitude à se reproduire, soit qu'elle ait pour cause la soustraction des organes, comme chez les eunuques, soit qu'elle vienne de vices particuliers de ces parties, comme il arrive à la suite du libertinage et des maux vénériens. (V. Eunuque.)

IMPUNITÉ. C'est un encouragement au vice.

IMPURETÉ (de l'air). On verra à l'article Mine, Méphitisme, Charbon, combien d'inconvéniens l'air impur et mal-sain peut rassembler sur la tête des hommes, et quels sont les moyens de remédier à son impureté.

INACTION. L'inaction, le défaut d'exercice, l'indolence, la vie sédentaire, produisent, en général, les mêmes effets ; c'est-à-dire, le relâchement et l'engourdissement des solides, l'épaississement des liquides ;

et conséquemment le manque d'aptitude des organes à remplir leurs fonctions.

C'est le grand vice des tempéramens phlegmatiques pituiteux, et qui font peu d'exercice ; la stagnation des liqueurs fait que leur corps se trouve surchargé d'un embonpoint qui n'est rien moins que favorable ; ils sont sujets aux engorgemens, aux obstructions, aux maladies de l'estomac et de la peau, parce que la transpiration se faisant mal, cette cause d'une foule de maladies, sévit chez eux avec la dernière rigueur.

Ils ne peuvent se sauver, qu'en prenant la route opposée à l'inaction, c'est-à-dire celle de l'exercice, en restant peu au lit, en se dissipant, en se baignant à froid, et en usant, en bon air, des alimens les plus toniques.

L'inaction a bien moins de prise sur les femmes, parceque la nature les a pourvues d'une excrétion périodique, et d'une mobilité morale et physique, plus grande que celle des hommes ; elles sont facilement animées par la joie, et le sentiment contraire la remplace bien vîte ; cette susceptibilité peut jusqu'à un certain point tenir lieu, chez elles, des exercices violens que font les hommes. Cependant dans les grandes sociétés, l'inaction leur nuit beaucoup. Il n'est pas besoin de prêcher l'activité à ces épouses respectables, à ces bonnes mères qui ne s'en rapportent pas à des mercenaires, pour maintenir l'ordre et l'arrangement de leur ménage, et qui ne passent pas leur vie sur un canapé, ou au spectacle, dûssent-elles n'être pas du bon ton.

INANITION. C'est un état d'épuisement, et de foiblesse, causé par le défaut de nourriture.

Quand l'inanition est momentanée, on sent qu'il est est bien aisé d'y remédier. Mais lorsqu'elle vient de longue main, qu'elle est la suite d'une grande misère, d'accidens dans les voyages, alors il faut suivre graduellement un régime restaurant, qui rende la force à des organes qui n'ont besoin que d'être en quelque sorte mieux nourris. (V. Analepsie, Nourrissant, Restaurans).

INCENDIE. Quoique les moyens de garantir les hommes d'un incendie, ne fassent point partie de la salubrité particulière, leur rapport direct avec la sûreté générale, nous fait un devoir d'indiquer le moyen de Hartley, qui consiste à armer les planchers et les solives des maisons, avec des plaques de fer très-légères. Le gouvernement de la Grande-Bretagne a tellement été convaincu de son utilité, qu'il a fait armer, suivant sa méthode, les arsenaux et les magasins de Portsmouth, Plymouth, etc. Ne pourrions-nous pas également en faire usage pour nos magasins importans, dans les salles de spectacles ? etc. etc. (V. le tom. VI de la nouvelle Encyclopédie, pag. 686.)

On parle d'une échelle double de l'invention du citoyen Desaudray, qui, placée sur une voiture, peut se développer en trois minutes. Il seroit important que chaque endroit très-habité en fût pourvu, pour sauver aisément les personnes qui sont au haut des maisons incendiées, sans pouvoir en descendre par les vo es ordinaires.

INCLINATION. C'est un penchant agréable pour les personnes, ou les choses; elle est la suite de la sensibilité et de l'organisation; elle se manifeste par les gestes, l'air du visage, les accens de la voix, et par le plaisir qu'on éprouve à s'épancher avec les autres, et à pénétrer dans les cœurs. C'est à cette disposition qu'il faut attribuer le plaisir que cause une personne aimable, gaie ou instruite, qui se présente en société ; l'inclination ou le plaisir qu'elle produit se peint sur tous les traits, dès qu'elle se montre

INCRASSANS. On donne ce nom aux substances qui épaississent le sang et les humeurs, qui sont composées de parties grossières et gluantes, qui lient ensemble les parties liquides et leur donnent une consistance épaisse, qui ne convient point aux personnes phlegmatiques et sanguines, chez lesquelles le cours des fluides manque déjà de rapidité et de fluidité.

INCUBE, ou Cochemar. Quelquefois à la suite de mauvaises digestions, quand on est couché sur le dos, on sent la nuit un poids, ou cochemar qui étouffe ; il faut alors bien vite se retourner sur le côté, et même se lever, prendre du thé, ou quelque boisson sucrée, chaude, pour précipiter la digestion ; car souvent, en se rendormant de suite, le même accident se renouvelle. Il ne faut jamais se mettre au lit sur le dos, quand on craint le cochemar.

INDÉPENDANCE. C'est la pierre philosophale de l'orgueil humain, la chimère après laquelle l'amour-propre court toujours, sans jamais pouvoir l'attraper. Plus les hommes tiennent à la société, plus ils sont dépendans ; il n'y a que les philosophes qui puissent jouir d'une certaine indépendance ; encore est-elle entravée dans beaucoup de momens de leur vie.

INDIFFÉRENCE. C'est une apathie de l'ame, qui n'aime pas plus un objet qu'un autre, et qui est bien voisine de l'insensibilité. La peine n'appartient pas plus à cet état, que le plaisir.

INDIGÈNES (Alimens). On donne ce nom aux nourritures que les hommes tirent des substances qui naissent dans les pays qu'ils habitent. La nature a donné à chaque sol de quoi nourrir ses habitans ; mais le luxe et l'industrie, qui existent dans nos climats, nous font aller chercher au loin des substances dites exotiques, pour augmenter nos jouissances, et plus souvent pour les réduire au néant, par la destruction de notre santé. (V. Epices, Aromates).

INDIGESTE. On donne le nom d'indigeste à l'aliment qui est de mauvaise qualité, et qui peut incommoder la personne qui le mange ; mais il arrive que telle substance, indigeste pour celui-ci, ne l'est pas pour celui-là. Ainsi chacun doit, par l'expérience, savoir ce qui convient à son estomac. Elle vaut mieux sur ce point, que tous les avis qu'on pourroit donner.

INDIGESTION. C'est une indisposition de l'estomac, soit par des vices de l'organe, soit par indiscrétion de la part de ceux qui le remplissent. Il est sûr que l'estomac est le cuisinier de toute la machine, que c'est lui qui prépare les humeurs qui doivent réparer toutes nos pertes, entretenir nos forces. S'il fait mal son office, on doit s'attendre qu'une foule de maux suivra son dérangement. Nous ne parlons ici que des indigestions subites, procurées par la quantité trop grande, ou la mauvaise qualité des alimens, et non des atteintes données à l'estomac, par des coups extérieurs, les chagrins violens, l'ivrognerie, des crudités accumulées, etc. etc.

Dans les indigestions, on éprouve des nausées, des bâillemens, des borborigmes, du mal à l'estomac, des gonflemens, des pesanteurs de tête, la bouche mauvaise, des vomissemens. Lorsqu'après avoir trop mangé, on s'apperçoit de quelques uns de ces symptômes, le plus pressant est de boire sur-le-champ du thé léger, au sucre, et en bonne quantité. Pour peu que la pesanteur d'estomac continue, il faut se faire vomir, afin d'éviter les mauvais sucs résultans d'une mauvaise digestion ; dans les indispositions où l'on a l'estomac plein d'alimens mal-sains et grossiers, comme sont les champignons, le vomissement est encore plus indiqué, surtout chez les personnes vigoureuses, ensuite on leur fait observer la diète, pendant quelques jours ; sans cela l'estomac fatigué seroit exposé à de nouveaux accidens encore plus fâcheux.

Quelquefois, les indigestions naissent seulement, parcequ'une veste déboutonnée laisse le ventre exposé à l'air froid. Il suffit dans ce cas de se tenir bien chaudement à l'extérieur, et de prendre du thé, ou de l'infusion de fleurs de tilleul, et de feuilles d'oranger.

INDISCRÉTION. C'est un vice qui fait dire ce qu'on doit taire, et qui rend insupportable en société. L'indiscret n'est pas discret pour lui-même, et souvent finit par se faire mépriser. L'indiscrétion attaque la pauvreté devant les indigens, la laideur devant les mal-bâtis, elle écoute ce qu'on ne veut pas qu'elle entende, elle n'écoute pas ce qu'on veut qu'elle sache ; elle fait tout de travers, et à contre-tems.

L'indiscrétion est un fléau pour la société, et souvent elle en a fait le malheur.

INDOLENCE. Ce mot peut se dire des fonctions qui se font avec lenteur, ou difficulté, et de certaines parties qui n'ont pas de sensibilité. On donne encore ce nom à une espèce d'indolence ou de paresse physique, qui entraîne toujours l'indolence morale. Ce sont deux sœurs qui mènent bien vite à l'inaction. L'indolence est très-fâcheuse chez les jeunes gens, et il n'y a pas de moyen qu'il ne faille employer, pour les forcer au travail et réveiller une activité, sans laquelle il faut entrevoir, pour eux, le sort le plus déplorable, celui d'être à charge aux autres, ainsi qu'à eux-mêmes.

L'indolent renonce à la dignité de son être. Il n'est touché, ni de l'amour de la gloire, ni de celui du bien : inutile à la société, il végète et se fait mépriser.

L'indolence est souvent l'apanage des jeunes personnes du sexe : elle tient à une constitution lâche qu'il faut exercer physiquement et moralement ; en fortifiant le corps, on donnera de la vigueur à l'ame ; il faut égayer ces caractères, mais ne pas trop tourmenter leur lenteur naturelle; le tems fera chez les jeunes personnes, ce que la sévérité et la brusquerie ne pourroient jamais opérer : en voulant trop avancer l'organisation, on l'empêche de se perfectionner.

INDUSTRIE. C'est la fille de l'invention, c'est une opération de l'intelligence, qui met à profit les productions, l'adresse et toutes les connoissances physiques et morales, dont l'homme est à portée de s'instruire.

INÉGALITÉ. Les hommes sont égaux par leur nature; ce n'est que par la force, le talent, ou par le consentement général qu'on peut s'élever au-dessus des autres. Si l'on ne peut rendre les hommes égaux en talens, au moins ils peuvent le devenir moralement par les vertus sociales, par la bonté, l'humanité, l'éducation et l'exacte observance des loix.

INFECTION. (V. Méphitisme).

INFIBULATION, ou bouclement. C'est une espèce de pratique, au moyen de laquelle on perce le prépuce, à dessein d'y placer un anneau assez grand pour empêcher l'approche du sexe. Les moines orientaux se méfiant de leurs forces, se font infibuler : les nôtres préféroient succomber à la tentation.

Ce moyen ridicule et barbare, a été aussi employé contre un sexe dont les hommes jaloux redoutent la foiblesse. Les Éthiopiens, avec un fil d'amiante, infibulent les grandes lèvres de leurs filles; par ce moyen elles se réunissent parfaitement, de sorte qu'on est obligé de les leur inciser, lorsqu'on veut les marier.

D'autres peuples se servent d'anneaux, comme pour les hommes d'autres ont des serrures. Il n'y a que des jaloux ou des barbares, qui n'ont pu se faire aimer assez des femmes, pour être sûrs de leur fidélité, qui ayent pu imaginer de pareils moyens.

INFORTUNE. C'est une suite de malheurs auxquels les hommes n'ont pas donné lieu; on peut attirer le malheur à soi, mais l'infortune y vient d'elle-même. Il n'y a guère que les infortunés qui sentent le prix des ames bienfaisantes.

INFUSION. C'est une préparation qui consiste à extraire ordinairement une partie aromatique des plantes, en les mettant dans l'eau chaude ou froide ; le thé en donne un exemple.

INGÉNUITÉ. C'est l'innocence qui se montre telle qu'elle est, parce qu'il n'y a rien à cacher en elle. L'ingénuité produit la franchise, et la franchise suppose beaucoup de qualités.

INGRATITUDE. L'ingratitude est la méconnoissance des bienfaits; c'est un vice lâche, bas, contre nature, et odieux à tout le monde; c'est une mauvaise herbe qui brûle la terre qui la nourrit; comme l'ingratitude n'a point de bornes à cause de son impunité, elle devroit être dénoncée et punie par la société, dont elle fait la honte, ainsi que cela se faisoit chez les anciens.

Il vaut mieux compter sur l'ingratitude, que de ne pas s'exposer à faire le bien. Louis XI disoit que les grands bienfaits faisoient les grands ingrats, et il s'y connoissoit. Bajazet fit mourir celui qui avoit assuré sa puissance, parce qu'il étoit dans l'impossibilité de reconnoître tout ce qu'il lui devoit. Pourquoi faut-il que les gouvernemens soient souvent aussi peu reconnoissans que les particuliers; heureusement il est encore des cœurs bienfaisans, qui, quand l'univers est peuplé d'ingrats, ne cessent de semer leurs bienfaits.

> Pour être généreux,
> Oublions le coupable,
> Lorsque d'un misérable,
> Nous faisons un heureux.

INHABITÉ (Lieu). C'est un endroit souvent malsain, dont il faut purifier l'air, le sol, et soustraire l'humidité, avant que les hommes y fixent leurs demeures et même y séjournent, à moins qu'ils n'employent les moyens propres à se garantir de leurs mauvaises influences, comme de changer la nature de l'air, en abattant des bois, en faisant écouler des eaux stagnantes, en détruisant les animaux et les plantes nuisibles, etc. etc.

INJECTION. J'ai fait voir dans un mémoire imprimé avec ceux de la ci-devant Société de médecine, (année 1786. Pag. 83) combien il étoit important de savoir faire à propos les injections requises dans les écoulemens et les suppurations du canal de l'urètre : j'ai observé que la principale raison pour laquelle souvent elles durent si long-tems, est que les sels de l'urine, passant continuellement sur des parties excoriées, entretiennent forcément la suppuration, surtout quand le régime n'est pas strictement adoucissant, comme il devroit être. En conséquence, j'ai conseillé avec succès, d'avoir dans sa poche, des petites vessies de gomme élastique, qu'on vend au Palais - Egalité, qui contiendront une liqueur mucilagineuse, dont on s'injectera sans y manquer, chaque fois qu'on aura uriné. Lorsqu'il n'y a plus de signes d'inflammation et d'irritation, on pourra, petit à petit, arrêter peu à peu la suppuration, en faisant des injections avec une eau légérement teinte d'abord de la dissolution de jus de réglisse ordinaire.

Ce moyen, que j'ai peu vanté, est excellent, quand on fait d'ailleurs, ce que la prudence exige, dans les différentes circonstances où l'on peut se trouver ; l'utilité dont il peut être, m'a engagé à en dire deux mots dans cet ouvrage.

INNOCENCE. Il n'y a que les ames pures qui puissent entendre la valeur du mot innocence. Si l'homme méchant concevoit bien les charmes qu'il exprime, il deviendroit un homme juste : car l'innocence est l'assemblage de toutes les vertus, de tout ce qui fait aimer,

Tome II.

et l'exclusion de tout vice, ou de ce qui fait haïr. On cherche aujourd'hui, où l'innocence s'est réfugiée.

INOCULATION. L'inoculation est bien décidément le meilleur moyen, pour conserver à l'état une foule d'individus précieux qui lui appartiennent; c'est pour quoi il devroit y avoir des loix conservatrices, qui obligeassent tous les parens à faire inoculer, avant trois ans, tous les enfans que les médecins jugeroient en état de recevoir le virus de l'inoculation.

Les expériences innombrables faites en Angleterre, en France et ailleurs, ont prouvé, que sur cent enfans il en doit au moins périr dix, quelquefois vingt ou trente par la petite vérole naturelle, tandis que sur mille, il en meurt à peine un de l'inoculation : d'où il résulte que cette méthode sauve au moins quatre-vingt-dix-neuf enfans sur mille. C'est un calcul qui répond à toutes les craintes, à tous les préjugés.

Dès l'âge de deux ou trois ans, quand les enfans ne sont plus malingres, on doit les faire inoculer; un régime sain, un peu sévère, dans le moment de l'insertion varioleuse doit suffire, et l'on peut, sur la fin du printems, et en plein air, laisser toute liberté aux enfans soumis à cette pratique.

On ne peut trop recommander de ne faire l'insertion qu'avec le virus de sujets bien connus, dont la santé et celle des parens ne laissent aucune crainte sur toute autre espèce de mal.

Peut-être seroit-il avantageux, en inoculant, de suivre l'avis du docteur Paulet, relativement à la petite vérole naturelle, c'est-à-dire, de séquestrer entièrement les enfans de la société, et de se conduire avec eux comme s'ils avoient la peste ; ce moyen pourroit concourir à anéantir plus vite cette odieuse maladie.

On consultera sur cet objet un médecin prudent, et en suivant le régime qu'il prescrira, on n'aura rien à se reprocher.

INQUIÉTUDE. L'inquiétude est le chemin de la douleur. Son antidote est la raison, la gaieté, l'exercice. (V. Crainte).

INSECTES. Comme parmi les insectes, il en est un certain nombre, qui, soit par crainte, soit pour se défendre, soit pour exister, sont dans le cas de nuire aux personnes qui ont avec eux des communications volontaires ou non, il est bon d'avertir ici, qu'il est, en général, très-imprudent de prendre avec la main nue, des insectes qu'on ne connoît pas parfaitement, parce qu'ils peuvent avoir des défenses ou des aiguillons cachés, dont les atteintes, sans être meurtrières dans nos climats, peuvent faire beaucoup de mal. J'ai rencontré un carabe commun, qui lorsqu'il est irrité et frotté, lance très-loin une quantité de goutelettes âcres, dont j'ai eu momentanément le visage brûlé. A l'article de chacun des insectes, qui ont des armes défensives ou offensives, nous dirons ce qu'il convient de faire, quand on en a été atteint, sans oublier ceux qui sont nos parasites malgré nous. (V. Abeilles , Carabe , Cousins).

INSENSIBILITÉ. L'insensibilité est une disposition habituelle à être peu touché des maux d'autrui. Le malheur, l'opulence mènent assez souvent à ce défaut de sensibilité. Les uns ont trop souffert pour qu'il leur en reste, et les autres pas assez pour la tenir éveillée.

L'indifférence rend incapable de goûter les douceurs

de la tendresse et de l'amitié. Quand on est froid sur ses propres intérêts, comment épouser ceux des autres ! Les vrais plaisirs, ceux qui naissent de la nature et des sentimens profonds, ne sont pas faits pour l'indifférent. Insensible aux plus grands biens de la vie, il végète au milieu des ombres d'une mort anticipée.

INSIPIDE (Aliment). On donne le nom d'insipides à des substances fades, qui n'affectent que très-peu l'organe du goût ; tels sont beaucoup de végétaux, qui, cuits ou cruds, sont très-aqueux, comme les concombres, les bettes, les épinards, etc. C'est pour ces sortes d'alimens, qu'on a employé avec le plus de succès, l'art des assaisonnemens. Ces alimens sont peu nourrissans, et conviennent médiocrement aux personnes qui font de violens exercices.

INSOLATION, ou Coup de soleil. (V. Soleil).

INSOMNIE. L'insomnie passagère n'est qu'une indisposition très-mince, qui n'exige aucun remède, quand d'ailleurs on se porte bien ; c'est quelquefois l'effet de quelque passion violente, qui tourmente, et qu'il faut calmer.

On peut dire que l'insomnie doit être utile aux personnes très-grasses, ou qui ont trop d'embonpoint, mais si elle se perpétuoit, et qu'elle portàt le trouble dans les fonctions, alors il faudroit consulter, et prendre un régime relatif aux différentes circonstances qui ont pu la causer.

Lorsqu'on est sujet aux insomnies, il faut passer tous les jours un tems déterminé à imiter le sommeil, en se tenant tranquillement, les yeux fermés, et en suspendant autant que possible, toutes les facultés de l'ame ; sans quoi on risque de se voir dépérir insensiblement.

Les insomnies des femmes en couche , n'ont rien d'alarmant ; lorsqu'elles sont opiniâtres , quelques gouttes d'opium appellent souvent le sommeil.

INSTINCT. Ce que nous nommons intelligence dans l'homme , a été nommé instinct dans les animaux ; malgré la différence qu'il y a entre l'un et l'autre , on voit souvent que quelques animaux ont plus d'intelligence, que certains hommes n'ont d'instinct. C'est ce qui a fait avancer à des philosophes hardis , que les animaux avoient une ame grossière dans un corps d'une organisation moins déliée que celle de l'homme , ou que la supériorité d'intelligence , dans l'homme , dépendoit de celle de ses organes , et surtout du bout des doigts : mais nos vues ne sont pas encore assez nettes pour donner la mesure exacte de toutes ces différences.

INSTRUCTION. Comme il y a peu de personnes capables de s'instruire elles-mêmes , il a fallu des maîtres, pour guider dans les différentes études , et faciliter l'intelligence des maîtres muets ou des auteurs. Ce n'est pas assez d'enseigner , il faut encore en posséder l'art ; et souvent la cause du peu de progrès de la jeunesse , c'est que les maîtres auroient eux-mêmes besoin d'instruction , soit pour ce qu'ils ont à enseigner, soit pour la manière de le faire.

Pour que l'instruction profite , il faut que l'instituteur se lasse aimer de ses disciples , et craigne de les rebuter par une sévérité mal entendue.

Il faut savoir les interroger , leur demander des extraits ou des récapitulations utiles , leur donner des définitions nettes , précises, qui les convainquent en les éclairant; enfin, le plus essentiel , est de proportionner l'aliment à la force de l'esprit qui doit le digérer, d'inspirer de bonne heure du goût aux jeunes gens pour le travail, de leur montrer l'avenir sous un point de vue propre à les animer, de faire, de ce qu'on enseigne, des applications à la morale, et à la vie civile, de ne chercher enfin à former le cœur et les manières des jeunes gens que par des exemples faits pour les convaincre, et les déterminer plus fortement au bien. Quand on fait choix d'un instituteur, c'est sur tous ces points qu'on doit se montrer difficile ; car il est certain que le progrès des élèves, toutes choses égales d'ailleurs, sera toujours en raison des qualités des maîtres.

INSTRUMENS. Les instrumens les plus employés en musique, sont les instrumens à vent et à corde. L'expérience a prouvé qu'il falloit, dans leur emploi, beaucoup de circonspection pour ne pas acheter, au prix de la santé, le plaisir qu'ils procurent.

En général, les instrumens à vent, tels que la flûte, le hautbois, la clarinette, le basson, et surtout le cor, ne conviennent pas aux personnes qui ont une foible complexion, dont la poitrine est délicate, et applatie ; les efforts nécessaires pour chasser l'air avec rapidité dans l'instrument, la célérité avec laquelle le nouvel air prend la place de celui qui revient brûlé et vicié des poulmons, la stagnation du sang prouvée par la rougeur du visage, suffisent bien pour occasionner des toux, des crachemens de sang, des douleurs de dos, et des inflammations.

On ne doit donc pas permettre aux jeunes gens, même les plus forts, de prendre ces instrumens avant 12 à 14 ans. Il faut qu'ils s'y habituent par degrés, qu'ils ne jouent jamais plusieurs jours de suite, et jamais immédiatement après le repas. Il faut quitter aussitôt qu'il se manifeste un peu de fatigue à la poitrine.

A l'égard des instrumens à cordes, ceux auxquels il faut faire le plus d'attention, sont le violon, l'alto, la harpe. On a observé, que des jeunes personnes, à qui on avoit donné ces instrumens de trop bonne heure, étoient devenues contournées et contrefaites, avoient une épaule plus haute que l'autre.

Il faut donc que l'âge, la force, la liberté des mouvemens la plus grande, la taille déjà formée, permettent l'usage de ces instrumens ; c'est surtout relativement à la harpe que ces précautions doivent être prises avec le plus grand soin, d'autant plus, qu'il faut en même tems lire la musique, s'accompagner, chanter, faire agir les pieds et les mains, tendre les bras et tenir la poitrine serrée contre l'instrument.

J'ai l'avantage d'entendre souvent une compagne chérie, très-forte sur cet instrument, qui pense, et qui prouve, que lorsqu'on a acquis une certaine force sur le forté-piano, on peut, en très-peu de tems, faire de grands progrès sur la harpe : qu'alors, l'âge ne laissant rien à craindre pour le dérangement des tailles et des épaules, c'est le vrai moyen de s'en occuper.

INTEMPÉRANCE. L'intempérance est l'excès dans tous les appétits sensuels ; c'est le vice contraire à la sobriété. L'intempérance change en poisons les alimens destinés à conserver nos jours. Une vie sobre, réglée, simple et laborieuse, peut seule assurer à l'homme la force de la jeunesse, qui, sans cela, s'envole assez vite sur les ailes du tems. On n'a jamais pu faire exister ensemble l'intempérance et la santé ; enfin les remèdes qui peuvent replâtrer les maux nés de l'intempérance, sont eux mêmes des maux nouveaux, qui affoiblissent la nature, comme plusieurs batailles gagnées affoiblissent un empire.

L'intempérance commence par troubler les digestions, par relâcher les solides, vicier les liquides; bientôt toutes les sécrétions se dérangent, la machine se désorganise, et une vieillesse prématurée hâte sa marche, si déjà l'on n'a payé de l'existence l'infraction aux lois de la nature.

« Que fait-on pour se bien porter, dit le Clerc ? on employe dix bras au service d'un ventre, on sert dans un repas les productions des deux hémisphères ; accablé de nourriture, on sort de table pour aller digérer dans un fauteuil. Le café, les liqueurs viennent vous y trouver. Bientôt les vapeurs montent à la tête, et Lucullus s'endort. A son réveil, il se plaint de mal d'estomac, et de gonflemens. Arrive un médecin, qui prescrit du thé, et force à digérer par indigestion, et l'on se moque des Omaguas qui avant de se mettre à table présentent une seringue à chaque convive »!

C'est ainsi que l'homme se crée des besoins artificiels, et cherche à aiguiser perpétuellement des goûts qu'il est au désespoir de ne pouvoir encore multiplier; il voudroit, le voluptueux, qu'on lui rendît des sens épuisés : le gourmand, qu'on lui fabriquât un estomac de fer : le buveur, qu'on défendît au vin de se changer en eau dans ses entrailles ; le médecin promet tout, ne tient rien, et l'intempérant voit bientôt finir ses jouissances, dans l'instant de la vie, où l'on en désire le plus la continuation ; heureux, quand par ses excès, il n'a pas dissipé la fortune de ses enfans, à qui sa mauvaise conduite a donné le droit affreux de le mépriser.

INTEMPÉRIE (de l'air). Les intempéries de l'air

tiennent beaucoup aux variations de l'atmosphère et des saisons ; nous les avons déterminées aux mots qui y sont relatifs.

INTÉRÊT PERSONNEL (ou amour de soi). Nos désirs, excités par des besoins réels ou imaginaires, constituent l'intérêt. C'est l'objet dans la jouissance duquel chacun fait consister son plaisir ou son bonheur. Si les intérêts sont si variés, c'est que les passions, les désirs, les goûts des hommes, commandés par leur différentes constitutions, sont très-dissemblables. Il est indubitable que tous les individus de l'espèce humaine, n'agissent, et ne peuvent agir que par intérêt, ou par amour-propre ou de soi. C'est toujours d'après leurs intérêts, bien ou mal combinés, que les hommes font le bien ou le mal. L'amour de la vertu n'est que notre intérêt attaché à des actions bonnes ou utiles aux autres. Le penchant pour le vice, tient à de mauvaises inclinations, à une mauvaise éducation, au mauvais exemple, etc.

Lorsqu'on croit souvent sacrifier ses intérêts à ceux des autres, on ne fait que sacrifier un objet qu'on aime, à un autre qui est plus cher encore ; ainsi cet amour-propre, tant blâmé par quelques moralistes, et confondu par eux avec un égoisme insociable, n'est de fait que le désir permanent et nécessaire de se rendre heureux. Tout l'art de l'éducation doit tendre à tourner cet amour-propre vers un but louable et utile aux individus et à la société.

INTERRUPTION (de régime). Il ne faut pas s'étendre beaucoup pour faire sentir qu'un régime sévère, propre aux personnes délicates et convalescentes, ne doit pas être interrompu, si l'on veut réparer ses forces, et ressaisir les droits qu'on avoit perdus sur la santé. On a vu plus d'une fois des personnes imprudentes, se lasser trop tôt des règles prescrites, abandonner un bien être commençant, pour se précipiter dans des récidives de maux mille fois pires que les premiers, et se mettre souvent dans l'impossibilité de regagner le terrein perdu. (V. Régime des Convalescens).

INTOLÉRANCE. Passion injuste et féroce, qui fait haïr et persécuter ceux qui sont dans une erreur vraie ou prétendue, comme si l'on avoit le droit de forcer les opinions, et de dire aux autres : tu penseras comme moi, mais je ne penserai pas comme toi.

IRRÉSOLUTION, Incertitude, Indécision. Lorsque ces mots sont synonimes, ils marquent l'indécision. Dans l'incertitude, on ne connoit pas l'événement qu'on attend : dans l'irrésolution, la volonté ne sait à quoi se déterminer. L'irrésolu hésite sur ce qu'il doit faire. Les irrésolus ne suivent jamais leurs vues, ni leurs sentimens. Il est plus difficile de mener l'indécis que l'irrésolu, parce qu'il craint toujours de porter un jugement.

IRRITABILITÉ. L'irritabilité est la propriété qu'a la fibre musculaire, de produire le mouvement, en se contractant et en se raccourcissant. Cette faculté diffère beaucoup de la sensibilité qui est produite sur l'action des nerfs. (V. Sensibilité).

ISSUE. On donne ce nom aux parties les moins recherchées des animaux; telles que les extrémités, la rate, la cervelle, les pieds, etc. (V. ces mots).

IVROGNERIE. Lucrèce a très-bien bien dépeint l'ivrognerie :

Consequitur gravitas membrorum, præpediuntur

Crura vacillanti ; tardescit lingua , madet mens ;
Nant oculi ; clamor , singultus , jurgia gliscunt.

En Suisse , l'ivrognerie est de mode : à Naples , elle est en honneur : partout elle fait honte à l'humanité , en même-tems qu'elle détruit la santé. Les principes qui produisent l'ivresse , dans les liqueurs fermentées , sont l'esprit-de-vin réduit en gaz par la chaleur de notre estomac , et le gaz acide carbonique. Ce dernier enivre sans danger , et les vins qui contiennent peu d'eau-de-vie , sont de ce côté bien moins dangereux que les autres ; c'est pourquoi l'ivresse du vin mousseux de Champagne , n'est pas fort à craindre. Pour ce qui est relatif aux suites de ce vice funeste , V. Buveur.

I V R A I E. L'ivraie, qui croit abondamment avec le blé et l'orge , est une substance dont on doit se méfier. On assure que le pain où elle entre , cause des maux de tête, des éblouissemens et des assoupissemens. Cependant on prétend qu'elle ne fait point de mal aux volailles , et qu'on les élève fort bien, avec cette excroissance monstrueuse.

Le C.º Parmentier ne croit pas qu'on puisse regarder l'ivraie comme un poison , quand elle n'est pas en grande quantité dans le blé.

J A L O U S I E. C'est une malheureuse inquiétude , qui fait envier le bonheur et les talens d'autrui ; c'est la sœur de l'envie : on est envieux de ce qu'on n'a pas, et jaloux de ce qu'on possède. Souvent les jaloux sont sans amour-propre ; c'est pourquoi les orgueilleux sont peu jaloux.

La jalousie ne fait que du mal, ne remédie à rien , et ne sert qu'à rendre le mérite étranger plus éclatant.

La jalousie, dans les attachemens, rend odieux, parce qu'en vivant de soupçons, elle fait vivre les autres dans la contrainte et les tourmens. Cette sorte de jalousie n'aura plus lieu, quand les femmes auront bien persuadé aux hommes qu'elles se réservent à un seul, en faisant l'agrément de tous. Au surplus, comme le dit Molière, dans l'Ecole des Maris: le plus sûr, ma foi, est de se fier à elles.

La jalousie ôte le sommeil, l'appétit et l'aptitude au travail; elle fait maigrir, et mène à la consomption.

Dans cet état on devient insupportable à soi-même, ainsi qu'aux autres; on ne s'occupe que de projets sinistres et cruels. La raison, avant tout, doit commencer la cure de cette maladie, ensuite la dissipation, l'exercice, la bonne compagnie, le bon vin et la gaieté la consolideront.

J A M B O N. On donne le nom de jambon aux cuisses et aux épaules de cochon, salées, fumées, épicées, de manière à se conserver long-tems. Les meilleurs sont ceux de Mayence et de Bayonne.

Les jambonneaux les plus délicats viennent de Rheims. La viande du jambon est compacte, serrée, et de difficile digestion, pour les estomacs paresseux, ou foibles. Elle convient particulièrement à ceux qui font beaucoup d'exercice, et surtout qui se livrent aux travaux de la campagne.

J A R R E T I È R E. Les jarretières sont très-nuisibles aux membres qui les portent, et les membres s'en vengent sur le corps. On sait qu'elles gènent constamment la circulation du sang, et les mouvemens musculaires, surtout quand on les serre, comme le font certaines gens, et quand on y ajoute des boucles, qui forment des points de compression très-durs. Ce sont surtout les personnes grasses et pléthoriques, qui doivent prendre garde aux jarretières, parcequ'elles ont plus à craindre que d'autres, de l'effet de la compression, et de la stagnation des liquides.

Cet effet est très-sensible chez les femmes qui les placent au-dessous du genou; elles ont d'ailleurs le désagrément de déformer la jambe, et de lui donner fort mauvaise grâce. Puisqu'il seroit difficile de s'en passer, il faut toujours les placer au-dessus du genou, et surtout les choisir sans boucles, d'une laine douce, assez larges et assez épaisses, pour être sûr qu'elles ne causeront pas d'étranglement, comme cela arrive aux personnes qui retiennent leurs bas avec des cordons étroits et durs.

Jeu. Il faut distinguer les exercices, auxquels on a donné le nom de jeu, qui appartiennent particulièrement à la jeunesse, et dont le bon usage lui est si utile, tels que la balle, la paume, le ballon, etc., de ces jeux de hasard, si funestes à ceux qui en ont la passion. Contracter cette habitude, c'est vouloir décidément s'isoler de la société des honnêtes gens, pour vivre avec des gens perdus de débauche, autant que fripons; car comme le dit Deshoulières:

> Le désir de gagner, qui nuit et jour occupe,
> Est un dangereux aiguillon;
> Souvent, quoique l'esprit, quoique le cœur soit bon,
> On commence par être dupe,
> On finit par être fripon.

Un législateur Lacédémonien refusa de faire alliance avec les Corinthiens, parcequ'ils avoient la fureur du jeu. Et que penser de citoyens ingrats, qui, oubliant

que les autres font tout pour eux, semblent n'exister
que pour l'avarice et le désœuvrement!

Pour peu qu'un jeune homme soit délicat et bien
élevé, il se gardera de mettre les pieds dans ces re-
paires dits académies de jeux, où tout se perd jusqu'à
l'honnêteté. Il évitera ces sociétés au moins aussi dangereuses, où, dans ce qu'on nomme les gens comme
il faut, se rencontrent tant de gens comme il ne faut
pas. La perte d'un tems précieux, seroit la moindre
de celles qu'il pourroit faire, et si ce que nous venons
de dire ne suffit pas, ce que je suis loin de croire, l'intérêt de sa santé finira par l'y déterminer.

Et en effet, comment se bien porter, quand on reste
les jours et les nuits en arrêt sur un tapis vert? Comment à la longue ne pas s'échauffer, s'emporter, et
souvent maudire le jeu, les joueurs, et soi-même; on
retourne chez soi défait, abattu, et délabré, on ne peut
reposer, on mange des nourritures mal-saines, on in-
tervertit l'ordre des repas; bientôt on souffre des maux
cruels de tête et d'estomac, et pour peu qu'un pareil
train de vie dure, on se trouve, jeune encore, chargé
d'infirmités. On a brûlé son existence, et ce qui en
reste, est livré à l'indignation, et au mépris de ses concitoyens.

JEUNE. C'est une institution humaine, ou plutôt
très-inhumaine, imaginée dans certaines religions, pour
mortifier les créatures, en vue de se concilier le créa-
teur, comme si des privations contraires à l'ordre qu'il
a établi, pouvoient ne pas exciter sa pitié! Les prêtres,
comme on le voit, sont en contradiction avec la divinité. Ils vous disent: Dieu t'a fait gros et gras, je
veux que tu deviennes maigre: Dieu t'a donné une santé

vigoureuse, utile à tes semblables, je veux que tu perdes ton énergie physique et morale ; moins il te restera de facultés, plus tu croiras à mes oracles.

Cependant je m'apperçois que le jeûne ne maigrit plus guères aujourd'hui, et c'est bien fait ; car il finit toujours par rendre fort laid, et par faire perdre la santé. La médecine qui ne se plie guères à ces sortes d'institutions surannées, milite en faveur de l'ordre naturel ; mais elle ne veut pas non plus qu'on fasse trop bonne chère ; c'est pourquoi le jeûne pour elle est le régime : et ce régime, elle l'ordonne aux Lucullus du siècle, aux gourmands de profession ; sûre que quelques petits carêmes de tems en tems, leur seroient bien plus utiles, que ceux qu'on recommande à de pauvres gens, qui ont souvent à peine de quoi vivre. Ce que nous avons de mieux à conseiller, à ceux qui ont trop jeûné de gré ou de force, c'est de suivre le régime contraire, pour ressaisir leur force et leur embonpoint. (V. Nourrissant, Restaurans).

JEUNESSE. Cet âge accompagne les derniers progrès de l'adolescence, et s'étend jusqu'à l'âge viril.

On reproche en général à la jeunesse d'être trop présomptueuse, de ne pas craindre assez, de se confier aisément et sans précaution, de se livrer volontiers à la critique, qu'elle n'aime pas pour son compte, d'être vive et entreprenante au delà de ses forces, et de s'affoler de chimères, de marcher en aveugle, de tenter au hasard, de se précipiter dans les partis extrêmes, ainsi que des coursiers indomptables, qui ne veulent ni s'arrêter, ni tourner.

C'est dans la jeunesse qu'on a le plus besoin d'un moniteur fidèle, d'un ami sage, dont l'expérience plaide

sans cesse la cause de la raison, du vrai et de l'honnête, et qui donne des règles sûres pour diriger le dis-
cernement. (V. Adolescence, Education).

L'invention et l'exécution appartiennent à la jeunesse, le conseil et la délibération à l'âge mûr. Si la jeunesse est prudente, elle se rapprochera de l'âge des
bons conseils, elle fuira les jeunes débauchés, dont la
conduite est une conjuration contre la vie future, et
qui font payer cher le soir, les festins du jour.

JOIE. La joie est l'expression du plaisir. Elle réside surtout dans le cœur. La gaieté se montre plus
dans les manières, et dépend davantage du tempérament.

La joie modérée est la puissance tutélaire de la
santé, et l'antidote des maladies ; elle méprise les caprices de la fortune. Quelques agrémens dans la vie,
point d'embarras, point d'inquiétude, voilà ce qu'elle
désire le plus ardamment. Horace, Pétrone, Rabelais,
Montagne, Scarron, ont été des savans fort gais, fort
heureux, et fort chéris.

Les alimens qui facilitent la transpiration, et qui se digèrent bien, disposent à la gaieté; un vin franc fera
jaillir les saillies d'Anacréon. Caton lui-même étoit un
des convives les plus gais à table, sa gravité stoïque
se déridoit, et il voyoit bien que c'étoit une folie que
de vouloir toujours être sage.

Dulce est quandoque furere cum amicis.

HOR.

La musique, les chansons, la danse, sont d'excellens
moyens d'inspirer la gaieté, et ces moyens sont naturels à la jeunesse. (V. Musique). Le plus grand des
bonheurs est de pouvoir allier la joie intérieure de

l'ame, ou de la conscience, avec celle d'un heureux tempérament, et d'une constitution gaie.

Chez les personnes habituellement joyeuses, la circulation du sang est très-libre, ainsi que celle des esprits animaux. Toutes les fonctions se font aisément; on est vif, léger, on a la conviction de son bonheur, en jouissant, et l'on communique cette heureuse influence à tout ce qui entoure.

Telle est la joie qui cadre avec la santé, parcequ'elle est toujours maintenue dans de justes bornes; mais si par malheur on venoit à les franchir, si la joie devenoit excessive, alors on verroit naître le trouble dans toutes les fonctions; on a observé que les fluides circuloient irrégulièrement, que l'esprit étoit dans une sorte de délire; les syncopes surviennent, ainsi que les insomnies, les tremblemens, les palpitations, les spasmes, quelquefois la folie même, et l'apoplexie.

Il est donc imprudent de se livrer à une joie immodérée: il ne l'est pas moins d'annoncer, sans ménagement, des nouvelles agréables, mais auxquelles on n'avoit pas eu lieu de s'attendre, à des personnes dont la sensibilité est connue. Il faut par degrés développer ce qu'on a à leur apprendre, de peur qu'une joie subite et effrénée, n'entraine quelques uns des accidens, dont nous venons de parler. On sait, que faute de ces précautions, plusieurs personnes sont mortes, en apprenant trop subitement des nouvelles heureuses.

JOUISSANCE. La jouissance est le sentiment réfléchi de la possession; s'il y a beaucoup de gens qui possèdent, sans connoître la jouissance, il y en a encore bien plus qui ne connoissent pas l'art de jouir.

Pour bien jouir des choses, il faut les apprécier à

Tome II,

leur juste valeur, et ne pas les désirer trop ardemment.
Si l'imagination en a exagéré le prix, si, en conséquence,
on en fait excès, on risque bientôt de voir sa jouissance troublée, et suivie du dégoût ; c'est le sort de
la richesse inactive.

Jour. Pendant long-tems les personnes peu éclairées, ont eu le préjugé des jours heureux ou malheureux.
Certes, c'est un jour malheureux, que celui qui laisse
entrer de pareilles sottises dans les têtes humaines,
d'autant plus que se persuader qu'on sera malheureux
à telle époque, c'est se priver du bonheur jusque là :
et pourquoi aller chercher le mal où il n'est pas, quand
il vient assez tôt, sans qu'on l'attende ! c'est doubler
volontairement ses maux.

On prend quelquefois l'acception du mot jour, pour
celui de lumière. En ce sens, un jour très-clair, ou une
lumière très-vive, peuvent blesser la vue des personnes
qui ont un organe délicat. Il faut éviter de regarder le
soleil en face, et travailler au petit jour. On a observé
que le grand jour fatiguoit beaucoup les femmes nouvellement accouchées ; il faut le leur épargner, en
baissant les jalousies, et en fermant les rideaux.

Jugement. La faculté de distinguer une chose
d'avec une autre, de comparer, de voir les rapports
entre les idées, fait qu'on décide de leur convenance
ou de leur inconvenance ; c'est ce qu'on nomme juger,
ou porter un jugement.

Mieux on est organisé, et instruit, mieux on juge.
Nous faisons voir au mot Mémoire qu'on peut être fort
instruit, sans avoir un bon jugement, et *vice versâ*.
Vrais ou faux, les jugemens sont la source des bonnes
connoissances, aussi bien que des erreurs. En fait de ju-

gemens, on doit toujours se hâter lentement, résister même aux premières apparences : car beaucoup de choses vraisemblables ne sont pas vraies, comme il y en a de vraies, qui ne sont pas vraisemblables.

Voulez-vous qu'on dise du bien de vous, ne jugez personne trop sévèrement ; ne suivez jamais la première impulsion de votre raisonnement, qui cherche toujours à vous enrichir, en appauvrissant les autres.

JUS. On donne ce nom aux substances alimentaires qu'on extrait des viandes par leur cuisson ; le jus n'est que du bouillon rapproché, et ce jus lui-même concentré, deviendroit un extrait, qui évaporé à siccité, donneroit des tablettes de viande, qui sont de la plus grande ressource en voyage.

On a donné le nom de jus aux sucs pilés et exprimés des végétaux, tels que les sucs de chicorée, d'oseille, qu'on employe ordinairement épurés, c'est-à-dire séparés des parties féculentes des plantes.

On donne le nom de jus aux sucs concentrés des fruits acides, tels que les citrons, les oranges, les groseilles, les cerises. Ces sucs, mêlés avec du sucre, forment des sirops, qui se conservent très-bien, pour fournir des boissons rafraîchissantes dans les grandes chaleurs, et dans les maladies où l'on a à dompter l'inflammation et l'exaltation des humeurs.

On donne encore le nom de jus, ou suc de réglisse, à l'extrait concentré noir de la racine de réglisse, qui est utilement employé dans les toux opiniâtres.

JUSTICE. La justice consiste à rendre à chacun ce qui lui est dû, et à ne point faire aux autres ce qu'on ne voudroit pas qui nous fut fait ; ce peu de mots renferme le précis de tous les devoirs de l'homme, ou de la morale ; et forme les liens de la bonne société, qui, sans la justice, ne sera jamais qu'un vaste brigandage.

K.

K I N O. Le Kino est une gomme résine rouge, de Gambia, ou vraie gomme du Sénégal, qui se dissout aisément dans la bouche, en y laissant une saveur astringente bien marquée, mais agréable. Il a été employé très-avantageusement en Angleterre, dans les dyssenteries et les diarrhées-invétérées. Le célèbre pharmacien et chymiste Pelletier, en a fait venir pour en former des pilules, qui sont très-utiles aux personnes qui ont l'estomac foible et la digestion difficile et lente.

L.

L A B O R A T O I R E S. Les laboratoires ou pièces destinées à contenir beaucoup d'ouvriers, ou dans lesquels on travaille à des substances qui exigent une libre circulation de l'air, doivent être très-espacés et avoir de tous côtés des ouvertures, qu'on puisse employer à volonté.

Les fondeurs, les chymistes, les verriers, etc. etc. qui sont dans le cas de faire des travaux où la chaleur et les gaz qu'elle développe, peuvent causer beaucoup de maux, surtout à la poitrine, doivent prendre cet objet en sérieuse considération.

L A B O U R E U R S (Régime des). (V. Agriculture).

L A C E T. Le lacet est un cordon dont on se sert malheureusement dans les provinces, pour serrer les corps ou corsets destinés à former ces belles tailles qu'on cherche à donner aux jeunes personnes du sexe, lorsqu'on ne sent pas le prix de la belle nature. On peut permettre les lacets pour les corsets qui ne sont pas baleinés et qui servent seulement au maintien des femmes; encore faut-il bien se garder de trop les serrer.

LADRERIE. C'est une maladie familière aux cochons domestiques, qui leur ôte la sensibilité, et a beaucoup de rapports avec la lèpre humaine. On croit que c'est à la malpropreté de cet animal qu'est dû cet état, qui heureusement ne se communique pas, et dont les jeunes cochons ne sont pas atteints, non plus que les sangliers.

On reconnoît la ladrerie à la sensibilité des ligamens, à la tristesse des animaux, à des petits grains ou à des tubercules blanchâtres ou noirâtres, et remplis d'une humeur épaisse, qui tapissent les bords et la partie inférieure de la langue, et quelquefois le palais.

Il est de la dernière imprudence de manger de cette viande qui est un véritable poison, et dont la vente doit être surveillée par la police.

LAYETTE. C'est la petite provision de linge indispensable aux enfans du premier âge : elle doit être fournie assez abondamment pour pouvoir les changer aussitôt qu'ils se sont salis; car rien ne leur est plus nuisible que de les laisser croupir dans des linges ou langes pleins d'urine et d'excrémens.

LAINE. La laine a toujours été aux hommes d'une très-grande utilité, puisque c'est elle qui, dans tous les tems, a le plus servi à les prémunir contre les intempéries de l'atmosphère, des saisons et des localités;

Avant l'invention des toiles, qui ne remonte guères qu'à Jules César, on ne s'habilloit qu'avec la laine, et rien ne pouvoit la suppléer. Aujourd'hui, la soie, le coton, le fil, en ont infiniment diminué la consommation.

Si le luxe et l'industrie ont beaucoup gagné avec ces nouveautés, il faut convenir que la santé y a perdu : car dans les pays tempérés, tels que les nôtres, où les vicissitudes de l'atmosphère sont moins sensibles que dans les pays très-chauds ou très-froids, souvent on s'apperçoit à peine des variations qui ont lieu d'un moment à l'autre; si pour suivre la mode, ou pour avoir des vétemens plus agréables et plus variés, on ne reprend pas l'habit de laine plutôt avant qu'après le besoin, on risque la suppression de la transpiration; et de partager avec une foule d'imprudens l'immense quantité de maux, dont elle est presque toujours suivie, et dont la cause, si simple, n'est cependant presque jamais apperçue.

Les personnes prévoyantes, et qui habitent notre climat, feront toujours bien de se servir habituellement d'habits de laine, et d'avoir des vestes plus ou moins chaudes, suivant la saison et la température; les Anglais se trouvent fort bien de cette habitude : il est vrai qu'elle leur est au moins aussi nécessaire qu'à nous.

La laine excite facilement la transpiration : lorsqu'elle a été supprimée ou seulement diminuée, on peut, avec une couverture ou deux de plus, rappeller cette utile excrétion. On sait combien les gilets de flanelle, les chaussons de même étoffe, et les cravates de laine sont utiles dans les maux de gorge opiniâtres.

LAIT. Le lait est une liqueur blanche, qui se sépare dans les mamelles des animaux vivipares, pour la nourriture de leurs petits; c'est de toutes les substances animales celle qui ressemble le plus à une véritable émulsion, au chyle lui-même.

Le lait prend facilement l'odeur et le goût des substances dont l'animal a été nourri; l'ail qu'ont mangé les vaches, se fait sentir dans le lait.

Le lait a une saveur douce, agréable, un toucher onctueux, une légère odeur qui lui est particulière; il est d'un blanc mat. Le microscope y découvre des petits globules de différentes grandeurs, entraînés, comme le sang, dans un liquide diaphane.

Les liqueurs spiritueuses acides, les fleurs de certaines plantes, quelques substances animales ont la propriété de le coaguler.

La chaleur augmente sensiblement la fluidité du lait, tandis que le froid le rend concret; le lait, en s'évaporant au feu, donne une pellicule de matière caséeuse, qui adhère aux parois du vase, se torréfie et donne un mauvais goût au reste du lait, si l'on n'y prend garde.

Le lait a le double avantage d'être à la fois un excellent aliment, et souvent un des plus puissans médicamens.

Lorsqu'on a placé le lait dans un lieu frais, il se recouvre bientôt d'une matière onctueuse, légère, quelquefois jaunâtre, qu'on nomme crème; alors il perd sa consistance, sa saveur douce, et devient bleu; la crème battue se sépare en deux parties, le beurre et le lait de beurre.

L'altération du lait est très-prompte, en passant rapidement d'une température fraîche dans une autre très-chaude ; il devient acide et se coagule : aussi les laitières de Paris, pour empêcher cet effet, le font bouillir. Si on laisse dans une température de dix-huit degrés, du lait qui a bouilli, on voit que, quoi qu'il s'aigrisse moins facilement que l'autre, il tourne plus vite à l'état de putréfaction ; c'est ce qu'il faut observer relativement au lait qui doit passer dans l'économie animale.

Il faut proscrire absolument les vaisseaux de métal dans l'usage habituel qu'on fait du lait, surtout ceux de cuivre, parce qu'outre le danger dont ils sont pour le verd-de-gris, ils accélèrent l'altération du lait.

Le lait réunit une foule de propriétés analogues à celles de la matière lymphatique et albumineuse ; lorsqu'il est très-frais, rien ne peut le remplacer pour clarifier les vins et surtout les ratafiats. Il se rapproche des sucs exprimés des fruits : comme eux, il est opaque, sucré, nutritif, et contient un sel essentiel comme eux, il se décompose aisément, et donne naissance à l'esprit ardent, et au vinaigre.

Pour empêcher que le lait ne s'aigrisse en été, il faut, au défaut de bonnes caves, mettre le lait dans un sceau d'eau, et le recouvrir d'un linge mouillé, à moins qu'on ne préfère le faire bouillir.

Le lait de beurre ressemble beaucoup au lait écrémé ; il en a toutes les propriétés chymiques et économiques ; quand il est frais, il ne démontre aucun acide, et souvent on le fait prendre aisément aux personnes chez qui le lait entier ne passe pas. Le petit lait clarifié venant du lait écrémé, se gâte moins vite que l'autre ; ce petit lait abandonné à lui-même, et encore mieux, aidé par la chaleur, donne le caillé ou la matière du fromage, qui se putréfie facilement.

Lorsqu'on a fait cailler le lait, la matière séreuse qui s'en sépare, se nomme petit lait. Lorsqu'on veut un petit lait très-doux, on le fait cailler avec la présure ou les fleurs de chardon d'Espagne, car le caille-lait ne caille rien. Si l'on se trouve dans des circonstances où l'on désire des acides plus développés, le vinaigre, la crème de tartre conviennent mieux. Lorsque le petit lait est fait, d'une manière ou de l'autre, on le passe à travers une étamine, et on le clarifie avec des blancs d'œufs. Il faut employer une extrême propreté, parce que le petit lait se gâte très-facilement.

On peut blanchir des toiles en les tenant huit ou quinze jours dans des cuves pleines de petit lait ; l'acide du petit-lait se décompose, l'air vital se porte sur la matière colorante, ainsi que dans les expériences de Bertholet, sur l'acide muriatique oxigéné.

Le petit lait évaporé et porté dans un lieu frais, donne des cristaux blancs qui sont le véritable sucre de lait. Les prismes parallélipipèdes qui sont produits à la fin de l'évaporation, font du sel fébrifuge de Silvius.

On retire, du sucre de lait, l'acide saccarin au moyen de l'acide nitreux. La partie vraiment essentielle du petit lait, est véritablement le sucre de lait. La partie la plus animalisée dans le lait, c'est la partie caséeuse.

Le lait de femme présente les mêmes propriétés que celui de vache, à quelques nuances près qui dépendent de la quantité des substances tenues en dissolution dans ce fluide.

On a observé, toutes choses égales d'ailleurs, que plus le lait s'éloigne du terme de l'accouchement, plus il contient de matière caséeuse, il devient plus coagulable

par les acides, mais le coagulum est toujours plus visqueux que celui de vache.

Il n'est peut être pas de lait dont les produits varient
autant que ceux du lait de femme, et cela du matin au
soir, ce qu'on peut attribuer à la grande mobilité physique et morale, au changement d'alimens : c'est ce qui en
rend l'analyse comparative presque impossible. Il paroît
que la crème est plus abondante dans ce lait que dans
celui de vache. La partie caséeuse y est tellement combinée avec le beurre, qu'il est presque impossible de
la séparer ; si le lait de femme n'est pas toujours coagulable par les acides, ce doit être à cause de son peu
de matière caséeuse, et de sa grande quantité de liquide aqueux.

La saveur sucrée distingue éminemment le lait de
femme, du lait de vache, moins parce qu'il y a une
grande quantité de sucre de lait, que parce qu'elle n'est
pas masquée par la matière caséeuse.

Le lait d'ânesse, quant à la saveur, à la consistance
et à la couleur, ne diffère pas beaucoup de celui de
femme : mais il a des propriétés qui lui sont tout à fait
particulières ; on en retire peu de crème et difficilement le beurre qui est toujours mou, facile à rancir,
d'une couleur blanche et sans saveur marquée.

Il contient très-peu de matière caséeuse, et elle adhère
si peu au sérum, que le moindre repos la sépare.

Le lait de chèvre diffère des autres, par sa couleur,
sa saveur, son odeur, et sa densité : sa crème est très-
épaisse, d'une saveur douce et agréable, s'aigrit difficilement, et même se transforme aisément en un fromage très-bon, et qui se garde bien, si l'on y ajoute
du sel : il a moins de sucre de lait, que celui de va-

che et de femme. C'est une chose singulière que l'état gélatineux que prend la matière caséeuse, en se séparant du sérum ; son beurre est aussi plus pur, plus frais, parce qu'il contient peu ou point de matière caséeuse.

A la vue, et aux autres sens, il est difficile de distinguer le lait de brebis, du lait de vache. La matière caséeuse a pour caractère particulier d'être grasse, et de foisonner beaucoup ; c'est elle qui nous donne la base des excellens fromages de Roquefort. Le proverbe dit : beurre de vache, caillé de chèvre, et fromage de brebis.

Le lait de jument est très-fluide, se coagule facilement, donne peu de beurre ; le sel de lait se recouvre d'une matière saline qui n'est que du sulfate calcaire ; c'est le seul qui en fournisse. Par la fermentation il donne aux Tartares une boisson fort recherchée, qui est l'esprit ardent de lait de jument.

Nous nous résumerons, sur cet objet, en disant que les différens laits, dont nous venons de parler se ressemblent peu : on n'a encore pu saisir aucun de leurs principes volatils combinés à l'eau. Tous donnent de la crème, mais c'est dans le lait de chèvre qu'elle est plus épaisse, puis dans le lait de vache. Les autres sont plus fluides.

Dans les beurres, les différences sont grandes. Celui de vache se sépare aisément, est ferme ; celui de chèvre en diffère par la fadeur ; celui de brebis est mou ; on ne peut réunir celui des autres.

La matière caséeuse de la vache, est d'abord gélatineuse, puis presque fibreuse ; celui de la chèvre lui ressemble ; chez la brebis, sa consistance est toujours visqueuse ; chez la femme, elle est, ou terreuse, ou crémeuse ; les autres ont plus d'analogie avec l'état gélatineux.

Les sérums du lait de femme, d'ânesse, et de jument, sont très-abondans ; ceux de chèvre et de vache moins, et celui de brebis encore moins. Tous les sels essentiels se ressemblent.

D'après ce que nous venons de dire, on jugera facilement, quels sont les laits qui doivent être préférés dans certaines circonstances. On verra que le lait ne ressemble point du tout à une émulsion, que la partie alimentaire appartient à la réunion de toutes, et non à quelqu'une en particulier.

Quand on veut avoir une qualité constamment utile dans le lait, il ne faut pas en changer, et l'on fera manger les mêmes alimens à la vache qui le fournit; car souvent ces variations font que le lait qui passoit bien ne peut plus se digérer.

D'après ce qui arrive chez les animaux, quelle circonspection ne doivent pas avoir les femmes qui nourrissent, sur le choix et la durée des mêmes alimens ; elles ne doivent pas oublier que tout leur zèle d'ailleurs sera insuffisant, si elles font des changemens marqués dans leur manière de vivre physique ou morale.

Le médecin qui sait que le tythymale et la gratiole rendent le lait purgatif, saura conseiller ce qui sera convenable, pour qu'il devienne utile aux malades dans bien des circonstances.

C'est un préjugé de croire que l'abondance et la qualité du beurre dépendent de la manipulation : ce sont les bons pâturages qui font tout ; ce qui doit faire bien examiner tous les moyens d'en améliorer les produits ; c'en est un autre de croire, que plus un lait est crémeux, plus il est nourrissant, puisque ce n'est pas le beurre qui nourrit dans le lait.

Il paroit que le lait et le miel ont été les premières nourritures de nos pères ; c'est encore la nourriture habituelle et fondamentale des habitans des hautes montagnes. C'est peut-être la nourriture la plus saine, quand elle est mêlée avec du pain ; elle donne aux personnes qui en ont pris l'habitude une force, une fraîcheur et une énergie physique et morale, que ne pourroit conférer aucune autre manière de vivre.

Quelquefois le lait diminue l'appétit, quelquefois il relâche le ventre : il arrive aussi qu'il le resserre; ces nuances ont lieu, lorsqu'on commence à le prendre ; mais avec quelques précautions, en le coupant, en le sucrant, en le rendant plus ou moins tonique, en ayant soin que l'estomac ne contienne pas des matières âcres, qui l'empêchent de bien digérer, on viendra facilement à bout de le rendre un excellent aliment.

Lorsqu'on fait, du lait de vache, sa nourriture essentielle, il faut avoir soin que l'animal soit jeune, bien portant, vivant en plein air, dans la campagne, et qu'il ait une bonne litière. Le lait de vache doit être rejetté lorsqu'elle vient de donner un veau, ou lorsqu'elle est en chaleur. Ces circonstances s'exigent plus scrupuleusement encore, quand l'usage du lait est la suite des conseils du médecin, et de quelques maladies qui demandent un régime sévère.

Le lait s'allie parfaitement à une foule d'alimens, au riz, aux œufs, à toutes sortes de pâtes, à toutes sortes d'herbes. Il rend tous ces alimens plus doux, plus onctueux, plus savoureux ; on l'unit encore au thé, au café, dont il a l'avantage de diminuer l'activité.

Le lait devient assez souvent laxatif chez les personnes robustes, qui n'y sont pas accoutumées, d'où elles peuvent inférer que le lait pourroit utilement les relâcher, dans des circonstances où elles auroient besoin de l'être. Chez les personnes foibles, le lait produit un effet opposé, ce qui est une indication de l'avantage qu'elles pourroient souvent tirer de cet aliment plus longtems continué.

Lorsqu'on a des raisons de suivre le régime du lait, il vaut toujours mieux le prendre seul avec du pain, pour arriver plutôt au but qu'on se propose. C'est ordinairement au printems qu'il produit les meilleurs effets, tant parce qu'à cette époque la nature se prête à des changemens favorables au corps, que parce que la nouvelle herbe rend le lait infiniment meilleur.

Il ne faut pas prendre de médecine de précaution pour se mettre au lait, toutes les fois que la bouche est bonne, la langue nette, que l'estomac n'est pas farci de mauvais levains ; il faut au contraire chercher les moyens de le faire réussir, avant de prendre médecine.

On ne doit pas croire que les acides nuisent pendant l'usage du lait. J'ai guéri une personne, qui avoit la poitrine en très-mauvais état, en la mettant au lait pour toute nourriture ; une sorte d'instinct lui fit désirer de la salade ; la salade passa très-bien, depuis, elle a continué, et a été parfaitement rétablie.

Il faut essayer si le lait chaud seroit favorable, dans des circonstances où le lait froid ne se digère plus, et d'autrefois, faire le contraire.

En général le lait chaud, surtout pris au pis de la vache a toujours plus d'efficacité, parce qu'il conserve une espèce d'esprit recteur que le refroidissement lui fait perdre aussitôt qu'on l'a tiré. On sait que ce qui convient le mieux aux personnes épuisées ou dans le marasme, c'est le lait de femme. Il faut présumer que la raison que nous venons de donner, y entre pour beaucoup.

Lait virginal. On donne ce nom ridicule à différentes liqueurs, qu'on rend laiteuses par leur mélange avec des substances, qui, en s'y précipitant, donnent la couleur blanche. La teinture de benjoin unie à l'eau, forme ainsi un cosmétique pour la peau ; mais le plus souvent l'eau fraîche vaut mieux qu'aucun lait virginal. (V. Cosmétique).

Laite ou Laitance. C'est l'organe de la réproduction chez les poissons mâles. On sait que les gourmands sont jaloux de ce manger délicat. Les laites de carpes sont les plus recherchées, parce qu'elles sont plus fermes et ont plus de goût que les autres. Cet aliment convient à tout le monde, même aux convalescens. Le Cⁿ. Andri prétend qu'on a vu des étiques, guérir par l'usage des laitances de carpe. Il seroit avantageux d'en bien rechercher les principes ; sa substance par ses caractères extérieurs, paroit analogue à celle du cerveau.

Laiterie. Une laiterie, pour être bonne, doit être peu en butte aux variations de l'atmosphère, éloignée de tout fumier, et lavée journellement ; rien ne contribue plus à conserver la qualité du laitage. Son sol doit être carrelé en grandes dalles, tous les ustensiles de terre vernissée. Elle doit être fermée dans les plus grands chauds, et dans les plus grands froids.

Laitue. C'est un genre de plante, de la division des chicoracées, dont on distingue trois espèces, savoir les laitues pommées, les laitues frisées, les laitues ro-

maines. On en fait des salades, des potages, des plats
d'entremèts, au gras, au blanc, etc.

En général, les laitues sont tempérantes et rafraîchissantes. Elles calment l'agitation des solides et des liquides : elles conviennent à toutes sortes de tempéramens,
surtout aux bilieux et aux mélancoliques, et à ceux qui
aiment beaucoup la viande. On les croit un peu narcotiques.

De tout tems les laitues ont tenu le premier rang parmi les plantes potagères. Les Romains en faisoient un
de leurs mèts favoris.

L A M P E S. Les lampes sont sujettes à incommoder,
lorsqu'elles sont placées dans des lieux fort étroits, lorsque la mèche s'épaissit trop, lorsqu'on employe des
huiles fortes ou fétides, dont les émanations, aidées de
la chaleur, ont souvent causé des accidens fort graves.
Celles de Quinquet, recevant de grands courans d'air,
consument les mèches presque sans les épaissir, et
sans fumée; ce sont les moins nuisibles, mais elles sont
trop chères pour beaucoup de monde.

Pour se soustraire aux inconvéniens dont je viens de parler, on a proposé un moyen assez simple, c'est de sus-
pendre au-dessus de la lumière, à une distance convenable, une éponge humide. On recommande encore,
pour empêcher l'huile de fumer, de tremper les mèches
dans de l'eau bien salée, et de les laisser sécher, de mêler
ensuite égale quantité d'huile et de cette eau dans une
bouteille; on laisse reposer le mélange, et on se sert
ensuite de l'huile, qui donnera beaucoup plus de clarté,
et point de fumée. Toutes les huiles à brûler sont susceptibles de ce correctif.

L A M P R O I E. C'est un poisson de mer et de rivière,

qui ressemble assez à l'anguille. Il a la chair molle et gluante; il est difficile à digérer. On le défend aux personnes graveleuses et sujettes à la goutte; cependant losqu'il est tendre, il est assez nourrissant.

La Condamine dit qu'il y a des lamproies dans la rivière des Amazones, qui donnent des commotions électriques, comme la torpille.

LANCETTE. On ne peut trop recommander aux jeunes gens qui commencent à saigner, de tenir leurs lancettes extrêmement propres, de les laver à plusieurs eaux, parce qu'il est souvent arrivé, par suite de malpropreté, que les ouvertures des saignées ont été envenimées; on a donné à Brest, dans une des salles de malades, que je visitois, une maladie vénérienne, à un matelot qui fut saigné après un autre dont on commençoit le traitement anti-vénérien, parceque la lancette n'avoit pas été bien nettoyée.

LANGOUSTE. Petit crustacé marin, de la nature de l'écrevisse de mer, et qui en a les qualités alimentaires. (V. Ecrevisse de mer).

LANGES. Ce sont les linges dont on enveloppe les enfans au berceau. Ils sont destinés particulièrement à recevoir l'urine et les matières fécales qu'ils laissent échapper sous eux. On sent combien il est important de changer souvent les langes, pour que les enfans ne restent pas dans la malpropreté, dont quelques parties se resorbant dans la masse des humeurs, leur donnent nécessairement de l'âcreté. Aussitôt donc que les nourrices voient que les langes sont sales ou mouillés, elles doivent sur-le-champ les changer contre d'autres qui soient extrêmement secs. Il en faut un assez grand nombre pour fournir aux besoins répétés des enfans.

LANGUE. La langue peut être regardée comme une sorte de thermomètre de l'estomac. Lorsqu'on digère bien, qu'on ne leste pas trop ce viscère, ordinairement la langue est vermeille, et point chargée. Cette règle n'est pas tellement générale qu'on ne trouve des personnes qui ont le matin la langue blanche à sa base, et qui cependant se portent fort bien. Ainsi ce symptôme ne suffit pas pour engager à purger, comme on le fait quelquefois : mais, lorsque la bouche est mauvaise, lorsque l'appétit manque, etc. alors la blancheur de la langue devient un signe certain du besoin de faire diète, et peut-être de purger. Les convalescens ont assez longtems la langue blanche, sans que ce soit un indice de leur faire prendre médecine.

Il est prudent d'examiner chaque jour, en se levant, l'état de sa langue, de se servir du gratte-langue, s'il en est besoin, et de rincer ensuite sa bouche; c'est le moyen de la conserver saine et sans odeur, en supposant que les dents ne soient pas gâtées, et que l'estomac soit en bon état.

LAPIDAIRES (Régime des). Ces ouvriers sont dans la classe des artisans sédentaires. Ils sont donc obligés de s'astreindre au régime qui convient à cette classe, et d'éviter tout ce qui seroit dans le cas de leur nuire. (V. Sédentaires (Régime des Ouvriers).

LAPIN. Le lapin fournit un aliment assez bon, surtout quand il n'est ni trop jeune, ni trop vieux, qu'il n'a pas été nourri avec des choux, mais dans de bonnes garennes. Il est nourrissant, sa chair est serrée, et ne conviendroit pas à des estomacs très-délicats.

LARD. Le lard est la partie graisseuse et épaisse qui tient au cuir ou à la peau du cochon. Les cuisiniers

en font une grande consommation, pour donner du goût
et du moëlleux à leurs viandes. On conseille le lard
dans les maux d'oreille, pour graisser le conduit audi-
tif externe. J'aimerois mieux de la bonne huile d'olive.

Le lard ne convient point aux gens d'une santé délicate, et dont l'estomac ne supporte pas facilement les
corps gras.

Les gens de la campagne, ceux qui font de violens
exercices, les marins, les militaires, le digèrent très-
bien, et il s'allie utilement avec les légumes secs qu'on
leur distribue, si toutefois il n'est pas rance.

LARMES. Les larmes sont toujours la suite de quelque douleur, souvent plus vive que profonde. Elles
soulagent véritablement dans le premier moment, et
une fois qu'on leur a permis ce qu'exige la nature, on
semble plus disposé à se résigner aux chagrins et aux
circonstances qui les ont causés.

Il ne faut donc jamais arrêter les larmes de quelqu'un
qui vient d'être offensé gravement au physique ou au
moral. Mais le premier moment passé, on peut employer les armes de la raison, et faire sentir l'inutilité
et la foiblesse qu'il y auroit à continuer de répandre
des larmes, qui attesteroient la pusillanimité.

La sécrétion des larmes dépend du gonflement des
glandes lacrymales, et de leur sensibilité excitée par
différentes circonstances. Les enfans, les vieillards et
les femmes, sont les plus sujets à en répandre. L'excessive tristesse, la grande joie, toutes les grandes
passions, s'énoncent le plus souvent par les soupirs ou
par des larmes. Heureux qui peut pleurer dans ces circonstances, son soulagement en est plus prompt. Sans
cela, les plus funestes effets pour la santé, et même

pour la vie, sont la suite des chagrins trop concentrés.

Il ne faut pas confondre un cœur tendre avec un cœur foible, et se refuser à des larmes qui honorent le premier. Y a-t-il donc du mérite à être insensible ?

L'humeur lacrymale, considérée physiquement d'après l'analyse des C^{ns} Fourcroy et Vauquelin, est une combinaison d'une grande quantité d'un mucilage particulier et d'eau, de sel marin, de soude, enfin des phosphates de chaux et de soude.

LASCIVETÉ. La lasciveté est un vice qui blesse les mœurs ; c'est la fille du luxe et de l'oisiveté. Voici comme l'a peint un Bramine. « La lasciveté couchée sous un berceau de fleurs mendie des regards, et tend des piéges à l'honnêteté. Sa parure est un négligé touchant ; la séduction est dans son ame, la volupté dans ses yeux ; si sa voix douce passe jusqu'à ton cœur, si tu lui laisses jetter ses bras autour de ton col, te voilà pour jamais son esclave. Mais n'oublie pas que la honte, le repentir, la misère et la maladie, marchent à sa suite. Endormi par la mollesse, affoibli par la débauche, le cercle de tes jours va se raccourcir, celui de tes maux s'étendra ; le premier sera ton déshonneur, l'autre ne permettra pas même à la pitié de t'approcher ».

LASSITUDE. La lassitude est le plus souvent la suite d'un exercice considérable ; elle cesse avec le repos, qui en est ordinairement la suite. Quelquefois à la lassitude, se joint un sentiment de pesanteur générale, de foiblesse et de mal-aise, dans toute l'habitude du corps, avec perte d'appétit, tristesse, et répugnance pour ce qui flattoit le plus auparavant. Cette sorte de lassitude n'est pas encore une maladie décidée, mais, en général, elle en est l'avant-coureur. Nous n'en parlons ici que pour avertir les personnes qui éprouvent cet état, de se tenir sur leurs gardes, de se mettre sur-le-champ au régime, et de discontinuer des travaux, qui ne pourroient qu'aggraver la maladie dont on est menacé, tandis qu'avec des précautions, on pourra l'éviter, ou on la rendra bien moins dangereuse.

LATRINE. (V. Fosses d'aisance, Méphitisme).

LAVAGE. Toutes les personnes propres savent qu'il faut se laver tous les jours, parceque le visage, les mains, les pieds, etc., se salissent continuellement, par les résidus de la transpiration insensible, par la poussière qui circule dans l'air, et qui vient s'appliquer sur la peau.

Le frottement habituel des parties les plus couvertes de poil, lorsqu'on a marché beaucoup, en rend la transpiration plus considérable; d'ailleurs les glandes sébacées, qui les environnent, fournissent une humeur dont l'odeur est forte et désagréable. Cette toilette est donc aussi très-nécessaire, surtout pendant l'été; elle contribue au rafraîchissement et à la salubrité générale.

De l'eau pure suffit pour tous ces lavages. Les personnes recherchées y ajoutent quelques gouttes d'eau spiritueuse de lavande, ou d'une autre odeur favorite; ce n'est un mal, ni pour le corps, ni pour la sensualité. Il faut faire prendre de très-bonne heure aux jeunes gens l'habitude de se laver, et toujours à l'eau froide, à moins qu'ils n'ayent très-chaud.

LAVANDE. C'est une plante aromatique, qui croît abondamment dans les jardins. Les fleurs ont une odeur très-agréable, même dans la plante sèche: c'est ce qui fait qu'on les employe dans les sachets, les pots-pourris, les garde-robes.

On fait une eau de lavande spiritueuse, qu'on employe communément dans les toilettes et les bains, parceque c'est celle qui coûte le moins; son odeur aromatique est agréable, ranime les esprits : les parfumeurs en font un grand usage.

LAVEMENT, Clistère, ou Remède. C'est une injection d'eau simple, ou médicamenteuse, introduite dans les intestins, au moyen d'une seringue.

Dans l'état de santé, les circonstances qui rendent utiles les lavemens, sont la constipation opiniâtre, ou le relâchement trop continu, l'embarras de la tête, les insomnies accidentelles, les lassitudes momentanées, ainsi qu'un grand échauffement.

Dans les cas où il est nécessaire de rafraîchir, et dans beaucoup d'autres, il faudroit toujours donner deux lavemens. Le premier ne serviroit qu'à évacuer les intestins ; le second, qui, pour être gardé plus facilement, ne doit pas excéder la moitié de la seringue, deviendra de cette manière beaucoup plus rafraîchissant et tempérant. On rendra le lavement plus adoucissant, en y mêlant du lait, ou une décoction de son, et plus resserrant, en le donnant à l'eau froide.

Il faut bien s'assurer que le relâchement n'est pas produit par des particules âcres, résidantes dans les intestins : car alors les décoctions adoucissantes conviennent beaucoup mieux, que celles qui resserrent.

Quelques personnes peu réfléchies, surtout parmi les femmes à prétentions, se sont imaginées que rien ne servoit mieux à conserver la santé, et surtout la fraîcheur du teint, que l'habitude de prendre chaque jour un et même plusieurs lavemens ; mais il faut qu'elles sachent bien, qu'autant ils sont utiles, quand le besoin les nécessite, autant ils deviennent préjudiciables, lorsque, sans urgence, on en fait journellement usage. Il en résulte que les intestins perdent leur ton, deviennent paresseux, et n'évacuent plus, que lorsqu'ils en sont sollicités; que si quelque maladie survient, le moyen dont on auroit pu tirer le plus grand parti, s'il eut été insolite, devient presqu'inutile, et enlève à l'art de guérir, une de ses ressources les plus assurées; c'est une fraicheur bien peu solide, que celle qu'on espère de sa seringue, et c'est mal entendre ses intérêts, que de déranger ses organes, pour arranger sa figure.

Il faut bien faire attention au degré de chaleur de la liqueur qu'on injecte : trop chaud, relàche ; trop froid, constipe, et peut causer des coliques violentes.

La filasse qui entoure le piston doit être bien huilée, et tellement arrangée, qu'elle laisse en même-tems un jeu libre, et l'impossibilité au fluide, de refluer supérieurement. Il faut chaque fois bien nettoyer la seringue, de peur que l'étain étant allié d'arsenic, (comme il arrive souvent), il n'en résulte des accidens fort graves. Il faut prendre garde, lorsqu'on donne des demi-lavemens, de ne point laisser d'intervalle à l'air entre le piston, et le fluide. On devroit, quand on est indisposé, prendre bien plus de lavemens, qu'on ne le fait ordinairement.

LAURIER Sauce. Le laurier sauce, celui qui servoit dans Rome à couronner les vainqueurs du monde, est un arbuste aromatique, dont les feuilles odorantes ont une saveur un peu amère et astringente. Les cuisiniers s'en servent beaucoup pour aromatiser les viandes qu'ils apprêtent; et en effet elles leur donnent un très-bon goût, excitent l'appétit, et facilitent la digestion.

Le laurier convient beaucoup aux estomacs des constitutions lentes et pituiteuses.

LAURIER Cerise. Ce beau laurier, natif de la Natolie, a des feuilles qui ont une odeur et un goût d'amande amère; on s'en sert, dans les cuisines, pour donner une saveur agréable d'amande, aux soupes au lait, et aux crèmes. Il ne faut les employer qu'avec circonspection, c'est-à-dire mettre une feuille dans une pinte de lait; car elles contiennent une partie vireuse, qui étant prise en abondance, seroit un violent poison pour les hommes et pour les animaux. Il faudroit encore de nouvelles expériences pour bien connoître son degré de nocuité.

On ne doit jamais employer de feuilles de laurier rose, comme celles dont nous venons de parler; car elles sont infiniment plus dangereuses.

LÉGÈRETÉ. La légèreté est le caractère des hommes, qui ne tiennent ni à leurs principes, ni à leurs habitudes, et que l'intérêt du moment décide; c'est un caractère méprisable, et justement méprisé.

LÉGUMES. On donne ce nom particulièrement aux graines des fleurs papillionnacées : telles sont celles de pois, fèves, haricots, etc. On donne encore improprement le nom de légumes, aux plantes potagères, choux, oignons, asperges, etc.

Les substances légumineuses, en général, ont toujours été considérées comme donnant un aliment abondant, comme mucilagineuses, et incrassantes. Elles ont le désavantage de convenir peu aux estomacs des mélancoliques, des hystériques, des personnes délicates, et qui font peu d'exercice. Elles leur donnent des indigestions et des coliques venteuses. Les fortes constitutions, ceux qui font des travaux pénibles, les gens de la campagne, s'en trouvent bien.

Lorsqu'on veut les rendre plus aisées à digérer, on en fait des purées, qui passent moins difficilement, que lorsqu'on ne leur a pas ôté leur robe; on doit en général les faire cuire beaucoup, les aromatiser, et y mêler du vinaigre.

LENTILLE. Les lentilles sont un légume farineux qui, à raison de son peu de volume, et de la quantité de son écorce, contient moins de substance nutritive que les haricots, les pois, etc.; cependant il offre un aliment très-savoureux, qui doit être d'autant mieux cuit, qu'échappant facilement à l'action de l'estomac, il s'y digéreroit mal, sans cette précaution. C'est pourquoi la purée est plus digestible que la lentille entière. Lorsqu'elle est bien assaisonnée, il est peu d'estomacs qui s'en trouvent mal.

LÉTHARGIE. La léthargie est un état d'engourdissement et de sommeil profond, qui, quelquefois, ressemble à la mort. C'est de l'état léthargique, qu'on a dit :

> Qui trop tôt ensevelit,
> Bien souvent assassine;
> Et tel est cru défunt,
> Qui n'en a que la mine.

Un homme disoit qu'on l'avoit enterré, avant que d'être né; et en effet, sa mère étant grosse de lui, s'étoit sauvée d'un caveau où elle avoit été enterrée pour cause de léthargie. (V. Mort subite).

LETTRES (Régime des gens de). Les savans, les gens de lettres, sont, après les laboureurs, les personnages les plus utiles à la société; c'est à eux, c'est à leurs réflexions , que sont dus ; pour la majeure partie , nos arts utiles et agréables , et presque tous les avantages et les jouissances qu'on trouve dans l'état de civilisation. Leur santé nous doit donc être infiniment chère , et nous leur devons bien quelques conseils , pour les plaisirs qu'ils nous procurent.

Ces individus sont ceux qui dépendent le plus de l'action et de la réaction du moral sur le physique , et du physique sur le moral. C'est à la réunion de ces deux agens qu'ils doivent la plus grande partie de leurs maux. Plus leurs talens se rapprochent de l'imagination et du génie , plus leurs constitutions sont sensibles , irritables , susceptibles de dérangement et de désorganisation : le plus souvent ceux qui ne les valent pas , ont moins de gloire , mais plus de santé.

Les maux dévolus aux gens de lettres , ont deux sources principales , d'abord les travaux assidus de l'esprit , ensuite le repos presque continuel de leurs corps.

Les grands travaux de l'esprit , fatiguent à la longue la substance tendre et délicate du cerveau ; aussi après une longue méditation , se trouve-t-elle aussi épuisée , que l'est un corps robuste , après un exercice violent. Ceux qui ont l'habitude de penser fortement , sont très-sujets aux maux de tête , et à une espèce d'ébranlement nerveux. L'empreinte de cette fatigue s'apperçoit dans leurs yeux qui sont rouges et enflammés , aux traits de leur visage qui se caractérisent de bonne heure , à leur maigreur , et à leur décharnement.

Lorsque le cerveau est épuisé , les nerfs qui portent l'esprit vital au reste du corps , s'en trouvent privés ; les fonctions en conséquence se font mal , l'estomac se perd , la santé se détruit peu à peu , sans qu'aucune cause étrangère paroisse y avoir part.

Il y a long-tems qu'on a dit que l'homme qui pensoit le plus , digéroit le plus mal ; c'est une vérité que confirme l'expérience journalière de ceux qui digèrent beaucoup moralement. Cependant quelques grands hommes font exception à cette règle générale ; mais c'est qu'ils étoient très-heureusement nés , c'est qu'ils ont observé les règles de la sagesse et de la sobriété ; ce qui ne leur arrive pas toujours.

Homère, Démocrite, Platon, Hyppocrate, Boherraave, Fontenelle , d'Alembert , Voltaire , sont des preuves , qu'avec une santé très-délicate , on peut prolonger la vie ; ils ont vérifié le proverbe : *mens sana in corpore sano ;* mais on n'en compte pas beaucoup d'une aussi bonne trempe.

La vie sédentaire est un poison qui mine lentement les gens de lettres. Comment voudroit-on qu'un homme qui reste assis du matin au soir , digère comme il faut , que ses sécrétions se fassent bien , que la transpiration, cette importante fonction qui exige de l'exercice , s'exécute convenablement. Il n'est donc pas étonnant que les humeurs retenues , ou refoulées dans la masse des liquides , aillent se fixer sur des organes importans , plus ou moins foibles. Delà, la goutte , la pierre , la gravelle , les indigestions , les engorgemens du foie , la jaunisse , et les obstructions des autres viscères du bas ventre : delà, les maladies de la poitrine , du cœur , les maux d'yeux , les vertiges , les apoplexies , les paralysies , les enflures de jambes , les maladies nerveuses , les insomnies , etc.

Les causes qui ajoutent encore à celles que nous

avons décrites précédemment , sont la malpropreté assez ordinaire aux savans , qui sont peu soigneux de leur personnel , la mauvaise habitude de travailler , de lire après les repas , les influences des lumières dont ils se servent la nuit , etc.

Il n'est point de notre ressort de nous étendre sur la manière de réparer les torts que l'étude fait journellement aux gens de lettres. Après avoir présenté un tableau raccourci des maux auxquels ils s'exposent , nous allons proposer les moyens les plus raisonnables pour les prévenir.

Nous devons empêcher que des gens aussi utiles soient aussi souvent victimes du bien qu'ils font , qu'ils ne feroient pas moins , et même qu'ils pourroient faire plus long-tems , s'ils vouloient s'astreindre aux règles de l'hygiène ; et ces règles leur sont peut-être plus nécessaires qu'à tous les autres hommes , puisque leur vie se passe dans une position absolument contraire à l'état naturel , qui est le mouvement et l'exercice.

Les savans , pour ménager leur santé et soulager leur esprit , doivent prendre nécessairement des momens de distraction. S'éloigner d'une société agréable , ne vouloir fréquenter que des philosophes , c'est prouver qu'on ne l'est guère soi-même ; si l'utilité est dans le savoir , le plaisir et la santé sont dans la gaieté ; on y puise une nouvelle aptitude , une nouvelle vigueur pour les travaux dont on s'occupe habituellement.

Socrate et Agésilas alloient à cheval sur un bâton , pour amuser leurs enfans ; Scipion , Scœvola , jouoient aux petits palets , aux ricochets sur le bord de la mer. Il faut que les savans , bons pères , bons maris , bons amis , soient gais , agréables à tout le monde , et utiles à la société de 'plus d'une manière ; ils ne manqueroient pas de s'y livrer momentanément, s'ils combinoient, même légèrement, l'influence du physique sur le moral.

On sait le bien qu'on a opéré, même sur des gens stupides et pesans, en leur faisant faire beaucoup d'exercice. On sait que souvent le défaut d'esprit tenant à l'engorgement du cerveau, si vous donnez à cet organe du mouvement et du jeu, vous pourrez créer du talent et même du génie où il n'existe pas; en voici une preuve éclatante.

Le célèbre Mabillon étoit à vingt ans d'une stupidité effrayante, ne sachant ni lire ni écrire, et parlant à peine; une chûte força de le trépaner; il n'étoit pas à la fin de sa convalescence, qu'il entendoit à la lecture seule les élémens d'Euclide. Je crois qu'ici l'influence du physique sur le moral est porté au dernier degré de l'évidence, et peut mener à des conséquences très-philosophiques.

On sait que les grands voyages ont souvent guéri des hypocondriaques, et que c'est au mouvement seul qu'ils ont dû leur bien-être.

Ainsi les personnes à qui leurs études ne permettent pas de sortir beaucoup, doivent au moins, dans leur intérieur, faire assez de mouvement pour compenser en quelque sorte celui qu'ils devroient prendre extérieurement. Ils feront bien de travailler dans des endroits très-aérés, exposés au soleil levant, et exempts de toute humidité; ils doivent, par fois, parler haut, se tenir alternativement debout, assis, se promener dans leur appartement; leurs tables seront assez élevées pour que la poitrine ne soit point obligée de se courber quand ils écrivent.

Lorsqu'après avoir passé un certain tems au travail, ils sentent que la tête est embarrassée, que leurs yeux s'échauffent, que la bouche et les lèvres se sèchent, qu'ils ont de l'engourdissement dans les membres, de la disposition à la mélancolie, rien ne doit les arrêter, il leur faut prendre l'air et se dissiper, jusqu'à ce que l'équilibre soit remis dans la machine; mais c'est chose difficile de les faire sortir, quand ils sont bien occupés; ils se persuadent que le mal ne les atteindra pas; on a beau crier, gronder, ils se fâchent des justes remontrances qu'on leur fait; ils sont comme les amans qui n'aiment pas qu'on leur montre les défauts de leurs maîtresses.

Mais quand leur entêtement les a amenés à des maux qui ne sont déjà que trop bien énoncés, en se relâchant de leur obstination, souvent ils passent d'une extrémité à l'autre; leur extrême mobilité leur fait tout craindre, même les maux les plus imaginaires; ils raisonnent si singulièrement sur leur état, que les médecins sont plus tourmentés avec eux qu'avec toute autre espèce de malades.

La comparaison de Plutarque est bien juste; un peu d'eau, dit-il, nourrit et fortifie les plantes, une plus grande quantité les étouffe: il en est de même de l'esprit, les travaux modérés le nourrissent, les travaux excessifs l'accablent.

Si le tems du matin est celui qui convient le mieux à l'étude, c'est aussi celui qui est le plus propre à l'exercice. Une heure seulement, distraite des occupations du cabinet, suffira pour rendre les autres plus fructueuses. Le billard, la paume, les quilles, les boules, le volant, les petits palets, la chasse, sont les exercices qui conviennent le plus aux savans.

Il importe beaucoup qu'immédiatement après le dîner, ils ne retournent pas à leurs travaux ; c'est le moment de se livrer à sa famille et à l'amitié ; on travaille ensuite quelques heures, pour se réunir ensuite auprès de la société où l'on trouve le plus de charmes et d'agrément, pour entendre de la bonne musique, qui a droit de plaire aux gens instruits ; on soupe peu, on se couche de bonne heure, et de bonne heure le matin on est rendu à ses occupations.

C'est à tort qu'on a comparé la vie des artisans sédentaires avec celle des gens de lettres. Chaque jour est égal à l'homme de cabinet, pour ses travaux ; l'un se repose quelques jours pendant le mois, l'autre ne se le permet pas ; il est peu de métiers où un artisan, n'ait à faire quelqu'exercice intérieur ou extérieur ; l'homme de lettres reste souvent dans la même posture pendant des jours entiers.

Il est quelques gens de lettres qui, pour forcer leur esprit à la contention, ou pour la soutenir plus long-tems, font usage des liqueurs fortes, du thé, du café ; ce sont des méthodes toujours incendiaires, qui rendent l'estomac paresseux et deviennent, par suite, une nécessité fâcheuse. On objecte que Voltaire prenoit bien vingt tasses de café par jour ; nous répondons que ce café n'étoit qu'une tisanne de café ; d'ailleurs, ce ne seroit point une raison pour qu'il pût convenir à tout le monde.

Lorsque par mauvais tems, ou pour toute autre raison, les gens de lettres sont obligés de rester au logis, le bain tiède , peut leur tenir lieu d'exercice ; il excitera la transpiration et conviendra parfaitement.

La sobriété est d'autant plus importante pour eux, qu'ils font moins d'exercice que les autres ; s'ils mangeoient beaucoup, ils seroient exposés à de longues et cruelles obstructions. Le précepte du père de la médecine y est conforme : « Que les alimens soient proportionnés au travail ; car, si les alimens surpassent la force du corps, ou ne peuvent pas être digérés , alors ils produisent une foule d'infirmités.

Les gens de lettres, d'une bonne constitution , ne doivent s'abstenir d'aucune espèce d'aliment sain. Nous indiquerons seulement ici ceux qui pourroient leur nuire, dans le cas où leur complexion seroit délicate et facile à déranger. Ils doivent alors éviter les substances grasses et glaireuses des animaux, surtout de ceux qui sont jeunes , les pâtes grasses , pesantes, les viandes très-dures, fumées , salées, les alimens farineux, très-venteux, les poissons gras , glaireux ou peu fermes , et en général les substances rances, aigres et acides, lorsqu'ils ont à craindre les aigreurs.

Les alimens qui conviennent le mieux, sont les viandes des animaux qui ne sont pas vieux, les poissons dont la chair est ferme et tendre , les graines céréales , les légumineuses , (lorsque l'estomac s'en trouve bien), les herbes qui ne sont ni trop relâchantes, ni trop acides , comme les chicorées, les racines usuelles, le pain, les œufs frais, le lait, les fruits bien mûrs ; ce sont là les alimens les plus sains et ceux dont ils auront le plus à se louer.

Ils doivent toujours mêler les substances végétales aux animales dans leurs repas, recommander que les

assaisonnemens ne soient pas de haut goût. Deux ou trois
mêts au plus doivent suffire ; on mâchera bien les alimens, et on les humectera avec de l'eau bien pure, ou
du bon vin mêlé de moitié eau : le soir un souper de
légumes, ou de pain avec des confitures, du lait,
des fruits cuits ou bien mûrs, procureront un sommeil
favorable, et le lendemain, pour le réveil, les idées les
plus nettes et les plus justes.

Les boissons chaudes le matin, le thé, le café pour
déjeuner, sont de mauvaises habitudes ; un peu de café
après le diner, anime la digestion, dissipe les pesanteurs
de tête auxquels sont sujets, par fois, les gens de lettres ;
c'est leur prescrire un très-agréable médicament. Les
liqueurs fortes et spiritueuses ne leur conviennent pas.

Il ne nous reste plus qu'à faire quelques remarques
sur des attentions particulières qui peuvent leur être
utiles. On a observé que le tabac, surtout celui qu'on
fume, étoit une espèce de poison pour eux. Ils doivent
redouter toute espèce d'humidité, craindre d'avoir froid
aux pieds ; il n'en faut pas davantage pour leur occasionner des maux de gorge, de tête, troubler les digestions, et causer des insomnies. Il faut, avant de se
coucher, se chauffer la plante des pieds ; c'est un
moyen, qui tout seul, a su appeller de doux pavôts
sur les paupières des savans, qui avoient pris en vain
des médicamens pour se procurer le sommeil.

Ils doivent se couvrir peu la tête, le jour et la nuit,
et se la laver en été : c'est un excellent rafraîchissant physique et moral. Ils s'abstiendront de dormir
après le repas, et d'avoir le col et les jarretières serrées.

J'ajouterai ici quelques réflexions relatives aux tra-

Tome II.   E

vaux de l'esprit, auxquels les jeunes gens sont dans le cas de se livrer.

Lorsqu'on s'apperçoit qu'un enfant est délicat, qu'il a la poitrine foible, serrée, qu'il digère difficilement, il faut l'éloigner des connoissances difficiles et abstraites, et chercher, dans des exercices bien combinés, à lui donner la vigueur du corps, avant de travailler à celle de l'esprit. Il ne faut pas, parce que des enfans montrent de l'aptitude, forcer leurs jeunes cerveaux à des réflexions prématurées; elles ne pourroient se faire qu'aux dépens de la santé; il faut même arrêter l'ardeur de ceux qui se livrent à l'étude, et les forcer de prendre des dissipations et les exercices qui sont si naturels à leur âge. On aura l'adresse de démêler leurs goûts dominans, pour ne pas trop les contraindre. Des jeunes gens qui montrent tant d'intelligence avant l'âge ordinaire, sont souvent des fruits précoces qui n'ont pas une longue durée, et c'est presque toujours aux dépens du physique, que s'est formé le moral.

Quant a l'âge avancé, on sent très-bien que c'est celui du repos, et que les travaux de l'esprit doivent cesser avant la décrépitude, de peur qu'ils ne s'en ressentent. Combien de vieillards ont en quelque sorte imprimé à leurs travaux les traits de leur visage; ils eussent bien mieux fait de conserver la gloire acquise dans la vigueur de l'âge, que de faire connoître les dégradations que peut éprouver l'esprit avec la décadence de la machine.

Solve senescentem maturè sanus equum, ne
Peccet ad extremum ridendus, et ilia ducat.

LETTRES. (Morale). Nous prenons ici ce mot pour

les lumières que procurent les sciences et les arts, et nous disons, qu'en ce sens, elles servent à récréer l'esprit, à l'orner, et à le rendre plus propre aux emplois auxquels il se destine. Dans quelque position que vous mettiez un homme instruit, il saura se faire un bonheur indépendant des caprices de la fortune et de l'injustice des hommes. Ne craignez pas, quand il sera seul, que jamais l'ennui le dévore. Cicéron a dit, avec justesse, que les lettres étoient l'aliment de la jeunesse, et l'amusement de la vieillesse; qu'elles donnoient de l'éclat dans la prospérité, des ressources et des consolations dans l'adversité; qu'elles faisoient les délices du cabinet, sans embarrasser ailleurs; enfin, qu'elles tenoient fidèle compagnie, aux champs, dans les voyages, et partout.

On devient vieux, comme l'a dit Solon, en apprenant toujours.

Comme ce sont là les vrais biens, ceux que les revers ne peuvent nous enlever, Aristide recommandoit à ses concitoyens, d'élever leurs enfans, de manière à se munir de biens et de provisions, qui pussent en tout tems braver la tempête.

Toute rivalité qui produit autre chose que l'émulation, est honteuse aux gens de lettres. Leurs discussions, qui ne doivent avoir que la vérité pour objet, doivent mettre de côté le fiel, l'amertume, et les personnalités.

Robert, roi de Naples, disoit que s'il avoit à opter entre la perte de son royaume, ou celle de ses connoissances, il sacrifieroit sa couronne, plutôt que de se voir privé de ce dernier trésor.

Les plaisirs modérés doivent seuls intéresser l'homme

de lettres ; sans cela il se priveroit de cette activité brillante , qui fait la noblesse et l'énergie de son pinceau , qui donne à ses touches leur variété : le feu sacré du génie s'éteindroit sans la sagesse , et il ne resteroit plus aucun espoir de le rallumer.

LEVANT. (Orient). Tout sol qui a l'exposition du Levant, est très-avantageux pour le choix d'une habitation, surtout quand il est défendu d'ailleurs des influences du Nord et de l'humidité. (V. Habitation).

LEVAIN. On donne ce nom au résidu de la dernière pâte qu'on a fait cuire : on y ajoute encore un peu de farine et d'eau froide , pour avoir une pâte ferme qu'on laisse à l'air dans les tems chauds , et qu'on enveloppe bien dans le froid. Le levain sert à faire du nouveau pain. (V. Pain).

LEVURE. C'est une substance qui vient de la bière en fermentation , et qu'on employe sous forme sèche ou fluide , pour accélérer la fermentation. La levure perd en un moment toutes ses qualités , s'aigrit aisément , donne de l'amertume , et une mauvaise couleur au pain. C'est un préjugé qui existe beaucoup dans les pays à bière , que l'emploi de la levure, pour faire du pain ; il faudroit qu'on en proscrivît l'usage.

LÈVRES. Les lèvres sont le plus souvent un bon indice de la santé. Elle éclate en effet sur des lèvres rouges et vermeilles , tandis que celles qui sont pâles et décolorées , annoncent la maladie présente ou future. On a bien tort de chercher à suppléer la nature, en les peignant avec du vermillon ; c'est vouloir que les dents , qui sont dans le voisinage , soient attaquées par le mercure.

On prétend que les lèvres très-grosses , et qui sortent en avant , annoncent la bêtise ou la difficulté de s'énoucer. Les sourds et muets, ont un talent particulier pour comprendre ce qu'on dit, au mouvement seul des lèvres. Elles contribuent beaucoup à la parole ; qui sait mieux qu'elles exprimer le sentiment ! Quelquefois les lèvres se gercent ; alors on les humecte avec un peu de cérat de Galien, ou d'huile d'olive, à son défaut. La langue seule suffit pour les tenir fraîches presque dans tous les tems. (V. Baiser).

LIBÉRALITÉ. La libéralité est l'art de donner à propos ; comme toutes les qualités qui ont leur source dans la bienveillance, elle doit être subordonnée à la justice, pour devenir une vertu.

Le libéral se concilie facilement tous les cœurs, parce qu'il est comme un feu, qui continuellement étend sa sphère, en se portant partout où il y a du bien à faire, ou des malheureux à soulager.

La libéralité est l'opposé de l'avarice ; elle ne reconnoit en ce genre au-dessus d'elle que la générosité.

LIBERTÉ. C'est la faculté de faire ce qui plaît, sans nuire à personne ; faire quelque chose d'injuste, d'irraisonnable, c'est licence ; et la licence est destructive de la liberté.

La liberté naturelle n'obéit qu'à la raison ; la liberté civile obéit à la loi, qui est une suite de la loi naturelle, perfectionnée par la législation, pour les hommes en société.

La liberté la plus sublime, est celle qui s'élève au-dessus de l'esclavage des passions et des sens.

LIBERTINAGE. C'est un abus de la liberté, qui offense les bonnes mœurs. Les jeunes gens qui croyent se distinguer en prenant le ton du libertinage, se décrient auprès des personnes raisonnables. C'est une allure qui, loin de prouver la supériorité de l'esprit, prouve le déréglement du cœur.

Il faut donc qu'ils évitent avec soin la société des libertins, ou bien on croira qu'ils partagent leurs déréglemens. Ils le doivent d'autant plus, que tel est l'effet du vice, qu'il se propage dans un jeune cœur bien plus aisément que la vertu; ils doivent dire, *Fuge retrò*.

LIE. La lie est la partie sédimenteuse et impure, qui se précipite au fond des vaisseaux qui contiennent les liqueurs, à mesure qu'elles s'éclaircissent. On ne doit pas faire usage des vins, huiles, bière, cidre, et autres boissons qui n'ont pas encore déposé leur lie et qui restent troubles, parceque ces liqueurs étant moins homogènes, sont conséquemment moins salubres. La lie la plus importante est celle du vin; lorsqu'elle fournit beaucoup de tartre, on peut assurer que le vin est bon et généreux.

LIÈVRE. C'est un animal plantivore, qui fournit un aliment délicat, de très-bon goût, fort nourrissant et fort recherché des gourmands. Quand il est tendre, gras, et d'un pays abondant en plantes aromatiques, c'est un manger vraiment délicieux, surtout s'il a été forcé à la course. Vieux, sa chair est serrée, compacte, et beaucoup plus difficile à digérer.

Quand on dira quelque jour, qu'un capitaine des chasses pouvoit, en France, tuer, en une seule battue, 5 ou 600 lièvres, on se demandera si les cultivateurs étoient alors comptés pour quelque chose, et l'on sera peu étonné qu'un abus si criant ait fait détester ceux, qui n'avoient pas honte de l'entretenir, au profit de leur égoïsme et de leurs plaisirs.

Nous devons dire ici, pour les personnes sujettes aux

rhumatismes, à la goutte, que rien ne fait mieux transpirer les parties affectées que les peaux de lièvre préparées, parce qu'étant très-fourrées, elles excitent une
grande chaleur.

LIMAÇON. C'est un coquillage testacé, ovipare,
androgyne, et albugineux, qu'on trouve dans les haies, les
digues et les jardins, etc. On en compte une foule de
variétés; nous ne parlons ici que du gros limaçon, qui
est d'un usage habituel dans beaucoup de pays. En général, c'est un aliment lourd, difficile à digérer, qui ne
convient point aux personnes d'une constitution délicate
et valétudinaire, et même à ceux qui ne font pas des
exercices violens, comme les gens de la campagne. Les
Grecs, les Romains s'en nourrissoient, et savoient les
engraisser. On fait encore la même chose en Silésie. Les
Américains se régalent avec des petits limaçons, dont
les habitans des environs de la Rochelle leur font des
envois, dans des barriques remplies de branches d'arbres, auxquelles ces limaçons prennent plaisir à se tenir
collés.

LIMANDE. C'est un poisson de mer fort plat, dont
la chair est blanche, molle, humide, et un peu gluante.
Elle nourrit beaucoup, fournit un manger délicat et
agréable, quand elle est fraîche, et pas trop molle. Il
est très-peu d'estomac, à qui elle ne convienne pas.

LIMON. (V. Oranger).

LIMONADE. C'est une liqueur qu'on prépare ordinairement avec le jus du citron. Pour faire une pinte
de bonne limonade, il faut prendre un fort citron, frotter
son écorce avec un morceau de sucre, qui, en s'empa-
rant de quelques gouttes d'huile essentielle, les rendra
facilement miscibles à l'eau, en formant un oléo-sacca-

rum ; on jette le morceau de sucre dans l'eau, on exprime tout le jus du citron, après l'avoir écorcé; on doit mettre deux ou trois onces de sucre pour la pinte d'eau, et on passe le tout à travers un linge.

Dans les pays chauds on fait une boisson presqu'habituelle de la limonade, excepté lorsqu'on est en sueur. Elle convient essentiellement aux personnes bilieuses, phlegmatiques, aux constitutions grasses ; c'est une boisson un peu chère pour le commun des hommes, et qu'on vend souvent falsifiée (dans les cafés bâtards), avec l'acide sulfurique, et un peu de l'huile essentielle de l'écorce. Cette limonade, à un peu d'âcreté près, ressemble beaucoup à l'autre pour le goût ; on reconnoit aisément la falsification, en y mêlant quelques gouttes de la dissolution de muriate de Barite : si la liqueur ne contient que de l'acide citrique, elle restera limpide ; si c'est l'acide sulfurique, on verra sur-le-champ se former un précipité blanc et pesant.

Il ne faut pas qu'on se croie empoisonné pour avoir bu de la limonade d'acide sulfurique : on est seulement trompé ; car souvent, quoiqu'un peu moins avantageuse que l'autre, on l'employe aux mêmes usages, et dans les mêmes circonstances, quand la pénurie de citrons force d'y avoir recours. On la met fréquemment en usage dans les hôpitaux, contre les maladies putrides et inflammatoires, surtout lorsqu'il fait bien chaud.

Comme cet acide minéral a plus d'activité que le végétal, on doit en faire la limonade fort légère, et même ne pas la donner aux personnes délicates. On prépare des sirops faits avec le jus des limons et le sucre, qui sont très-commodes pour avoir à volonté de la limonade, mais elle est moins agréable que la première

Pour avoir une limonade qu'on soit bien sûr de conserver dans les voyages, surtout sur mer, on prend trois gros de sel essentiel d'oseille en poudre fine, qu'on mêle avec du sucre, aussi en poudre; on ajoute dans les bouteilles 8 à 10 gouttes d'huile essentielle de citron.

La poudre suivante peut remplir la même vue. Les proportions sont, de trois gros de tartrite acidule de potasse ou crême de tartre, d'oléo-saccarum de citron, un gros, de sucre en poudre, trois onces.

On obtient ainsi temporairement une limonade sèche, qu'on place dans un flacon, et dont on se sert à volonté, partout où l'on trouve de l'eau.

LIN. Nous avons au lin l'obligation du plus beau linge qu'on puisse se procurer. Ses graines contiennent une substance mucilagineuse, excellente, lorsqu'il faut adoucir, quelque humeur âcre, contenue dans les intestins, ou dans les reins; c'est pourquoi l'on doit, dans ce cas, préférer les lavemens à la graine de lin, à beaucoup d'autres du même genre. On a essayé plusieurs fois, mais en vain, d'en faire un aliment.

LINGE. On ne peut parler des avantages que procure le linge, sans faire l'éloge de la propreté; c'est surtout, par cette qualité précieuse, que le linge contribue beaucoup à maintenir la santé. Le linge, dont les Anciens n'avoient pas le bonheur de connoître le prix, reçoit habituellement, chez nous, les résidus constans de l'humeur transpiratoire; il nous débarasse heureusement de cette espèce de crasse, dont l'excrétion est aussi nécessaire, que la résorption en est dangereuse.

Il seroit avantageux de pouvoir changer chaque jour son linge; mais pour être propre, il suffit de le faire tous les deux ou trois jours. Il importe beaucoup que le linge soit bien blanchi par la lessive ; car l'humeur de la transpiration étant onctueuse et grasse, et peu miscible à l'eau , la lessive peut seule le bien nettoyer.

Rosier blâme, avec justice, la manière ordinaire de blanchir le linge , en partant d'après le principe chimique qui sert de base à la manipulation de la lessive. Il veut , avant tout , qu'on savonne le linge , et qu'on le laisse tremper un jour entier dans une eau savonneuse , qu'on le torde, et qu'on le presse à différentes reprises dans cette eau , qui a une affinité réelle avec cette même eau grasse , pour n'avoir plus qu'à tordre , et laver à grande eau le linge sorti du levier. Ce procédé rend le linge plus blanc , plus ferme , et le nettoyant mieux , l'expose moins à l'action des brosses , que de l'autre manière.

Plus un linge est blanc et fin , plus il s'imprègne facilement de l'humeur de la transpiration , qui est en quelque sorte repoussée par un linge gros , gras et sale. Quelques personnes aiment mieux, que leurs chemises soient sales , que leurs habits , mais il vaudroit bien mieux au contraire, pour la salubrité , que les habits fussent moins propres , et le linge plus blanc ; on s'éviteroit souvent la mauvaise odeur, la vermine , les maladies de la peau , la gale , et des engorgemens cutanés , qui sont le partage des personnes mal-propres.

Comme la grande quantité de linge n'est pas à la portée du peuple , c'est pour lui particulièrement que nous avons déjà témoigné le désir de voir élever des bains publics , dans lesquels il trouveroit à se dédommager du malheur de n'avoir pas assez de linge , pour assurer sa propreté et sa salubrité.

L I N G È R E S (Régime des). V. Sédentaires (Régime des personnes).

L I Q U E U R. Nous ne parlons ici que de celles dont la sensualité fait usage, et de leur effet général.

Nous croyons, avec tous ceux qui s'intéressent à la conservation des hommes, qu'en général, les liqueurs spiritueuses, depuis l'eau-de-vie la plus commune, jusqu'au *marasquino di bolonia*, jusqu'aux liqueurs des Iles les plus fines, dérangent petit à petit la santé par leur usage habituel ; elles rendent l'estomac paresseux, portent dans les viscères une chaleur qu'on ne doit pas substituer à celle qui est naturelle ; à la longue, elles finissent par dessécher les solides, et enflammer les liquides : souvent même elles énervent l'esprit, et hâtent la vieillesse.

Plus les liqueurs sont spiritueuses, plus elles sont dangereuses ; car alors elles se rapprochent de l'esprit-de-vin ; aussi le kirchwasser, l'eau-de-vie de Dantzick, doivent être regardés comme des liqueurs absolument incendiaires, quelques degrés de bonté que veuillent leur attribuer des personnes, qui aiment mieux les liqueurs, que la santé.

Les ratafiats même les plus simples des ménages, nuisent aux personnes d'une constitution sensible et irritable ; à plus forte raison doit-on les défendre aux jeunes gens et aux enfans ; il faut, dit-on, les accoutumer à tout de bonne heure ; permettez au moins que ce ne soit pas à des choses aussi dangereuses, et qui influent sur leur croissance, en arrêtant le développement de tous leurs organes.

On sait que lorsqu'on veut empêcher des chiens de devenir gros, il suffit de leur faire avaler de l'eau-de-vie. S'il est des personnes chez qui l'usage des liqueurs n'entraine pas après elles d'aussi mauvais effets, ce sont ordinairement celles qui ont un tempérament pituiteux, phlegmatique et lent, chez qui les fibres ont peu d'énergie; encore l'habitude suivie des liqueurs très-chaudes et très-aromatisées, peut, à la longue, leur devenir nuisible. En général, elles sont fatales aux personnes nerveuses.

Les liqueurs peuvent convenir dans les voyages, lorsqu'on vit d'alimens grossiers, lorsque de grandes chaleurs ont pour ainsi dire épuisé les forces; c'est ce qui fait que les peuples, qui vivent entre les Tropiques, s'en trouvent parfaitement, parce qu'elles relèvent le ton des fibres, qui ont une propension constante à se relâcher.

On peut encore conseiller les liqueurs contre les vents et les coliques d'indigestion, en prenant bien garde qu'il n'y ait dans l'estomac et les intestins quelqu'irritation, ou quelque disposition à l'inflammation.

LIQUIDES (Nourriciers). Les liquides qu'on peut appeler nourriciers, et qui circulent au-dedans de nous, sont 1°. La substance gélatineuse;

2°. La substance fibreuse;

3°. Les substances albumineuses et caséeuses, qui, analogues entre elles, ne paroissent être qu'un premier degré de la substance glutineuse ou fibreuse;

4°. Une substance grasse qui prend aisément la forme concrète;

5°. Une partie colorante soluble dans l'eau;

6°. Un sel sucré;

7°. Des sels formés par l'union de la soude avec les acides carbonique et muriatique.

8°. Du phosphate calcaire dont la majeure partie est combinée dans les substances albumineuses et fibreuses.

Il est probable que la graisse donne naissance au blanc de baleine, qui fait partie des solides, ainsi que l'extrait.

Pour la partie colorante, comme elle se trouve interposée dans les organes dont on tire le plus d'extrait, ou dans les muscles des animaux, il résulte qu'elle devient une des bases de l'extrait qui attire l'humidité de l'air et donne du goût aux bouillons.

Ne peut-on pas croire que dans cette partie extractive, la partie colorante est unie sous forme de savon au sel de soude ?

A l'égard des sels, qu'on n'a pas comptés au nombre des parties constituantes de nos organes solides, à l'exception du phosphate calcaire, les uns, comme les sucs sucrés qui ne se trouvent que dans le lait, changent sans doute de forme, en entrant dans des combinaisons dont nous n'avons pas encore le tableau ; les autres comme les sels urineux, se retrouvent dans les liqueurs excrémentitielles.

Les sucs salivaires gastriques, entrent au moins comme dissolvans dans les sucs nourriciers. (V. Gastriques) (Sucs).

Le liquide reproductif mérite encore une place, comme servant, non-seulement à donner la vie, mais encore à la maintenir et à la fortifier pendant la plus grande partie de l'existence.

Ainsi l'on voit que les organes, qui dans notre corps reçoivent leur accroissement et réparent leurs pertes par la nutrition, ne sont point tous formés d'une seule substance ;

Que les sucs nourriciers contiennent dans un même

véhicule, des substances trés-différentes entre elles ;

Que ces substances sont parfaitement semblables, ou au moins très-analogues à celles qui constituent nos organes ;

Que d'après cela, il est hors de doute que ces liquides contiennent une nourriture aussi variée que la nature des organes qu'ils doivent nourrir ;

Que par conséquent, au-dedans de nous, la faculté nutritive, ne réside point exclusivement dans le seul mucilage, comme l'ont cru de célèbres médecins.

On peut ajouter que les substances de la nutrition, ou au moins leurs élémens immédiats, existent tout formés, non-seulement dans les animaux, mais encore dans les végétaux qui nous servent de nourriture. (V. Solides nourriciers).

LISIÈRE. C'est une folie de vouloir que les enfans marchent avant qu'ils ayent des os pour se soutenir, et d'employer en conséquence les lisières. Leur usage peut leur être infiniment préjudiciable, parce qu'étant retenus par le dos, ils penchent toujours leurs corps en avant, et apprement moins vite à se tenir en équilibre sur leurs pieds. Cette posture gêne les viscères de la poitrine, du bas ventre, et les voûte insensiblement, parcequ'elle relève les épaules, et souvent inégalement. Des nourrices imprudentes, pour se livrer à d'autres occupations, attachent les enfans par des lisières, à des crochets ; l'enfant gambille, et à la longue ses jambes se contournent.

Lorsque les enfans ne peuvent marcher, il vaut bien mieux avoir un tapis, et les laisser se rouler à leur aise par terre, que de les tenir toujours assis, attachés ou couchés, lorsqu'on a autre chose à faire ; c'est les priver d'un exercice qui leur est absolument nécessaire.

Il faut mener les enfans par la main, aussitôt que leur foiblesse ne force plus à les porter dans les bras ; c'est sans contredit la meilleure manière, quoiqu'un peu plus gênante.

LIT. Les inconvéniens de l'humidité et du serein sont sans doute ce qui a fait naître chez l'homme l'idée du lit, qu'il est parvenu à rendre d'autant plus commode, qu'il est devenu plus délicat sur ses besoins les plus urgens. Il faut convenir que le lit est le meuble le plus constamment utile à l'homme ; c'est là, que par une espèce de mort anticipée, il passe le tiers de sa vie à oublier qu'il existe.

Le lit est indispensable pour réparer la fatigue du jour, et préparer la vigueur du lendemain. J'ai observé après avoir beaucoup voyagé, que le Français est le peuple chez lequel on a le mieux combiné le coucher, et que, chez nous, les personnes difficiles et délicates, ont de la peine à se trouver bien couchées ailleurs.

L'homme de la nature n'est pas difficile sur cet article ; un amas de feuilles ou de plantes sèches, recouvertes de nattes ou de peaux d'animaux, lui suffit pour son repos. Si le lit est placé sur un terrain bien sec, il y dort d'un sommeil plus tranquille, que le riche enfoncé dans le duvet et l'édredon, mais il y a un milieu entre le lit de la nature et celui de la mollesse.

Nous croyons que pour se procurer un bon lit, il faut que la couchette soit de fer verni, pour avoir moins à redouter les punaises ; il doit être sanglé, puis couvert d'un matelas de crin, et d'un ou deux autres de bonne laine ; ce lit ne sera pas celui des petites maîtresses, et

des sensuels du siècle , mais ce sera celui de la salubrité.

Les personnes aisées se servent de lits de plume, ce
qui rend le lit plus mollet.

On observera que rien n'est plus contraire à la santé
que de coucher sur la plume , et surtout de s'en couvrir,
comme on fait en Allemagne , parce qu'ainsi on force
outre mesure la transpiration pendant le sommeil , tandis
qu'elle ne doit être que doucement favorisée , pour que
la dose de force acquise au réveil , suffise pour la journée.
Il faut habituer les jeunes gens à coucher sur un seul matelas ; s'ils ont à voyager par la suite , ils se féliciteront
de n'avoir pas été traités trop mollement de ce côté.

A l'égard des couvertures , on ne peut pas en conseiller
à chacun un nombre égal ; car la différente sensibilité
au froid et au chaud , fait qu'une suffit à celui-ci , quand
trois ou quatre ne sont pas trop pour un autre. Beaucoup de personnes dorment mal , transpirent trop ou
trop peu dans leur lit , parce qu'elles combinent peu la
manière de se couvrir. C'est cependant un objet dont
l'expérience journalière peut bien facilement instruire.
En général, il vaut toujours mieux être trop vêtu que
moins , parceque , comme la transpiration n'est pas aussi
grande la nuit que le jour , il est toujours plus prudent
de la favoriser , que d'en permettre la suspension.

Une négligence fâcheuse, c'est celle qui est relative
aux draps ; nous voyons que dans beaucoup d'endroits
on les change à peine tous les mois , tandis qu'il faudroit
en avoir employé trois paires. Cependant si l'on considère qu'il faut changer tous les deux ou trois jours de
chemises , pour être sainement vêtu , on sentira que lorsqu'on passe 7 à 8 heures dans un lit, la transpiration

au bout de 10 à 12 jours, doit bien avoir suffisamment sali les draps.

Quant à la manière d'arrranger les lits, ils ne doivent pas être faits horisontalement, mais en plan incliné de la tête aux pieds, afin que la circulation du cerveau se fasse avec facilité dans le sommeil, comme pendant la veille. On sait que plusieurs apoplexies ont eu lieu pour n'avoir pas eu cette prévoyance.

En général, on ne doit pas placer les lits dans les rez-de-chaussées, à moins qu'ils ne soient parquetés ou plancheyés, et à l'exposition du Midi ou de l'Est. Quand les chambres ne sont pas habituellement occupées, il faut y faire un bon feu l'hiver, avant de se coucher, et même faire bassiner son lit. Il m'est arrivé, vers la fin du printems, de prendre une fièvre double quarte, pour avoir accepté un lit dans une pièce où l'on n'avoit pas couché depuis un an. J'ai profité de cette occasion pour essayer sur moi-même, s'il me seroit aisé de guérir cette fièvre avec le régime seul, et sans faire aucun remède. J'ai suivi le régime forcé qu'indiquoit la nature; la fièvre a duré deux mois, et je n'ai pas même été purgé une seule fois. Peut-être une fièvre d'automne eût elle été plus rebelle.

Les voyageurs surtout doivent être fort attentifs à ces détails. Il vaudroit bien mieux pour eux ne pas se coucher, que de le faire dans des pièces et dans des lits humides; le plus sûr, lorsqu'on a quelque crainte, c'est de se coucher tout habillé.

LITIÈRE. On donne le nom de litière à un meuble de voyage très-commode pour transporter les personnes convalescentes, délicates ou malades, qui sont obligées de se rendre d'un lieu dans un autre, ou de voyager.

C'est une espèce de grand panier couvert ; auquel tiennent des brancards , que soutiennent deux chevaux , dans la position de nos porteurs de chaise. On sent qu'une pareille voiture est fort douce , et que son usage est très-favorable dans les cas énoncés. On devroit donc les préférer , aux berlines les mieux suspendues, surtout pour le transport des malades forcés de voyager ; on s'en sert communément en Espagne , et dans d'autres pays.

L I V R E S (de Médecine). Un plaisant ayant parié qu'il y avoit plusieurs médecins dans une ville où l'on n'en connoissoit qu'un , vint le soir trouver son adversaire dans une société , où il feignit d'avoir un cruel mal de dents ; chacun s'étant mis à lui donner des avis, il gagna son pari. Combien on voit journellement dans le monde , de médecins de cette sorte, qui font les entendus ou les nécessaires , sans autres lumières que celles qu'ils ont puisées chez les Bouquinistes de quelques quais ! ils vont sans patente , offrir obligeamment leur savoir hasardé , au premier venu , et le plus souvent à de pauvres gens qui n'ont ni la force, ni la raison suffisante pour les apprécier.

Je veux faire entendre qu'il n'y a rien de si dangereux pour le peuple , que la lecture des livres de médecine , par des gens qui n'ont aucune connoissance des principes de cet art , et qu'une foule de malheureux ont été les victimes de leurs funestes conseils. Combien de personnes se tuent elles-mêmes , en prenant, par-ci par-là , des formules dont elles ne peuvent juger l'application ? Combien d'inquiétudes , de phantômes ne se créent pas après ces lectures, les néophites de la science , au moindre petit dérangement qui leur arrive ! Ils iroient consulter un avocat pour une affaire d'intérêt, mais comme il n'y va que de leur existence , ils se médicamentent à tort à travers, tout en criant, qu'il n'y a point d'art où les erreurs soient si funestes que dans l'art de guérir.

D'après des symptômes qu'ils osent juger, ils purgent celui qu'il faut saigner, et saignent celui qu'il faut purger. Avec quelques recettes, ils prétendent maîtriser la nature et prouver qu'on est bien dupe de passer quinze ou vingt ans, à apprendre la plus difficile de toutes les sciences. Certes, la médecine est déja assez hérissée d'épines, sans que des ignorans viennent la discréditer aux dépens de leurs connoissances, de leurs amis, et souvent d'eux-mêmes.

Loix. Les loix sont des règles que la société se prescrit sous la menace de quelque peine, pour ceux qui se permettroient de les enfreindre. Tout bon citoyen doit respecter les loix reçues librement, s'il ne veut pas porter le trouble dans la société et encourir son animadversion.

Lotte. C'est un poisson de rivière et de lac : sa chair est facile à digérer et fort délicate ; on la recherche dans les tables et elle convient à toute sorte de tempéramens.

Les œufs de la lotte purgent violemment comme ceux du barbeau.

Lotion. C'est une espèce de bain momentané, qu'on applique souvent à différentes parties foibles dans l'intention de leur rendre plus d'énergie, ou de la leur ôter, si elles ont trop de tension. On ajoute à l'eau les substances qui doivent mener au but qu'on désire. La lotion, comme on le voit, a de grands rapports avec la fomentation.

Louanges. La louange est une fausse lueur que

l'homme poursuit avec ardeur , et qu'il prend pour flambeau dans la route de ses devoirs. Cependant on n'est
vraiment grand, qu'en faisant voir sa modestie , après
s'être rendu digne de louange.

Les louanges directes sont toujours peu délicates , et
désagréables pour celui qui les donne , et pour celui qui
les reçoit.

La première louange qu'on donne aux femmes est
un signe de démoralisation ; et il en est peu qui résistent à ce poison ; cependant il est honteux de se laisser
corrompre avec une monnoie dont les gens peu délicats sont si prodigues. Plus les personnages sont élevés ,
plus il y a de bassesse à les flatter.

Un avare italien, loué par un pauvre, disoit *m'adula ,
ma mi piace*. Il m'adule, mais il me plaît.

Il faut que la louange soit bien méritée pour l'employer , et l'on ne doit alors la regarder que comme la
réflexion de la vertu.

LOUCHE (Vue) ou strabisme. C'est un défaut dans
l'organe de la vue, qui donne de la difformité au visage.
Les enfans n'apportent pas le strabisme , en naissant ,
mais souvent l'ignorance des parens, et encore plus celle
des nourrices , leur valent un des plus grands désavantages
qui puissent contrarier une figure.

Si l'on plaçoit convenablement les berceaux, les enfans seroient à l'abri d'une lumière vive , qui à certaines
heures de la journée , vient frapper inégalement des
yeux qui essayent à peine les rayons du jour. Il arrive
que tandis que l'un prend de la force, l'autre s'affoiblit
d'autant ; alors, tandis que l'œil fort fixe un objet dans
son vrai point de vue , le foible dévie sensiblement et
ne voit pas , ou voit mal ; j'ai fait cette observation à la

campagne, chez des nourrices qui ne s'appercevoient pas que leurs enfans fussent dans ce cas, et comme la déviation de l'œil étoit récente, en faisant seulement changer les positions, je suis venu à bout de rectifier ce défaut commençant.

Les attentions relatives à cet objet, sont d'autant plus importantes, que l'œil foible se dirigeant toujours vers un objet différent de celui qui est bon, il doit, par la différence des images, jeter la confusion dans les idées naissantes des enfans, et nuire, peut-être plus qu'on ne pense, à la droiture de leur esprit.

Quand l'habitude de loucher a eu le tems de s'invétérer, alors il n'est plus possible de rendre à l'œil foible la force qu'il a perdue. Lorsque l'œil des enfans au berceau reçoit la lumière de côté, le strabisme peut être corrigé en plaçant le berceau, de manière que ses rayons arrivent en face. Lorsque l'inégalité des yeux n'est pas excessive, on peut tenter un moyen qui a réussi quelquefois, c'est de priver constamment de la lumière le bon œil, et de forcer l'autre par un exercice constant et habituel, à reprendre son état naturel, en l'obligeant à se porter directement vers les objets qu'il n'envisageoit pas auparavant. C'est aux parens à questionner les nourrices sur cet objet important, et même à les prévenir d'avance, de mettre toujours leurs enfans en face du jour, et surtout de les avertir, aussitôt qu'elles apperçoivent quelque déviation dans la vue.

Souvent, si l'on avoit bien soin de couvrir les berceaux quand le soleil brille, on éviteroit ces inconvéniens.

Loupe. Les loupes sont des tumeurs qui se manifestent sous la peau, dans les cellules du tissu adipeux; elles paroissent dans toutes sortes d'endroits, mais particulièrement à la tête et vers le col. Nous n'en parlons ici que pour avertir les personnes qui verroient ou sentiroient naître des petites loupes, de consulter sur-le-champ. On a vu ces petites loupes parvenir jusqu'à un pied de diamètre ; en général , il faut extirper les jeunes , et ne point tracasser les vieilles. Dans l'origine , et chez les enfans, on peut en faire la ligature ; car ces tumeurs , si elles ne sont pas dangereuses , sont au moins très-gênantes.

LOUTRE. C'est un quadrupède amphibie , très-vorace , qui vit sur le bord des étangs et dont la chair a un avant goût de marécage assez mauvais. Parmi les gens qui croyent qu'il faut se mortifier, la loutre se mange en maigre ; il est sûr qu'ils font maigre chère.

LUCE (eau de). L'eau de Luce est le produit d'un mélange d'ammoniac avec quelques gouttes d'huile de succin ; elle ne peut être plus utile que l'ammoniac pur; elle doit même valoir moins. Cependant ceux qui préfèrent une couleur laiteuse à une belle transparence , voudront bien payer la préférence. Vanter ce remède contre le venin de la vipère , c'est vanter l'ammoniac. (V. Vipère, Ammoniac).

LUNETTE. Tout art qui sait remplacer la nature en défaut , mérite et considération , et reconnoissance. Tel est celui que la physique a mis à portée de nous fournir des lunettes : sans parler des avantages que lui doit l'astronomie , nous dirons que c'est lui qui soutient , et conserve les vues longues des presbytes , et qu'il rend beaucoup plus claires les vues des myopes.

Comme tout ce qui peut perfectionner les sens, est de notre ressort, nous croyons devoir avertir beaucoup de personnes qui ont la vue courte, et qui s'en doutent à peine, qu'il est des moyens aussi simples qu'ingénieux, de donner à un des organes les plus intéressans, tout le degré d'extension dont il est susceptible chez les personnes qui voyent le mieux.

Il s'agit surtout ici des vues de myopes, qui je crois ne s'acquièrent guère, et qu'on apporte en naissant. Ces vues exigent les secours de l'art, parce qu'à une petite distance, elles voyent tous les objets troubles, ou peu distincts, et que malheureusement dans l'âge où l'on cherche le plus à s'instruire, on est privé d'un sens bien essentiel à l'instruction.

Une remarque qui n'a pas été beaucoup faite, c'est qu'il y a bien un quart des hommes qui naissent avec la vue plus ou moins courte, tandis que les trois autres quarts ont la vue longue. Cependant il y en a bien peu qui se servent de lunettes, en proportion de ceux qui en ont besoin. Cela vient de ce que les jeunes gens seuls, qui ont étudié la physique, sont à portée de juger quelle sorte de vue la nature leur a donnée et que jusqu'ici les parens même instruits ont fait peu d'attention à l'espèce de vue que leurs enfans avoient en partage. D'ailleurs, les tyrans de la société, les préjugés, en étendant leur empire jusque sur les lunettes, ont fait un crime aux jeunes gens de s'en servir; c'étoit leur défendre de marcher les yeux ouverts.

A force de raisonnemens, on est cependant parvenu à convertir un bon nombre de personnes, et même des dames jeunes et jolies, à qui on avoit persuadé qu'il valoit mieux voir trouble, sans lunettes, que de s'en servir, pour éclaircir les objets; on a vu qu'il étoit trop heureux de pouvoir mettre l'art à contribution, où la nature étoit en défaut. On commence à se moquer du préjugé, et en dépit des ignorans, on porte des lunettes, et la lumière paroit, où régnoient auparavant les ténèbres ; on a osé voir à son aise ce que les arts et la nature offrent de plus curieux au goût, et à l'envie d'acquérir des connoissances.

Voyons comment, sans être physicien, on peut aisément reconnoître quel genre de vue on a. D'abord, il suffit pour y parvenir, de comparer les vues. Si, à la distance de trois pieds, on ne peut lire les caractères que d'autres lisent beaucoup plus loin, si, dans un spectacle, on ne peut distinguer les yeux et le visage des acteurs, enfin si les verres concaves éclaircissent les objets, il est sûr qu'on a une vue courte : alors, en demandant à l'opticien des besicles qui soient au degré convenable, on verra de loin avec autant de joie que d'étonnement, des objets dont on n'avoit pas eu d'idée jusques là.

Une fois cette découverte faite, les lunettes deviendront une partie essentielle du bonheur, où l'on sera sans énergie, et sans désir de voir, et de s'instruire.

Nous conseillons de ne point se servir de lorgnettes, ou lunettes à un seul verre, mais de prendre sur-le-champ des besicles qui en ont deux, et qu'on applique sur les tempes, ou qu'on tient à la main : il en résulte qu'on n'est pas obligé de fermer ou de fatiguer un œil, pour voir avec l'autre, et d'ailleurs, avec un champ plus vaste, on jouit bien mieux du spectacle entier des objets.

Quant à la cause qui produit les vues des myopes, nous dirons, en deux mots, qu'elle vient, en général, d'une trop grande convexité, soit dans la cornée, soit dans le cristallin, ou d'un trop grand éloignement de la rétine ; dans ces cas, les rayons de la lumière, éprouvant une trop forte réfraction, ou ayant trop d'espace à franchir, se réunissent avant d'atteindre la rétine où

se peignent tous les objets , delà une sensation confuse
et la vue de myope. On sent que les verres concaves,
forçant à la divergence les rayons de la lumière, en
retardent la réunion, remettent les choses dans l'ordre,
en portant juste sur la rétine l'image des corps, qui ne
pouvoit l'atteindre auparavant.

Dans la vieillesse, la cornée s'applatissant insensiblement, ou le volume des humeurs de l'œil diminuant,
on sent qu'on doit voir beaucoup mieux, et même quelquefois se passer tout-à-fait de lunettes; mais c'est un
bénéfice d'âge, dont la jeunesse ne doit pas être curieuse; c'est pour elle que nous avons fait cet article nécessaire. Toujours est-il vrai qu'un avantage réel des vues
des myopes, c'est de n'avoir jamais besoin de lunettes
pour les objets très-rapprochés, par conséquent de pouvoir lire et écrire fort long-tems, sans se fatiguer, et
cela dans tous les tems de la vie.

Les vues des Presbytes sont diamétralement opposées à
celles-ci, et dans leurs causes, et dans leurs effets :
aussi sont-elles forcées, dans l'âge mûr, d'employer des
verres opposés, dits conserves, ou lunettes convexes,
qui, en grossissant les objets, les leur rendent plus
clairs.

On permet bien à ceux qui ont eu dans leur jeunesse toutes les jouissances du côté de la vue, d'en
tirer encore parti dans un âge avancé, au moyen des
verres convexes : pourquoi n'auroit-on pas la même indulgence pour les verres concaves, dans l'âge de l'instruction ?

L U N E (Influence de la). (V. Astres).

L U M I È R E. La lumière est cette émanation du soleil et des étoiles fixes, qui rend perceptibles à nos

yeux toutes les productions de la nature. La vivacité de son mouvement lui fait parcourir 80,000 lieues en une seconde. La différence de coloration ou de transparence des corps, tient à la manière dont la lumière les affecte, ou est modifiée par eux ; mais nous empiétons sur le terrein de la physique ; il doit nous suffire d'examiner ici son action sur les végétaux et les animaux. Les cultivateurs avoient observé long-tems avant les physiciens, l'influence de la lumière sur la végétation ; ils avoient vu que les plantes qui poussent à l'ombre, et qu'on nomme étiolées, étoient pâles, sans couleur, ou plutôt blanches, molles, aqueuses et sans saveur. C'est d'après cette observation, que les jardiniers ont trouvé les moyens de fournir à nos tables des légumes tendres, et des salades blanches, en liant et comprimant les feuilles des végétaux qu'ils veulent étioler : les plus intérieures, privées du contact de la lumière, restent blanches, et presque sans saveur : tels sont les céleris, les cardes, les chicorées, etc.

Les parties des végétaux, que touche la lumière, sont vertes, dures, et acquièrent une saveur et une combustibilité, que ne peuvent avoir les autres. Quand la chaleur s'unit à la lumière, les fruits mûrissent, et c'est pour cela que les fruits, et les aromates des Indes ont bien plus de qualité que les nôtres.

Un des phénomènes les plus singuliers de la lumière sur les végétaux, c'est de dégager en torrens l'air vital, de dessous les feuilles, et conséquemment de donner à l'air ambiant, un plus grand degré de pureté et de salubrité. C'est ce qui rend dans les matinées, l'air des jardins si agréable, si sain. Ces belles découvertes sont dues à Priestley et à Ingenhouse.

Nous devons observer que les substances végétales dont les hommes font leurs nourritures, sont, en général, d'autant meilleures, d'autant plus faciles à digérer, qu'elles ont reçues par la lumière, aidée de la chaleur, plus de substance nutritive avec la maturité.

Les substances blanches, étiolées, dont nous faisons usage, peuvent être regardées moins comme des substances nutritives, que comme des substances rafraîchissantes, agréables par leur tendreté ; ce sont de faux alimens, souvent de l'eau assaisonnée.

L'action de la lumière sur les animaux, n'est pas moins évidemment démontrée. En effet, tout ce qui a un principe de vie, paroît avoir un besoin absolu de la lumière, pour exister en état de santé, et remplir toutes les fonctions nécessaires à la vie.

Les animaux, dont la nature est de vivre dans l'obscurité, annoncent par leurs robes sombres, par leur port, et par leur air triste et sauvage, qu'ils semblent avoir été condamnés à une éternelle nuit. Chez ceux, au contraire, qui paroissent être nés pour jouir de la lumière, s'ils viennent à en être privés, la circulation se ralentit, le principe de vie s'altère, ils éprouvent une sorte d'étiolement qui leur nuit infiniment ; peut-être la dégradation et les maladies des prisonniers, sont-elles dues en partie au défaut de lumière, sans que nous y fassions réflexion.

On sait que par l'effet de la lumière, les gens de la campagne, les voyageurs, les chasseurs, etc., ont le teint et les mains presque brunes, et comme brûlées ; les Européens, qui quittent notre zône tempérée, pour aller habiter les zônes brûlantes de l'Inde et de l'Amérique, perdent bientôt leur blancheur : et qui sait si cette influence de la lumière, croissant de race en race, ne seroit pas une cause originelle de la couleur des peuples noirs. Il paroît que la lumière agit particulièrement sur cette partie de la peau que les anatomistes ont nommé le corps muqueux de Malpigi, et qu'il s'altère beaucoup chez ceux qui ont l'habitude d'être exposés à la vive lumière du soleil.

Que l'habitant efféminé des villes, qui, pour varier ses ennuis, a fui un instant à la campagne, où sa peau délicate a pu se hâler, ne se désespère pas! La privation du plus grand des biens, celle de la lumière, lui aura bientôt rendu cette fade blancheur, dont il est le ridicule esclave. Mais qu'il ne s'attende pas à avoir jamais la force et l'énergie, qui sont dévolues à ceux qui connoissent le prix des bienfaits de l'astre du jour.

LUMIGNON. On donne ce nom aux extrémités charbonnées des mèches de bougies, de chandelles, de lampes, etc. Lorsque la forte vapeur qu'elles procurent en cet état, s'unit aux miasmes que fournissent les poumons et la transpiration des personnes qui se rendent en foule dans les salles de spectacles, elles en augmentent beaucoup les influences délétères; ainsi il faut être très-attentif à ne point attendre qu'elles soient trop alongées; on devroit, entre les deux pièces, soustraire ce superflu dangereux; on verroit beaucoup mieux, et l'on diminueroit d'autant l'insalubrité de l'air.

LUTTE. On a donné le nom de lutte au combat de deux hommes, qui éprouvent leurs forces, et cherchent à se terrasser.

C'étoit un des plus fameux exercices palestriques des Anciens, et que les Grecs ont porté à la plus haute perfection. Thésée établit des écoles de lutte, et cet exercice fit parti des jeux isthmiques, et des jeux olympiques. Les lutteurs étoient ordinairement des hommes très-vigoureux, parcequ'on employoit tout, pour faire valoir leurs forces et la souplesse de leurs membres ; on mettoit en usage les bains froids, les frictions, et les onctions. A Sparte et à Chio, la lutte s'exerçoit entre les personnes de différent sexe. Rien ne servoit autant, que ce jeu, à former des hommes vigoureux et bien portans.

Luxe. Puisque le désir du bien-être, et celui de jouir de ce qu'on a acquis sont naturels en société, et qu'ils la vivifient, il n'y aura qu'un luxe excessif, choquant et abusif, qu'on sera dans le cas de réprimer. Ce sont les mœurs qui feront plus contre un luxe immodéré, que ne feroient toutes les loix répressives ; car le luxe, qui ne fait pas les mœurs, en prend souvent le caractère, ainsi que celui du gouvernement. Que l'oisiveté soit punie, que le talent soit considéré avant la richesse, le luxe aura moins d'influence. Il faut prendre un juste milieu, entre les sentimens des auteurs qui ont regardé le luxe, les uns comme le plus grand fléau, les autres comme la source de l'opulence et de l'industrie. On sait que le trop grand luxe a été la cause et l'avant-coureur de la destruction des états. C'est le luxe, qui fait faire beaucoup plus qu'on ne doit, parcequ'on craint de n'avoir pas la considération qu'on a la sottise d'attacher à l'opulence et à l'opinion. C'est une fièvre violente, qui prête une force incroyable aux malades, pendant le transport, pour ne lui laisser après que l'affaissement et le néant. Le luxe excessif amollit le corps, et affoiblit le courage. Il est certain que la trop grande inégalité, nuit au bien général, et que cent bourgeois aisés, sont plus utiles à l'état, que quatre-vingt-dix pauvres, et dix riches; parcequ'ils entretiennent bien mieux la circulation, l'industrie, la consommation et le commerce général; parceque le luxe coupe l'arbre par le tronc, pour en obtenir les fruits. Le ravage que l'inconduite du luxe opère, culbute les fortunes, au grand scandale général. Du petit au grand, chacun fait des efforts, pour paroître au-dessus de son état.

> Coutume, opinion, reines de notre sort,
> Vous réglez, des mortels et la vie et la mort.

Si c'est dans l'opinion et dans la morale relâchées, qu'on doit chercher la source de ce vice, c'est dans la morale bien entendue, et dans l'opinion rectifiée, qu'on en trouvera les remèdes.

Mais il ne faut pas confondre le luxe avec la dépense. Le luxe qui détruit une petite république, n'en détruiroit pas une grande. Le luxe du vin est ruineux pour les Anglais, il ne l'est pas pour nous. Le bien public, le repos des familles, la gloire d'un état, le bien-être de la postérité tiennent plus qu'on ne pense, à l'ordre, et aux bienséances que les dépenses doivent offrir.

En général toute espèce de luxe est blâmable, même celui de l'esprit et de l'imagination.

LYMPHE. La lymphe est une substance fluide, contenue dans les vaisseaux lymphatiques, qui paroît ne pas beaucoup différer de la nature du chyle, mais dont à vrai dire, on ne connoît pas la nature. On croit qu'elle contient une substance albumineuse; elle peut également ment contenir de la gélatine; c'est tout ce qu'on en peut dire par analogie.

M.

MACARON. C'est une friandise qui se fait avec du sucre, du blanc d'œuf, des amandes douces pilées et quelques amères ; on y joint un peu de farine fine. Les macarons ne conviennent pas aux estomacs paresseux ; ils sont très-recherchés des friands.

MACARONI. Le macaroni est une pâte faite avec la farine de riz, et qui ne diffère du vermicelle que par la grosseur. Il fournit un aliment très-sain et très-léger qui, sans fromage, convient à tout le monde. Les Italiens accomodent le macaroni avec le fromage de Parmesan, et en font un mets gras, filandreux, et très-agréable aux personnes qui peuvent s'y accoutumer ; c'est le mets favori du Bergamasque : ce ne doit pas être celui des convalescens.

MACERATION. La macération est le ramollissement des substances dans une liqueur froide dans laquelle on les met tremper. Les corps qui sont trop long-tems exposés à l'humidité, se macèrent, pour ainsi-dire, petit-à-petit, et changent désavantageusement de nature. (V. Humidité). Il faut donc les soustraire à l'humidité, pour les conserver en bon état et long-tems.

On a encore donné le nom de macération à des pratiques religieuses très-contraires à la santé ; le sublime de cette macération, ordonnée par des charlatans, exécutée par des imbécilles, est le jeûne, les étrivières et la mal-propreté, que nous croyons passés de mode en France.

MACERON. Cette plante porte aussi le nom de gros persil de Macédoine, *hypposelinum Theophrasti*. Sa racine est blanche, longue et a un petit goût de myrthe. On la mange en salade dans quelques endroits ; son âcreté fait qu'on la rejette dans beaucoup d'autres ; cependant cette substance ne peut être regardée comme dangereuse.

MACHE, doucette, ou blanchette, *valeriana locusta bifoliata*. Cette plante très-commune, est très-utile, lorsqu'elle est tendre ; elle donne une salade d'hiver fort bonne et rafraîchissante.

MACHER. (V. Mastication).

MAÇONS (Régime des). Les maçons, les manœuvres et les journaliers, qui travaillent en chemise à des travaux pénibles, doivent être avertis qu'il est fort imprudent, les soirs, lorsqu'ils ont fort chaud, de ne pas se couvrir de leurs habits, en quittant l'ouvrage. Il arrive fort souvent que beaucoup d'entre eux sont saisis par un air frais, qui arrête leur transpiration et leur cause des fièvres, des rhumatismes et d'autres accidens graves. Il faut encore qu'ils sachent que lorsque le besoin de boire se fait sentir, s'ils ne peuvent boire que de l'eau, ils ne doivent en prendre que quelques gorgées, surtout s'ils sont en sueur. Ils feroient bien de réserver pour cet instant le vin ou l'eau-de-vie qu'ils vont souvent boire le matin, sans qu'ils puissent leur être aussi utiles qu'ils le seroient après de forts travaux.

Ils doivent éviter d'aller se jeter dans l'eau, lorsqu'ils ont très-chaud, et de se laver les mains avec de l'eau très-froide.

MACOQUIER. C'est un fruit commun dans les Indes Occidentales, qui a la forme de nos courges, la saveur du vin cuit, et qui est très-agréable ; il relâche un peu, il est encore très-rafraîchissant et très-tempérant. Les Indiens en font une sorte de petit tambour, en le vidant et en y plaçant des petits cailloux.

M A Q U E R E A U , ou auriole. C'est un poisson de mer fort commun, qui paroît jaune dans l'eau, et bleu lorsqu'il en est sorti. Sa chair est grasse, compacte, et assez ferme, lorsqu'il est frais ; elle donne un suc nourrissant et de bon goût ; le mâle ou le laité est plus délicat que la femelle ; lorsqu'il est salé, il perd beaucoup de sa qualité et devient échauffant.

En général, le maquereau ne convient pas aux personnes délicates ; la meilleure manière de le préparer, est de le faire griller, d'y faire une sauce qui le relève un peu et qui en facilite la digestion, car il ne laisse pas d'être un peu pesant.

M A C R E U S E. C'est un oiseau aquatique et noir, du genre du canard, qui est dur, coriace, d'un suc grossier et d'un goût sauvage, qui ne convient qu'aux personnes qui font beaucoup d'exercice.

M A D È R E (vin de). Ce vin est en général stomachique, très-cordial et très-utile, lorsqu'on en boit modérément, après un bon repas. On fait, à Madère, un vin sucré ou la Malvoisie, qui est bien préférable au vin sec, et qui coûte quatre fois davantage. L'isle de Madère est encore renommée pour la bonté de ses citrons et de ses bananes.

M A G I E. La magie est une soi-disant science occulte, qui apprenoit à faire des choses en apparence merveilleuses, et qui n'ont jamais étonné que les crédules et les ignorans. On a distingué la magie, en magie divine, naturelle, et surnaturelle. La magie divine prétendoit avoir reçu de la divinité, le don de faire des miracles : comme on ne voit plus de miracles, cette magie a sûrement passé de mode.

Si l'on entend par magie naturelle, l'étude approfondie de la nature, de ses secrets et de ses ressources, on voit

qu'on peut considérer comme telle, la physique, la médecine, la chimie, l'astronomie, la navigation, la mé-
chanique. C'est à cette magie que les sciences et les arts
doivent tant de belles découvertes.

Quant à la magie surnaturelle, noire, blanche, etc. c'est
une charlatanerie du haut style, employée ainsi que la
première, par les prêtres de beaucoup de religions, pour
en imposer au peuple et le tenir dans la crainte et la soumission la plus humiliante.

C'est au moyen de cette magie qu'on a prétendu
évoquer des morts, prophétiser des évènemens qu'on savoit d'avance, guérir des maladies très-simples par des pratiques aussi compliquées que superstitieuses. C'est avec
cette magie qu'on montre encore aujourd'hui, chaque
année, à tout le peuple de Naples assemblé, la liquéfaction
du sang de S. Janvier, par un tour de main très-simple et
qui étonne des hébétés.

Il n'y a pas encore bien long-tems que nos pères res-
pectoient ces momeries ridicules; ils ont vu brûler comme
magiciens, le fameux maréchal d'Ancre, son épouse, Urbain Grandier, et tant d'autres, qui ont eu le malheur d'être
plus éclairés que leur siècle.

De tout tems, l'histoire de l'homme nous apprend, que
les préjugés, les erreurs, la crainte, la stupidité, ont fait
un vaste domaine de la superstition à des charlatans, qui
se sont étayés du fanatisme, pour bouleverser l'imagination des pauvres d'esprit, et les tourmenter par une foule
d'illusions, de phantômes et d'erreurs.

Il n'y a plus de magiciens, mais il y a encore pour le
peuple une foule de magiciennes, de sorcières, ou de
tireuses de cartes, que vont souvent consulter les esprits
foibles d'un sexe mobile, et qu'on peut taxer de curiosité

sans le calomnier. Cette sorte de magie subalterne ne laisse pas de faire du mal , en ce qu'on a vu sortir de ces antres de misère et de friponnerie , beaucoup de personnes qui ont été frappées par des impostures , ou des vérités que d'adroites coquines avoient su apprendre d'avance. On n'a vu que trop souvent la sottise inquiète , payer par des maux de nerfs , des spasmes , des terreurs paniques , des folies , et souvent par la mort même , leur indiscrète curiosité.

J'ai demeuré à côté d'une maison où une sorcière moderne fit deshabiller deux jeunes bourgeoises qui vouloient savoir leur bonne aventure ; elle les enferma toutes nues , dans une chambre noire avec une lampe sepulchrale , se chargea des vêtemens , et laissa à la police le soin de venir les délivrer après sept ou huit heures d'attente ; cette leçon doit bien guérir de la manie de pénétrer dans l'impénétrable avenir.

Quelques connoissances d'histoire naturelle , de physique et de chymie , préviendront aisément contre la charlatanerie , et l'inspection seule des tours de Comus suffira pour détruire toute idée de magie , et de sorcellerie.

MAIGRE. Ce mot peut s'entendre du régime végétal ou de l'extérieur que présentent ceux qui le font. Toujours est il sûr que souvent en faisant maigre , on le devient , surtout, lorsque c'est maigre chère. Les personnes qui font gras , maigrissent moins aisément, parce que les substances animales fournissent , sous un petit volume , une plus grande quantité de substances nourricières que les végétaux. Cependant on a vu des personnes ne vivre que de lait et de pain , devenir fort grasses ; mais aussi ce sont peut être les deux alimens , qui sans fournir l'extractif aussi animalisé , paroissent cependant les plus pro-

pres à donner une nourriture saine et peu excrémentitielle.

Il est des personnes maigres par constitution, dont la
délicatesse ne nuit pas à la santé ; il en est que les grands
travaux du corps et de l'esprit, que de violens chagrins,
et le malheur, ont dû maigrir. Pour rappeller chez eux
l'embonpoint, il ne s'agit que de leur rendre ce qui leur
manque, de bons alimens, de la gaieté et du bonheur.
Souvent c'est chose difficile ; mais aussi que ne fait-on
pas, avec la raison, l'expérience des hommes, et le
tems. Quand il ne s'agit que d'engraisser des gens exténués, à la suite de violens travaux du corps, après
de mauvaises nourritures dans des voyages de long
cours, une diète analeptique, cest-à-dire nourrissante,
des alimens bien choisis, bien substantiels, suffiront
pour rendre un embonpoint, qui n'avoit disparu que
momentanément. Les viandes faites des animaux, leurs
jus, leurs extraits, les fécules, le bon vin, auront bientôt rappellé la fleur de la santé.

M A I L. Le mail est un jeu qui procure beaucoup
d'exercice, et qui consiste à lancer avec un maillet à très-
long manche, une petite boule de bois, dans certaines
limites tracées sur un terrein. Ce jeu fait faire beaucoup
de mouvemens variés, à toutes les parties du corps. Il
faut être déjà fort pour y jouer ; il fait beaucoup courir, excite la transpiration, mais n'est pas sans danger,
parceque, si l'on n'est pas très-attentif, des billes de
mail, lancées par des bras vigoureux, peuvent atteindre
des joueurs inhabiles, ou qui ont des vues courtes. Ces derniers doivent s'interdire ce dernier jeu, à moins qu'ils ne se
munissent de lunettes. C'est pourquoi la longue paume,

ou le ballon, valent mieux, parce qu'ils sont moins sujets aux accidens.

MAILLOT. Les plaintes répétées des médecins, relativement au maillot, ont réellement produit d'heureux
effets dans les grandes villes ; mais combien n'existe-
t-il pas encore de campagnes, où cette habitude meurtrière, n'est pas à beaucoup près déracinée.

A peine un enfant a-t-il reçu la liberté avec le jour,
que des vêtemens, qui ne devroient servir qu'à le garantir des injures de l'atmosphère, sont disposés pour
le tourmenter. Des bandes serrées, vont comprimer
sans pitié des petits membres, qui ne demandent qu'à
gigotter ; mille fois plus malheureux que les petits des
animaux, l'enfant meurtri, en proie aux douleurs, va
devenir un tableau vivant de difformités : on se donne
plus de peine pour faire son malheur, qu'on n'en auroit
eu à le rendre bien portant ; envain ses cris annoncent
son infortune, on y est sourd, et quand il sera la victime du plus absurde et du plus cruel traitement,
on dira froidement qu'il étoit d'une complexion trop
foible, et trop délicate pour exister.

Les suites des vives compressions que font les maillots sur les membres de ces tendres et frèles créatures,
sont de gêner la circulation du sang, d'empêcher l'extension et l'accroissement des parties, d'en faire croître
quelques unes aux dépens des autres, de serrer la poitrine et la respiration, de comprimer l'estomac, de nuire
à la digestion, de déplacer les jambes, les pieds, les genoux et les bras, d'empêcher le jeu ou l'équilibre des
solides et des fluides. Delà les maux d'estomac, les engorgemens du foie et des autres viscères, les mauvaises
sécrétions.

On assujettit inhumainement les enfans sur leurs excrémens, on les échauffe, on augmente la pléthore, aux
dépens de l'insensible transpiration ; aussi voit-on ces
petits malheureux, exprimer par leurs tressaillemens,
et leurs petits mouvemens, le plaisir qu'ils éprouvent
à se trouver en liberté, lorsqu'on les démaillote ; mais
cet instinct de la nature n'est pas même apperçu par
des yeux qui ne voyent pas. Si les enfans échappent
aux premières tortures, on peut présumer, d'après ce
que nous avons dit, combien sera lente, difficile et incertaine, l'extension future de leurs facultés physiques
et morales.

Lycurgue donna à sa république de beaux hommes
et de plus belles femmes encore, en proscrivant le
coupable abus qui nous occupe. C'est à la prudence du
gouvernement, qu'on devra l'extinction d'une pratique
destructive, que sans lui l'habitude et l'ignorance éter-
niseroient.

MAÏS. Le maïs est une plante infiniment utile, qui
est originaire des Indes. On en distingue deux espèces :
le précoce, et le tardif. C'est le maïs tardif, qu'on cultive en France, et dans beaucoup d'autres endroits. La
tige fraîche de cette plante contient un suc assez
analogue à celui de la canne à sucre ; il seroit très-
bon de savoir s'il ne seroit pas susceptible de cristaliser
ainsi que l'autre.

Le maïs renferme trois substances bien distinctes ;
une matière aqueuse approchante de la gomme, du
sucre, et de l'amidon ; il ne contient point de substance glutineuse, comme le froment. Il faut renoncer
à l'emploi de chacun de ces principes séparés ; l'usage

que procure leur réunion est aussi essentielle qu'économique.

Le grain de maïs ne doit être que concassé, quand
en le destine à des potages; il sera plus atténué, plus
sec pour la bouillie, et le plus divisé possible, lorsqu'on
en voudra faire du pain.

Les avantages que les hommes retirent du maïs,
sont infinis. Il peut remplacer presque toutes les préparations alimentaires que l'on obtient avec les farineux
ordinaires. On en fait d'excellentes pâtisseries. Le pain
en est pesant, venteux, et ne convient pas aux estomacs délicats. On dit que si l'on mêle un huitième de
farine de maïs, avec celle de froment, le pain en devient plus savoureux.

C'est particulièrement sous la forme de bouillie, que
le maïs est le plus propre à la nourriture; elle vaut
mieux que celle de froment. On lui donne le nom de
polenta dans l'Inde, de milliasse dans nos provinces
méridionales.

On a appliqué, avec succès, tous les procédés de la
brasserie au maïs, et on en a obtenu de l'excellente
bière; c'est le meilleur engrais des animaux de basse-
cour.

Les Indiens mangent les grains verds du maïs, comme
nous mangeons les petits pois; on les fait frire, on les
confit au vinaigre; enfin on en retire une liqueur vineuse qui enivre; on en fait encore de l'alkool.

En parcourant les lieux où l'on vit particulièrement
de maïs, comme à la Chine, on voit que cette nourriture, qu'on préfère aux autres, donne aux habitans
une vigueur et une population, qui attestent incontes-
tablement sa salubrité.

M A I N S. Suivant Plutarque, les mains démontrent que l'homme est le plus sage des animaux, c'est-à-dire le plus adroit. Il est donc essentiel de ménager beaucoup l'organe d'un tact si intelligent, de lui conserver la souplesse et la douceur qui lui sont nécessaires, dans une foule de circonstances. La propreté concourera beaucoup à assurer ces avantages ; car c'est à la malpropreté des mains et des pieds, que sont souvent dûs les porreaux, les durillons, les cors qui s'implantent sur ces parties, et en gênent les mouvemens.

Il faut accoutumer de bonne heure les enfans à se laver les mains chaque jour, le matin, et après dîner. Lorsque les mains sont crasseuses, on employe utilement la pâte d'amande, le son, un peu de vinaigre, ou de quelqu'autre acide. Les personnes saines feront toujours bien de les laver à l'eau froide, excepté lorsqu'elles sont en sueur. Les femmes à certaines époques, doivent aussi éviter de se servir d'eau froide.

Il est important, chez les enfans et les jeunes gens, qui ont la peau tendre et sensible, de se couvrir les mains avec des gants, quand il fait très-froid, pour échapper autant qu'il sera possible à l'atteinte des engelures.

Il faut éviter de porter les mains au visage, et sur d'autres parties de la peau, lorsqu'on a soigné des malades, ou lorsqu'on les a employées à des travaux, qui les ont salies fortement, après des dissections, après le maniement des corps en putréfaction, etc. Dans ces cas, il ne faut pas épargner le vinaigre.

M A I S O N. Nous avons déjà fait connoître à l'article Habitation, les avantages et les maux qu'elles pouvoient procurer, relativement à leurs sols, et à leurs expositions ; nous ne parlerons ici que des dangers éminens qu'on court, en habitant trop promptement des maisons, qui, souvent ont été bâties en six mois, comme cela se voit journellement à Paris, où l'on est cependant plus qu'ailleurs à la source des lumières.

L'empressement de jouir, ou de retirer des loyers, fait qu'on voit des maisons occupées, tandis que les matériaux, qu'on n'avoit pas fait sécher avant de les faire servir, n'ont encore pu se débarrasser de la profonde humidité dont ils sont imbibés. Aux risques qui viennent de la bâtisse, se joignent les bois verds qu'on employe intérieurement, les peintures à l'huile dont les vapeurs sont mortelles, les gaz des vernis, de la chaux et du plâtre, qui affectent la poitrine ; cet ensemble forme une constitution accidentelle, dont ce seul apperçu prouve assez tous les dangers.

Nous pouvons encore ici reprocher aux habitations bourgeoises modernes, d'être bâties en sens inverse de celles de nos pères ; ils demeuroient dans des halles, vû la grandeur de leurs pièces ; nous avons passé d'une extrémité à l'autre ; nos demeures ne contiennent plus que des cabinets sans élévation ; cependant il vaut encore mieux avoir des appartemens très-aérés, quoique froids, que des appartemens trop petits, où l'air est bientôt vicié par la combustion, la transpiration et la respiration ; enfin, il est des pièces dont les cloisons sont si minces et si percées de tous côtés, que le froid de l'hiver s'y fait tout aussi bien sentir que la chaleur de l'été. (V. Habitation).

M a i t r e. Pour commander il faut être humain. Le bon maître commande la reconnoissance et l'attachement des inférieurs. De la bonté sans familiarité, de bons exemples en tous genres, assurent les mœurs et le bonheur de ceux qui par nature ne sont pas plus faits pour servir, que les autres pour commander; s'ils servent bien, ce sont de véritables amis, avec lesquels il seroit bas d'avoir de la hauteur.

Toute maison bien ordonnée, est l'image de l'ame du maître. Le luxe et la magnificence annoncent la vanité de celui qui les étale, au lieu que partout où vous verrez régner la règle sans tristesse, la paix sans esclavage, l'abondance sans profusion, dites avec confiance, c'est un heureux qui commande ici.

MAL. (Douleur). Toute sensation dont nous désirons la fin parce qu'elle trouble ou dérange notre machine, s'appelle mal ou douleur. L'homme déteste le mal par sa nature; mais il est des cas où il est préférable au plaisir; c'est ainsi qu'un convalescent se prive des alimens que sollicite son appétit, pour assurer son retour à la santé; c'est ainsi qu'on fait des remèdes, non par goût, mais par raison. (V. Douleur).

MAL (héréditaire). On donne ce nom aux vices physiques qui se communiquent, des pères et mères, aux enfans; tels sont les maladies de poitrine, la vérole, la goutte, les dartres. Des médecins habiles peuvent, jusqu'à un certain point, anéantir ces maux héréditaires; mais il faut bien se garder de faire, sans les consulter, des remèdes de précaution, lorsqu'on n'a que des craintes ou des soupçons peu fondés. Quand les parens ont été même très-bien guéris, ils n'en laissent pas moins souvent à leurs descendans, une complexion délicate, sans être vicieuse; c'est au moins ce qu'on voit dans les grandes villes, telles que Paris, surtout quand on habite ce séjour, depuis plusieurs générations.

Puisqu'il faut que les enfans payent les sottises de

leurs pères, s'ils faisoient bien, pour regagner la force qui leur manque, ils retourneroient d'où leurs pères sont partis ; ils y prendroient un bon air, des femmes saines et vigoureuses ; et leur race, au lieu de s'abâtardir, reprendroit bientôt tout ce qu'elle a perdu.

MAL (imaginaire). Indépendamment des maux déja trop fréquens, par lesquels l'homme est malgré lui tyrannisé, il faut qu'il soit encore la victime de beaucoup d'autres qu'il ne doit qu'à lui-même, ou au déréglement de son imagination. Parmi les gens aisés, conséquemment délicats et craintifs sur la perte de leurs jouissances, combien n'en voit-on pas, pour qui la peur du mal devient un mal réel ! On a vu surtout beaucoup de vaporeux ou d'hypocondriaques mener la vie la plus misérable, et la terminer avant l'âge, pour n'avoir pas su fortifier et leur corps et leur esprit, contre des attaques, qui n'auroient eu aucune suite, s'ils eussent su les apprécier et se conduire en conséquence. La classe laborieuse du peuple, qui n'a ni le tems ni l'esprit d'imaginer toutes ces sombres combinaisons, fait justement ce qui doit l'en garantir le plus sûrement, c'està-dire qu'elle vit sobrement, et se livre gaiement à l'exercice en bon air. Le malade imaginaire sera d'autant plus difficile à guérir, qu'il s'écartera de ce régime ; bientôt son corps continuant à manquer de force, son esprit sera dépourvu du courage et de la confiance qui seroient nécessaires à la restauration de sa santé.

Un malade imaginaire se sent-il sans appétit, a-t-il quelqu'embarras dans la gorge, tousse-t-il ! il croit son estomac délabré, sa poitrine attaquée, et la mort à sa porte ; elle s'approche en effet, s'il n'appelle pas la philosophie à son aide, s'il ne modère la vibratilité de son cerveau, en se livrant à l'exercice, aux bains, à la dissipation, à la gaieté, à l'amitié.

M A L (né). On donne le nom de mal-nés, aux hommes qui ont naturellement de mauvaises inclinations; ils sont en opposition avec ceux qui se portent naturellement au bien, et qui sont heureusement nés. La constitution originaire des premiers, les entraîne à des penchans vicieux qui forcent d'un autre côté les seconds à les fuir, à les punir, et enfin à les soustraire de la société, lorsqu'ils y portent le trouble.

J'ai eu des preuves bien convaincantes qu'il est des sujets si mal-nés, que les bons exemples, les meilleurs maîtres, la plus saine éducation, le blâme, la louange, les récompenses, les punitions, la fortune, les honneurs, rien n'a pu changer la perversité de leur naturel. Ces individus, qu'il faut plaindre, fuir, ou enchaîner, ne vivent pas long-tems, leurs désordres les conduisent bientôt à une fin qui ne cause les regrets de personne. C'est une raison de surveiller attentivement les jeunes gens qui laissent paroître les germes d'un mauvais caractère; car il y en a beaucoup, qui n'étant pas de la plus mauvaise pâte, ne demandent pour être modifiés, en bien ou en mal, que les soins bien ou mal combinés de leur première éducation.

M A L A C I E. La malacie est un appétit capricieux et désordonné pour certains alimens sains ou mal-sains. Une mauvaise disposition de l'estomac et des sucs gastriques, paroissent être la cause de ces sortes de désirs. Ils se manifestent particulièrement chez les femmes grosses, et les filles qui ont les pâles couleurs. Souvent la nature seule guérit ces goûts bisarres; mais on doit

faire observer qu'ils sont par fois suivis de vomissemens, d'indigestions, et d'autres maux auxquels, par
une privation raisonnable, on ne manquera pas de se
soustraire.

MALADIE. La maladie est l'absence de la santé,
ou un état contre nature, qui est souvent dû à la constitution, à l'inconduite ou à des accidens. Nous nous
occupons essentiellement dans cet ouvrage à prevenir
les funestes atteintes des maladies.

MALAGA (Vin de). C'est une liqueur fort estimée, qui est le produit des vignes situées sur le territoire de Malaga, ville d'Espagne. Ce vin est cordial,
stomachique, très-bon, à petite dose, pour rétablir les
estomacs délicats et convalescens, pour donner de la
force aux personnes qui supportent des travaux considérables par les grandes chaleurs, et quelquefois, à
la fin des repas extraordinaires.

MALAGUETTE, ou Maniguette. C'est une graine
ronde, grosse comme le chenevis, qui donne son nom
au pays où elle croit, dont le goût approche de celui
du poivre ; aussi l'employe-t-on comme assaisonnement.
On lui a encore donné le nom de poivre de Guinée.

MALFAISANT, au physique et au moral, se dit
de tout ce qui nuit ; tout ce qui est mal-sain, est
malfaisant ; tout ce qui est excès dans le régime, est
malfaisant ; tout animal qui attaque l'homme, ou qui
est venimeux, est malfaisant ; toute plante vireuse, est
malfaisante ; tout homme méchant est malfaisant, et
le plus dangereux des animaux, parce qu'il combine
tellement le mal, qu'on ne peut l'empêcher. En parlant
des animaux et des végétaux en particulier, nous avons

soin de faire connnoître dans ce dictionnaire, ce qui a rapport à ceux qui sont malfaisans.

MALHEUR (V. Infortune).

MALPROPRETÉ. (V. Propreté).

MALT. C'est une farine grossière qu'on obtient de l'orge qui a été séchée rapidement, au moment où elle commençoit à germer. On la dit très-utile pour prévenir les suites fâcheuses du scorbut et du cancer.

MALVOISIE (Vin de). Dans une petite île de la Grèce, qui porte le nom de Malvoisie, on fait des vins sucrés, d'une qualité supérieure, et qui forment le nectar des tables recherchées ; ces vins sont encore excellens, pour rétablir des estomacs délabrés, par leurs qualités toniques et cordiales ; mais il faut en user très-sobrement. Souvent les vins, qu'on nous donne comme Malvoisie, sont des vins muscats du royaume de Naples, de Madère ou de Provence. Le duc de Clarence, condamné à mort par son frère Edouard IV, roi d'Angleterre, lui demanda, et obtint de se noyer dans un tonneau de ce vin qu'il aimoit beaucoup.

MAMELLES. Les mamelles ou les seins offrent des éminences en forme d'hémisphère, qui se présentent dans le sexe, à la partie supérieure de la poitrine. L'âge, les climats, donnent différentes dimensions à leur volume. Elles naissent à 13 ou 14 ans, chez les filles, grossissent beaucoup chez les femmes, elles s'affaissent sur le retour de l'âge. Les femmes de la nouvelle Guinée, les ont si prolongées, qu'elles donnent à téter à leurs enfans par-dessus leurs épaules.

La nature a destiné cet organe à la nourriture de l'homme naissant ; elle a donné à la gorge, par sa forme et par sa fraîcheur, un attrait séduisant, qui attire puis-

samment les hommes ; c'est pourquoi les maris jaloux
et les femmes discrètes, ne permettent pas d'en éta-
ler les charmes.

Celles qui n'ont pas les mêmes idées, désirent souvent
assujettir leur sein au volume qu'offre le chef-d'œuvre de
la sculpture, la Vénus de Médicis ; mais comme on ne fait
pas la loi à la nature, elles s'exposent journellement à
une foule de maux, pour vouloir l'embellir malgré elle.
C'est ainsi qu'on a vu périr, plus d'une fois des imprudentes, qui, pour diminuer leur embonpoint, se sont
mis à un usage absurde des acides, et surtout du vinaigre. C'est ainsi qu'on en a vu beaucoup d'autres se
bourrer et se donner des indigestions à force de manger, dans l'espoir d'engraisser ; ce sont des folies, que
des femmes raisonnables ne voudront pas propager, puisqu'il est impossible de se procurer des appas aux dépens de la santé.

Nous avons parlé, au régime des Accouchées, de ce
qui est relatif aux soins qu'on doit avoir de cette partie. Nous avertirons seulement ici les femmes, qu'il faut
prendre les plus grandes précautions contre les coups qui
pourroient survenir à cet organe délicat, qu'elles doivent être surtout très-attentives, quand il survient quelqu'engorgement, de chercher sur-le-champ à en procurer la résolution ; que, quand elle ne se fait pas convenablement, il ne faut pas temporiser pour en faire l'ex-
tirpation, si l'on veut éviter, pour la suite, des tumeurs
très-incommodes, des cancers, etc.

MANCENILLIER. C'est un arbre du nouveau
Monde, d'autant plus dangereux, que tout son extérieur
séduit davantage. Le suc que les Indiens tirent de son
tronc, sert à empoisonner leurs flèches.

Les fruits et les feuilles sont également nuisibles ; lorsqu'on a le malheur de se reposer à son ombre , à son réveil , on se trouve très-agité , le corps bouffi , les yeux enflammés. Lorsqu'on a mangé du fruit du Mancenillier , l'eau de la mer , près de laquelle on le rencontre ordinairement , sert de contre-poison. Au bout de cent ans , des flèches trempées dans le suc du Mancenillier , sont encore capables de donner la mort à l'animal qui en seroit atteint.

Il faut être très-attentif , pour empêcher les enfans de jouer avec les flèches , qui viennent des autres parties du monde , qui pourroient ainsi les blesser mortellement. Pourquoi faut-il que l'homme rencontre des mancenilliers , des vipères , des tigres , des méchans !

M a n c h e. Il est imprudent de ne pas porter des manches aux vêtemens , dans le dessein d'avoir un bras plus mince , comme le font journellement les jeunes gens et les femmes. Il en résulte que les bras étant moins couverts que le corps , sont plus facilement saisis du froid et de l'humidité ; delà les rhumatismes , les refoûlemens d'humeur , qui suivent la suppression de la transpiration ; plus les manches sont serrées et légères , plus elles donnent de prise à l'atmosphère : il ne doit pas y avoir d'élégance , où la santé se trouve compromise.

M a n c h o n. Le manchon a été fait pour garantir les mains du froid , ainsi que la poitrine et même le ventre. Des gants conviennent mieux aux jeunes gens et aux piétons , qui peuvent aisément se garnir l'estomac d'une autre manière ; ils seront plus sûrs dans leur marche ; ils ne seront pas dans une attitude forcée , qui resserre la poitrine. Lorsqu'on monte ou qu'on descend , et lorsqu'on est sur un pavé glissant, un manchon devient souvent dangereux.

Plusieurs personnes ont été prises de fluxions, un peu après avoir quitté leurs gros manchons.

M A N G E R (le). On donne ce nom aux alimens. (V. Aliment).

M A N G E R (Blanc). C'est une sorte de pâte qui se fait avec des œufs, du blanc de volaille, et de la mie de pain, pilés et assaisonnés. On en fait des mêts très-délicats. Il est peu d'estomacs qui ne s'en accommodent volontiers.

M A N G O U S T A N. C'est un fruit délicieux des Indes Orientales, qui ne le cède à aucun de ceux que nous possédons en Europe; son goût ressemble à celui de la fraise et du raisin. C'est un arbre d'ailleurs propre à orner un jardin, et à donner de l'ombre; il a été transplanté à l'île de Bourbon; il est très-utile aux malades. On rapporte que le docteur Solander, étant très-mal à Batavia, fut rappellé à la vie, en suçant le suc des Mangoustans.

M A N I È R E S. Les manières consistent dans les mouvemens des corps adaptés aux usages et aux conventions de la société. L'éducation et l'exemple en font contracter l'habitude. L'affectation les rend toujours ridicules. L'aisance et l'agrément qu'on y mêle, rendent les hommes aimables, et préviennent en leur faveur; des façons grossières, un extérieur maussade, un ton brusque, des usages inusités, rebutent ou indisposent.

Puisque les bonnes manières sont le vernis d'une bonne éducation, on n'a point à rougir de faire quelque sacrifice aux grâces.

H

Parmi les gens soi-disant du bon ton, ce qu'on nomme belles manières, ne constitue souvent pas les bonnes manières; ces dernières sont toujours accompagnées d'un respect pour la société, dont les autres s'inquiétent peu. C'est ainsi que le fat, par ses manières, éloigne de lui la considération, dont seul il se croit digne.

MANIOC. C'est un arbrisseau d'Amérique, des racines duquel on tire une farine qui sert à faire du pain, et qu'on nomme Cassave. Les Américains préfèrent la cassave au maïs, qu'ils ont en grande abondance. Les feuilles de manioc se mangent à la manière de nos épinards.

La racine crue de cette plante seroit un poison mortel. Elle contient une sorte de lait meurtrier, dont on est obligé de la dépouiller, pour obtenir la farine sèche, avec laquelle on fait une galette, que souvent les Européens préfèrent au pain de froment, quoiqu'elle lui soit inférieure.

On prétend que le suc de Roucou est un contre-poison pour ceux qui auroient avalé du manioc, qui n'auroit pas subi la préparation, indispensable.

On a lu, en 1764, à l'académie de Berlin, des expériences faites par le docteur Fermin, d'après lesquelles il paroit que le poison du manioc n'est pas âcre et corrosif, mais qu'il porte essentiellement son action sur le genre nerveux.

Indépendamment des expériences qu'il fit sur des animaux, il eut à sa disposition un esclave empoisonneur, qu'il empoisonna à son tour, pour l'empêcher de donner un libre cours à ses talens. Il lui fit prendre 35 gouttes de lait de manioc, qui furent à peine descendues dans son estomac, qu'il poussa des hurlemens affreux; après

6 minutes de contorsions épouvantables, d'évacuations et de mouvemens convulsifs, il expira. Son estomac n'étoit pas enflammé, mais seulement rétréci de plus de la moitié.

D'après ce que nous venons de dire, on voit que le manioc est peut-être la plante la plus utile, et en même-tems la plus dangereuse que nous connoissions.

MANNE. Les Juifs ont cru, dans le tems des miracles, que le ciel leur envoyoit tous les jours une manne de prédilection ; après mille raisonnemens sur cette manne divine, on a vu qu'elle n'étoit autre chose qu'un suc nourricier qui couloit de l'agul et d'autres plantes de la même espèce. La manne dont nous nous servons comme d'un purgatif très-doux, est d'une toute autre nature.

MANTELET. C'est une partie de l'ajustement des femmes, qui a été imaginée pour garantir leur tête, leur poitrine et leurs épaules. On en a séparé aujourd'hui le capuchon, ce qui leur ôte le point essentiel de leur utilité ; cette suppression est mal combinée pour les momens où l'air est vif, agité, surtout lorsqu'il fait froid, lorsqu'on change de température, et lorsqu'on est dans le cas de sortir les soirs, et de s'exposer au serein.

MARAIS (Régime pour les ouvriers et les habitans du voisinage des). Les marais sont des lieux humides et bas, disposés à recueillir les eaux circonvoisines, sur un terrein formé par les atterrissemens et la destruction des végétaux et des animaux qui ont coutume d'y périr.

Certains lacs, les étangs, les marécages, les mares, les débordemens, les inondations, les eaux stagnantes, et celles des rouissages, peuvent être considérées comme les marais.

D'après le docteur Beaumes, plus un climat est chaud, plus les influences marécageuses des gaz hydrogène, azote et carbonique, offrent de dangers pour ses habitans. A la proximité de ces lieux, les races sont abâtardies, blêmes, jaunâtres, foibles et peu vivaces. Leurs dangers sont moins grands, lorsque la chaleur a pu dessécher toutes les substances putréfiées des marais, mais cela arrive rarement. En effet, les eaux qui croupissent dans les marais, ont souvent beaucoup d'étendue, sont sans mouvement, sans communication, sans écoulement : delà, les miasmes putrides, qui portent la désolation, le découragement, et la mort dans les campagnes.

Le principal moyen de parer à tant de maux, et de conserver des hommes à la patrie, c'est le desséchement. Ici les faits le démontrent, et la vérité se manifeste avec tout ce qu'elle a d'impérieux. Entre mille exemples, il nous suffira de dire qu'une maladie pestilentielle ravageoit tous les ans la ville de Bordeaux, et forçoit le parlement de se transférer à Libourne ; le cardinal de Sourdis, ayant fait dessécher à ses dépens un vaste cloaque, dont les émanations virulentes occasionnoient ces calamités, la ville dut à ce bienfaiteur d'être délivrée d'un si terrible fléau.

Il est très-peu de marais qui ne soient susceptibles d'être desséchés complettement. Mais malheureusement, on ne peut acheter ce bien, qu'en affrontant les périls les plus éminens, parceque les procédés du desséchement, tendant à transformer en prairies, ou en terres de labour, des sols qui ont été long-tems sous les eaux, il faut avant d'en venir là, exposer au contact de l'air une vase putride, dont les exhalaisons sont toujours pernicieuses, surtout quand la saison est humide et chaude. Il ne faut donc entreprendre ces travaux que dans l'hiver, presser le travail, en abréger la durée, et ordonner à un ministre de santé intelligent, de le surveiller.

Si les marais ne pouvoient être desséchés, soit parce que les travaux seroient, ou trop compliqués, ou trop dispendieux, il faudroit les submerger ou les combler, pour n'avoir plus à craindre le croupissement, la corruption, les émanations pestilentielles, et les maux endémiques. Mais pour les submerger avec tout le succès possible, il faut avoir soin que leurs bords soient coupés à pic, et relevés par des digues recouvertes de sable, sans quoi l'on aura toujours à redouter des foyers de corruption ; il est essentiel que l'eau ait toujours une certaine profondeur.

Les moyens sur lesquels on peut le plus compter dans ces grandes opérations de l'art, sont ceux qui tendent 1°. à ventiler l'air ; 2°. à épurer la masse ; 3°. à désinfecter les eaux stagnantes.

On établit des ventilateurs, faits avec des roues à larges ailes, en dressant des machines à mécanique de tourne-broche, ou de moulin à vent, avec de grandes ailes en sautoir présentant des surfaces horisontales : et si l'on fait remplir à ces machines le but important d'agiter l'eau, de l'élever dans les airs en forme de jets ou de gerbes, on en obtiendra les plus grands avantages.

On ventile encore l'air utilement, en faisant des décharges de poudre à canon ; il est heureux que cet agent puissant, ne serve pas toujours à la destruction des hommes ; ici il ébranle avec fruit la masse de l'atmos-

phère, et lui restitue une partie de la salubrité; d'é-
paisses fumées, dirigées adroitement, peuvent encore
remplir ce même but. Des fours à chaux ou d'autres
fabriques, seroient utiles dans les environs.

La culture, et une végétation vigoureuse, sont aussi
un des moyens de corriger l'air mal - sain des lieux
palustres, puisque les exhalaisons insalubres sont ab-
sorbées par les plantes pour être transformées en air
épuré.

Quand les eaux croupissantes répandent l'infection,
il faut attaquer le vrai foyer de corruption, à l'aide des
substances qui jouissent de cette propriété; telle est la
chaux.

Les moyens que nous venons de décrire ne seroient
pas suffisans, si les habitans du voisinage des marais ne
prenoient encore d'importantes précautions, relativement
au choix des habitations, à leur propreté, à celle du
corps, au régime alimentaire, aux règles d'exercice et
de repos, et aux autres objets de salubrité. Ainsi les
maisons doivent se trouver à une grande distance des
marais, alignées dans la direction des vents utiles, abri-
tées de ceux qui peuvent donner accès aux vapeurs dangereuses. On plantera des arbres entre deux; on aura
soin que le lieu du coucher soit exhaussé le plus possible au-dessus du sol. En quelques minutes, on renou-
vellera l'air au moyen de l'agitation des portes et de
grands draps.

La propreté personnelle doit être très-grande, ou les
maux les plus simples acquerront de la malignité, et
pourront devenir pestilentiels. On aura soin de laver,
de tems en tems, le pavé, d'enduire de chaux les
murailles bien crépies; de faire brûler du genièvre,

du vinaigre , d'employer ce liquide ou de l'eau-de-vie dans l'eau pour s'en laver souvent les pieds , les mains et le visage , d'exposer souvent au soleil les matelats et la paille sur lesquels on couche , de changer souvent de linge , et de porter des habits plutôt chauds que légers.

Il faudra frotter avec de l'axonge ou de l'huile , les parties qui sont dans le cas de séjourner dans la vase pendant le travail des ouvriers. On n'oubliera pas que, très-tard ou très-matin , le travail est dangereux. La chaleur du jour raréfie les vapeurs , dissipe les émana-tions qui sont entraînées avec l'air devenu plus léger.

Dans les pays marécageux , les hommes doivent être tempérans , mais leur diète sera forte , nourrissante et stimulante ; le vin, l'eau-de-vie, pris modérément , leur sont habituellement nécessaires.

Il faut avoir mangé quelque chose , avant de se mettre au travail : un peu de pain trempé dans du vin sera suf-fisant. Si l'eau n'étoit pas bien saine , on employera les moyens que nous indiquons ailleurs , ou quelques gouttes de vinaigre ou d'acide sulfurique.

Il faut avoir grand soin de tempérer ici l'ardeur pour le travail ; le moindre excès en ce genre , dispose bientôt à des maux très-graves. Si la transpiration se supprimoit , si la bile ne se séparoit pas bien , si la cons-tipation étoit opiniâtre , ce seroit l'annonce de l'endé-mie , et il faudroit sur-le-champ s'arrêter dans les tra-vaux et rendre l'équilibre perdu.

Il faut se baigner souvent , quand on le peut , pourvu que ce soit dans une eau pure ; car celle des marais est très-dangereuse. On fera bien d'empêcher les enfans d'aller s'y vautrer.

Lorsque les ouvriers seront le plus exposés aux miasmes

des marais, ils feront bien de rejeter leur salive. Il faudra les réunir le soir sous des tentes, à une demi-lieue de l'exploitation, dans un endroit sec et sain où l'on fera du feu; on placera leurs lits sur des tréteaux élevés de trois pieds au-dessus du sol. Ils auront deux vêtemens, un pour le travail, l'autre pour les intervalles. Ils devront être toujours très-secs et désinfectés par les vapeurs du soufre ou du vinaigre.

On placera les ouvriers du pays, dans les endroits les moins salubres, comme étant plus familiarisés avec les miasmes dangereux. On changera de tems en tems leurs occupations. On multipliera les feux, quand les vents du Midi souffleront, pour prévenir l'endémie toujours prête à commencer. Il faudra, chaque soir, faire bien laver avec de l'eau vinaigrée, les ouvriers qui se seront salis, et les bien sécher. Cette eau sera encore utile pour des gargarismes qui leur conviennent beaucoup.

Je voudrois qu'on leur donnât à tous une très-petite éponge, attachée avec un fil à leur chemise, où l'on auroit versé quelques gouttes d'huile essentielle de Lavande; ils la respireroient de tems en tems, et elle leur seroit infiniment utile.

Ils travailleront habituellement dans la vase avec des bottes bien fortes, et qui ne permetteront pas à cette dernière de pénétrer.

Lorsque les maux de tête et d'estomac persisteront chez eux plus de 12 à 24 heures, il ne faut pas balancer de les faire vomir avec l'émétique, en leur donnant une boisson amère, des acides, et des alimens aromatisés; souvent on étouffe ainsi les germes de la maladie. Chaque soir, et chaque matin, on donnera aux ouvriers un demi poisson d'eau-de-vie, du vin aux repas, et dans les intervalles, de l'eau vinaigrée.

Sans tous ces soins, les travailleurs tiennent bien 15 jours, ou un mois, mais ensuite la fièvre les ronge, ils deviennent inutiles à leurs familles, et aux travaux.

On peut employer comme prophylactique, le quinquina ou d'autres amers; ce sera un moyen de prévenir la fièvre, lorsqu'on sera bien sûr qu'il n'y aura plus d'engorgement dans les viscères.

MARASME. C'est l'extrême maigreur, le dernier degré de l'atrophie.

MARASQUIN. C'est une liqueur très-fine et très-agréable, qui se fait à Bologne, en Italie; quant à ses propriétés, comme liqueur, V. ce mot.

MARCASSIN. C'est le petit du sanglier. (V. Sanglier).

MARCHE. C'est un genre de locomotion et d'exercice, qui est sans contredit le plus naturel à l'homme, puisqu'il le mène à chercher ce qui lui convient, et à veiller à sa conservation. Trop marcher, nuit et excède. Cependant lorsqu'on en a pris l'habitude, on peut faire des marches très-considérables, sans altérer la santé; j'ai connu un homme qui faisoit lestement ses cent lieues en cinq jours.

Lorsqu'on a beaucoup à marcher, le vin et l'eau-de-vie sont très-nécessaires. Il faut avoir soin de laver ses pieds souvent, pour les rendre plus fermes et plus légers.

Pour voyager loin, il faut, comme le dit le proverbe, ménager sa monture, ne point forcer sa marche d'abord, et la ralentir toutes les fois qu'il s'agit de monter et même de descendre, sans quoi l'on risque de se fatiguer infiniment. Les personnes accoutumées à beaucoup marcher, se portent généralement bien, ont un grand appétit et digèrent facilement.

La manière de faire marcher les enfans n'est point du tout indifférente. Il ne faut pas se presser à cet égard ; mais attendre qu'ils ayent les reins, les hanches, et les jambes assez fortes pour les porter, afin de ne pas les mettre dans le cas de marcher en dandinant.

Vers le neuvième mois, lorsque leurs mouvemens indiquent la possibilité de ce nouvel exercice, la méthode la plus sûre et la meilleure, est de les mener par la main, et avec des lisières (V. ce mot). En général, les enfans qu'on laisse gigoter à leur aise sur des paillassons ou sur des tapis, savent bien plutôt marcher que les autres. Il seroit bien essentiel que chez le peuple, les femmes surtout, fussent bien persuadées qu'il vaut beaucoup mieux laisser les enfans, libres sur des paillassons, que de les tenir assis, couchés, ou arrêtés avec des lisières.

MARÉCHAL (Régime du). (V. Serrurier).

MARÉE, Poisson de mer. (V. Poisson).

MARES. Ce sont des cavités dans lesquelles des eaux croupies et stagnantes se sont réunies, soit qu'elles existent naturellement, soit que les hommes les ayent créés pour faire corrompre les végétaux qui doivent leur servir d'engrais.

On sent combien les mares, à la proximité et dans les habitations mêmes, peuvent être pernicieuses dans les chaleurs de l'été ; il s'en émane des miasmes putrides, qui portent dans les environs les germes d'une foule de maux, et souvent des épidémies meurtrières. C'est donc à la police de faire examiner, dans les villages surtout, les mares qui, par leur position, peuvent faire naître les dangers que nous énonçons.

Il est de la plus grande imprudence de boire de l'eau des mares naturelles, parce qu'elles tiennent en décomposition une foule de substances végétales et animales pourries.

M A R I A G E. Le mariage est l'union légale des sexes. Nous avons développé au mot Amour physique presque tout ce qui est relatif à cet objet. Nous nous permettrons ici une réflexion qui nous a échappé, c'est que le mariage jusqu'ici ne nous paroît pas avoir été assez considéré sous les rapports les plus avantageux à la société, surtout sous celui de la population.

Les gouvernemens veulent savoir ce qu'il naît, ce qu'il meurt d'individus par chaque année; ne devroit-il pas s'occuper aussi de la sortabilité des unions? Il nous paroîtroit raisonnable que les médecins et les chirurgiens des différentes localités, fussent chargés de donner, avant la célébration du mariage, un certificat aux futurs époux, par lequel il seroit constaté que les individus qui projettent leur union, sont constitués de manière à en assurer les avantages. Cette précaution garantiroit la société d'une foule d'avortons ou d'individus, qui mal nés au physique, ne promettent rien de bon au moral. On ne verroit plus périr à la suite des accouchemens, des femmes que leur construction excluoit évidemment du mariage.

M A R I N (Sel, ou Muriate de Soude). (V. Sel).

M A R I N S (Régime des). Dans un pays où la navigation est d'une si haute importance, on ne doit rien négliger pour la conservation des marins, dont la salubrité sera plus aisément assurée aujourd'hui que jamais contre les dangers des voyages de long cours.

Avant tout embarquement, il sera nécessaire que les officiers de santé de la marine, qui doivent être en même-tems médecins et chirurgiens, s'assurent bien que les matelots ont une santé vigoureuse, et capable de supporter les fatigues et les dangers inséparables de leur profession.

Il faut, pour que les matelots soient bien vêtus, leur donner des habits, des chemises, des bas et des souliers, qu'ils ne se donneroient souvent pas eux-mêmes, et dont il est cependant si essentiel qu'ils puissent changer, pour se garantir de l'humidité. On devra exiger d'eux la plus grande propreté, et une discipline très-exacte, leur faire nettoyer avec le plus grand soin le pont et l'entre-pont.

On doit fournir aux marins une nourriture substantielle et rafraîchissante ; c'est pourquoi l'on embarquera assez de farine pour leur donner du pain frais, une fois au moins tous les huit jours ; il faut encore avoir à bord quelques tonnes de tablettes de bouillon, pour qu'ils puissent en faire de la soupe quand on manquera de viande fraîche. Les végétaux acescens leur conviennent particulièrement ; tels sont les oignons marinés ou non, les choux en grande quantité, sur-tout ceux qui sont préparés à la manière de Cook (V. Choux). Il leur a attribué en partie la salubrité de son équipage, dans un voyage autour du monde, où il ne perdit pas un seul matelot du scorbut.

Outre les choux, Lind voudroit que dans les tems très-humides, on fournît le matin aux matelots des oignons cruds pour exciter la transpiration, qui alors se fait avec beaucoup de difficulté ; c'est pourquoi on recommande encore de leur donner de l'eau-de-vie qui devient indispensable, lorsqu'ils sont mouillés.

En général on distribue à l'équipage, par sept jours, quatre repas de viande, trois de poisson, et sept de légumes ; on donne pour chaque ration, dix-huit onces de biscuit, trois quarts de pinte de vin, à laquelle on substitue quelquefois, et au besoin, de l'eau-de-vie à déjeuner.

Une chose bien importante en mer, c'est d'avoir abondamment de la bonne eau, et c'est ce qui manque souvent dans les voyages de long cours ; on fait toujours bien, lorsqu'elle est ancienne, d'y mêler, ou du vinaigre ou de l'acide sulfurique, jusqu'à une agréable acidité. Homm prétend que l'eau corrompue, même très-puante, tenue dans un lieu chaud, dans des tonneaux bien fermés, peut redevenir bonne à boire, lorsque la putréfaction a cessé. On a le moyen de la faire bouillir et écumer, et, en dernière analyse, on peut employer le moyen de Poissonnier, pour la distillation de l'eau de mer.

On doit embarquer beaucoup de substances farineuses, et de fruits, pour les employer en abondance, lorsque l'équipage offre une prochaine disposition au scorbut. L'orge, le sagou, les pommes, les raisins secs, les pommes de terre, les limons, les oranges, le riz entrent dans la classe des alimens qui peuvent retarder ou arrêter les progrès de cette maladie. Si le biscuit se gâtoit ou se moisissoit, on le mettroit au four, jusqu'à ce qu'il fût bien desséché, et que les insectes fussent détruits ; après cette préparation, il est encore fort sain, surtout si on le trempe dans du vinaigre affoibli.

Lind recommande singulièrement les boissons faites avec le bois, l'écorce, et les sommités, ou bourgeons de sapins.

Il faut chercher à faire respirer aux marins l'air le plus pur, ce qui est difficile dans les gros tems, et lorsque les vaisseaux sont chargés de troupes, soit pour la défense, soit pour le débarquement ; alors l'encombrement de l'entre-pont, la malpropreté, l'odeur de la cale, de la sentine, des animaux vivans, des malades, concourent à rendre l'air infiniment mal sain ; mais on peut le corriger par le ventilateur de Hâles, la vapeur des bois odoriférans qu'on brûle, celle du genièvre, du vinaigre, du gaudron.

Ce sont les inconvéniens dont nous parlons, qui appellent véritablement le scorbut, et non pas comme on l'a prétendu, l'eau de mer vaporisée, qui est au contraire anti-scorbutique.

La différence des climats développe souvent des accidens particuliers ; sous la Ligne, la chaleur excessive cause quelquefois des inflammations mortelles ; dans le Nord, on peut à peine supporter le froid ; entre les tropiques, les pluies sont si abondantes, que l'humidité devient extrême. Losqu'on voyage vers la Zône torride, les bains de mer sont très-utiles, la circulation de l'air doit être favorisée par tous les moyens, surtout avec des draps. Quant au froid violent, on l'évite par des vêtemens bien chands, par des poëles qu'on fait rouler dans l'entre-pont, par différens exercices.

Lorsqu'on aborde dans un climat très-opposé à celui qu'on quitte, il faut s'observer scrupuleusement sur le régime et sur les femmes. On ne prendra des liqueurs actives, que ce qu'il en faut, pour soutenir le ton des fibres. Dans les pays très-chauds, il faut s'y baigner fréquemment, et, si la pléthore devient trop forte, se faire saigner.

On sait combien de milliers d'hommes il en a coûté aux Européens, pour avoir conquis l'Amérique. Il faudroit en effet des miracles pour conserver des gens qui se livrent, en débarquant, à tous les excès, puisque ceux mêmes qui sont les plus sages, les plus circonspects, ont encore beaucoup de peine à surmonter l'influence d'un climat nouveau.

Le mal de mer, ou l'histéralgie, qui force à vomir presque constamment les personnes qui ne sont pas habituées à la mer, a souvent été guéri par quelques prises de thériaque; l'éther vitriolique dont on prend quelques gouttes sur un morceau de sucre, passe pour faire encore plus de bien.

On a recommandé aux marins, dans les tems humides, la recette suivante, comme un spécifique assuré, ainsi que dans les flux de ventre immodérés, et les fièvres putrides intermittentes prises à la mer.

R. Quinquina une once, écorce d'orange demi-once, serpentaire de Virginie deux gros; infusez à froid dans une pinte d'eau-de-vie. Prenez-en un petit verre, deux fois par jour, une heure avant le repas; on pourroit se servir de vin, de sirop de limon ou d'orange.

On ne peut trop recommander aux marins, d'aciduler leurs boissons, de se priver autant que possible de viandes fumées, salées, surtout de celle du cochon. Le poisson est toujours préférable : ils n'oublieront pas de se livrer beaucoup à la gaieté et aux jeux où l'on fait quelqu'exercice.

Lorsque quelqu'épidémie, ou le scorbut, ou des dyssenteries scorbutiques, règnent sur un bâtiment, il faut bien se garder de conserver les habits, ainsi que tout ce qui a servi à ceux qui en ont été atteints; car ce seroit un des moyens les plus sûrs de fixer la contagion.

Nous terminons cet article, par ce que Cook dit lui-même sur le régime de son équipage.

« Nous avions à bord une quantité de malt, ou drèche, ou moult de bière en pâte, dont on fait une boisson fort douce par l'infusion; on en donnoit une pinte ou trois chopines par jour à ceux qui avoient de la disposition au scorbut; quelquefois on employoit jusqu'à trois pintes dans les vingt-quatre heures : c'est un des meilleurs anti-scorbutiques de mer qu'on ait trouvé jusqu'ici. Nous avions aussi une grande provision de sawerkaute, qui est aussi non-seulement une nourriture végétale très salutaire, mais encore un très-bon anti-scorbutique ; j'en faisois donner une livre à chaque matelot deux fois par semaine, et quelquefois plus si on le jugeoit à propos. (V. Chou).

» Les tablettes de bouillon forment encore un article essentiel, dont nous avions une forte provision ; on en donnoit ordinairement une once à chaque homme, trois fois par semaine, et plus, quand il le falloit mêler aux pois. Quand nous pouvions nous procurer des végétaux frais, on les faisoit cuire avec du bouillon gras, de la farine de froment ou du gruau d'avoine : c'étoit leur déjeûner. Le dîner étoit composé de pois secs, de végétaux frais, cuits aussi avec des tablettes de bouillon ». (On a observé depuis, que les pommes de terre étoient encore plus salutaires, mangées crues que cuites).

» Nous avions des sirops de limon et d'orange qu'on a mis en usage dans différentes occasions. Nous nous

servions de sucre en place d'huile , de la farine de froment en place de gruau d'avoine. Le sucre est anti-
scorbutique , et bien préférable à l'huile, telle que celle
qu'on fournit pour la mer.

» J'avois partagé mon équipage en trois veilles , excepté dans quelques occasions extraordinaires. Les hommes n'étoient pas si exposés aux intempéries de l'air,
comme s'ils eussent veillé à tour de rôle. Ils avoient le
le tems de se sécher quand ils étoient mouillés. On évi-
toit l'humidité ; on entretenoit une très-grande propreté ;
on veilloit à ce que les habits et les couvertures fussent constamment secs et propres.

« On entretenoit propre l'entrepont , on l'aéroit deux
ou trois fois la semaine avec le feu ; on parfumoit avec
de la poudre à canon , humectée avec du vinaigre ou
de l'eau ; on mettoit souvent du feu dans la cale , dans
un pot de fer , et on purifioit l'air des parties les plus
basses.

« Je regarde la graisse de bœuf et de porc salé comme
scorbutique ; on n'en a pas donnée aux matelots ; il faut
chercher de l'eau fraîche le plus souvent possible , et
même avant le besoin ».

MARINADE. La marinade se fait avec des morceaux
de viande déjà cuite, qu'on trempe dans du vinaigre , puis
dans une pâte déliée pour les faire frire. C'est un aliment dont la salubrité tient à l'espèce de viande avec
lequel il est fait. La pâte le rend pesant pour les estomacs délicats.

On fait mariner dans le vinaigre des viandes qu'on
veut attendrir.

MARINGOUINS. Ce sont les cousins de l'Amérique,
dont la piqûre met tout le corps en feu ; on les éloigne

Tome II.   I

avec de la fumée ; on ne les craint pas avec des cousi-
nières, et on peut guérir leur morsure par les mêmes
moyens que nous employons contre celle de nos cousins. (V. Cousin).

MARMELADE. C'est une espèce de pulpe molle ,
qu'on tire des fruits , et qu'on fait cuire avec du sucre ,
pour pouvoir les conserver. Elle convient beaucoup aux personnes convalescentes et aux enfans.

MASSEPAIN. C'est une pâtisserie faite avec des amandes pilées et maniées avec le beurre ; on en fait de beaucoup de variétés ; c'est une friandise très-délicate , très-
recherchée , mais dont les estomacs foibles et convalescens doivent s'abstenir.

MASSER. Masser ou paîtrir la peau , sont des termes
à-peu-près synonimes. C'est une sorte de pratique employée dans l'Inde , particulièrement à Surate , lorsqu'on
veut se baigner.

Ordinairement les serviteurs du bain vous étendent sur
une planche , vous arrosent le corps d'eau chaude , puis
vous le pressent avec un art admirable ; ils vous retournent , vous couchent sur le ventre , vous frottent les parties les plus charnues , vous oignent de savon et d'odeurs.
Ce manège dure bien trois quarts d'heure : après quoi ,
suivant Anquetil , on ne se reconnoît plus , on est un
homme nouveau , on sent dans tout le corps une harmonie
et une quiétude particulière , puis on s'endort voluptueu-
sement.

C'est une sorte de plaisir que ne pourront jamais sentir
les corps resserrés par le froid du Nord , ou livrés à l'activité inquiète des climats tempérés.

Dans l'Inde , les femmes passent une partie de la journée sur des canapés , où des suivantes accroupies sur elles,

leur pressent et leur frottent toutes les parties du corps de la manière la plus délicate. Il paroît que la chaleur inactive de ce climat a fait mettre à la place de l'exercice, que l'on ne prend pas, l'action combinée du toucher sur la peau ; par-là ce sens reçoit plus d'extension et de suavité qu'en tout autre lieu ; mais cet art de la volupté seroit dédaigné en Europe, surtout chez des nations, dont la vie active rejetteroit des plaisirs de sybarites, qui entrainent une perte de tems irréparable.

MASTICATION. Point de bonne digestion, si les alimens qui arrivent à l'estomac, n'ont été parfaitement broyés par les dents, et en même-tems complètement imbibés de la salive, dont l'utilité est majeure pour le perfectionnement de cette fonction capitale. C'est donc une folie de se presser en mangeant, et souvent même d'en faire parade ; on ne sait pas qu'on fatigue l'estomac, en lui donnant un travail dont la nature ne veut pas qu'il se charge seul ; de-là une foule d'indigestions ou de digestions incomplètes.

Il faut habituer les jeunes gens à bien mâcher les alimens ; en général, plus on a l'estomac foible, moins il faut s'écarter de ce que nous recommandons ici.

MASTURBATION. C'est un vice qui tue les jeunes gens qui ont l'imprudence de s'y livrer. Celse a dit à ce sujet : *cavendum ne in secundâ valetudine, adversæ præsidia consumantur.* Il est fatal d'anéantir en santé, les secours indispensables pour la maladie. (V. Onanisme).

MATELAS. C'est la partie la plus essentielle d'un lit, et celle sur laquelle le corps doit reposer. Les matelats sont faits principalement avec la laine ou le crin. Ceux de bonne laine fournissent le coucher qui nous convient le mieux. (V. Lit).

MATHÉMATIQUES. C'est une partie essentielle de l'éducation, qui avoit été trop négligée jusqu'à nous, et qui, dans quelqu'état qu'on embrasse, donnera aux jeunes gens, cette rectitude d'esprit, dont on n'a jamais eu plus besoin.

MATIN. Cette partie du jour n'est point du tout indifférente dans ses rapports avec la santé.

Après une bonne nuit, on a toujours le corps et l'esprit plus forts, plus légers que le reste de la journée, parceque les forces viennent d'être réparées, et que la chaleur du soleil n'a pas eu le tems d'exercer son active influence. C'est donc le tems qui convient le mieux, et pour le travail du cabinet, et pour celui des ouvriers ; ce sont les véritables heures du génie et de la salubrité. C'est connoître mal ses intérêts, que de se lever tard, et se coucher matin, après avoir respiré toute la nuit l'air impur des lumières, des hommes et des appartemens fermés. A la longue, la santé souffre de cette inversion dans la manière de calculer la veille et le repos, et ce n'est pas pour les paresseux, que le poëte a tracé la peinture des délicieux prémices de la journée.

> Des bords habités par le maure,
> Déjà les heures de retour
> Ouvrent lentement à l'aurore
> Les portes du palais du jour.
> Quelle fraîcheur ! l'air qu'on respire,
> Est le souffle délicieux
> De la volupté qui soupire
> Au sein du plus jeune des dieux.
> Le règne du travail commence ;
> Monté sur le trône des airs,
> Le soleil promet l'abondance
> Et les plaisirs à l'univers. etc.

MATURITÉ (de l'âge). L'âge mûr est l'époque qui succède à la virilité, et à laquelle l'homme, qui a su bien employer sa jeunesse, peut jouir d'une juste considération, et quelquefois des plaisirs et des agrémens de la vie. Si sa santé est bonne, il a droit d'espérer qu'il pourra pousser fort loin sa carrière. A cet âge on n'a plus de grands efforts à faire pour tempérer ses passions; on connoît son estomac, et ce qui convient le mieux à sa complexion. Comme l'âge mûr est en général le tems des grandes occupations, celui des voyages, des entreprises, et des travaux importans, soit du corps, soit de l'esprit, il est bon de s'être accoutumé de bonne heure à tout ce qui ne dérange pas l'économie animale; car toute habitude devient incommode, ennuyeuse, et même dangereuse, lorsque des circonstances extraordinaires forcent à changer le régime de vie.

MATURITÉ (des fruits). Ce nom se donne à l'état, dans lequel se trouvent les fruits, qui bons à manger, se détachent facilement de l'arbre. La maturité d'une poire qui tomba devant Newton, lui fit imaginer le système de la gravitation; il étoit réservé à Amoreux de découvrir la cause qui les sépare de l'arbre. Sans entrer dans ces détails, nous dirons que la maturité est accompagnée de plusieurs phénomènes curieux. A mesure qu'un fruit mûrit, il perd son âpreté, et les substances sucrées et aromatiques s'y développent. L'exposition à la lumière, au soleil, hâte évidemment sa maturation. Lorsqu'en touchant un fruit, il se détache, faute de séve, que son odeur et sa couleur sont exaltées, alors seulement il est bon à manger. Les fruits mûrs tempèrent l'effervescence des humeurs, et se marient utilement dans l'homme, à l'usage habituel des animaux.

Autant un fruit bien mûr est utile, autant il est dangereux, quand on le mange avant sa maturité. Les parens doivent être très-attentifs à ce que les enfans ne touchent point aux fruits verds, ou tombés dans les jardins, et la police doit surveiller les marchandes de fruits, pour les empêcher de vendre des fruits non mûrs, ou piqués, qui causent une foule d'incommodités à la classe imprudente du peuple, qui ne calcule que le bon marché.

MAUVIETTES. On donne ce nom à une espèce d'alouette, grasse et délicate, très-bonne à manger, et celui de mauvis, à une espèce de petite grive, que l'on recherche, à cause du goût délicieux de sa chair.

MÉCHANCETÉ. C'est une disposition physique et morale, très-malheureuse, qui porte à nuire aux autres. Comme souvent les méchans puisent avec le germe de la vie, celui de leurs mauvais penchans, on ne sauroit de trop bonne heure élaguer par l'éducation, les herbes dangereuses qui étoufferoient l'arbrisseau naissant.

Les fondemens de la société sont sappés par la méchanceté, parce qu'elle est en général le résultat des plus grands vices; elle est en horreur même parmi les gens corrompus. Il ne faut donc pas s'étonner si elle a été dépeinte sous des couleurs si noires.

MÉDECINE. La médecine est l'art de conserver la santé présente, et de la rétablir, lorsqu'elle est absente. Il y a donc deux parties très-distinctes dans la médecine, l'une qui conserve, l'autre qui guérit. Cet ouvrage est essentiellement destiné à la première partie, qui est l'hygiène proprement dite, et dont les vues tendent directement à entretenir l'état de santé, à prévenir les maladies, et à prolonger l'existence, autant qu'elle peut l'être.

Les préceptes de sagesse, et de tempérance, ceux qui sont relatifs à l'air, aux alimens, au travail, au repos, au sommeil, à la veille, aux sécrétions, aux excrétions, enfin aux passions de l'homme, rendent cette partie philosophique de la médecine, infiniment intéressante. Si elle exige une foule de connoissances, au moins elles sont agréables, tandis que celles de la seconde partie, au moins aussi importantes, et plus étendues, sont hérissées d'incertitudes, de fatigues, de dégoûts, et d'inquiétudes perpétuelles.

Qu'on juge d'après cela quel genre de considération mérite l'honnête homme instruit, qui se dévoue courageusement pour la vie à l'état le plus dangereux, le plus assujettissant, et le plus laborieux.

MÉDECINE (de précaution). (V. Remèdes de précaution).

MÉDECIN (Avis au jeune). Donner des avis à ceux de qui on peut en recevoir, c'est, dira-t-on, vouloir instruire plus savant que soi; mais comme en cherchant à rendre la santé, il est très-commun de perdre la sienne, on me pardonnera d'offrir à mes confrères, un moyen de plus, pour les circonstances critiques, auxquels ils sont exposés journellement, telles que les fièvres putrides, malignes, pestilentielles, les ouvertures de cadavres, les dissections, les exhumations auxquelles ils sont obligés si souvent de présider.

C'est dans une de ces occurrences, qu'étant médecin de la marine de Brest, la nécessité, mère de l'industrie, me fit imaginer un moyen de me sauver, au milieu d'un foyer d'infection épidémique, qui avoit déjà fait périr onze de mes confrères, et cent élèves.

Chaque jour avant mes visites, je prenois de petites éponges fines, coupées de manière à pénétrer facilement dans les narines ; je les imbibois de baume de Vinsglier, ou de toute autre huile essentielle, je les plaçois dans mon nez, et je les jettois après les visites. A dater de ce moment, je n'ai plus senti la moindre odeur, et pendant un an, je n'ai éprouvé aucune espèce d'incommodités, ainsi que ceux qui ont employé le même moyen. Comme c'est essentiellement par les nerfs de l'odorat qu'on est saisi dans les lieux infects, l'huile essentielle suffit pour se garantir, et l'air qui arrive aux poumons, quoique malfaisant, ne l'est pas assez pour produire les inconvéniens, qui sont la suite nécessaire des deux causes réunies. Je mâchois d'ailleurs un peu d'écorce d'orange, ou de citron, ce qui est encore une excellente précaution.

M É D E C I N (Caractère du). (V. Caractère).

M É D I C A M E N S (Avis sur les). On aura difficilement un grande propension pour ordonner, et pour prendre des médicamens, surtout ceux qui sont composés, quand on aura réfléchi, qu'au milieu de la foule de ceux qu'offre l'arsenal pharmaceutique, on peut difficilement compter sur leurs effets, parceque leur activité ne peut être la même, relativement aux différens lieux d'où on les tire, au laps de tems qui s'est écoulé depuis qu'on les a, à la main qui les prépare, aux substances diverses qu'on y mêle, et qui se contrarient, enfin aux organes pour qui on les dispose, et qui sont si dissemblables. On conviendra qu'il en est

très-peu sur lesquels on puisse rigoureusement compter. L'existence d'un médecin , suffisant à peine
pour en essayer quelques-uns , plus ils seront simples ,
moins on aura d'incertitude, moins on craindra de troubler l'opération de la nature , à laquelle on ne voit que
trop souvent substituer l'art , tandis qu'on ne devroit
avoir d'autre but , que de l'épier , de suivre ses pas ,
de la régler dans la route qu'elle s'est choisie elle-même ,
de la modérer, enfin de la ranimer , suivant les occurrences.

Nous ne craignons pas de le dire , si ces simples
données eussent été suivies , l'art de guérir n'eût pas
eu à déplorer si souvent le sort de ses victimes ; il en
eut peut-être laissé échapper quelques-unes , mais il
n'eut pas fourni des ailes à la mort. Il faut donc éloigner ce fatras de compositions médicamenteuses, dont
l'analyse est mal connue, que quelques vieux médecins
emploient par routine et par empirisme, et que les
jeunes, encore subjugués par les préjugés, ordonnent
souvent , dans la crainte de passer pour ne savoir rien :
c'est cependant beaucoup savoir, que de connoître comment on peut se passer de médicamens.

S'il est des cas surtout où il faille être extrêmement
sobre sur la prescription des médicamens, c'est dans
les hôpitaux militaires , et en tems de guerre particulièrement ; plus on est sûr que l'entreprise fournira
les demandes , plus on a à craindre de qualités inférieures,
pour ne pas dire des substitutions dans les drogues !

Voici un fait qui m'est personnel : J'ai été suivi à
Brest dans mes salles de malades , par un apothicaire
intelligent , maintenant établi à Paris, qui me dit deux
ans après mon retour, que la salle principale que j'avois

abandonnée, en quittant l'hôpital, étoit tombée entre les mains d'un jeune médecin, qui crut devoir compter sur les remèdes, et formula en conséquence. Il en résulta qu'il mourut une très-grande quantité de malades, dans un lieu où je venois d'être extrêmement heureux, en ne suivant que les plus simples indications, en donnant souvent au lieu de tisanne, de la limonade au vin, qui m'a particulièrement réussi dans la dyssenterie épidémique et scorbutique, que nous avions à traiter. Cet exemple suffit pour prouver aux bons esprits, que c'est vouloir guérir un mal, par un autre plus grand, que de formuler beaucoup dans de pareilles circonstances.

MÉDIOCRITÉ. *Aurea mediocritas.* Heureuse médiocrité, c'est dans ton sein que se trouvent les époux fortunés, vigilans et laborieux. Tu fais naître les enfans tendres et respectueux. Tu apprends à des filles soumises, à devenir bonnes mères de famille ; et la constance de tes travaux, de tes occupations, éloigne les idées vicieuses, et les plaisirs bruyans, qui trop souvent, sont les écueils de l'innocence et de la félicité publique.

MÉDISANCE. La médisance consiste à dire à autrui des vérités nuisibles, dont les bons cœurs refusent de se charger. C'est l'idiôme du méchant, et le langage ordinaire de l'homme vain et désœuvré. Sans ce misérable passe-tems, quel agrément pourroient avoir ensemble, des gens qui ne s'aiment guères, dont la tête est vide de lumières, de sentimens et d'idées. Avec des gens aussi frivoles, il n'y a que le sacrifice d'un tiers, qui puisse alimenter la société.

MÉDITATION. La méditation est une opération de l'esprit, profondément occupé d'un objet sérieux.

Rien n'a plus exercé la méditation des hommes, que
la métaphysique, parceque pour expliquer des choses
inexplicables, il a fallu que l'esprit de l'homme se mît
à la torture. De-là sont nées une foule d'extravagances,
et souvent d'opinions dangereuses.

Nous sommes bien moins faits pour méditer, que pour
agir, et il n'y a que des oisifs de profession, qui aient
pu prétendre que la vie méditative, valoit mieux que
la vie active. La médecine n'est point de cet avis; elle
voit que les gens méditatifs sont en général mal-sains,
peu gais, peu aimables, peu sincères, intolérans, et sinon nuisibles, au moins très-souvent inutiles. Ces individus risquent de devenir mélancoliques, hypocondriaques, maniaques. Il vaut donc mieux ne porter ses
méditations que sur des objets utiles à la société, et
qui frappent nos sens; c'est le moyen d'avoir une existence agréable, et d'éviter tous les maux physiques,
qui sont la suite des méditations sérieuses et mélancoliques. (V. Mélancolie).

MÉLANCOLIE. La mélancolie peut être considérée comme un fonds de tristesse habituelle, qui peint
tout en noir. La mélancolie se plaît dans de tristes méditations, qui cependant quelquefois permettent l'accès aux voluptés de l'ame et des sens; elle s'attache à
ce qu'elle aime, comme le lierre à l'ormeau; c'est une
femme qui a de la jeunesse sans fraîcheur, et qui mé-
dite profondément sur une tête de mort. Une des plus
fâcheuses mélancolies est celle qui proscrit les plaisirs
innocens, pour ordonner des jeûnes, des carêmes, et des
privations de tout genre. Un système aussi sévère a produit une foule incalculable de maux physiques et
moraux.

La mélancolie est souvent la suite de violens chagrins , de passions non satisfaites , et d'impressions que
font des esprits adroits et fanatiques , sur ceux qui ne
le sont pas. On a vu des femmes à la suite de sermons
bien noirs , enjolivés d'enfer , de démons , etc. , ne parler que de désespoir , de vengeance et de malheur. On
en cite une qui eut la manie de se croire en enfer ,
et ce ne fut qu'à force d'eau qu'on lui jeta , qu'on
parvint à lui persuader qu'on avoit éteint les flammes.
La nostalgie , ou maladie de pays , tient beaucoup à la
mélancolie. (V. Nostalgie).

On n'a pas vu de dérangement sensible , dans les cerveaux des mélancoliques qui ont été examinés après
la mort ; mais les viscères du bas-ventre se sont toujours
trouvé intéressés , ce qui cause souvent chez eux des
constipations qui durent des mois entiers.

Dans le dernier degré de la mélancolie , on a trouvé des
gens , qui se croyoient des jambes de verre , qui ne
vouloient pas uriner , de peur d'inonder tout un pays ,
qui se croyoient transformés en bêtes. Ces derniers n'a-
voient pas tort.

Il faut se conduire très-prudemment avec les personnes mélancoliques ; il faut ménager leur sensibilité et
leurs foibles , ne pas les heurter trop brusquement , de
peur de les rendre fous tout-à-fait. On doit les dissiper
beaucoup , abonder dans leur sens , au lieu de les contrarier , leur faire faire le plus d'exercice possible , les
entourer de gens gais , plaisans. Il faut les traiter avec
autant d'adresse , moralement que physiquement. Leur
régime doit être doux , relâchant ; il leur faut surtout
beaucoup de bains et des lavemens délayans , quelquefois toniques , suivant les circonstances. Ce sera le

moyen de les empêcher de devenir mélancoliques renforcés, hypocondriaques, ou fous.

MÉLASSE. On a nommé ainsi l'écume du sucre, dont se servent les pauvres gens. Elle contient beaucoup de parties étrangères au sucre, qui la rendent dangereuse, lorsqu'on en mange une grande quantité, à moins qu'elle ne purge, ce qui arrive souvent.

MÉLISSE. Plante aromatique, qu'on trouve dans les environs de Paris. Ses feuilles en infusion théiforme, sont très-amies de l'estomac. On en fait une eau aromatique, spiritueuse, très-bonne contre les mauvaises odeurs, les maux de tête, les spasmes ; celle des ci-devant Carmes a eu une réputation méritée : on l'imite, mais elle est rarement aussi fine.

MELON. Les meilleurs melons, sont ceux qui viennent en Sicile, à Naples, dans la Barbarie, et surtout les rouges et verds de l'Amérique méridionale ; les nôtres ne sont bons, que quand ils sont bien colorés, pesans, d'une chair ferme, et d'une odeur suave, vineuse, et bien sucrée.

Ce fruit, en général, rafraîchit, appaise la soif, aiguise l'appétit, convient beaucoup aux estomacs forts, et à ceux qui font beaucoup d'exercice. Ils ne nuisent le plus souvent, que parce qu'ils sont mauvais : sur cent qu'on mange, il est sûr qu'il n'y en a pas trente de vraiment bons, et ceux-là seuls ne font pas de mal. On fait bien, de boire un vin généreux avec le melon. On devroit empêcher de vendre des melons verds, et d'y mettre du sucre ou du sel Ils produisent, chez le peuple, des diarrhées, des coliques, des fièvres intermittentes, souvent très-dangereuses, etc.

MÉLONGÈNE. (V. Aubergine).

MÉMOIRE. La mémoire est la faculté de se rappeller le passé, et d'en conserver les impressions. Comment se fait-il qu'on en a peu, ou beaucoup? La mienne
ne me fournit pas une solution satisfaisante de cette
question.

L'observation nous prouve que dans la jeunesse, les
mémoires cultivées sont susceptibles d'acquérir beaucoup. Cicéron dit que pour exercer sa mémoire, il
avoit soin de se rappeller tous les soirs ce qu'il avoit
fait, entendu, et lu dans la journée. En effet la mémoire n'étant qu'une répétition de certaines détermina-
tions de mouvemens devenus habituels dans le cerveau,
pour conserver des idées, il faut exercer la mémoire.
C'est pourquoi on ne peut trop engager les jeunes gens
à la fortifier par un travail assidu et opiniâtre; car, en
supposant que deux hommes ayent reçu de la nature,
une dose égale de jugement et d'esprit naturel, celui
qui est doué, ou qui aura acquis le plus de mémoire,
aura toujours sur l'autre le plus grand ascendant.

La réunion de l'aptitude, du goût, et de la mémoire,
forme les grands talens. Il vaut encore mieux avoir du
bon sens sans mémoire, que de la mémoire sans bon
sens. On a dit à la mort de quelqu'un, qui étoit dans
ce cas : Ci-gît .... d'heureuse mémoire, en attendant
le jugement.

La mémoire est sujette à de singuliers caprices; on
a remarqué chez un enfant de huit ans, qu'elle étoit
tellement affectée par les vicissitudes de l'atmosphère,
que les grandes chaleurs de l'été la lui faisoient perdre;
il ne lui falloit que deux ou trois jours de tems frais,
pour la rappeller.

On lit dans le Traité historique des enfans devenus

célèbres, par Baillet, qu'Hermogènes de Tarse, avoit enseigné la rhétorique à quinze ans, et composé à dix-huit, les livres qui nous restent de lui, qu'il oublia à vingt-quatre tout ce qu'il savoit, et qu'on lui trouva le cœur velu, et d'une grandeur prodigieuse, lorsqu'on en fit l'ouverture. Je me rappelle avoir lu, trois fois de suite, des épitres de Voltaire à une dame très-connue, qui les récitoit en suite couramment, sans faire plus de cinq ou six fautes.

Les animaux ont reçu le don de la mémoire, ainsi que les hommes.

MENDICITÉ. La mendicité doit être proscrite dans un état bien constitué; tout homme peu aisé, jeune et sain, doit être forcé de travailler pour vivre; s'il est vieux ou malade, des hospices salutaires répondent des soins qu'exige sa santé : ou plutôt, une humanité mieux raisonnée, fournira aux infirmes, dans leurs propres domiciles, des secours, et plus grands et plus efficaces pour eux, et qui d'un autre côté, épargueront les dépenses énormes d'une administration ruineuse. Celui qui tombe de l'aisance dans la misère, doit renoncer à toute vanité, s'il veut qu'on s'intéresse à lui; il pourra toujours trouver dans un travail honnête, des ressources contre l'infortune. Il ne faut pas oublier que de la pauvreté, sont nées deux filles bien différentes, savoir l'industrie, et le crime.

MENSONGE. Parler contre sa pensée est un vice, qui a enfanté la mauvaise foi, la perfidie, la fraude, et toutes les charlataneries, dont les peuples ont été abreuvés; c'est une action basse, qui, en général, mérite l'animadversion de la société. Pourquoi les enfans et les serviteurs, sont-ils sujets à mentir? c'est qu'ils

ont des raisons de craindre la réprimande. Cependant
quoiqu'en disent certains rigoristes outrés, si une vérité qui nuit à quelqu'un, sans profit pour la société,
est un mal réel, de même un mensonge utile à quelqu'un, sans faire tort à personne, ne mérite aucun
blâme ; quelquefois même il est digne d'éloge. Qui re-
fuseroit le titre de vertueux, à celui qui, par un mensonge obligeant, auroit sauvé la vie d'un bon citoyen?
une vérité qui l'eût fait périr, seroit un crime détestable.

M ENSTRUES. (V. Règles).

M ENTHE. On fait avec la menthe des jardins une
eau aromatique, spiritueuse, cordiale et tonique, qui
sent fort bon, et qu'on employe contre les mauvaises
odeurs du moment.

On compose avec la menthe poivrée des Anglois
et le sucre, des pastilles, qui impriment une fraicheur
extrême sur la langue : elles sont en même tems stomachiques, carminatïves, anti-scorbutiques, anti-sep-
tiques, et, par dessus tout, très-agréables au goût par
leur montant poivré. Si on en mangeoit beaucoup,
elles ne manqueroient pas d'échauffer.

M ENUISIERS (Régime des). Ce que nous avons
dit à l'article des Charpentiers, peut également convenir aux menuisiers et aux charrons, dont les métiers
ont quelque chose de moins fatiguant que le premier ;
ainsi nous renvoyons, pour les précautions qu'ils ont
à prendre, au mot Charpentier.

M ÉPHITISME. Le méphitisme est une réunion de
gaz pernicieux, de quelque nature qu'ils soient ; toutes
les vapeurs qui émanent de la combustion sont malfaisantes, ainsi que celles de la respiration ; tels sont
les gaz des charbons de bois, de terre, de la braise,

de la tourbe, du bois, des chandelles, bougies, lampes,
des peintures, des vernis, les gaz de quelques excavations souterraines, des corps en fermentation, comme
la bière, le vin, le cidre, les vapeurs suaves, celles
qu'on doit aux miasmes des hôpitaux, prisons, salles
de spectacles, fosses d'aisance, voiries, tombeaux,
cimetières, mines, puits, creux à fumiers, fleurs,
aromates, magasins, etc. Aux articles Charbon et
Mofette, nous avons suffisamment développé ce qu'il
faut faire pour sauver les hommes atteints de ces
gaz délétères. Nous avons ici à examiner les moyens
qu'il faut employer pour déméphétiser les lieux qu'occupent ces vapeurs dangereuses, ainsi que la manière
d'en tirer les personnes asphyxiées, ou qui auroient,
sans précaution, prêté leur secours.

Pour arriver au but qu'on se propose, il s'agit pre-
mièrement de déplacer les gaz du méphitisme, par
l'air pur, qui, arrivant en abondance, puisse les délayer,
et peu à peu les forcer de sortir, au moins momentanément. On employe à cet effet, particulièrement pour
les fosses d'aisance, les puits et les mines, la machine
pyropneumatique, imaginée par les citoyens Cadet de
Vaux, Parmentier et Laborie, dont les avantages sont
bien reconnus. Après s'être assuré, au moyen d'un
flambeau ou d'une chandelle qui aura été éteinte, que
le méphitisme existe dans un lieu, on peut jeter d'abord
de la paille enflammée, suivant le conseil de Lavoisier; et
lorsque ce moyen est insuffisant, on fait usage de la
machine pyropneumatique.

Elle consiste en un fourneau de reverbère, surmonté
de son dôme, sur lequel on ajuste une espèce de
cheminée de cinq ou six pieds de tuyau; le fourneau

aspire par son cendrier, au moyen d'un corps d'autres tuyaux, qui se prolongent dans la profondeur du puits, jusqu'à trois ou quatre pieds de son fonds. Il faut placer un feu de bois blanc, très-sec et bien allumé dans le fourneau ; le feu sera constamment alimenté par l'air atmosphérique, qu'apporte un autre tuyau adapté à la machine ; mais si cette machine manquoit, ou qu'on n'eût pas le tems et la commodité de l'arranger, on conseille de descendre de la poudre dans l'endroit vicié, et d'y mettre le feu. Un autre moyen, (lorsqu'on pourra y pénétrer, ou bien y descendre une chaîne avec un plateau de bois dirigé de loin), sera de placer sur le plateau, suivant le conseil du citoyen Guyton-Morveau, un mélange de cinq onces d'acide sulfureux, et d'une livre de muriate de soude humide, dans un vase de grès vernissé : plus l'espace méphitisé sera étendu, plus on augmentera la dose. Les ouvriers n'ont rien à craindre de la chaleur qui se dégage de l'union des acides marins et sulfureux.

Dans les puits ou fosses, où le méphitisme tiendroit à la décomposition des animaux en putréfaction, où il existeroit des espèces de vannes infectes et liquides, ce moyen peut être réuni à la projection de plusieurs seaux de chaux vive à différentes reprises, ou de beaucoup d'eau de chaux, si le lieu à déméphétiser étoit peu humide.

Après avoir employé les moyens que nous venons d'indiquer, quelquefois le méphitisme reste en partie dans le centre des fosses ou des puits, ainsi qu'au pourtour des parois ; il occasionne la toux, et même des symptômes plus graves aux ouvriers. Alors il faut répéter l'opération, en y brûlant du bois bien sec, jusqu'à ce que l'air atmosphérique, qu'attire le feu, permette aux ouvriers d'y descendre sans danger.

Souvent en une demi-heure, on a purifié le lieu infecté : mais il ne faut aussi qu'une nuit, pour renouveller la cause qu'on a détruite la veille.

On devra donc, le lendemain, faire un nouvel essai avec la lumière, surtout dans les saisons chaudes et humides. Le chimiste Darcet m'a dit que dans les mines d'argent de Guadalcanal, en Espagne, quand l'atmosphère étoit chaude et chargée, les mines exhaloient un méphitisme dont on garantissoit les mineurs, en les faisant sortir des travaux, dans ces circonstances.

Après avoir cherché à désinfecter les lieux remplis de gaz délétère, il ne nous reste plus qu'à observer ce qu'il faut faire, toutes les fois qu'on vient annoncer que des hommes sont tombés en asphyxie dans des fosses ou puits, remplis de ces sortes de miasmes. Puisque l'expérience a prouvé qu'il s'asphyxie autant d'individus, qu'il en descend dans ces cavités malfaisantes, il est bien important d'avoir dans chaque lieu, où le méphitisme peut se manifester, les moyens propres à retirer promptement et avec sécurité, les malheureux ouvriers qui s'y asphyxient, et de les avertir surtout, qu'ils s'exposent immanquablement à périr, s'ils ne sont garantis par des précautions, qu'il est indispensable de prendre, avant d'aller arracher à la mort quelques-unes de ces victimes.

Je propose comme le moyen le plus expéditif de sauver les asphyxiés, une machine imaginée par Pilâtre de Rosier, dont les effets me sont d'autant mieux connus, que j'ai été un des commissaires nommés par la Société de médecine, pour en rendre compte. Il se sera vit , au milieu du gaz carbonique , d'un moyen auquel on avoit pensé long-tems avant, pour descendre dans l'eau.

Il plaçoit sur son visage une espèce de nez artificiel, fixé au-dessus de la bouche , et qu'on attachoit derrière la tête ; il étoit contigu à un tuyau de plusieurs aulnes de long , fait avec du taffetas ciré , auquel , d'espace en espace , étoient attachées des espèces de trachées , d'un fil de fer léger , qui servoit à tenir distendu , dans toute sa longueur, le tuyau que tenoit un aide dans l'éloignement.

Lorsqu'il faisoit son expérience, l'air de l'atmosphère lui arrivoit librement, et il respiroit avec facilité , par le nez, dans une cuve à bière , où il avoit bien deux pieds d'acide carbonique au-dessus de sa tête ; il est resté plus d'une demi-heure dans ce gaz , en s'y remuant en tous sens , tandis que nous avons asphyxié une quantité d'animaux au-dessus de lui. Il expiroit par la bouche , dans le gaz délétère , l'air impur des poulmons , tandis qu'un nouvel air pur lui arrivoit constamment par le nez, à l'aide du canal nazal artificiel. Je crois que ce moyen doit être de la plus grande utilité , et je désire qu'on en fasse usage , parce qu'il laisse entièrement la liberté des deux mains , qu'il suffit de prendre des précautions pour bien assurer le nez postiche, et de ne respirer que par le nez , tandis qu'on expirera par la bouche , ce qui n'est pas difficile. Peut-être feroit-on bien d'étayer ce moyen , d'un autre que je propose ailleurs , contre les odeurs délétères de tout genre , et qui consiste à mettre dans le nez des petites éponges imbibées d'une huile essentielle , telle que celle de thim , etc. (V. Mofette). Cette dernière précaution sera utile à tous les hommes qui sont employés à des travaux dont l'infection entraîne journellement après elle des accidens fâcheux ; ainsi je ne peux trop le recommander aux officiers de santé , dans les constitutions épidémiques , putrides et chaudes , à quelques malades , aux infirmiers , aux élèves qui disséquent , à ceux qui ont des ouvertures de cadavres à faire , pour la recherche des causes de maladies , à ceux qui sont occupés dans les voiries , les égoûts , les fosses d'aisance , les cimetières , les prisons , dans tous les lieux où les hommes sont encombrés, comme dans l'entrepont des vaisseaux , dans les gros tems. Je ne doute pas qu'un jour mes concitoyens ne me sachent gré de l'emploi qu'ils auront fait d'un moyen dont j'ai heureusement éprouvé l'utilité.

MECQUE (Baume de la). Cette substance porte encore le nom de baume de Judée , de Constantinople, d'Egypte , de beaume blanc. On le tire de l'incision qu'on fait à des baumiers qu'on cultive exprès pour le grand Turc , auprès du Caire ; aussi ce baume est très-rare ; les femmes du Sultan s'en servent comme cosmétique , pour adoucir et blanchir leur peau ; elles en font un lait virginal.

MER (eau de). La mer est ce vaste amas d'eau , qui porte presque partout le nom d'Océan , et qui, par son évaporation journalière , fournit constamment à la terre ce qu'il lui faut, pour l'entretien des fleuves , des sources , des fontaines , etc. Elle en reçoit sans cesse l'équivalent , par une circulation aussi utile qu'admirable. Les prétentions des hommes sur la mer , ont été par fois bien ridicules; les uns ont voulu l'épouser, les autres ont prétendu l'avoir à eux seuls ; mais le mariage et la possession exclusive, doivent éprouver le même sort.

La cause de la salure des eaux de mer, n'a pas encore été bien clairement exposée. On doit présumer qu'elle a commencé avec le monde, puisque ses habitans ne peuvent vivre hors de son sein. Le goût des eaux de mer est bitumineux, amer, dégoûtant, et impotable. Le muriate de soude, ou sel marin commun, ou de cuisine, s'y trouve abondamment. Un quintal d'eau de mer, peut en fournir trois à quatre livres. Moins l'eau de mer contient de sel, plus elle gèle facilement. On croit les mers du Nord moins salées que les autres, ce qui fait qu'on en peut extraire plus facilement de l'eau douce et du muriate de soude, ou sel marin par la distillation.

L'eau de mer ne pouvant se boire, et faisant grand mal à l'estomac, les hommes ont cherché les moyens de la rendre potable, surtout dans les voyages de long cours, où souvent l'eau pure vient à manquer. En France, Poissonnier, Macquer, et Monet, ont prouvé, qu'on pouvoit, en distillant l'eau de la mer, en tirer une eau potable. Le premier a disposé les vaisseaux qui servent à la préparation des alimens de l'équipage, de manière à pouvoir en même-tems distiller l'eau, dont on a besoin. En Angleterre, Irving a proposé un foyer, ou poêle, construit de manière à ce que le feu qu'on entretient pour le service du vaisseau, puisse faciliter la distillation de l'eau de mer, sans presqu'augmenter la dépense du bois ou du charbon.

Le Cⁿ. Bertholet a publié dans la médecine éclairée du Cⁿ. Fourcroy, un procédé de Lowitz, pour conserver long-tems l'eau qu'on porte à la mer, et même pour la rendre potable, quand elle a cessé de l'être. Il consiste à mettre dans un tonneau ordinaire, six à huit livres de charbon pilé, et assez d'acide sulfurique, pour donner à l'eau une légère acidité. Quand on voudra en boire, on la passera par une chausse de toile, dans laquelle sera placée de la poudre de charbon.

L'eau gâtée, passée plusieurs fois à travers cette poudre dans le filtre, perd son mauvais goût. Le charbon affoiblit beaucoup l'acide sulfurique.

On a beaucoup vanté les voyages sur mer, pour la cure de la consomption. D'après mes avis, on a fait à Boulogne, un grand établissement de bains de mer, dont on a tiré beaucoup d'avantages.

M E R C U R E. Lorsqu'on traite des personnes qui ont une maladie vénérienne, par le moyen des frictions, on a de bien solides raisons de les engager à se frotter elles-mêmes. Mais si elles ne veulent pas s'en donner la peine, ou qu'elles soient trop foibles, il faut tâcher de sauver à celui qui s'en chargera, l'absorption d'une grande quantité de mercure. J'y ai réussi, en faisant faire des doubles gants de taffetas ciré, dont les coûtures sont placées sur le dessus de la main. On les fait recouvrir avec des gants de peau gommée ; les aides, qui ont employé ce moyen, n'ont été aucunement incommodés par le mercure, et n'ont pas salivé.

M E R E S (devoir des). Comment prouve-t-on qu'on est mère ? C'est en sacrifiant tout à ses enfans, en les allaitant, en ne les abandonnant pas à des mercenaires aussi stupides qu'intéressées, en ne les quittant plus du moment où ils sont nés, jusqu'à celui où leur éducation les fait passer en d'autres mains, en veillant à ce que

leur corps gagne de la force , du maintien et des grâces ,
à ce que leur ame s'orne de connoissances et de
vertus utiles à la société : pour cela , il ne faut rien
négliger.

« Du soin des femmes , a dit le Cⁿ. de Genève , dépend la première éducation des hommes ; des femmes
encore dépendent ses mœurs , ses passions , ses goûts ,
ses plaisirs , son bonheur même. Ainsi élever les hommes ,
et les soigner tandis qu'ils sont jeunes , quand ils sont
grands , les conseiller , les consoler , leur rendre la vie
agréable et douce , voilà les devoirs des mères ». Pour
cela , je le répète , il faut tout sacrifier.

MÉRIDIENNE. On donne le nom de méridienne
au repos que prennent quelques personnes après dîner.
L'inclination involontaire et constante qui y convie , est
rarement dans le cas de tromper ; ainsi ceux qui sentent opiniâtrement le désir , ou le besoin de dormir après
le dîner , font bien de s'y livrer. C'est ce qu'éprouvent
assez généralement , les enfans , les vieillards , les voyageurs , les mélancoliques , les valétudinaires , les gens
de lettres , et les convalescens. Chez eux , le repos est
nécessaire pour une bonne digestion , parceque leurs
organes digestifs n'ayant pas une grande énergie , il
leur faut , pour arriver à ce but , une concentration
paisible de toutes leurs forces.

Les tempéramens bilieux et sanguins n'ont pas besoin
de méridienne pour bien digérer ; ils peuvent , pour
ainsi dire , prodiguer des forces qu'ils ont de reste , et
après le repas , ils se trouvent beaucoup mieux de la
dissipation et de l'exercice. Dans les pays très-chauds ,
la méridienne est indispensable à tout le monde. Ce
qui la rend quelquefois nuisible , c'est qu'on lui donne

rrop d'extension. Un quart d'heure, une demi-heure au plus, suffisent pour les personnes bien portantes; on doit les réveiller au bout de ce tems.

Il ne faut pas se coucher sur un lit, mais s'asseoir sur un fauteuil ou dans un sopha, la tête haute, le corps un peu penché en arrière, et un peu tourné sur le côté gauche.

On doit ôter tout ce qui peut gêner la circulation, le col, les jarretières, les ceintures, les cordons, etc.; alors on n'aura à craindre, ni l'engorgement ni le mal de tête, et on ne rejettera pas sur la méridienne, des accidens qui, souvent, ne sont dûs qu'au défaut de précautions nécessaires.

MERINGUES. C'est une espèce de pâtisserie faite avec des jaunes d'œufs, de la râpure de citron, et du sucre en poudre; on les divise en deux hémisphères, au milieu desquels on place de la crème soufflée, ou des fruits confits. Il y a très-peu d'estomacs qui ne se trouvent bien de la plus délicates de friandises.

MERISE. C'est une espèce de petite cerise. (V. Cerise).

MERLAN. La chair du merlan, poisson de mer très-commun, est molle, tendre, légère, et généralement reconnue pour être saine, et de facile digestion; on la permet à toutes sortes d'âges, de tempéramens; c'est un des premiers alimens qu'on conseille aux convalescens, si elle est fraîche.

MERLE. C'est une sorte d'étourneau ou de grive noire; lorsqu'il est jeune, tendre et gras, il est nourrissant et facile à digérer; il n'est cependant jamais si bon que la grive.

MERLUCHE. C'est de la morue salée et dessé-

chée ; c'est un bon aliment pour les estomacs vigoureux, et ceux qui font beaucoup d'exercice : elle ne
convient pas aux personnes délicates, parcequ'en-gé-
néral, elle est dure, et coriace.

MÉSANGE. Petit oiseau très-joli et bon chanteur,
dont la chair n'a rien d'agréable, et dont on mange beaucoup en Lorraine, après l'avoir pris à la pipée, avec
une foule d'autres.

MÉTEL. C'est un arbrisseau précieux du Méxique.
Ses feuilles très-jeunes se font confire : plus âgées, on en
fait du papier, des nattes, des étoffes, des souliers, des
cordes, du vin, du vinaigre, de l'eau-de-vie, et même
des scies propres à scier le bois, tant les épines en deviennent fortes.

Lorsque la plante a six ans, on ôte les feuilles du milieu de la tige, il se forme un creux où l'on recueille
tous les jours, de bon matin, une liqueur douce comme
le miel, dont on tire une espèce de vin, nommé pulcre
ou pulcré, dont les Indiens boivent avec excès.

MÉTIS ou Métif, se dit de ceux qui naissent de
père et de mère de différens climats ; tel est l'enfant
né d'un Européen et d'une Indienne, d'un Indien et
d'une Européenne. Les unions des blancs avec les nègres
produisent les mulâtres.

MÈTS. Ce nom se donne aux alimens qu'on prépare
pour l'usage des tables.

MEUNIER. C'est un poisson qui vit près des moulins, et se plait dans la fange. Sa chair est blanche,
molle, d'un goût fade, pleine d'arrêtes, et d'une digestion assez difficile ; on l'apprête avec des sauces piquantes, pour relever sa fadeur et le rendre plus
agréable.

Mures. Les mûres, dans leur maturité, sont fort agréables au goût, aussi sont elles recherchées dans beaucoup de pays. Leur suc est humectant, rafraîchissant, et pectoral ; elles nourrissent peu, sont très-aqueuses, et font mal lorsqu'on en mange abondamment ; les Romains en faisoient grand cas, ce que prouve ce passage d'Horace :

> . . . . *Ille salubres*
> *Æstates peraget, qui nigris prandia moris*
> *Finiet, antè gravem quam legerit arbore solem.*

Quant aux mûres qui naissent sur mûrier blanc, elles sont de mauvais goût, et difficiles à digérer.

Miasmes. On a donné ce nom à des particules subtiles et malfaisantes, qui émanent souvent des corps en décomposition, etc. Propagateurs des maladies contagieuses, ils sont portés par l'atmosphère et les vents dans les pays où règne la salubrité ; ils se communiquent le plus souvent par la respiration, par la peau et par le canal alimentaire. On n'a encore pu déterminer la nature des miasmes de la peste, et de la petite vérole, qui se propagent de cette manière. La gale, la vérole et les dartres, ne se gagnent que par le contact de la peau avec les miasmes délétères de ces différentes maladies.

D'après ce que nous venons de dire, on sent combien il est nécessaire de s'éloigner des lieux où les épidémies commencent, et où elles sont fréquentes, de fuir les personnes infectées des vices dont nous venons de parler, de prendre garde de ne point toucher au linge des inconnus, et de ne point boire dans leurs verres.

Une jeune personne est morte pour avoir, dans le carnaval, mis la culotte d'un libertin.

Nous parlons ailleurs des moyens de se garantir des miasmes de différens genres. (V. Méphitisme, Poison, Mofette).

M I D I. (V. Climat et Sud).

M I E L. Le sucre des Modernes est tiré des végétaux. Celui des Anciens, ou le miel est un sucre végétal animalisé ; les abeilles vont le puiser au fond des calices des fleurs , pour le placer dans les alvéoles merveilleuses que leur art a su construire. L'homme qui s'empare assez volontiers de tout ce qui lui convient, s'est bientôt apperçu que cette substance étoit aussi salutaire qu'agréable ; il se l'est appropriée aux dépens des plus industrieuses ouvrières.

Il y a deux sortes de miel , le jaune et le blanc. Ce dernier est le meilleur , et découle sans mélange des alvéoles qui le contiennent. Le jaune se tire par l'expression des pains de cire qui contiennent souvent encore beaucoup d'alvins.

Le miel des pays chauds est le meilleur : on préfère celui de Narbonne , à tous les autres.

Le miel étoit un aliment précieux pour les Anciens : Pithagore vécut 90 ans, en ne se nourrissant que de pain et de miel. L'oximel et l'oxicrat étoient déjà fort en usage à cette époque. Il y des auteurs qui regardent le miel comme plus pectoral , et plus balsamique que le sucre. Il convient infiniment aux enfans, aux vieillards, aux personnes qui ont l'estomac délicat. Il est fort utile contre la toux , les maux de gorge et de la poitrine : à grande dose, il relâche , et même peut purger : il agace fortement les dents.

Le miel du printems est le meilleur ; on doit le choisir blanc , épais , grenu , nouveau , transparent , d'une odeur un peu aromatique et d'un goût agréable. Cette substance est une de celles qui conviennent le mieux à l'homme ; aussi Pline le nomme *Divinum nectar*, et Virgile *celeste donum*.

MIGRAINE. Les migraines , dans leur naissance , sont presque toujours l'effet d'un vice de l'estomac , qui digère difficilement. Pour appaiser la douleur qui se fait sentir d'un des côtés de la tête , il suffit souvent de faire diète , de boire l'infusion de fleurs de tilleul , avec une feuille d'oranger , et de prendre des remèdes. Quelquefois ces moyens très-simples parviennent à dissiper le mal. La médecine pratique en possède d'autres, pour celles qui sont très-opiniâtres.

MILITAIRES (Régime des). Puisque , pour leur sûreté , les peuples , même les plus sages , sont obligés d'avoir des guerriers , il leur en faut, dont la force , la vigueur et l'adresse leur répondent du succès. Joignez à la salubrité , l'ardeur et la valeur du Français , vous aurez des troupes invincibles. Il faut donc s'occuper essentiellement de la santé du soldat , et veiller à le préserver de tous les inconvéniens , qui sont la suite indispensable des travaux et des fatigues qui tiennent à l'art de la guerre. Cherchons surtout à prévenir les maladies ; car il vaut bien mieux mettre l'édifice à couvert de l'incendie, que de faire venir l'eau qui devra l'éteindre.

Ces moyens sont indiqués en grand dans l'Hygiène militaire de Colombier.

Les points capitaux, pour assurer la santé du soldat, sont, de lui procurer avantageusement la nourriture , le vêtement , l'air , les positions , les marches , et de veiller à ses mœurs et à la discipline. Nous allons examiner tous ces différens articles.

Sans bonne nourriture, point de santé pour le militaire ; celle de paix et de guerre ne diffère pas beaucoup. En supposant que le soldat vive en chambrée, dans des quartiers, ce qui vaut toujours le mieux, il reçoit d'abord le pain de munition, qui sera bon et convenable, s'il est bien cuit, s'il n'est pas trop acide, et s'il ne contient pas trop de son. Les officiers de santé doivent s'assurer qu'il est fait avec de la bonne farine et sans mélange de substances étrangères : sans quoi les diarrhées, les dyssenteries, les fièvres putrides et malignes se manifestent. Une livre et demie à deux livres de bon pain bien pesé, doit suffire pour chaque individu ; on lui fournit une demie livre de viande, et l'on doit examiner si elle vient d'être tuée, si elle n'a pas d'odeur, et une mauvaise couleur. On aura soin, dans les grandes chaleurs, qu'elle soit toujours exposée au frais ; si l'on avoit quelque crainte sur cet article, il vaudroit mieux donner de la viande salée ou du riz.

Les végétaux sont d'autant plus utiles aux gens de guerre, que leurs humeurs sont presque toujours dans une disposition alcalescente ; on leur donnera pour leur potage, des choux, des navets, des bettes, de l'oseille, des chicorées, du persil. Les farineux sont pour eux de la plus grande ressource ; aussi on ne les laissera pas manquer de pommes de terre, de pois, de lentilles, de fèves, de haricots et de riz. Aujourd'hui qu'on peut conserver la pomme de terre, sèche pour l'été en en faisant du vermicelle, je conseille d'en avoir toujours des provisions, qui pourront au besoin remplacer tous les alimens qui viendroient à manquer.

Une soupe abondante au bouillon gras, un peu de
viande fraîche ou salée, ou du lard, des choux, des
navets, des haricots, voilà ce qui compose le dîner du
soldat; le souper ne diffère pas beaucoup. Cette nourriture convient aux forces et aux travaux de l'homme
de guerre.

On ne doit point fournir de beurre ni de lard rance.
Les alimens seront cuits dans des vaisseaux de terre
en tems de paix, et pendant la guerre, il faudroit pouvoir n'employer que des marmites de fer.

Comme on ne prépare pas les alimens sans eau, il
faut la choisir bonne et courante, éloignée des égouts,
la battre, la faire bouillir ou la filtrer, s'il en est besoin; ou si l'on n'en a pas le tems, il faut y jetter assez
de vinaigre pour qu'elle acquière une agréable acidité.
Au défaut de vinaigre, on mettra dans la marmite beaucoup d'oseille.

A l'égard des fruits, il vaut mieux que le soldat n'en
mange pas du tout, que de les manger verds, comme
cela lui arrive souvent.

Un article sur lequel il est difficile de lui faire entendre raison, quand il a de l'argent, c'est celui du vin.
Cependant c'est peut-être celui sur lequel il doit s'observer
le plus, d'abord parceque le marchand de vin le lui
donne toujours très-mauvais, et que même en petite quantité, il doit lui faire mal; ensuite, parce qu'il
peut le mettre dans le cas de manquer à son service,
et de compromettre les intérêts dont on le charge,
lorsqu'il est en faction. Tous ceux qui boivent beaucoup
de vin, ou d'eau-de-vie, périssent d'obstructions et d'hydropisie à la fleur de leur âge.

Le soldat doit à tous égards préférer la bière. Il saura

dans le camp, faire griller son pain, s'il est mal cuit, mouillé, moisi ou trop sec. On devra éloigner les animaux du lieu où l'on puise l'eau.

L'homme de guerre ayant ses positions ou ses postes assignés par la raison d'état et la nécessité, est exposé à beaucoup de vicissitudes de l'atmosphère; ce qu'il doit craindre le plus, c'est l'espèce d'impureté qui résulte de la réunion de beaucoup de corps dans des lieux circonscrits où souvent la misère, la dévastation, les maladies, les cadavres se trouvent rassemblés; alors il faut l'éloigner, si on le peut, du foyer de corruption, fuir les causes de la putridité, ou en affoiblir l'action.

On doit donner un grand accès à l'air, en examinant d'où il vient, en abattant les bois et les murs qui lui forment barrière. On affoiblit l'action des miasmes délétères, en brûlant des bois résineux ou autres, dont la fumée puisse être dirigée vers le lieu infecté, par l'explosion de la poudre à canon, avec le genièvre, le vinaigre, en enterrant profondément les morts, et surtout en vivant très-sobrement.

Lorsqu'on est forcé d'envoyer des soldats en prison, il faut bien se garder de les mettre dans des cachots et des lieux humides : ils n'en sortent que pour aller à l'hôpital.

Il est important de sauver les troupes du grand froid. Les Anciens, à cet effet, se frottoient d'huile, et ce moyen est très-bon. Dans les froids rigoureux, un demi verre d'eau-de-vie et quelques bouchées de pain, sont nécessaires avant le départ, et en arrivant. Ils sont indispensables, si la pluie est jointe au froid. Autrement, comme je l'ai vu plus d'une fois, des régimens entiers tombent malades , et beaucoup périssent : dans ces circonstances le repos seroit fort dangereux.

Pour éviter les effets de la chaleur , le col et les jarretières ne doivent pas être trop serrés. (les soldats ne devroient jamais avoir de col).

Monro rapporte qu'un capitaine Danois , qui faisoit serrer les cravates et les jarretières de ses soldats , pour leur donner des couleurs et des mollets , les vit presque tous périr d'une affection scorbutique putride. Un pareil exemple doit servir de leçon.

On fera bien de placer leur bagage sur des voitures de suite , quand les chaleurs seront excessives.

Sans une extrême propreté , les soldats sont bientôt rongés de vermine. Ils doivent changer de linge au moins deux fois par décade.

Il faudroit que l'habit des fantassins pût se boutonner , et croiser sur la poitrine , pour les garantir du froid , et que la guêtre remontât fort au-dessus du genou pour la même raison. Les dangers des marches varient suivant l'espèce de soldat , les injures du tems , la longueur des courses , le régime et la discipline qu'on lui fait observer. Les fantassins sont plus en butte aux inconvéniens que les gens de cheval , et se fatiguent davantage : mais les autres résistent encore moins au grand froid , et ont plus d'embarras lorsqu'ils arrivent.

Dans les courses longues , il faut que le soldat ait soin de se nettoyer les pieds et les chaussures qu'on doit avoir soin de bien entretenir , pour qu'elles ne prennent pas l'eau , et ne blessent pas.

Pour éviter la chaleur , les troupes devront partir dès la pointe du jour , faire halte de tems en tems dans des lieux abrités , et terminer leur course avant la grande

ardeur du soleil. On aura des bidons remplis d'eau vinaigrée , dont, au besoin, on boira quelques gorgées.

On a proposé des crêpes noirs , pour empêcher la
poussière de pénétrer dans le nez , les yeux et la gorge ;
ils auroient encore l'avantage de servir aux vues délicates contre la neige et le soleil. On doit faire marcher,
dans les grands froids , les troupes de cheval pendant une
partie du chemin ; on bouche les oreilles avec du coton , ou avec un bonnet , lorsqu'il fait grand vent.

Le cavalier peut se passer de bas , qui gênent la
marche par leurs plis ou par leurs raccommodages , se
pourrissent et entretiennent l'humidité.

Il seroit à désirer que toutes les selles eussent des
enfoncemens à l'endroit où porte l'anus , pour éviter
les accidens qui sont la suite des hémorroïdes. Ceux qui
en sont incommodés, risqueroient des abcès et des fis-
tules , s'ils se mettoient en rang avec les autres.

Les cavaliers , pour éviter les hernies , doivent avoir
les ceintures de leurs culottes épaisses et fort larges ;
des suspensoires leur sont encore nécessaires , ainsi que
des coussinets pour empêcher le froissement des genoux
dans les exercices. On obvie aux maux de reins par le
moyen des ceintures , au froid des pieds , en garnissant
bien de foin le fond de la botte.

Quant à la discipline , on sait que sans elle la troupe
est un corps sans ame ; mais il faut qu'à la discipline militaire soit jointe celle des bonnes mœurs. Les soldats ,
selon les instituts de Léon XVIII , doivent être animés
du même esprit , être patiens dans les travaux , supporter avec courage et résignation la faim et la soif , le
chaud et le froid , etc. On met en avant des besoins
physiques pour faire pencher en leur faveur vers la to-

lérance. Mais il est positif, que le défaut de bons principes, l'oisiveté et le déréglement de l'esprit, conduisent plus souvent à la débauche, que les besoins physiques. Occupez le soldat, vous le rendrez sage.

Aujourd'hui qu'en France, tout républicain naît soldat, cet état honore également tous les enfans de la patrie qui s'y conduisent en gens d'honneur. Il ne s'agit plus d'acheter des soldats, et la force est multiple, puisque c'est à des propriétaires que sont remis les intérêts de la nation.

Relativement à leur admission au service, on sait que l'âge qui y convient le mieux, est depuis 18 ans jusqu'à 25, et que l'homme de cheval doit être plus grand que le fantassin.

Les accidens qui doivent dispenser du service militaire, sont, la toux habituelle, la difficulté de respirer, les écrouelles, les hernies, les ulcères; les gens sourds, punais, borgnes, myopes, boiteux, tombant du haut mal, les bossus, ceux qui ont les yeux fistuleux et larmoyans, des doigts de moins aux mains et aux pieds, sont dans le même cas.

Nous ajouterons à ce que nous avons dit, qu'il seroit très-important de diminuer de moitié le tems de la faction des soldats, toutes les fois que la chaleur, le froid, l'humidité ou le mauvais air seront extrêmes; qu'ils ne doivent jamais coucher, dans les camps, sur de la paille humide; qu'il faut la changer tous les huit jours, et la placer sur la terre, en la croisant plusieurs fois l'une sur l'autre; qu'il seroit et très-utile et très-facile d'avoir des draps de toile cirée, qu'on placeroit sous la paille, immédiatement sur la terre, pour garantir encore mieux de l'humidité; qu'il faut, dans les camps, en été, couvrir de terre chaque soir les trous faits le matin pour les excrémens.

Il nous reste encore à désirer qu'il y ait, pour les soldats, des écoles de natation, qui seroient un objet de salubrité et d'utilité, en les sauvant dans les passages forcés ou précipités des rivières.

En tems de paix, il faut occuper le soldat à des travaux publics, en augmentant sa paye, en proportion de son travail ; il se trouvera toujours satisfait de devenir utile à son pays, de plus d'une manière.

MILLET ou Mil. C'est une plante originaire de l'Inde, dont la semence est farineuse, insipide, peu agréable, et peu nourrissante. Cependant on en fait, dans quelques provinces de France, du pain qui est assez bon, quand il est très-tendre. Les Tartares en tirent aussi un aliment et une boisson. La meilleure manière de le préparer, est de le cuire dans du lait, comme du riz. Il engraisse parfaitement la volaille.

MINÉRAL (régime). Parmi les minéraux, on ne trouve aucune substance utile à l'homme, comme aliment. L'acide sulfurique seul, étendu d'eau, et mélé de sucre, peut fournir une boisson rafraîchissante et agréable.

MINEURS (Régime des). Quand on employe journellement dans la société, ces métaux dont les arts ont su tirer un si grand parti, on ne fait guéres attention, que pour nous les procurer, une classe nombreuse de malheureux se dévoue à mille infirmités, et souvent à une mort anticipée. La profession des mineurs mérite donc des soins particuliers pour les travaux pénibles et dangereux, auxquels ils ne craignent pas de se livrer.

Ce que les mineurs ont de plus à redouter, ce sont les effets du mauvais air, et de l'humidité, qui, dans presque toutes les exploitations, les consument de bonne heure, et en grand nombre. L'air impur a pour cause la stagnation de l'air, et des eaux croupies, l'air des anciens ouvrages abandonnés, la destruction des bois de revêtissement, les mofettes qui sortent des filons, qui s'échappent par des crevasses, la fumée des lumières, de la poudre, les miasmes de la respiration et de la transpiration.

Ces causes sont encore aidées par l'humidité des souterrains, par le trop grand chaud, ou le trop grand froid dans des profondeurs de mille à douze cents pieds sous terre, par des positions courbées et gênantes qu'ils sont obligés de supporter, par les efforts pénibles et continuels qu'exige leur métier; aussi à la longue, leur poitrine surtout, et leur estomac, reçoivent des atteintes, d'où dérivent toutes les infirmités qui les attendent. En effet, ils sont fréquemment sujets à la phtysie, à l'asthme, à l'apoplexie, à la cachexie, à l'enflure des pieds, à la perte des dents, aux rhumatismes, aux tremblemens, aux fièvres intermittentes, ce qui, en général, abrège leurs jours. Agricola, en parlant des mineurs des mont Crapacks, dit qu'on trouve là des femmes qui ont eu jusqu'à sept maris. C'est ce qui avoit engagé les Anciens à ne faire travailler dans les mines, que les mauvais sujets, ou les criminels. D'après ce que nous venons de dire, on ne doit pas être surpris de trouver aux mineurs, plutôt l'apparence des spectres ou des habitans du noir séjour, que celle des hommes.

Les auteurs se sont plutôt occupés des maladies des mineurs, que des moyens de les préserver, et les François encore moins que leurs voisins. Nous tâcherons de suppléer jusqu'à un certain point, à ce qui nous manque de ce côté, en donnant quelques conseils salutaires, pour conserver le plus possible, des santés aussi chancelantes, et aussi menacées.

Comme les mineurs font de grandes déperditions de forces, ils ont besoin d'être bien nourris ; il faudra qu'ils ne manquent pas de bon pain, ni de viande fraîche et non salée, qu'on leur fournisse abondamment du lait, et des substances féculentes. Les choux aigris leur conviennent beaucoup, pour s'opposer à la dégénérescence de leurs humeurs, ainsi que l'ail, les oignons, porreaux, ciboules, etc. Il seroit bien utile qu'ils puissent avoir un peu de bon vin, pour leur dîner. Ils ne devront jamais se livrer au travail, sans avoir mangé quelques bouchées de pain, et pris surtout un demi verre d'eau-de-vie, toutes les fois qu'ils auront à travailler dans des endroits humides et un peu suspects. Ce seroit un grand avantage, dans ces derniers cas, d'empêcher les pores de la peau d'absorber une humidité malfaisante, à laquelle se joignent encore des particules minérales dangereuses. Je leur conseille, pour arriver à ce but, d'employer des onctions d'huile, c'est-à-dire, qu'avant de pénétrer dans le sein de la terre, ils se frotteront tout le corps, avec une éponge imprégnée d'huile d'olive, ou d'une huile douce. En sortant des travaux, ils se laveront pour nettoyer leur peau, des boues minérales et mal-saines qui la recouvrent souvent. On ne peut trop leur recommander, hors des mines, la propreté et la sécheresse du linge et des vêtemens, ce qu'en général ils négligent beaucoup trop, et ce qui ne contribue pas peu à l'insalubrité qui les obsède.

Dans les mines sèches, le feu, qui dans d'autres circonstances purifie, dégage ici, des matières métalliques,
un gaz nuisible, dont il augmente encore l'énergie, par
le mouvement qu'il communique. Les plus dangereuses
exhalaisons habituelles pour les mineurs, sont celles des
mines de mercure, où beaucoup, suivant Fallope, sont
à peine en état de travailler pendant trois ans, après quoi le
vertige, les tremblemens, et la paralysie les saisissent.
On a observé dans les mines de Fréjus, que le mercure
agissoit tellement sur les ouvriers, qu'ils ne pouvoient
travailler plus de six heures dans la journée. On lit dans
les actes philosophiques de la société de Londres,
qu'un ouvrier ayant eu la témérité de rester six mois
consécutifs dans les mines de mercure, fut tellement
imprégné de ce métal, qu'en posant un morceau de
cuivre sur ses lèvres, ou en le frottant avec les doigts,
il le blanchissoit en un moment.

Sennert rapporte qu'un médecin, qui pratiquoit auprès des mines de mercure, dit avoir trouvé ces substances dans les cadavres des mineurs : les métaux qu'ils
tiroient de la mine, pendant leur vie, causoient chez
eux l'intus-susception des particules métalliques, ce qui
prouve la nécessité des onctions que je propose ; qui doute
de l'avantage qu'en pourroient tirer les ouvriers, qui
travaillent aux mines de vitriol, qui sont obligés de rester tout nuds, parceque leurs habits seroient détruits
dans la même journée ! On a soin, dans toutes les exploitations de mines, bien combinées, de garantir, le
plus qu'on peut, les mineurs, des airs viciés qui règnent dans certaines mines, surtout dans celles de houille,
en ouvrant au pied des montagnes les plus déclives,
des galeries horisontales, qui vont rejoindre des puits

verticaux , percés par le haut. On bouche avec des massifs de terre glaise, les endroits où les fissures , par lesquels la mofette s'échappe. La plupart du tems , les ouvriers travaillent dans des excavations éloignées , des grands courans d'air, et le bénéfice de l'air pur, se réduit à fort peu de chose ; alors il faut agiter l'air avec des draps secoués par les ouvriers , des soufflets , des ventilateurs, avec des roues à quatre larges ailes , et le nitre brûlé à la manière du C^n. Guiton Morveaux. (V. Méphitisme). C'est le plus sûr moyen de détruire la plus grande partie de la mofette , qui reste en stagnation dans ces profondeurs , et qui s'attache surtout aux parois des murs.

Pour amortir jusqu'à un certain point, l'activité des miasmes corrosits, répandus dans l'air de quelques mines , on devroit donner à chaque mineur des écorces desséchées d'orange , ou de citron, dont ils mâcheroient quelques particules , ou bien d'autres substances aromatiques. Lorsqu'ils seront pris du mal de gorge , les gargarismes avec le miel et le vinaigre , ou dans les inflammations , avec le lait chaud et le miel, fourniront aux indications. Partout où l'humidité est très-grande , où l'eau ruisselle , on devroit donner de fortes bottes de cuir , impénétrables ; mais il faut aussi que les ouvriers ne négligent pas de s'en servir.

On ne sauroit trop faire observer à ceux qui surveillent les travaux, de ne pas commander, pour le travail des endroits les moins sains, les ouvriers qui ont déjà la poitrine foible , ou qui sont d'une constitution délicate. Ce seroit pour le moins leur assurer des toux convulsives, dont le plus souvent la phtysie devient la suite. C'est aux directeurs des mines , qui sont amis de l'humanité, de voir si le régime nécessaire à ce genre d'occupation est strictement suivi, si l'on fait du feu dans les endroits humides, si les mineurs sont bien nourris dans leurs foyers, bien vêtus, logés et couchés sainement. Il faut les encourager, en adoucissant leur sort le plus qu'on le peut ; s'ils étoient moins malheureux et plus instruits, qui feroit valoir le domaine que l'homme a été se creuser jusque dans les entrailles de la terre, qui lui avoit caché ses trésors, dans la crainte d'irriter sa cupidité ? Selon l'expression d'Ovide,

Itum est in viscera terræ,
Quas que recondiderat, stygiis que admoverat umbris,
Effodiuntur opes, irritamenta malorum.

MIRABELLE. C'est une petite prune jaune, très-sucrée, et d'un goût excellent, qui se digère très-facilement ; on en fait des pruneaux, et une bonne marmelade, qui exige bien moins de sucre, que celle d'abricot, lorsqu'elles sont bien mûres.

MIRMÉCOPHAGE. Ce nom se donne aux animaux qui mangent les fourmis.

MISANTHROPIE. C'est une aversion des hommes, et de leur société, qui est ordinairement la suite de grands malheurs, ou de grandes injustices qu'on leur doit. Si les méchans ont tort, les misanthropes ne l'ont pas moins, de ne pas savoir apprécier ceux avec lesquels ils ont à vivre. La misanthropie mène à la mélancolie, à la folie, etc. (V. Mélancolie).

MODE. La mode est la fille du caprice et de la fantaisie ; c'est une manière de se mettre momentanément, souvent bizarre et ridicule, et qui ne laisse pas d'être souvent en guerre avec la santé. En effet, quand l'une veut chaud, l'autre veut froid ; ce qui conviendroit mieux blanc, se porte noir ; ce que l'une veut couvert, l'autre aime à le découvrir ; ce que celle-ci recommande large, l'autre le demande étroit. L'homme raisonnable ne sait pas plier sous un pareil empire : quoiqu'on ait dit qu'il devoit n'être, ni le premier, ni le dernier à suivre la mode, je maintiens qu'il ne doit voir dans la manière de se vêtir, qu'une habitude consacrée par l'usage, et dont il ne s'écartera, qu'autant qu'il verra de l'avantage à en changer.

Nous faisons voir, en parlant des divers habillemens, ce qu'on risque à suivre les modes. (V. Robes, Culottes, Chapeaux, Mantelets, etc.) Laissons aux élégantes et aux femmes aisées, le goût des modes : ce genre de travail convient beaucoup à leur imagination futile ; c'est d'ailleurs un moyen de subjuguer les sots, et les étrangers, dont ce genre d'industrie, peut attirer le numéraire ; ainsi loin de les blâmer, sans les considérations relatives à la santé, nous nous verrions presqu'obligés de les encourager ; mais pourquoi plutôt, ne pas fermer la porte au colifichet, quand celui-ci l'a fermée au grand et au beau ?

Quant aux ingénieuses artistes, qui combinent adroitement avec la mode, des nouveaux moyens de dépense et de coquetterie, l'état sédentaire qu'elles exercent, exige de nous quelques avis salutaires.

Il est en général fâcheux d'être obligé de rester dix à douze heures dans la journée sur une chaise, sans autre exercice, que celui des doigts et de la langue. La tête courbée, la poitrine serrée, donnent des maux d'estomac, des indigestions, des constipations, des fleurs blanches, des engorgemens, et des affections fâcheuses de la tête, des poulmons, et des nerfs. Les marchandes de modes, pour éviter ces inconvéniens, doivent changer souvent de posture, se lever, rester de bout quelques momens, approcher l'ouvrage de leurs yeux, et ne pas courir après, en se courbant. Il faut quelquefois sortir pour respirer l'air pur, surtout lorsqu'un grand nombre de personnes et de lumières, ont contribué à le vicier. Elles ne doivent pas manger des alimens malsains, qu'un estomac déjà mal disposé ne digéreroit pas, tels que les fruits verds, les viandes de cochon, les ragoûts trop poivrés, trop épicés, toutes choses qu'elles aiment beaucoup. Le jeu qui leur convient le mieux, est celui du volant ; nous ne les exciterons pas à la gaieté, car on sait qu'elles y sont assez disposées.

MODÉRATION. C'est une vertu qui gouverne, et règle les passions. Elle est toujours la preuve de la sagesse, de l'esprit, et souvent la cause du bonheur. Avec la modération, on sait supporter les injustices des hommes, les caprices du sort, et prendre des partis convenables, où souvent les autres perdent la tête ; enfin on se conduit en philosophe. Quant à la modération dans le régime, V. Tempérance.

MODESTIE. La modestie est le cadre qui fait le mieux ressortir toutes les qualités personnelles : elle est à la vertu, ce qu'un voile est à la beauté. On ne sauroit trop la recommander aux jeunes gens, qui montrent l'envie de dominer, ou une trop grande propension à la vanité ; la modestie doit, chez eux, s'énoncer par les gestes, le maintien, et les habits. S'ils ont plus de talens que leurs camarades, ils doivent bien se persuader que les heureuses dispositions qu'ils ont reçues de la nature, les autres ne se les sont pas refusées. En général les personnes modestes sont sobres et tempérées , et ont de grands droits à la santé.

M œ c o n i u m. C'est un excrément noir , épais , qui s'amasse dans les intestins de l'enfant , pendant son séjour dans le sein maternel. Si au bout de douze à dix-huit heures d'existence , il ne l'avoit pas rendu , il faudroit en faciliter l'excrétion par un peu de vin miellé : on verra si l'anus n'est pas imperforé ; la membrane qui fait l'obstacle , est ordinairement fort mince ; quelquefois , la pression du mœconium lui-même , ou du doigt , suffisent pour en faire l'ouverture , sans quoi on auroit recours au chirurgien.

M o e l l e. Dans les grands et jeunes animaux , les os reçoivent leur accroissement et leur souplesse , de la moëlle qui y abonde. Elle fournit une nourriture agréable aux personnes qui aiment les graisses animales ; mais il faut en manger avec sobriété , parce qu'elle pèse beaucoup sur l'estomac. Les bilieux et les mélancoliques ; ceux à qui la graisse fait mal , doivent se la refuser.

M œ u r s. Les mœurs sont l'observation des règles de la morale , dont l'habitude fait la vertu. Sans mœurs, on ne peut être ni bon mari , ni bon père , ni bon citoyen ; dans un pays où l'on peut prétendre aux places , sans mœurs et sans lumières , on ne connoît point la moralité.

Pour assurer les mœurs des jeunes gens , il faut que des parens bien intentionnés , et assez éclairés pour les conduire, ne les perdent pas de vue , qu'ils leur rendent la maison paternelle attachante , qu'ils s'assurent, de bonne heure , de leur sincère amitié , qu'ils leur fournissent des dissipations aussi agréables qu'utiles, qui détournent leurs idées de tout ce qui ne seroit pas conforme aux bonnes mœurs. Il faut pour cela qu'ils ayent constamment devant les yeux, des exemples de droiture, de prudence, d'économie, de docilité, de politesse et de complaisance ; ainsi la vie privée deviendra une leçon pour la vie publique, et sera trouvée la meilleure manière de donner des mœurs à un jeune homme.

Les actions bonnes ou mauvaises des hommes, donnent par la suite la mesure de leurs mœurs. On sait qu'elles sont susceptibles de règle et de direction, suivant le climat, la religion, les loix, les lumières et l'éducation des hommes, dans les différentes contrées. Dans tout pays où les mœurs sont bien basées, l'intempérance, l'oisiveté, la mollesse, exciteront le mépris ; les institutions morales contribueront au perfectionnement du physique, et, par une réaction salutaire, on verra que les organes bien constitués, bien sains, produiront des hommes éclairés, vertueux, et utiles à la société. (V. Morale).

MOFETTE ou Moufette. On donne communément ce nom à des exhalaisons de gaz meurtriers, qu'on rencontre souvent dans les mines de houille, et même dans les mines métalliques, surtout dans celles qui ont été abandonnées depuis quelques tems. Telles sont celles d'une carrière voisine des eaux minérales de Pyrmont, dont le docteur Seyb a donné la description dans les Transactions philosophiques, celles dont parle Lhéman, qui sortent d'une grotte de Hongrie, près de Ribar, au pied des monts Crapacks, et qui sont si meurtrières, que les oiseaux qui en approchent, périssent aussi subitement, que les mouches qui volent autour d'une dissolution d'arsénic.

Il en est d'autres qu'on trouve dans les mines, sous la forme de flocons blancs, de fil ou de toile légère, semblables à celle d'araignée, qui s'enflamment subitement aux lampes des ouvriers avec une explosion et un bruit épouvantable. Elles blessent et tuent en un instant tous ceux qui ont le malheur d'en être atteints, on leur a donné le nom de feu terrou ou brisou. Les ouvriers les allument de loin avec de grandes perches, en se mettant ventre à terre, et aussitôt l'air est purifié pour un peu plus ou moins de tems; quelquefois les vapeurs se condensent en ballons ou sacs qui sont aussi dangereux.

Lorsqu'on est dans le cas de craindre ces mofettes, il faut descendre de la lumière dans les puits des mines, au moyen d'une poulie de renvoi, avant d'y pénétrer.

Généralement, il paroit que les gaz qui font le plus de ravage dans les mines, sont le gaz acide carbonique et le gaz hydrogène, surtout ce dernier. Leurs phénomènes et leurs symptômes sont presque les mêmes. On pourra employer à-peu-près des moyens semblables, pour s'opposer aux funestes effets des asphyxies dont ils sont les causes.

Lorry, Herman, Boucher, Hallé, Conor, Méad, Bergman, ont décrit avec beaucoup de soin, les symptômes de l'asphyxie des hommes et des animaux, dans ces circonstances. Pour juger de la différence qu'il y a entre tel ou tel gaz, pour instruire et faire connoître ce qu'on peut craindre ou espérer en pareil cas, il est donc très-essentiel de faire dans les procès-verbaux, une énumération complette de tout ce qu'on aura pu observer.

Il résulte des connoissances acquises , que les asphyxiés éprouvent un mal-aise et des anxiétés considérables ; la poitrine se serre , la respiration devient courte et fréquente , ils ont quelquefois des nausées et des vomissemens. La tête se trouve pesante , les sens s'obscurcissent ; ils ont des tremblemens , de légères convulsions ; ils perdent la connoissance et le pouls : la face se gonfle , devient livide , les yeux sont ouverts , saillans , les mâchoires serrées , et le ventre tendu : la peau s'échimose , et la mort survient.

L'asphyxie produite par le méphitisme des mines de houille , celle qu'occasionne l'acide carbonique des cuves en fermentation , des puits , cimetières , tombeaux , affectent également les nerfs , et produisent une immobilité subite et générale. Elle diffère de l'apoplexie.

Nous avons expliqué au mot Charbon , la manière d'agir des gaz sur nos organes ; il ne nous reste ici qu'à développer les moyens d'arracher à la mort les victimes que lui prépare le hasard ou l'imprudence.

Pour ranimer les solides , et faire couler les fluides , parmi les stimulans , l'air et l'eau sont les plus victorieux. On se gardera bien de la saignée , dont les mauvais effets ont été remarqués plus d'une fois par le C.ᵃ Cadet Devaux.

Dès qu'on a à rappeller à la vie un asphyxié , il faut avant tout le déshabiller et l'exposer au Nord à l'air extérieur le plus frais. On fera avec un soufflet ordinaire , et en bouchant ses narines , une forte insufflation dans les poulmons : quelquefois le seul moyen de l'air frais suffit pour rappeller à la vie. Mais si la respiration tarde à reparoître , ainsi que la circulation , il faut sans attendre, faire usage des stimulans , pour ranimer et développer, s'il est possible , l'irritabilité du cœur et des vaisseaux.

Lors donc que le corps d'un asphyxié est étendu par terre , on redresse sa tête et son dos contre une botte de paille ou contre le mur, on lui lance de loin , et sans interruption , l'eau la plus froide qu'on ait trouvée , avec une seringue , si l'on en peut trouver une ; on continue sans se lasser , et en se relayant , pendant plusieurs heures de suite ; on a ramené ainsi à la vie des personnes qui sembloient ne laisser aucun espoir.

Lorsque des petits hoquets survenant, annoncent que le flambeau de la vie n'est pas tout-à-fait éteint , on fait de légères frictions sur tout le corps , on retient la bouche ouverte avec un morceau de bois qu'on place entre les dents , on y fait pénétrer quelques cuillerées de vinaigre mêlé avec deux fois autant d'eau : de l'éther sulfurique dans de l'eau sucrée pourroit être fort utile en calmant les convulsions de l'estomac qui souvent ont lieu dans ces circonstances. On prépare ensuite des lavemens faits avec le vinaigre pur , et autant de sel commun qu'il en peut dissoudre; on frottera les tempes et les narines avec du vinaigre le plus fort , excepté le radical qu'il faudroit étendre d'eau ; on titillera l'intérieur du nez avec les barbes d'une plume , ensuite on fera, avec du linge ou de l'éponge, des petits tampons fins, qu'on imbibera de vinaigre ou de quelque huile essentielle , ou de quelque liqueur très-stimulante pour les placer dans le nez. L'ammoniac , le souffre peuvent être employés. Par ces moyens long - tems répétés , on titille les fibres nerveuses , et on ranime la circulation ; mais il reste en-

core à vaincre l'engorgement des liquides, et à rétablir le délabrement des viscères qui en est la suite.

C'est aux boissons acidulées, et surtout à l'oxicrat, qu'il
faut avoir recours. On sollicitera la liberté du ventre
avec l'eau de tamarin, aiguisée de tartre stibié. Il faut
bien prendre garde de ne pas faire vomir ; un grain d'é-
métique suffira donc pour une pinte d'eau de tamarin,
car il faut craindre de déterminer une apoplexie, qui
seroit bientôt mortelle. Le tabac ne doit être employé
d'aucune manière.

Mais si tous ces secours étoient insuffisans, il faudroit
sacrifier la plante des pieds, ou plutôt la brûler avec
un fer chaud, pour solliciter encore ce qui pourroit
rester de sensibilité ; on ouvrira la trachée artère, pour
y faire plus directement pénétrer l'air frais, et même
de l'air vital, si l'on en avoit à sa disposition. L'air ne doit
jamais être porté d'un poulmon à un autre, parce qu'au
lieu d'air pur, on ne feroit qu'ajouter de l'azote et de
l'acide carbonique nouveau, aux causes d'asphixie qu'on
cherche à combattre. Il ne faut donc jamais souffler
avec la bouche.

Le Cⁿ Portal observe que la mort des asphyxiés n'est
pas certaine, quoique le pouls ne batte point, puisqu'on
en a vu qui en ont été privés plus de dix heures de
suite, en conservant la vie. Il paroît que l'irritabilité de
laquelle dépendent les mouvemens, et qui se conserve
en général avec la chaleur, s'éteint ici beaucoup plutôt
que cette dernière. Les taches livides de la peau, la
glace que ne ternit pas l'haleine, ne peuvent être regardées comme des signes de mort ; la putréfaction seule
ne peut en imposer.

Lorsque la connoissance revient aux asphyxiés, on les

essuye avec des serviettes bien chaudes, on les met dans un lit bassiné; on leur donne de l'eau sucrée avec du vin; on entretient dans la chambre un courant d'air bien frais. Si l'asphyxié étoit d'une constitution pléthorique et sanguine, qu'après avoir repris l'usage de ses sens, il eut la face et le [yeux enflammés, la téte pesante, malgré ce que nous avons dit de la saignée, on feroit bien de lui tirer quelques onces de sang; une saignée copieuse solliciteroit bien vite une nouvelle défaillance.

M o i s. (Excrétion périodique). (V. Règles).

M o i s i s s u r e. Les corps humides ou qui se décomposent, produisent souvent des végétations fines et déliées, qui se multiplient de semence, cinq ou six heures après avoir été produites, et portent le nom de moisissures. Le microscope les offre sous l'aspect d'une jolie prairie émaillée de plantes blanches, vertes ou d'autres couleurs, selon la nature des corps qui les ont fait éclore.

Le goût ne peut en être aussi flatté que les yeux, et toute moisissure est de sa nature dangereuse : il faut donc en débarrasser soigneusement les alimens qui en sont recouverts, et les faire ensuite griller, sécher ou recuire, selon leur nature.

M o i t e u r. Le transpiration excitée un peu plus que de coutume par des exercices, par le bain, par des crises favorables, porte le nom de moiteur; on ne doit jamais gêner son cours, parce qu'elle est utile. On a encore donné ce nom à une humidité froide, qui se répand sur le corps dans les foiblesses, les défaillances; la médecine pratique doit ses soins à cette dernière, qu'il seroit dangereux de laisser prolonger longtems.

M o l l e s s e. Le luxe et l'abondance ont fait naître la

mollesse. C'est une position dans laquelle l'homme du monde ne sait pas s'occuper, où l'on craint que le grand air ne fasse mal, où l'on ne veut dormir que sur le duvet et l'édredon, où l'on ne veut sortir que dans une voiture à ressorts et mollement roulante.

La mollesse, en renonçant au grand air et à l'exercice, n'a pas dû prétendre que la santé lui tînt fidèle compagnie. Sa spéculation est d'autant plus mauvaise, que sa délicatesse la rend bien plus susceptible d'atteintes; car les petits chocs altèrent plus une frêle santé, que les grands ne font d'impression sur les santés robustes.

Les gens efféminés, qui s'imaginent aujourd'hui être incommodés de ce qui n'incommode personne, le seront demain de ce qui ne les incommodoit pas aujourd'hui. Ils finissent par n'être bien nulle part, et leurs besoins n'ayant point de fin, ils ne voyent jamais commencer le bonheur. Ce sont de malheureux sybarites que le pli d'une rose empêche de dormir, et qui chasseroient volontiers les coqs de leur voisinage, de peur d'en être éveillés. La santé, en abandonnant la mollesse, venge la nature qu'elle n'a pas craint d'outrager.

M o l l e t o n. C'est une étoffe de laine très-chaude qui garantit parfaitement du froid. On en fait des gilets et vêtemens bien bons en hiver, surtout pour les vieillards et les valétudinaires.

M o m i e ou Mumie. (Conservation des corps morts). Il semble qu'en conservant religieusement les tristes dépouilles de ce qui a souvent et délicieusement animé notre sensibilité pendant la vie, c'est prolonger en quelque sorte pour soi l'existence des amis et des parens qu'on a perdus. C'est sans doute ce motif, qui a engagé les Egyptiens à embaumer et à dessécher les morts. Ils avoient l'art de faire pénétrer jusque dans les parties les plus internes des os, le pisasphalte ainsi que d'autres substances résineuses et aromatiques.

Ce que leur art a fait pour la conservation des morts; il y a des terrains qui l'opèrent, en desséchant parfaitement la chair des cadavres qu'on y dépose; tels sont les sables de l'Arabie, les catacombes de Naples, etc. J'ai pris dans ce dernier lieu, qui n'est qu'une masse de pozzolane, la peau de la cuisse d'un S. Evêque, très-bien desséchée, et que j'ai donnée au Cn Thouret. On a conféré à ces différentes conservations artificielles et naturelles le nom de Momies.

On devroit chez nous faire des recherches pour trouver la véritable manière de conserver des momies artificielles, et l'on pourroit garder ainsi les restes des grands hommes, et des personnes qu'on a le plus affectionnées.

MONACHELLE ou Castagne. C'est un poisson de mer de la couleur de la chataigne, dont la chair est humide et mal-saine.

MONDE (Régime des gens du). La grande aisance se plie difficilement à l'espèce de gêne qu'impose le soin de la santé; c'est pourquoi il est bien moins aisé de forcer au régime les gens du monde, que ceux qui y sont astreints pour la vie. En général, plus on s'éloigne de la simplicité des mœurs, et de la tempérance des gens de la campagne, plus on est exposé au danger dés grandes civilisations, surtout, quand on peut y porter un grand luxe, une grande dépense.

Entre le riche et le campagnard, il existe la même différence, qu'il y a entre un enfant sain et un enfant

malade ; le premier s'amuse de la moindre chose , le
second se trouve aigri par quelque espèce d'amusement
qu'on lui procure ; mais sans trop les quereller , voyons
à leur rendre service , et à les rapprocher de la nature ,
dont l'éloignement leur coûte souvent si cher. Il nous
suffira de faire ici la comparaison de l'abondance avec
la frugalité , et quand nous aurons esquissé ce tableau ,
si l'homme du monde persiste dans les goûts qui lui
sont nuisibles , il ne pourra s'en prendre qu'à sa propre
foiblesse.

L'abondance reçoit pour nourriture et pour boisson ,
toutes substances âcres , de haut goût , et finement as-
saisonnées , telles que les jus , les coulis , les aromates de
toute espèce , les vins les plus chauds , les plus pétil-
lans , les liqueurs les plus fines , c'est-à-dire les plus fortes ,
souvent presqu'éthérées , puis le café , le thé , les glaces ,
etc. ; on mange d'autant plus , que le goût est plus al-
léché , et qu'on ne s'apperçoit pas dans le moment même
des inconvéniens , qui résulteront par suite de l'excessif
travail qu'on donne journellement à l'estomac.

La frugalité se contente de pain , de lait , de beurre ,
d'un peu de viande , de légumes , de farineux , dont
l'assaisonnement se fait avec le sel , le poivre , et le persil. L'eau fait la boisson la plus habituelle. Jamais l'estomac n'est fatigué par un régime , qui laisse toujours
de l'appétit. C'est ainsi qu'ont vécu les hommes , dont
l'existence a vu celle de tout un siècle. Ceux là n'ont
pas pris pour devise : *courte et bonne.*

L'air des grandes villes est toujours infect , mal-sain ;
les spectacles , les sociétés nombreuses , où il y a beaucoup de lumière , tout cela ne peut soutenir la comparaison avec l'air pur qu'on respire à la campagne , où

le cultivateur, faisant beaucoup d'exercice, se rend bien moins accessible aux vicissitudes du chaud ou du froid, que le citadin bien clos et bien fermé ; c'est la différence qu'il y a entre une plante qui croît en plein air, et celle qu'on cultive sur une fenêtre.

Si l'exercice est une des grandes bases de la santé, qu'on voye ce qui se passe dans les grands cercles, où des personnes délicates sont inactives toute une journée, pour se donner la nuit quelques mouvemens mal combinés dans leur société. A la campagne on repose la nuit, on veille tout le jour, et la force, qui est la suite de ce régime, est le bénéfice de l'exercice, et la récompense des plus utiles travaux.

Mais si le physique fait peu d'exercice dans le grand monde, on s'en dédommage bien sur le moral ; nulle part on ne trouve autant de sensibilité, autant de passions en jeu, autant de sollicitudes, autant de tourmens.

> Un souffle, un rien, tout leur donne la fièvre ;

a dit Lafontaine. A la campagne c'est l'inverse ; si l'on a moins d'éducation, moins d'idées, celles qu'on a, suffisent, et loin des vanités, on sait trouver le calme, la paix, et la sécurité.

> La nature a voulu, sans doute en mére sage,
> Entre tous ses enfans, faire un égal partage ;
> Aux simples, n'accorder qu'un instinct limité,
> Au lieu d'esprit, leur donner la santé.

Une suite des passions, c'est de troubler le repos, le sommeil ; aussi à la ville, l'inquiétude, les indigestions, les soins de toute espèce, le jeu, les dettes, viennent souvent éveiller l'existence, lorsqu'elle auroit le plus grand besoin de repos.

Le paysan, qui ne connoît, ni les erreurs de l'ame, ni celles du régime, ne connoît point aussi d'intervalle entre son coucher et son lever; l'inquiétude et le mal-aise, ne sommeillent pas avec lui; il n'est point troublé par des rêves brusques et effrayans; et ne s'échauffant pas aulieu de se rafraîchir, il est toujours sûr de trouver une nouvelle force dans le repos.

La manière de vivre des gens du monde, laisse difficilement à l'estomac, et aux autres viscères, le jeu qui leur convient, pour les sécrétions et les excrétions. La transpiration est souvent inégale. Malheureusement on n'est bien persuadé de ces vérités, que quand les maladies, et les infirmités précoces, viennent en avertir. On cherche alors dans les bras de la médecine, à ré-crépir des édifices, qu'il n'est plus donné à l'homme de rebâtir.

Les maux qui viennent à la suite du régime de l'opulence, sont les boutons au visage, les dartres, les migraines, les fleurs blanches, les maux d'yeux, les maladies de la poitrine, de l'estomac, les engorgemens, les obstructions, les affections nerveuses, la goutte, les fausses couches, etc.

Cherchons par des conseils et des préservatifs, sinon à empêcher tout-à-fait, au moins à diminuer la somme des maux qui doivent tôt ou tard s'appesantir sur ceux qui n'auront pas su s'observer. Nous les traiterons en valétudinaires, et il y en a beaucoup qui le sont de père en fils; car,

> Nos pères bien moins forts que leurs ayeux,
> Ont eu des fils encor plus foibles qu'eux.

Si nous pouvons déterminer les gens du monde à renoncer aux causes des maladies, en renonçant à un régime dont les dangers sont évidens, nous aurons déjà beaucoup fait. Qu'ils ne s'effrayent pas ! Nous n'exigerons pas une réforme complette ; nous ferons ensorte que l'édifice des plaisirs, ne devienne pas un séjour de peines. Il faut qu'ils sachent bien qu'on a beau avoir de l'esprit, des talens, des vertus, des grâces, des charmes, des richesses, tout cela n'est bon à employer que quand on a de la santé. Voltaire dit :

> Il a tout ; il a l'art de plaire ;
> Mais il n'a rien, s'il ne digère :
> Et dans un corps mal-sain, qu'importe la raison !
> C'est un cocher adroit, assis sur le timon
> D'un char tout fracassé, sans soupente et sans roues ;
> C'est un pilote expert, sur un vaisseau sans proue,
> Dans un corps tout souffrant, l'esprit n'a point d'essor ;
> Le mal, le mal l'enchaine, etc.

Il faut donc distinguer le vrai plaisir de ce qui en est l'abus, pour conserver ou regagner la santé. L'imagination exaltée, crée souvent de fausses jouissances ; celles qui sont véritables, portent l'empreinte de la nature ; elles sont ennemies de l'oisiveté et de l'inaction.

Il faut convenir que c'est bouleverser l'ordre naturel, que de se coucher au moment de se lever. Ce ne sera pas exiger beaucoup, que de demander à l'homme du monde, de se coucher à onze heures du soir ; en dormant huit heures, il pourra dès le matin vaquer à quelques occupations. Il sortira ensuite à pied ou à cheval, pour faire pendant une heure ou deux de l'exercice en plein air.

Nous ne le réduirons pas à manger du pain bis, des choux avec du lard, et des légumes. Des alimens savoureux et moins pesans que ceux de l'habitant de la campagne, sont nécessaires à sa constitution; mais en n'excluant pas de ces méts, la légèreté, la délicatesse et le goût, il doit ne pas trop les varier, il faut qu'il prenne un juste milieu, compatible avec la santé. Les assaisonnemens de haut goût lui seront toujours nuisibles.

A l'égard des affections de l'ame, des passions, tant que les causes en subsisteront, il sera difficile de les détruire; c'est vouloir fixer un vaisseau sur une mer agitée; on ne peut l'empêcher de chasser sur ses ancres, et si le vaisseau est bon, on aura moins à craindre le naufrage. Si le corps est ferme et robuste, l'effet des passions sera bien moins dangereux, et l'on pourra avec des précautions, se flatter de conserver sa santé, ou de la voir renaître.

MONSTRES. Les monstres sont des corps naturels, dont la conformation ne l'est pas. Tels sont les enfans à deux têtes, à un œil, à quatre pieds.

En général, ces monstruosités ne leur permettent pas de vivre longtems après leur naissance; mais il est des monstruosités qui n'empêchent pas de vivre et de se bien porter, telles qu'une plus grande quantité de doigts, telles que l'inversion du placement des viscères de la poitrine et du bas-ventre, telles que des touffes de poil, et des piquans même sur la peau.

Les nains peuvent être considérés comme des monstres, et cependant il y en a qui vivent fort longtems et même qui ne manquent pas d'intelligence. Les règles diététiques sont encore plus nécessaires aux gens malnés qu'aux autres hommes, et tout ce qui contrarie la salubrité est dans le cas de leur porter un plus grand préjudice; puisque la nature les a constitués moins régulièrement, ils doivent donc être infiniment sages et tempérés sur tous les points.

MONTAGNES. Les montagnes commandent à la terre, et semblent annoncer les ossemens du globe. Quel tableau plus magnifique et plus imposant que celui de ces grandes chaînes primitives, qui, s'élançant au-dessus des nues, voyent au-dessous d'elles se former le tonnerre et les météores ! Quelles effrayantes hauteurs elles offrent à l'œil étonné ! mais ce que la vue discerne à peine, le courage de l'homme a su le franchir, et Saussure n'a pas craint de s'élever sur le Mont-Blanc, à une lieue perpendiculaire au-dessus du niveau de la mer.

C'est dans les différentes atmosphères que présentent les montagnes, relativement à leur hauteur, que nous verrons des résultats très-différens, et d'un intérêt majeur, pour ceux qui les habitent : c'est donc sous ce point de vue que nous devons les considérer.

En général, les vapeurs aqueuses, qui émanent journellement des eaux de la mer, par l'action du soleil, vont en atteignant les plus hautes sommités, se changer en neige et en glace, même dans les climats les plus chauds, tandis que les habitans, qui sont à leurs pieds, jouissent souvent d'un air tempéré : dans les Alpes, les Pyrénées, sur la côte de Malabar, de Coromandel, etc., on passe tout-à-coup d'un très-beau ciel, à des glaces, à des orages et à des tempêtes effroyables. Ainsi les montagnes influent beaucoup sur la température des pays voisins, soit en arrêtant certains vents, soit en opposant des barrières aux nuages, soit en réfléchissant diversement les rayons du soleil. Le degré de salubrité des habitations tiendra donc beaucoup à ces circonstances.

Les montagnes placées dans des gorges ou des vallons, sont exposées à des vents violens et presque continuels, qui leur nuisent infiniment.

Le vent d'Ouest ou de Sud y attire l'humidité, et lorsqu'il passe sur des marais ou des eaux croupissantes, il occasionne des fièvres et des maladies épidémiques. Celui du Nord les rend glaciales ; il seroit donc bien essentiel que le Gouvernement fit voyager des médecins, bons physiciens, qui sussent distinguer dans les hautes montagnes les pays sains, d'avec ceux qui ne le sont pas, afin d'indiquer les moyens de sauver les paysans des dangers auxquels ils sont journellement exposés par les positions désavantageuses qu'ils se sont choisies.

L'an 6, le C[n] Dralet a publié un mémoire dans lequel il établit que les montagnes d'une hauteur médiocre, sont aussi salutaires que les hautes le sont peu. Dans les premières, les fonctions de la poitrine et de l'estomac se font très-bien ; dans les secondes, les voyageurs éprouvent des palpitations, des foiblesses qui seroient dangereuses, sans toutes les précautions dont ils ont soin de se prémunir. Il prétend que l'air des plaines basses est moins sain que celui des montagnes médiocres, parce qu'il contient moins d'oxigène, et que la diminution de ce gaz est due principalement au grand nombre d'animaux qui habitent les plaines, au petit nombre de végétaux qui ornent leur surface, et aux combustions qui s'y opèrent ; que le mal-aise, sur les plus hautes montagnes, vient de trois causes : de la rareté de l'air, de la nullité de la végétation, de l'hydrogène dont tout annonce la présence dans le mélange des gaz. Ces idées ont encore besoin d'être étayées par des expériences.

Le C.⁰ Ramond, qui a fait des observations si intéressantes dans les Alpes et les Pyrénées, a observé que dans les hautes montagnes, personne n'étoit exempt des incommodités dont nous venons de parler, au-dessus de deux mille toises d'élévation absolue.

MORALE. Si le bien-être des hommes dépend également de leur bonne conduite, au physique et au moral, on voudra bien nous pardonner de jeter ici quelques idées sur un des objets, sans contredit, les plus importans de leur existence.

La morale doit être définie la science des devoirs de l'homme en société. C'est à elle de régler les destins de l'humanité entière. Partout où la lumière pourra pénétrer, elle aura droit de commander aux intérêts, et au bonheur des gouvernés et des gouvernans.

Les philosophes anciens n'ont laissé aucun systéme suivi de morale ; nous leur devons sur cet objet quelques idées brillantes, mais isolées, des définitions peu exactes, et souvent obscures. Parmi eux, Epicure est celui qui a le plus approché des idées de la morale convenable à notre espèce. Il invite l'homme à la vertu, sous les noms de plaisir, de bien-être, et de volupté ; c'est injustement qu'on a prétendu qu'il vouloit qu'on lâchât la bride à toutes les passions ; le plus grand tort qu'il a eu, c'est de ne pas s'être assez clairement expliqué.

Quant aux modernes, à huit ou dix près, ils se sont tous traînés sur les traces des anciens ; ils ont mêlé à leur morale des idées religieuses, souvent antipathiques, puisqu'il est démontré qu'on peut facilement sans elles faire trouver aux hommes la véritable félicité qui consiste dans les bonnes actions. Qui ne sent que vouloir tenir les yeux des hommes, levés au ciel, tandis qu'ils marchent sur la terre, c'est les précipiter dans le puits de l'astrologue?

La morale, telle que nous l'entendons, consiste donc tout simplement à faire trouver aux hommes leur bonheur dans l'exécution de leurs devoirs bien connus.

« La vie, suivant Montaigne, n'est de soi, ni un bien ni un mal; c'est la place du bien ou du mal, selon que vous la leur faites; c'est le vivre heureusement, et non le mourir heureusement, qui fait l'humaine félicité ».

L'homme étant très-sensible, craignant la douleur, aimant son bien-être, il est tout naturel de le déterminer, par sa sensibilité, par son plaisir, et par les avantages qu'il peut en tirer, à faire le bien, à fuir le mal; on peut ainsi, sans crainte de se tromper, fonder sur l'amour de soi ou l'amour propre, une morale universelle, qui aura droit d'intéresser également tous les peuples de l'univers, et cette morale sera partout également simple, également sensible.

La morale de nos pères étoit farouche et dangereuse, parcequ'en isolant l'homme pour l'avenir, elle privoit la société, pour le moment, des vertus, et des talens, qui seuls peuvent la rendre heureuse et intéressante; on sait que chez les hommes, qui se rapprochent le plus de la nature, ou les moins civilisés, conséquemment les plus bruts, et les plus isolés, les vertus sont souvent des crimes, et l'innocence, une ignorance grossière de ce qui peut constituer le bonheur réel de la société.

Pour établir un morale, fondée sur l'intérêt commun

et particulier de tous, il faut interroger l'expérience, sur ce qui convient le mieux aux hommes, relativement à leur degré d'instruction ; elle nous apprendra qu'en dernière analyse, c'est d'une seule vertu morale, que découleront naturellement toutes les autres : cette vertu, c'est la justice ; elle saura inviter au bien, par des plaisirs exempts de regrets ; elle enoblira l'art de s'aimer soi-même, qu'on n'a pas su apprécier jusqu'à présent ; elle fera voir que cet amour si dénigré, qu'on a naturellement et forcément pour soi, au lieu d'éloigner de la pratique des devoirs, forcera de s'en rapprocher, lorsqu'on saura le diriger convenablement.

Jusqu'ici, l'ignorance, les préjugés, le fanatisme, l'immoralité, et l'insouciance qui l'accompagne, sont cause que presque partout, l'éducation négligée, voit former peu d'êtres vertueux, et d'une sociabilité vraiment utile. Au milieu du vice et de la dissipation, les devoirs moraux paroissent trop sévères et trop incommodes ; on parle de raison, sans rien faire de raisonnable, et on finit par regarder la morale, comme une belle fille, qu'on ne veut pas épouser, parce qu'elle n'est pas assez riche.

Il n'y a qu'un gouvernement équitable, qui, à l'aide d'une législation éclairée, puisse rendre les hommes meilleurs, et les prêcher avec fruit. Si ceux qui commandent sont iniques, n'espérez point de moralité ; les hommes seront vains, frivoles, faux, égoïstes, et vicieux ; la vertu, au lieu d'être leur idole, leur paroîtra ridicule, et gênante.

Mais puisque le flambeau de la vérité a déjà fait disparoître tant d'erreurs, tant de principes faux en morale, en politique, en religion, en médecine et en physique, n'avons-nous pas lieu d'espérer qu'une bonne éducation simple et bien combinée, régénèrera enfin la race qui doit nous suivre. Il faut en convenir, tel est notre état actuel de démoralisation, qu'il faudroit élever les pères, avant d'élever les enfans.

Mais oublions les vices de notre siècle, pour n'entrevoir que les vertus de nos descendans. Que les amis de la sagesse redoublent de zèle, pour énoncer aux hommes leurs véritables intérêts; qu'ils fassent germer dans le cœur de la jeunesse des vertus, qui méconnues aujourd'hui, fructifieront demain; que les professeurs de morale, institués pour ce but louable, bàsent leur doctrine sur les intérêts que les hommes ont à être bons entre eux; qu'ils tournent leur sensibilité vers des objets utiles à eux-mêmes et à leurs concitoyens. C'est le moyen de faire des hommes, dont la moralité sera d'autant plus assurée, que des intérêts bien réels en répondront. S'ils réussissent dans leurs importans travaux, le plaisir d'avoir bien fait, et la bénédiction des gens vertueux sera leur juste salaire.

Des médecins physiciens et moralistes sont d'autant plus attentifs à ces avantages, qu'ils savent mieux combien la sagesse influe sur la santé. C'est en interprètant la nature à ses enfans chéris, qu'ils ont acquis le droit de leur parler le langage de la raison : ainsi, répandre des vérités salutaires à tous les hommes, soit pour les guérir, soit pour leur conservation physique et morale, diriger, encourager les efforts de quiconque veut s'instruire et se rendre utile à ses semblables, ou je me trompe, ou c'est le plus digne emploi de la médecine unie à la philosophie.

MORILLES. (V. Champignon).

MORPION. (V. Poux).

Mort. Quand on est jeune, on ne calcule pas la durée de son existence, on sait à peine que l'on doit finir; la vieillesse au contraire sait à quoi s'attendre, elle a eu le tems d'apprendre, comme dit la Fontaine, que

> La mort ne surprend pas le sage :
> Il est toujours prêt à partir.

On ne mérite pas de devenir vieux, quand on a la foiblesse de regretter ce qu'on n'a jamais dû conserver. Si la vie a été sage et tempérée, la mort n'est pour le philosophe que le dernier moment de l'existence. Si l'homme a été malheureux, qu'a-t-il à regretter ! Le moment de la mort ressemble tout-à-fait à celui de la naissance ; il n'est pas plus douloureux que celui-ci n'a été agréable : enfin, de toutes nos nuits, c'est la dernière, celle où l'on ne se réveille pas et qui est suivie d'un repos éternel.

La raison des siècles nous dit qu'il faut mourir ; ne nous faisons donc pas prier en quelque sorte, et terminons de bonne grâce la dernière action de notre vie. Le sage, qu'une vieillesse paisible mène insensiblement au trépas, meurt satisfait, en pensant qu'il laissera à ses enfans, et à ses amis, un bon exemple à suivre, et des regrets mérités.

S'il est quelque chose de désagréable dans les derniers instans, c'est de voir autour de soi des mines pâles, alongées, des traits et des yeux dans lesquels on lit, et sa dernière catastrophe, et la douleur qu'elle cause ; c'est pourquoi je pense, avec Montaigne, qu'il vaut bien mieux vivre et rire avec les siens, et aller mourir et rechigner entre les inconnus ; il faut au départ sauver les désagrémens des adieux, et ne laisser qu'à célébrer les vertus du défunt.

Après avoir en passant donné cet avis aux peureux, voyons comment on peut arracher à la mort des victimes qui ne lui sont pas entièrement dévolues, et dont l'existence n'est que suspendue par des léthargies plus ou moins fatales.

Rien n'est assurément plus désagréable que d'être enterré tout vif, quand on a encore des droits à l'existence; c'est cependant ce qui est arrivé souvent, faute de conserver les morts assez longtems, pour qu'il ne reste plus aucun doute sur leur état.

Les Egyptiens, les Grecs et les Romains ne se séparoient des dépouilles de leurs parens, que quelques jours après leur mort; cette coutume existe même encore aujourd'hui chez des peuples barbares, et nous, qui nous piquons d'humanité, nous ne croyons pas pouvoir trop tôt nous débarasser de nos parens, de nos amis.

Il n'y a qu'un seul signe certain de la mort, c'est justement celui que nous redoutons le plus, c'est le commencement de la putréfaction, c'est une odeur cadavéreuse, qui ne se manifeste qu'au bout de trois jours. La cessation du pouls, de la respiration, l'entière extinction même de la chaleur naturelle, ne suffisent pas pour s'en assurer : c'est ce qui résulte des observations de Winslow, Bruhier et Louis. Leurs remontrances ont valu des réglemens, et des ordres, de ne point précipiter les enterremens de ceux qui meurent subitement. Ces réglemens n'ont jamais été suivis bien scrupuleusement, et cependant c'est un des devoirs les plus essentiels de la société de garder, dans ces cir-

constances, pendant trois jours , les corps sur l'existence desquels il peut rester encore quelque doute.

Parmi la foule des fâcheux exemples que rapportent
les auteurs , nous nous contenterons d'en citer quelques-uns.

Lancisi a vu une personne qui revint à elle dans
l'église , tandis que quelques voix rauques lui modu-
loient un passe-port.

Une nommée Marie-Isabeau , sujette à la léthargie,
reprit sa connoissance dans le moment où on la descen-
doit dans la fosse fatale. Philipmen dit , qu'en voulant
faire l'opération césarienne à une femme qu'il croyoit
morte , le premier coup de bistouri la fit renaître. Un
maréchal , à Paris , trouva dans la rue Jean-Robert ,
une femme couverte de son linceul , et sortant de sa
bière qui étoit encore exposée sur le pas de sa porte.
On retira d'un tombeau un religieux de St-François,
qui y étoit depuis trois jours , et avoit déjà dévoré
une de ses mains , etc.

Lorsque des personnes seront mortes subitement , il
faudra , sans attendre , essayer différens moyens pour
tâcher de les rappeller à l'existence. On examinera avec
une bougie et une glace , si les narines , ou la bouche ,
laissent encore échapper quelques restes de souffle ; on
chatouillera l'intérieur du nez et de la gorge , avec les
barbes d'une plume ; on donnera des lavemens de tabac ,
on emploira la cire d'Espagne , pour brûler les pieds et
les mains , les frictions , les vessicatoires , les ventouses ,
l'ammoniac ; enfin , il n'est pas de moyens et de soins
qu'on ne doive apporter , pour rappeller à la vie ceux
dont la parque n'auroit pas absolument disposé.

MORTALITÉ. Une curiosité bien naturelle à

l'homme, c'est celle qui le conduit à s'instruire des probabilités qui militent pour ou contre son existence. Voilà un résumé de Buffon sur cet objet :

Une table tirée des registres mortuaires de trois paroisses de Paris, et de douze paroisses de la campagne, prouve, que de vingt-quatre mille personnes mortes dans un tems donné, six mille n'ont pas survécu à l'année même de leur naissance, qu'environ six mille sont mortes entre leur septième année, et leur première ; d'où l'on conclut, que lorsqu'un enfant vient de naître, il est aussi raisonnable d'espérer qu'il vivra jusqu'à la septième année, que de craindre qu'il ne meurre à la fin de la première ; car de vingt-quatre mille personnes, douze mille seulement sont entrées dans leur septième année ; et de ces douze mille, la moitié est morte dans sa première année ; donc il y a un contre un à parier, qu'un enfant qui vient de naître, ou mourra dans l'année, ou entre cette année et la septième : de dix-huit mille ou environ, qui sont entrés dans leur seconde année, neuf mille sont arrivés à la trente-troisième ; donc il y a un contre un à parier, qu'un enfant qui a passé sa première année, arrivera au moins à sa trente-troisième ou trente-quatrième.

Il résulte de ce calcul, une table de probabilités de la vie humaine, selon laquelle un enfant qui vient de naître, peut espérer de vivre au moins huit ans ; il en peut espérer trente-trois quand il a vu la fin de sa première année ; trente-huit quand il est à la fin de sa deuxième ; quarante, à la fin de la troisième, etc.

Ainsi à l'âge de douze ans, on a déjà vécu le quart de sa vie, et l'on ne doit espérer que trente-huit ou trente-neuf ans de plus ; à l'âge de vingt-huit ou vingt-neuf ans, 'on a vécu la moitié de sa vie, on ne doit plus compter que sur vingt-huit ans; avant cinquante, on a vécu les trois quarts, et l'on n'en a plus que seize ou dix-sept à espérer; mais ces vérités mortifiantes, peuvent se compenser par des considérations morales. Il faut regarder comme nulles, les quinze premières années, et sous ce point de vue, à l'âge de consistance, ou vingt-cinq ans, on n'a vécu que le quart de sa vie, moitié à trente-huit, et les trois quarts à cinquante-six ans.

Nous avons chez nous peu de tables de mortalité, bien faites. En Angleterre, des observations exactes prouvent que de cent individus nés le même jour, ou la même semaine, il y en a trente-six qui meurent, jus-qu'à l'âge de six ans; des soixante-quatre qui restent, jusqu'à seize ans, il en meurt vingt-quatre; des quarante restans, jusqu'à vingt-six ans, il en meurt quatorze; des vingt-six, jusqu'à trente-six, il en meurt dix; des seize qui restent, jusqu'à quarante-six ans, il en meurt six; des dix, jusqu'à cinquante-six, il en meurt quatre; des six, jusqu'à soixante-six, il en meurt trois; de ces trois, jusqu'à soixante - seize ans, il en meurt deux; enfin, celui qui reste, va de quatre-vingt à cent ans.

MORUE. La morue est un poisson de mer qui est de la plus grande ressource pour toutes les Nations qui peuvent se la procurer. On la pêche au grand banc de Terre-Neuve, près le Canada, et dans l'Islande, où, selon Adanson, elle est d'un goût exquis.

La morue, en général, est un fort bon manger, quand elle est fraîche; elle est nourrisante, produit de bons sucs, et convient assez à tous les tempéramens; quand elle est salée et desséchée, elle est bien moins bonne ; elle porte alors le nom de Merluche. (V. ce mot).

MOUSSERON. (V. Champignon).

MOUCHES. Quoique les mouches familières tyrannisent souvent, cependant elles n'ont rien de venimeux par elles-mêmes ; ce n'est qu'accidentellement qu'elles transportent sur nous les poisons qu'elles tirent des matières mal-propres, ou des pièges qu'on leur tend : mais leur grand nombre, leur importunité, leurs bourdonnemens, leurs piqûres, leurs excrémens, suffisent pour nous autoriser à les détruire.

On préserve les jambes de leurs piqûres, avec les mêmes bas de peau qu'on employe l'été contre les cousins et les taons. Pour s'en débarrasser bien sûrement, en automne, tems où elles abondent le plus, on garnit les appartemens d'assiettes pleines d'eau, dans lesquelles on verse de la poudre de Cobalt ; la vapeur minérale, lorsqu'en volant elles passent au-dessus des assiettes, suffit pour les faire tomber mortes ; mais il faut bien prendre garde que ce moyen ne devienne dangereux aux enfans et aux animaux domestiques ; d'ailleurs il exige qu'on soit bien sûr des gens de service, parceque la poudre contient une très-grande quantité d'arsenic ; c'est pourquoi on devroit défendre d'en délivrer à toute personne qui ne seroit pas bien connue, ou qui n'auroit pas de répondans.

Un autre moyen de se débarrasser des mouches, c'est de fermer toutes les fenêtres d'une chambre, et de n'y laisser aucun jour ; les mouches partiront pour la pièce voisine qui sera éclairée, et de pièce en pièce on peut ainsi les mettre à la porte. Dans les pays chauds, on peut placer aux fenêtres, des chassis de canevas ou de gaze.

L'eau fraîche suffit contre la piqûre des mouches. On ne doit point garder, dans la pièce qu'on habite, du sucre, des fruits, des viandes, et des friandises, qui les attirent puissamment.

Mouchoir. C'est un meuble de propreté, destiné principalement à débarrasser le nez de sa mucosité surabondante ; on se sert le plus souvent pour cet usage de mouchoirs de fil, et ce sont ceux qui y conviennent le mieux. Il faut bien se garder de se servir de ceux qui ont déjà été employés par d'autres ; il en résulte de la mal-propreté et des boutons.

Les mouchoirs de soie, de mousseline et de coton, comme plus chauds, sont employés par les femmes, pour couvrir et le col et la poitrine ; ceux qui sont très-amples, comme on les fait aujourd'hui, peuvent tenir lieu de mantelets ou de schalls, garantissent fort bien du froid les épaules, mais non la tête. Il faut faire attention, quand on les quitte, que la température soit chaude, surtout point humide, de peur que la transpiration insensible n'en souffre.

Moule ou Moucle. Ce sont des espèces de coquilles bivalves, dont beaucoup se trouvent dans la mer, et quelques-unes dans l'eau douce. On fait des pacages de moules, où ces animaux s'engraissent fort bien, comme l'a fait voir Dupati, dans les mémoires de la société savante de La Rochelle. Ces moules acquièrent un degré de bonté et de délicatesse que les autres moules n'ont pas.

En général, les moules offrent un aliment nourrissant, assez sain, mais pesant, et qu'il est bon d'assaisonner de poivre et de quelqu'acide. Beaucoup d'estomacs ne s'en trouvent pas bien.

Les moules de mer renferment quelquefois des petits crabes, qui les rendent très-mauvaises, causent des éruptions cutanées, et même des convulsions. On employe, dans ces circonstances, les vomitifs et à la suite les adoucissans. Les personnes qui mangent des moules, ainsi que les cuisiniers, doivent y faire attention.

Il faut bien observer si ces qualités malfaisantes ne sont pas communiquées aux moules par des eaux croupies, dans lesquelles elles auroient séjourné, ou si les accidens ne tiennent pas à certaines dispositions de l'estomac, puisque quelques personnes sont incommodées, quand d'autres, avec qui elles ont mangé du même plat, ne le sont pas, et qu'elles ont éprouvé plusieurs fois les mêmes récidives. On sait que les homards et les salicoques produisent quelquefois des effets semblables.

MOULINS. Quand on manque de moulins, il est bon de savoir employer le bled, et de la manière la plus avantageuse. Dans le département de la Côte d'Or, il y a des endroits où il n'existe point de moulins à vent, et où l'on fait griller le froment, pour le concasser ensuite dans des mortiers, et en faire, à l'eau ou au lait, une bouillie qui est très-agréable. Cette méthode est infiniment préférable à celle qui a été employée dans plusieurs cantons, où, faute de moulins, on a fait crever le bled dans l'eau pour en faire une bouillie. Il faut diviser le mucilage du bled par la torréfaction; autrement on a une nourriture lourde et indigeste, qui ne laisse pas d'avoir des inconvéniens.

Il seroit bien essentiel que le gouvernement prit en considération sérieuse, le projet du Cⁿ Boncerf, qui consistoit à employer les moulins à bras du Cⁿ Durand, dans les prisons et les maisons de force. Un seul de ces moulins peut occuper successivement 6 ou 8 personnes dans vingt-quatre heures, et elles pourront moudre jusqu'à 7 septiers par jour. La mouture de la France revient à plus de 60 millions, en estimant qu'un septier coute 1 franc et demi.

Il y a moitié des moulins à eau qui sont nuisibles, parceque les digues facilitent des inondations, et produisent des marais qui sont enlevés à l'agriculture, et deviennent des pépinières de fièvres. Le peuple pourroit, avec le moyen proposé, gagner la moitié de la somme; on sauveroit des terreins précieux, on occuperoit des bras oisifs, et on assureroit la salubrité et l'abondance des farines.

MOUSSEUX (Vin). Le vin mousseux offre une liqueur très-recherchée. On sait que pour devenir mousseux, on le renferme dans des bouteilles, avant qu'il ait complettement subi sa fermentation. C'est pourquoi il conserve une si grande quantité de gaz acide carbonique, et ce gaz mortifère pour qui le respire, non-seulement ne produit en l'avalant aucun mauvais effet, mais au contraire il est cordial, et a l'avantage de faire naître la gaieté; c'est ce fluide élastique, qui, combiné avec le vin, donne une mousse écumeuse et brillante, lorsqu'adroitement, on le verse de haut dans des cristaux bien coniques et bien transparens; c'est lui qui fait sauter avec fracas les bouchons qui le tenoient comprimé dans sa prison; c'est lui qui donne au vin ce montant fin et agréable qui le fait ardemment désirer dans nos grands repas ; enfin c'est lui qui a fait dire à Voltaire :

> Du vin d'Aï la mousse pétillante ,
> En chatouillant les fibres des cerveaux ,
> Y porte un feu qui s'exhale en bons mots.

En effet , dans ce canton dont la Fontaine vante le sexe , dans le pays Rémois, pays fertile en bons vins de plus d'un genre, Aï et ses environs fournissent le mousseux qui mérite le plus sa réputation, non parce qu'il pétille , mais parce qu'en même-tems il est fin , vineux et délicat. En général ce vin , pris modérément , et de tems en tems , est cordial , diurétique , et stomachique , mais son trop grand usage irrite et agace les nerfs. Celui qu'on boit à Paris , est souvent verd et d'un piquant désagréable.

M o u t. On donne le nom de mout à la liqueur qu'on vient d'exprimer du raisin , ou d'autres fruits qui entrent en fermentation. Le mout est indigeste , donne des gonflemens , des vents et des coliques aux estomacs délicats , parce qu'il laisse dégager beaucoup de gaz. Il est dangereux de rester quelque tems dans les lieux où l'on a mis le mout en fermentation , et où l'acide carbonique, qui s'en dégage , pourroit ou déranger les fonctions ou causer l'asphyxie.

M o u t a r d e. On fait la moutarde avec la graine de Sénevé ordinaire ou blanche. Ces graines ont une saveur âcre et piquante , dont on fait une pâte liquide , soit avec du mout à demi épaissi , comme celle de Dijon , soit avec du vinaigre.

On a poussé fort loin l'art de donner aux moutardes des goûts très - variés. Celles de Maille sont les meilleures de toutes ; il en fait à l'estragon , à l'ail , aux anchois, etc., et les envoie jusqu'aux extrémités du globe.

La moutarde est saine, elle aide la digestion chez les personnes qui ont l'estomac paresseux ; elle convient surtout aux pituiteux, aux phlegmatiques, et non aux jeunes gens et aux personnes bilieuses et mélancoliques, chez qui tous les irritans peuvent être nuisibles.

MOUTON. Tout animal qui peut en même tems nourrir et vêtir son maître, doit être pour lui d'un grand prix ; tel est le mouton. Sa chair succulente est très-propre à restaurer ; elle fournit un aliment facile à digérer, lorsqu'il n'est pas trop dur, ni trop vieux. Néanmoins cette viande étant naturellement ferme, a besoin d'être attendue et mortifiée, pour être très-agréable et légère.

Les meilleurs moutons sont ceux qui vivent sur les bords de la mer, dans les montagnes où les plantes aromatiques sont communes. On vante beaucoup ceux du Berry, de Provence et des Ardennes, mais on prétend que ceux de l'Amérique les surpassent pour la finesse du goût.

La chair de mouton est serrée et compacte : elle ne convient pas dans le commencement d'une convalescence. Dans nos climats, on prépare la laine de mouton pour les étoffes qui servent à nos habillemens ; dans le Nord, on passe la peau de mouton avec son poil, et le peuple en fait ses habits ; ce sont les plus chauds qu'on puisse porter, conséquemment les plus convenables à ce climat.

MOUVEMENT. Le mouvement est l'ame de la nature ; il nous forme, il nous conserve, nous consume et nous détruit. Il n'est pas moins utile à notre existence que le repos ; ils se relayent tous deux pour permettre à nos fonctions de se faire avec toute la régularité requise.

Les principaux organes du mouvement, dans l'homme, sont les muscles: ils concourent à toute espèce d'exercice: et c'est par l'exercice, que nous acquérons la force, l'énergie et le maintien; c'est lui qui entretient dans un juste équilibre, les solides et les fluides de tout le corps; c'est lui enfin qui constitue les santés les plus inaltérables.

En parlant des savans, des gens de lettres et des artisans sédentaires, nous avons fait voir que la majeure partie des inconvéniens qu'ils avoient à redouter, venant de l'espèce de repos auquel leurs habitudes les condamnent, ils sont, en effet, privés d'un des plus grands ressorts de la vie; ils ont beau prendre des remèdes; ils ne leur tiendront jamais lieu de mouvement, et le mouvement à coup sûr pourroit leur tenir lieu de remèdes.

Socrate, Jules-César et tant d'autres, dûrent au mouvement la force que la nature avoit refusée à leur constitution; et cette force leur permit de donner l'essor à ces talens qui ont mérité notre admiration. Il est rare de voir des personnes lentes, peu disposées à l'exercice dans la jeunesse, faire preuve par la suite de caractère, d'esprit et d'imagination.

La plupart des effets généraux du mouvement sont plus ou moins sensibles dans l'homme, relativement au tems, au lieu, à la nature de l'exercice, à son degré, et à sa durée. Si c'est le matin, que le corps est mis en activité, tous les viscères reposés se trouvent dans une disposition bien plus favorable, pour en ressentir tous les effets salutaires. Toutes les sécrétions, toutes les excrétions, et particulièrement l'insensible transpiration se font avec la plus grande aisance. Qui ne s'est pas senti ranimé en se promenant le matin dans les plus beaux jours de l'été! la fraîcheur de ce délicieux moment, l'atmosphère parfumée de fleurs qui ne font que d'éclore, procurent un bien être dont on s'applaudit pendant le reste de la journée. Quelle différence, si l'on remettoit à faire du mouvement à la sortie du dîner! on ne feroit que troubler la digestion, et souvent en rendre défavorables les résultats, à moins qu'on ne jouisse d'une santé athlétique.

On conçoit aisément que le mouvement pris à la campagne, dans des lieux frais, calmes, rians et bien cultivés, est préférable à celui qu'on peut se procurer dans les grandes villes, au milieu de la presse, de la boue, du tumulte ou de la poussière.

On sent que ce n'est pas quand l'astre du jour darde très-vivement ses rayons, qu'il faut faire beaucoup de mouvement, parce qu'alors la transpiration devenant sueur, fatigue et épuise facilement : ce seroit outrepasser la mesure du mouvement. L'exercice ne sera jamais avantageux, que lorsqu'il réveillera doucement la chaleur naturelle, en entretenant la souplesse et le ressort des muscles, en animant la circulation et la respiration, en fortifiant les nerfs, en facilitant le libre cours et la sécrétion des humeurs.

Quant à la durée du mouvement, il n'y a pas de doute, que trop longtems prolongée, elle ne mène aux inconvéniens de la trop grande chaleur appliquée au corps, qu'elle ne dessèche les solides et les fluides, ne dispose à des inflammations, à des péripneumonies, et autres accidens, qui en sont les suites naturelles. Le mouvement qui fatigue perd donc tout son mérite, et au lieu de fortifier, il ne fait qu'affoiblir. Pour ce qui est des différens mouvemens imprimés à la machine par les différens genres d'exercice ou de gymnastique qu'on peut faire, ainsi que des précautions qu'ils exigent, il en est question à chacun de ces articles en particulier.

MUCILAGE. Ce mot peut être pris dans un sens général, et comme synonyme de corps muqueux ou *muqueux*, mot adopté par les nouveaux nomenclateurs ; mais dans une acception plus particulière, on peut le regarder comme le *muqueux*, gluant, filant, visqueux, fade au goût, sans cependant avoir la consistance de la gelée, dont il est très-voisin ; c'est positivement l'état mucilagineux des chairs des jeunes animaux, surtout dans l'intervalle des muscles.

Le degré de combinaison du mucilage, dans toutes les substances où on le trouve, le rend plus ou moins nourrissant ; lorsque le mucilage animal est parvenu à l'état de gelée, de quelque manière qu'il y soit arrivé, il nourrit très-bien, et ne fournit presque plus d'excrémens ; avant de parvenir à ce point, il se digère souvent, avec difficulté, et relâche plus ou moins le canal intestinal. Ces effets sont d'autant plus marqués, que le mucilage est plus éloigné du point où il devient parfaitement gélatineux.

La troisième classe des alimens a pour base, ainsi qu'il a été dit au mot Aliment, les substances mucilagineuses, gommeuses, gélatineuses, douces, sans saveur étrangère ; et une partie de ces alimens est très-nutritive.

Ce que les chymistes ont nommé *muqueux*, paroit donc former, et les mucilages, et les gommes, et les gelées. On distingue les mucilages, des gommes et des gelées, parce qu'ils ont différentes espèces de tenacité ou de viscosité. On les distingue encore en mucilages végétaux, et mucilages animaux.

Les gommes sont bien moins visqueuses, que les mucilages. Elles peuvent s'étendre en assez grande quantité dans l'eau, sans la rendre très-collante. Quant leur dissolution est fort rapprochée, elle colle, ou ne file pas, ou très-peu. Elles se dessèchent parfaitement, et sont alors fort transparentes.

Il y a très-peu de substances dans les animaux, à qui l'on puisse donner le nom de gommes. On les distingue en celles qui n'augmentent pas beaucoup de volume en s'humectant, ou qui en le faisant, se gonflent considérablement, et se rapprochent par là des fécules, ou gelées sèches.

Les gelées, quoique plus ou moins collantes, n'ont pas une longue viscosité ; celles qui sont parfaites, filent moins que les gommes, et quelquefois point du tout. Quand elles sont étendues dans l'eau, qu'on les fait évaporer à un certain point, et qu'alors on les laisse refroidir, elles se prennent en une masse tremblante et demi-transparente, qui se divise en morceaux. On les distingue en gelées animales et végétales ; ces dernières sont rarement dépourvues d'une combinaison saline, dans l'état de suc ou de liquide : quand elles sont sèches, on doit les ranger avec les fécules.

Les mucilages végétaux contiennent plus ou moins de viscosité ; les plantes douces en ont beaucoup : ce qui exige qu'on les cuise d'autant plus, pour les rendre moins pesantes, et plus digestives, comme les chairs des jeunes animaux. Sans cela, ces alimens produiroient des glaires, qui ne manquent pas d'incommoder. Il est possible que dans les mucilages animaux, la décoction continuée de la chaleur, et peut-être sa combinaison, forment des substances gélatineuses, avec des mucilages dont la viscosité est très-grande. Le mélange et la combinaison de certains corps diminuent cette viscosité ; tel est le mélange de l'eau, des acides, du sucre, des alliacées, des crucifères, des aromates et des parties extractives savonneuses de presque toutes les plantes. Il est bon d'entrer dans quelques détails sur ces propriétés.

Parmi les plantes, celles qui contiennent le suc le plus visqueux sont les malvacées, qui renferment beaucoup d'eau, un peu d'extrait, et de substance colorante verte. Nous ne les employons pas comme alimens.

L'arroche, la bette, la blette et l'épinard, présentent un mucilage plus délayé que les mauves ; dans l'épinard, la partie colorante ne paroît pas se dissoudre dans les humeurs, et comme il n'y a que les excrémens qui en soient teints, on a cru très-mal à propos que l'épinard étoit indigeste ; au contraire ces alimens cuits sont très-adoucissans et faciles à digérer : on prétend qu'il y a des endroits, où l'ortie est employée, comme aliment de la même manière.

Après les arroches, viennent les pourpiers, les ficoïdes, l'épinard d'Ethiopie, *tetragonia herbacea*, dont le Cⁿ Amoreux a indiqué l'usage dans le Journal de physique d'octobre 1789. Le mucilage de ces plantes est encore plus étendu d'eau, que celui des précédentes. Elles ont une saveur douce, assez agréable. On les assaisonne avantageusement avec le bouillon, le lait, la crème, et le beurre.

Les chicorées viennent ensuite ; on sait qu'on empêche l'extrait et la partie colorante verte de se former par l'étiolement. (V. ce mot). Leur mucilage est très-délayé, et leur suc très-doux. La vertu calmante de ces substances, si elle existe, est infiniment peu de chose.

Il y a parmi les laitues, celle qu'on nomme vireuse, qui n'est cependant pas dénuée d'une propriété calmante et narcotique : ce qui prouve que les substances narcotiques, quoique portant une action vive sur les nerfs, peuvent échapper au sens de l'odorat et du goût.

Les laitues, avec l'âge, acquièrent une âcreté qui est due au suc laiteux qu'elles renferment. Les laitues crues, en salade, se digèrent aisément : la décoction les rend encore plus douces, et plus digestibles.

Après ces plantes, viennent celles qui doivent leur douceur à leur jeunesse ; telle est l'asperge dont il émane dans les urines un principe odorant, si désagréable, et qui mériteroit bien quelques recherches particulières. Son mucilage est fort doux, et cette plante ne peut être regardée comme échauffante. Dans les pommes de terre, le mucilage visqueux est uni à la fécule.

Après les racines farineuses, sont celles qu'on nomme improprement charnues, c'est-à-dire, qui n'étant, ni fibreuses, ni farineuses, sont tendres, succulentes, et susceptibles d'être réduites en pulpe ou en marmelade. Tels sont les scorsonnères, les salsifis, les topinamboux ; leur mucilage est peu visqueux, mais celui des topinamboux est propre à faire naître des vents ; on trouve à ces plantes une saveur légèrement sucrée, mais leur vertu échauffante et diaphorétique n'est pas démontrée.

Les réceptacles des fleurs d'artichaux sont fort analogues aux racines dont nous venons de parler. Le chou palmiste peut tenir ici sa place.

Tous ces alimens nourrissent beaucoup moins que ceux qui ont pour base des fécules, parceque leur mucilage est très-pénétré d'humidité, et non condensé sous un petit volume. L'oseille nous donne l'exemple d'un aliment dont la base est un mucilage combiné avec l'acide oxalique. Nous en usons avec une abondance qui seule seroit une preuve de son utilité, si la raison et une expérience éclairée ne nous apprenoient pas combien est utile l'usage de cet acide combiné et corrigé avec les bettes, etc. La base de l'acide oxalique est en effet d'autant plus propre à s'unir à nos alimens, qu'elle leur est commune, ainsi qu'à tous nos organes.

Les végétaux présentent des mucilages visqueux, combinés avec plus ou moins de substance sucrée. La figue et la datte en sont des exemples frappans, et donnent beaucoup de glutinosité à l'eau. Ces fruits sont très-nourrissans, parceque le mucilage y est très-rapproché, et que la partie sucrée est aussi nourrissante par elle-même.

Le miel offre bien parfaitement l'union d'un mucilage visqueux, uni à beaucoup de sucre. La figue et la datte, quand on en mange beaucoup, passent pour donner des rapports brûlans, ce qui est probablement dû à ce que le mucilage visqueux, épaissi jusqu'à un certain point, se dissout et se digère avec peine en fermentant dans l'estomac.

Le mélange du sucre avec le mucilage, est assez fréquent dans les racines ; mais en général il est uni à une assez grande quantité d'eau qui lui fait perdre sa viscosité. La carotte en est un exemple ; elle a une partie

Tome II.

aromatique qui en facilite encore la digestion, et en fait un très-bon aliment. Le panais, qui est de la même famille, contient, outre le mucilage sucré et une partie odorante et sapide qu'il perd aisément par la décoction, une substance qui approche de la nature des fécules. La substance sucrée se trouve en plus grande abondance dans la betterave que dans toutes les autres racines, et Margraff en a retiré une grande quantité de sucre en nature ; mais comme elle contient plus d'eau que la carotte et le panais, elle est moins nourrissante.

Les navets contiennent également un mucilage sucré, mais uni à beaucoup d'eau, et à un principe actif particulier à toutes les crucifères. Ils produisent dans les intestins un dégagement de gaz hydrogène sulfuré. La pulpe du radis et de la rave de la même famille, sont pleines d'eau de mucilage sucré, mais leur écorce renferme particulièrement le principe âcre dont nous venons de parler. Leur grande quantité d'eau les rend peu nourrissantes, et propres à donner des rapports, quoiqu'en général elles pèsent peu sur l'estomac.

Le raifort est le végétal de la famille qui a le plus de ce principe âcre et stimulant, ce qui fait qu'on ne peut s'en servir que comme assaisonnement. Ce principe, qui est échauffant, est un des meilleurs remèdes dans les dispositions glaireuses.

Dans les choux, ce principe volatil se dévelope modérément, surtout dans ceux qui sont pommés, dans les choux-fleurs, et les brocolis, qui donnent des alimens agréables, quoique peu substantiels. Ils procurent aisément des vents d'une odeur hépatique, mais sans troubler en aucune manière la digestion.

Le suc mucilagineux de ces plantes, qui d'après ce que nous venons de dire, est surchargé d'eau, est susceptible de fermenter ; c'est par ce moyen qu'on prépare le sawer-kraut des Allemands, dans lequel il se forme un acide très-développé, qui cependant ne détruit pas la partie mucilagineuse et sucrée du végétal, et ne fait que lui donner une propriété de plus, qui la rend stimulante, tonique, et surtout anti-scorbutique. (V. Chou). Les autres plantes crucifères sont plutôt des assaisonnemens que des alimens. Tels sont les cressons, les cocléaria, la graine de moutarde, et même la capucine, qui est d'une famille différente.

Une chose singulière, c'est la promptitude avec laquelle le mélange du sel amortit cette partie volatile, et semble la neutraliser : le vinaigre la change et la modère aussi.

Dans les bulbes des alliacées, on remarque que le mucilage visqueux, mucilagineux et sucré, est uni à une substance volatile très-particulière, qui frappe à-la-fois les organes du goût et de l'odorat, et picote vivement les yeux, quand on les expose à ses émanations. C'est ce qu'on remarque dans l'ail, l'échalotte, la ciboule, la rocambole, l'oignon et le poreau. Mais, comme dans la classe précédente, la décoction enlève une grande partie de ce principe, et il ne reste presque que le mucilage sucré, ce qui fait qu'ils ne sont pas désagréables dans les assaisonnemens où on les employe tous les jours.

Les aulx sont aussi de très-bons correctifs de la disposition glaireuse ; ils accélèrent la digestion, et donnent aux vents une fétidité pareille, et encore plus grande que celle des crucifères ; ce qui les différencie le plus, c'est leur activité supérieure, et leur propriété de pénétrer dans les voies de la transpiration, ce que ne font pas les autres.

Quoique ces plantes paroissent perdre dans l'eau toute leur odeur, et se réduire à un mucilage sucré, si on les torréfie et qu'on les cuise à la chaleur de l'huile ou de la graisse, alors la décomposition développe un empyreume des plus âcres et des plus piquans, comme on le remarque dans l'oignon roussi; quoiqu'alors beaucoup de personnes l'aiment, il en est beaucoup, à l'estomac desquelles il nuit, et donne des rapports très-durables. Ces faits doivent attirer l'attention des chimistes médecins : et les opérations de la cuisine, source de beaucoup de maux, méritent bien qu'ils s'en occupent.

Les plantes dans lesquelles le mucilage se joint à un principe aromatique, servent le plus souvent pour assaisonner les alimens ; le persil, le cerfeuil, le thim, l'estragon, la sariette, l'anis, etc. en sont des exemples. Le céleri crud offre aussi une saveur très-agréable, mais la décoction lui en enlève une partie, et il n'en est pas moins un très-bon aliment, dont le mucilage sucré est encore légèrement aromatisé.

Chez les animaux, l'action de la vie, à mesure qu'ils prennent de la croissance, change le mucilage visqueux en une substance gélatineuse, et la décoction dans l'eau, suivie de l'évaporation de ce liquide, fait en lui cette métamorphose d'une manière évidente. Plus on approche des extrémités des animaux, plus on trouve de ce mucilage dans l'interstice des muscles et des ligamens, et ces parties étant épuisées par la décoction, tout le mucilage passe dans l'eau, qui évaporée, donne un suc

épaissi qui se prend en gelée et n'a plus rien de visqueux.

Ces gelées sont très-nourrissantes , et ne conviennent
pas à tous les estomacs , parce qu'elles se digèrent promptement ; aussi on les recommande aux convalescens , à
qui les mucilages , dans l'état visqueux , feroient souvent
beaucoup de mal.

Quant aux gommes , comme aliment , elles sont d'un
usage très-circonscrit. On sait que les caravanes se nourrissent de gomme arabique ; elle n'est point usitée chez
nous , comme aliment , mais elle pourroit servir dans le
besoin. On ne distingue que deux sortes de gommes qui
sous ce point de vue puissent nous être utiles , la gomme
de pays ou arabique , que fournissent les cerisiers , les
pêchers , les abricotiers , etc. et la gomme - adragant.
Quelques graines de cette dernière , s'étendent et se
gonflent au point de remplir un verre ordinaire , de la
gelée que l'eau en forme. Il est probable que si cette
gomme étoit prise sèche , elle incommoderoit beaucoup
par son gonflement ; mais une fois mise en gelée , elle
seroit probablement moins à charge à l'estomac , que la
première espèce , avalée dans l'état de mucilage ou de
dissolution épaisse. Il est même croyable , que beaucoup
d'estomacs rejetteroient celle-ci dans cet état. Comme
ces gommes se prennent le plus souvent comme médicamens , on les délaye beaucoup , et elles ne sont plus
qu'adoucissantes.

Les développemens d'air , dans certains mucilages , sont
dus à des combinaisons nouvelles , ainsi que ce qu'on
nommoit autrefois grossier ou atténué dans les corps. La
chimie moderne aura un beau champ à exploiter , si
elle veut faire l'examen des différens états du mucilage

et des différentes proportions auxquelles il doit toutes ses formes et ses propriétés.

MUSCOSITÉ. On donne ce nom au mucus animal qui lubrifie les différens organes, au moyen desquels s'exécutent nos fonctions, tels que le mucus des intestins, de la plèvre, du nez, des articulations, etc.

MUETS. Pendant des milliers d'années, on a été persuadé que les sourds et muets étoient des êtres perdus pour la société; il étoit réservé à notre siècle de prouver que ces pauvres infortunés sont très-susceptibles d'éducation. Non-seulement on leur apprend à lire et à écrire, mais on est encore parvenu à les faire penser. Qui n'a été attendri jusqu'aux larmes, en assistant aux séances philantropiques du célèbre L'Epée! il a créé en France un art nouveau: et ses principes pour élever les sourds et muets, ont été reconnus si supérieurs à ceux qu'on avoit publiés avant lui, qu'on ne suit plus aujourd'hui que sa méthode dans toute l'Europe: ses lumières, sa charité, son dévouement, son humanité et son désintéressement, seront à jamais un des plus beaux exemples qu'on puisse proposer aux hommes.

Son ouvrage a pour titre: Institution des sourds et muets par la voie des signes méthodiques. Chez Nyon, à Paris, 1776.

MULET ou Cabot. C'est une sorte de poisson de mer écailleux, qu'on trouve à l'embouchure des fleuves et des étangs qui avoisinent la mer. Les mulets de mer sont les meilleurs, ceux d'étang sont plus gras. En général, la chair de ce poisson est d'une qualité médiocre, et fort souvent, elle sent la vase.

MUQUEUX (Corps). On donne le nom de corps muqueux aux substances qui contiennent la même base que celle du sucre et de l'acide oxalique. Ces substances en général, sont fermentescibles et putrescibles : on en reconnoit deux ordres principaux ; l'un contient les mucilages proprement dits, les gommes, les fécules ou gelées sèches, les sucs gélatineux, doux, mélés de sucre et d'acide, le sucre et les acides végétaux eux-mémes, enfin les mucilages animaux solubles ou les gelées animales, ou en général, tous les corps disposés à la fermentation et à l'acescence, dans lesquels la base de l'acide oxalique est surtout combinée avec du charbon. L'autre ordre contient toutes les substances gélatineuses végétales, ou animales fibreuses, les sucs albumineux et la partie caséeuse du lait, ou les substances disposées à l'alcalescence, dans lesquelles la base oxalique est surtout combinée avec l'azote ou la mofette.

M U R I A T I Q U E (Goût). C'est une saveur qui tient à celle de la saumure, ou dissolution du muriate de soude ou sel marin ; on prétend que les fluides des animaux ont des acrimonies de cette nature : mais qui nous dira ce que c'est qu'une acrimonie humorale ! (V. Muriate de soude).

M U S C. C'est une substance onctueuse, granuleuse et noirâtre, d'une saveur amère et âcre, d'une odeur très-pénétrante et très-aromatique, qui plaît à quelques personnes, et déplaît à d'autres. Ses particules odorantes sont en si grand nombre dans un petit volume, qu'un grain peut encore fournir de l'odeur au bout de cent ans, et que l'odeur acquise par les flacons, dans lesquels on la place, est presque indélébile. On prétend que l'animal qui fournit le musc dans une bourse particulière, ressemble à une fouine. L'odeur de ces derniers animaux a bien quelques rapports avec le musc.

Celui de Tongul est supérieur à celui qui vient du Bengale ou de Russie. Les marchands le sophistiquent souvent, et alors il prend feu avec peine.

Les parfumeurs employent beaucoup le musc, dans l'art cosmétique et les préparations avec l'ambre; les personnes qui ont naturellement quelque mauvaise odeur, n'en peuvent prendre une qui la masque plus sûrement; mais il peut leur arriver de n'être pas mieux acceuillies avec l'odeur du musc : au moins feront-elles très-prudemment de ne jamais se présenter chez les femmes en couche, à qui cette odeur peut causer des accidens fâcheux. Le musc a la réputation d'être un très-bon anti-spasmodique : je doute qu'elle soit parfaitement établie.

MUSCADE. C'est une partie aromatique d'un arbre des Indes orientales, dont le fruit est de la grosseur d'une petite orange, et dont le noyau, qui est la vraie muscade, est recouvert de trois écorces. La première est pulpeuse; la seconde est réticulaire, et comme partagée en lanières, minces, visqueuses, huileuses, rougeâtres, aromatiques; c'est ce qu'on nomme macis en Europe; on l'employe à cause de sa saveur balsamique, dans les mêmes circonstances que la muscade elle-même, qui cependant a plus de force. La troisième écorce, qui succède au macis, est une coque dure, mince, cassante, qui contient la muscade.

Cette noix, qui ressemble à une olive pour la forme, est ridée, brune, dure, d'une saveur amère, âcre, suave, et huileuse; les meilleures sont pesantes, marbrées en dedans, et d'une forte odeur aromatique.

Dans l'Inde, on sert, dans les desserts, les muscades entières, confites; les Hollandais ont observé que l'usage immodéré qu'on en fait, souvent attaque la tête, et cause des maladies soporeuses.

La noix muscade, simple et non-confite, s'employe très-fréquemment pour assaisonner les alimens; elle fortifie l'estomac, facilite la digestion, corrige la mauvaise haleine, dissipe les vents, arrête les flux de ventre, provoque les excrétions féminines, convient beaucoup aux tempéramens pituiteux et lents.

Les personnes ardentes, vives, naturellement resserrées, ne doivent point se permettre l'usage de la muscade.

Les Hollandais en ont eu pendant long-tems la vente exclusive; et leur insatiable cupidité, en faisoit brûler fort souvent pour huit à dix millions à la fois, dans la ville d'Amsterdam. S'il arrivoit à un pauvre spectateur, de ramasser seulement une muscade, il étoit impitoyablement condamné à être pendu.

MUSCAT. On donne le nom de muscat à d'excellens raisins, qui ont un petit goût enfumé, très-agréable, et qui sont très-sucrés, lorsqu'ils ont acquis leur maturité. Tels sont ceux de Frontignan, et de Lunel. On a coutume, pour faire les fameux vins de ces cantons, de laisser les grappes mûres, encore quelques tems sur le cep, jusqu'à ce qu'en perdant leur eau, elles se dessèchent en partie. Alors on en fait un vin très-délicat, très-sucré, et très-recherché des personnes qui aiment les vins cuits et liquoreux. Il est stomachique, facilite la digestion; pris à petite dose, il peut être utile, pour restaurer les forces des convalescens.

MUSCLES, Les muscles sont les organes du mouvement chez les animaux. Le Cⁿ. Fourcroy a très-bien démontré que les fibres musculaires, n'étoient que la partie fibreuse du sang moulé dans des gaines cellulaires, qui leur donnent la forme. La fibre ne peut être regardée comme une partie terreuse ou inorganique ; elle ne seroit pas nutritive, si elle étoit entièrement dépouillée du mucilage et de la graisse qui l'abreuvent. En général, les muscles nous fournissent une des nourritures les plus substantielles. Lorsque les animaux ont été bien nourris, qu'ils ne sont, ni trop jeunes, ni trop vieux, ils sont succulens, et d'un bon goût ; ils restaurent très-vite les forces perdues, et conviennent ainsi, plus ou moins aux personnes livrées à de grands travaux physiques, et à ceux qui sont exténués, fatigués, ou convalescens.

Les muscles concourant à tous nos mouvemens volontaires, ou involontaires, étant d'ailleurs les principaux organes de l'irritabilité, nous devons ne pas trop les excéder, ou les tirailler par des travaux forcés. Les membres les plus occupés, ont les muscles plus gros ; c'est pour cela que les mollets des danseurs sont plus beaux, que le bras droit est plus gros que le gauche, etc. Les muscles sont capables d'efforts étonnans ; on a vu des porte-faix, soutenir avec leurs épaules, des poids de 900 livres ; des gens ont fait jusqu'à trente lieues par jour, etc. En les exerçant, dans la jeunesse surtout, on parvient petit à petit à leur donner de grands degrés de force, que fait perdre l'inaction. Ce qu'on nomme tendon dans un muscle, n'est autre chose que l'extrémité, par laquelle il s'attache aux os, pour les faire mouvoir : on se trompe souvent dans le monde, en donnant le nom de tendon à des nerfs, ou à des cartilages. Les nerfs sont blancs et mous. Les cartilages sont durs, polis et croquans. Les tendons sont des cordons solides, et si durs, qu'on ne peut les manger.

MUSICIENS (Régime des). La musique, si attrayante pour les personnes bien organisées, devient pour celles qui l'exécutent, une source de maux, si elles ne sont pas bien déterminées à vivre sobrement, et à éviter les tentations de tout genre, auxquelles leurs talens les exposent journellement. Ceux qui font des tours de force avec la voix, ou les instrumens à vent, doivent porter des ceintures bouclées. Dès qu'ils se sentent la poitrine fatiguée, ils doivent s'abstenir de chanter, ou de jouer. S'il y a un dérangement marqué, il faut qu'ils y renoncent absolument. Les bains leur conviennent beaucoup. (V. Musique).

MUSIQUE. Avec du goût et de la sensibilité, il est bien rare qu'on n'aime pas la musique, et quand on l'aime, quelle source plus heureuse d'une dissipation, aussi intéressante que salutaire ! Quelle ame vibratile ne voudroit multiplier l'organe qui lui transmet les sons, pour entendre les Mandini, les Scio, les Laïs, etc. Il faut avoir senti ce frémissement involontaire du plaisir, qui excite dans tout le corps, une douce transpiration, pour connoître les effets bienfaisants de l'électricité musicale.

La médecine a en effet tiré un grand parti de la musique ; Galien assure qu'Esculape guérissoit les tempéramens violens et trop exaltés, avec des chansons molles, agréables, et voluptueuses : Pindare rapporte la même chose ; et cela ne seroit pas surprenant, d'après l'idée qui nous reste de la musique des anciens, qui étant plus simple et plus imitative que la nôtre, devoit bien plus fortement émouvoir les passions, et toucher le cœur.

Mais n'avons-nous pas dans notre chant, des airs qui rendroient invincibles les plus timides soldats? N'avons-nous pas retrouvé ces véritables airs Phrygiens des anciens, qui excitoient le courage, et animoient la fureur? N'avons-nous pas aussi retrouvé le doux chant de ces airs doriques, qui amollissoient les cœurs, calmoient les passions, et ramenoient les hommes à la douceur?

Tel est donc le pouvoir de la bonne musique, de tempérer les passions, de les enflammer, et d'en rendre l'expression avec leurs modifications naturelles.

Pythagore, au rapport de Quintilien, voulant calmer un jeune homme, qui, dans un transport de rage amoureuse, maltraitoit sa maîtresse qui méritoit bien une petite réprimande, puisqu'elle étoit infidèle, lui fit chanter un air dorique, par un excellent musicien, qui se trouvoit là; ce moyen appaisa sur-le-champ sa colère.

Un nommé Terpenter, musicien, calma, par le charme de sa voix, une violente sédition qui s'étoit élevée dans Lacédémone.

On rapporte qu'Egiste, voulant vaincre les refus de Clytemnestre, fut obligé de se défaire d'un musicien, nommé Démodocus, qu'Agamemnon avoit placé auprès de son épouse, pour lui jouer de petits airs de chasteté, qui avoient la vertu de la garantie de la séduction.

Les Anciens, en appliquant la musique à la médecine, l'ont fait dans tant de circonstances ridicules, qu'il ne faut pas toujours, en les lisant, outre-passer la mesure de la créance; les modernes n'ont pas moins senti le prix de la musique.

On lit dans les mémoires de l'académie des sciences,

que deux phrénétiques furent guéris par des concerts ,
et des chansons qu'ils avoient demandés. Il est probable
que l'effort de la nature n'a pas nui à celui de la musique. Aujourd'hui les Anglais empêchent les nègres ,
que leur barbarie entraîne en esclavage, d'avaler leur
langue, en les dissipant par une musique qu'on entretient à cet effet, dans les vaisseaux destinés à la traite.

Un médecin , ami de Bourdelot , guérit une jeune
femme , que l'infidélité de son mari avoit rendue folle ,
en lui faisant entendre des airs appropriés à son état.
C'est une vérité bien constante, que des organes très-
sensibles , peuvent éprouver de grands avantages d'une
musique adaptée à leur constitution , et aux circonstances dans lesquelles ils se trouvent ; elle produit alors
l'effet des calmans, des bains, des anti - spasmodiques ,
et si elle n'est pas un moyen spécifique de guérison ,
il n'y a pas de doute qu'elle ne la favorise , en satis-
faisant le goût , en éloignant des idées tristes , mélancoliques , en rendant du courage , et par là même
des forces.

L'histoire de la piqûre de la tarentule , qu'on a guérie,
soi-disant avec la musique , n'est qu'une fable inventée
par des charlatans.

Les effets de la musique sur les enfans , sont quelquefois très-frappans. La fille du fameux Lecat , en
est une preuve : à l'âge de quatre ans, on pouvoit,
à volonté, la faire rire ou pleurer , avec des airs tristes
ou gais.

La musique peut être encore considérée comme un
genre de délassement, d'autant plus intéressant , que
les jeunes gens qui en prennent le goût, donnent ordinairement à cette occupation , des instans qu'ils pour-

roient plus mal employer. C'est donc un des amusemens que nous conseillons le plus à la jeunesse, lorsqu'elle a les moyens de s'y livrer.

Enfin, dans tous les momens de la vie, la musique
est un passe-tems délectable, excepté dans les indispositions de la tête et des oreilles.

MUSTELLE. C'est une espèce de morue, qui aime
les lieux marécageux ; aussi sa chair, qui est ferme et
visqueuse, a un assez mauvais goût ; elle ne convient
pas aux estomacs foibles et délicats. On préfère la mustelle de rivière, mais elle est beaucoup plus rare que
l'autre ; elle est aussi plus tendre et plus salubre. Ce
que les gourmands en estiment le plus, c'est le foie,
qu'ils regardent comme un mêts exquis.

MYOPE (Vue de). (V. Lunettes).

N.

NAIN. On a donné le nom de nain à des hommes,
qui sont extraordinairement petits. L'inspection de cette
sorte de monstruosité, dont on a eu des exemples dans
tous les tems, a pu faire croire aux anciens, qu'il
existoit un peuple de Pygmées.

Le goût que les empereurs eurent pour les nains,
fut cause que des marchands avares, pour en former
artificiellement, imaginèrent de serrer de jeunes enfans dans des boîtes, avec des bandelettes faites avec
art ; et ils vendoient comme nains, des hommes que
leur cupidité barbare rendoit contrefaits et estropiés,
quand ils avoient pu survivre aux mauvais traitemens
qu'ils leur faisoient éprouver. Marie de Médicis fit ma-

rier ensemble, des Nains mâles et femelles, sans qu'on ait jamais pu en obtenir postérité.

On a beaucoup parlé de Bébé, nain du roi de Pologne, qui ne parvint qu'à vingt-trois pouces de hauteur, mais qui ne laissa jamais voir un instinct plus perfectionné que celui d'un chien, malgré toutes les peines qu'on ait prises pour son éducation. Tressan a vu à Paris, un gentil-homme Polonais, nommé Borowslaski, qui, à vingt-deux ans, étoit haut de vingt-huit pouces, mais qui étoit aussi spirituel, aussi aimable que Bébé l'étoit peu. Ce qu'il y a de singulier, c'est que les pères et mères de Borowslaski, de taille au-dessus de la médiocre, eurent six enfans, dont l'aîné étoit un nain, très-bien fait, de trente-quatre pouces de haut, dont trois frères cadets avoient chacun cinq pieds six pouces, et dont le sixième enfant, qui n'avoit que vingt à vingt-un pouces, étoit une fille fort jolie, bien faite dans sa taille, et annonçoit beaucoup d'esprit.

La preuve que l'existence de ces individus est une espèce de monstruosité dans la nature, c'est que rarement ils ont l'intelligence des autres hommes, et qu'ils périssent le plus souvent d'une vieillesse anticipée, avant l'âge de trente ans.

NAISSANCE. Nous avons indiqué au mot Accouchement et Accoucheur, les précautions nécessaires à prendre, pour assurer la vitalité de l'homme naissant ; nous renvoyons à ces mots. Pour l'homme heureux et reconnoissant, le jour de sa naissance, doit toujours renaître avec le plus vif intérêt, et s'il en est un qu'il doive fêter en famille, ce doit être celui-là, préférablement à tout autre.

NARCOTIQUE. Ce sont des substances, qui ont la propriété d'engourdir les sens, de les stupéfier, et de porter au sommeil; tel est l'opium, etc.

NATTE. C'est une espèce de tissu, fait avec de la paille de jonc, de roseau, et autre plante, qu'on peut facilement entrelacer. Les nattes servent, en général, à garantir de l'humidité. On les employe dans les maisons, soit pour essuyer ses pieds mouillés et crottés, soit comme intermédiaire entre le sol, ou un parquet froid et humide; c'est un moyen de salubrité, qu'on ne sauroit trop recommander aux personnes, qui n'ont pas la facilité de se procurer des tapis.

NATATION. S'il est une circonstance où, pour l'utilité de l'homme, l'art doive prêter des secours à la nature, c'est particulièrement lorsqu'il s'agit de le sauver d'un élément, que sa témérité, son plaisir, ses besoins, ou son ambition, lui font braver journellement. Il n'en est point, en effet, dont il devienne plus souvent, et plus malheureusement la victime. On voit les quadrupèdes les plus volumineux, franchir les rivières les plus rapides, avec la dernière assurance, tandis que l'homme imprudent, et insouciant, sur ses intérêts les plus chers, ose à peine essayer les ressources que lui donne sa supériorité sur les autres animaux, pour se mettre à l'abri des dangers éminens, auxquels l'auroit soustrait une éducation mieux combinée.

Les Anciens ont senti de quel avantage il étoit, pour l'espèce humaine, de trouver les moyens de se garantir de l'élément le plus dangereux. Chez les Egyptiens, les Grecs, et les Romains, on regardoit l'art de nager, comme un point, tellement important, qu'il existoit des écoles de natation partout, et qu'on regardoit comme pusillanimes, et fainéans, ceux qui refusoient de se livrer à cet utile exercice. Il faut aujourd'hui des ponts de bateaux, là où des guerriers intrépides passoient autrefois à la nage, les torrens les plus rapides. Ne devroit-on pas apprendre à nager à tous nos soldats? ce tems ne seroit pas moins utilement employé, que celui qu'on accorde aux autres exercices, puisqu'il leur donneroit évidemment la force et l'énergie physiques, nécessaires à leur état, et qu'on apprécioit chez les anciens Gaulois.

La natation étoit en vigueur chez ces peuples, et il n'y a pas encore un tems considérable, que les chevaliers français donnoient à leur réception, des preuves de dextérité dans cet art. C'est sous Louis XI, que ces derniers exercices ont eu lieu. Il semble que plus les nations se sont policées, et plus elles se sont écartées de cette institution utile et salutaire. En effet, nous voyons que tous les peuples barbares et sauvages de l'Asie, de l'Afrique, et de l'Amérique, savent parfaitement nager, et qu'ils peuvent se donner, au besoin, des secours, qu'on appelleroit souvent en vain, au milieu des capitales de l'univers, où l'on se pique le plus d'humanité.

On ne peut trop solliciter le gouvernement, de favoriser des institutions en ce genre, d'autant plus importantes pour la nation, que l'habitude de nager, donnera à la jeunesse une énergie de constitution, qui la rendroit capable des travaux les plus pénibles, et les plus suivis; quelques uns y trouveront le contrepoison de la mollesse et de la délicatesse, avec laquelle on a coutume de les élever.

Ayons donc des naumachies, à la manière des An-

Tome II.   P

ciens, où le corps puisse s'exercer dès l'âge le plus tendre.

La natation a beaucoup d'avantages sur le bain simple, parceque les mouvemens vifs et répétés qu'on fait, pour vaincre la résistance de l'eau, sont bien plus propres à la faire pénétrer intérieurement, à assouplir l'action musculaire de toutes les parties du corps, à procurer les sécrétions et les excrétions les plus faciles et les plus favorables, à appliquer en un mot le sceau de la santé sur les constitutions. On peut dire même que l'on acquiert, par l'exercice de la natation, cette force morale, qui donne de la hardiesse aux hommes, les met au-dessus des craintes du vulgaire, et leur assure, pour les momens de crise, une liberté d'esprit, qui peut les rendre de la plus grande utilité pour leurs semblables.

Quelqu'important que soit cet exercice, il est très-essentiel d'en priver des sujets, nés délicats, chez qui surtout la poitrine est foible, et à qui l'eau seroit nuisible ; ce sont surtout ceux-là qu'il faut empêcher d'aller s'y jeter immédiatement après les repas. J'ai vu plusieurs enfans se trouver très-mal, pour avoir eu cette imprudence, qui n'incommode pas ordinairement ceux qui sont forts, et qui s'y sont accoutumés peu à peu.

Parmi les hommes utiles, qui ont considéré avec soin les avantages qui pourroient résulter d'avoir des maîtres et des principes pour nager avec sûreté, tels que Digby, Vinman, et Thévenot, ce dernier est un de ceux qui ont le mieux développé ce qui convient le plus, pour arriver dans cet art, au dégré de perfection nécessaire ; il a placé dans son ouvrage intitulé : l'*Art de nager*, des gravures qui font connoître les diffé-

rentes positions que le corps doit prendre dans l'eau ;
ses préceptes sont d'autant meilleurs, qu'ils sont fondés sur ce que l'expérience a appris de plus clair, et
de plus positif.

Le Cⁿ. Leroy a donné le plan d'une école publique
de natation, avec la description de diverses boules de
fer blanc qui tiennent avantageusement lieu de vessie,
de scaphandres et de pantalons impénétrables à l'eau,
tant pour passer une rivière, sans mouiller ses habits,
que pour se garantir du froid, et sauver, même dans
l'hiver, ceux qui seroient en danger de périr.

L'expédient principal dont on se sert, est une poulie
mobile sur une corde attachée à deux poteaux placés aux deux extrémités d'un canal, pratiqué exprès
pour cet exercice ; on fixera à la poulie, une corde
qui retiendra quelques bandelettes, à la faveur desquelles le nageur sera soutenu à la superficie de l'eau,
pour nager plus facilement, et profiter des leçons
du maître.

Cette méthode paroît fort bonne, et mérite d'être
encouragée.

On trouve encore de très-bons préceptes de l'art de
nager, de Nicolas Roger, dans la Bibliothèque économique, pour l'année 1783.

N A T U R E. Ce mot a une grande quantité d'accep-
tions différentes. Dans un sens strict, c'est l'essence
d'une chose, ou ce qui la constitue ; dans un sens plus
étendu, c'est l'assemblage des êtres.

Les loix de la nature sont des règles générales de
mouvement et de repos, qu'observent les corps naturels.

N A T U R E L (le). Nous entendons ici par naturel,

le tempérament, le caractère, les humeurs, les inclinations que l'homme tient de sa naissance ; il peut naître vicieux et cruel comme Néron, doux et humain comme Socrate.

L'éducation adoucit, contraint un mauvais naturel, mais difficilement elle le change.

Le bon naturel est un fruit heureux, dont les qualités par la culture, acquièrent un nouvel éclat. Ce sont les bons naturels, qui font la bonne société.

L'éducation forme souvent des caractères artificiels, qui n'ont que l'apparence de la bonté, ou qui en sont les singes ; c'est ainsi qu'on a réduit en art la douceur, l'affabilité, la complaisance ; mais ces dehors, souvent hypocrites, ne sont véritablement estimables, que quand ils sont fondés sur la bonté du cœur, et du naturel.

On dit encore que ce qui est naturel, est opposé à l'artificiel qui tient à l'industrie humaine, et au surnaturel qui part de l'imagination.

N A V E T. Le navet cultivé est celui dont nous parlons ici : ceux qu'on estime le plus à Paris, sont les navets de Freneuse, et de Vaugirard. Lorsque les navets sont cruds, ils ont un goût sucré, relevé d'un montant vif et piquant, qui s'échappe assez facilement, pour ne laisser au navet, qu'une simple saveur douce.

Les navets sont nourrissans, de bon suc, et de facile digestion. Ils sont un peu venteux, ce qui tient souvent à leur nature plus ou moins tendre et sucrée. Ils conviennent assez généralement à tout le monde, et même aux convalescens, en les accommodant au gras.

Relativement à leur nature, V. Mucilage.

N A U S É E. C'est proprement le mal de cœur, dont

sont atteints ceux qui se trouvent dans un vaisseau pour la première fois. On a étendu l'acception de ce mot, à tous les maux de cœur, à toutes les envies de vomir. (V. au mot Marin, Mal de mer).

Les nausées des femmes grosses, ne sont pas ordinairement dangereuses : on les en guérit, lorsqu'elles sont opiniâtres, avec quelques cuillerées de vin de Rota, ou quelques autres toniques appropriés ; elles ne doivent pas beaucoup manger, lorsqu'elles sont sujettes aux nausées.

NÉCROLOGE. Le nécrologe étoit anciennement un livre mortuaire, dans lequel on inscrivoit le nom des morts. Aujourd'hui c'est l'éloge funèbre de tous ceux qui ont bien mérité de leurs concitoyens.

Il devroit y avoir dans chaque municipalité, un livre destiné à écrire franchement à la mort de chaque individu le bien qu'il a fait, et celui qu'il eut dû faire. Les vivans y trouveroient des leçons de morale, peut-être capables de retenir, jusqu'à un certain point, les hommes enclins au vice. De pareils tableaux pourroient aussi, dans les familles, encourager, ou effrayer les individus qui les composent, et leur utilité ne me paroît pas problématique.

NÉCROMANCIE. (V. Magie, Astrologie).

NECTAR. C'est le nom que donne la fable à la boisson qu'on servoit à la table des dieux, et qui les rendoit immortels. Nous donnons ce nom aujourd'hui à des liqueurs très-agréables et très-fines, qui ne nous rendent que plus mortels, et dont il faut en conséquence user avec beaucoup de ménagement. (V. Liqueurs).

NÈFLE. C'est le fruit du néflier, qui ne craint pas

la gelée, et ne tombe que quand on l'abat ; il n'est bon à manger que quand la fermentation en a dégradé l'âcreté. C'est pourquoi on le dépose à la cave et sur la paille, pour lui ôter son âpreté, et favoriser sa maturité. En général la nèfle, resserre, est d'une qualité médiocre, mais saine, et de facile digestion.

NEIGE. Quand l'eau, dans les constitutions froides de l'atmosphère, se congèle, et tombe des nues, sous forme de flocons, d'une extrême blancheur, elle forme la neige. Je l'ai vu tomber en Moscovie, cristallisée en petites étoiles, plates et brillantes, ayant chacune six rayons égaux, qui partoient du même centre.

La neige s'évapore facilement à l'air libre, et son froid égale celui de la glace. Son éclat, long-tems continué, peut faire sur la vue, des impressions dangereuses. Je l'ai éprouvé à Moscow, où j'ai perdu momentanément la vue l'espace, de 7 à 8 minutes, plusieurs fois par jour, pendant quelque tems. L'inquiétude que j'en ressentis, et la persuasion que le défaut d'exercice, et la vue de la neige, pendant sept mois de suite, pouvoient m'avoir causé cette incommodité, (qui n'arrive qu'aux étrangers) me fit partir sur-le-champ pour la Pologne ; en effet, l'exercice du voyage, rassura ma vue, et ma perplexité.

Les neiges modèrent beaucoup la chaleur de certains pays ; c'est ce que font les neiges des Cordilières au Pérou. Un médecin de Vézoul dit avoir heureusement fait reparoître, chez les femmes, les évacuations périodiques supprimées, en leur appliquant sur les reins un sachet de neige, et en en faisant boire en même-tems de l'eau ; on pourroit, en place de neige, se servir de glace pilée, ou faire boire à la glace. Ce dernier moyen suffiroit probablement ; car la vertu de la glace, est très-grande dans ce cas.

On dit que l'eau de neige est insalubre, et qu'elle cause des goîtres parmi les habitans des Alpes ; mais dans la Norwège, il y a beaucoup d'habitans qui n'ont pas d'autre boisson, et qui sont exempts de cette incommodité. Il est probable que si les eaux de neige, dans quelques parties des Alpes, font du mal, c'est qu'elles passent sur des terreins, dont elles dissolvent des parties hétérogènes nuisibles.

On peut employer la neige, pour rafraîchir les boissons, au défaut de la glace. Nous avons fait voir ailleurs, de quelle utilité pouvoit être la neige, pour ranimer les membres gelés, et pour guérir les engelures.

Des expériences curieuses, récemment faites par les C.ⁿˢ. Fourcroy et Vauquelin sur la congellation, prouvent que six parties de neige non comprimée, et huit de muriate de chaux, produisent subitô un froid incalculable, le froid étant à treize degrés six dixièmes de Réaumur, ou dix-sept degrés du thermomètre décimal. En profitant du froid artificiel occasionné par ce mélange, vingt livres de mercure ont gelé complettement en trente secondes : l'esprit-de-vin, les éthers, le vinaigre radical, ont subi le même effet. Le bout du doigt plongé dans la liqueur, en quatre secondes a perdu tout sentiment ; il est devenu d'un blanc de papier, en éprouvant une douleur aigue, comme s'il eût été violemment pressé dans un étau, et il n'a pu reprendre sa chaleur, que par un long séjour dans la bouche.

NÉNUPHAR. La racine de cette plante a été célébrée comme rafraîchissante, à un point extrême ; c'est pourquoi dans les cloîtres, on la donnoit aux personnes, dont les fibres et la sensibilité avoient besoin d'être calmées; c'est un très-mauvais moyen, qui détruit les forces de l'estomac, et mine bientôt la santé. Beaucoup de religieuses en ont éprouvé un refroidissement vraiment mortel.

NÉPENTHE. C'est une substance très-vantée par Homère, contre les chagrins les plus violens, et qu'Hélène apporta d'Egypte. Les femmes de Thèbes, faisoient encore usage, du tems de Diodore de Sicile, de cette précieuse composition, et les habitans de cette ville en avoient seuls la recette; c'est une véritable perte pour les atrabilaires, les hypocondriaques, les moroses, et les ennuyeux.

NERF. Les nerfs sont des cordons blancs et mous qui partent du cerveau, du cervelet, de la moëlle alongée, et de celle de l'épine. Les uns ont regardé ces agens comme des cordes vibratiles, d'autres comme des tuyaux remplis d'une liqueur vivifiante, d'une nature inconnue, et qu'on nomme fluide nerveux ou esprit animal; peut-être est-ce le fluide électrique, auquel nous devons toutes les propriétés qui distinguent éminemment les nerfs.

Les nerfs sont les véritables organes qui donnent de l'activité à nos sens, qui impriment le mouvement et la sensibilité, et qui causent les actions sympathiques des parties.

Malgré toutes les controverses sur la sensibilité nerveuse, il paroit que chaque partie a la sienne particulière, qui est bien augmentée, quand quelqu'accident vient la déranger; on pourroit regarder les nerfs comme le siége de l'ame répandue dans toutes les parties sensibles, si les animaux n'en étoient pas pourvus également, comme les hommes.

NERVEUX (Tempérament). On passe pour avoir un tempérament nerveux, quand la nature a donné une complexion forte, qui s'annonce par des muscles très-exprimés, par la faculté de se livrer long-tems aux plus violens exercices, enfin par une énergie physique que le complément seul de la santé peut procurer.

On a encore une constitution nerveuse quand on est très-sensible, très-irritable, très-délicat. On voit, relativement à ces différentes complexions nerveuses, qu'il faut essentiellement ménager l'une et protéger l'autre.

NEZ. C'est l'organe de l'odorat. (V. Odorat). Il faut éviter d'en arracher les poils, comme le font quelques personnes, qui risquent d'y faire venir des polypes.

Pour faciliter l'excrétion du mucus nazal, il ne faut pas employer imprudemment des sternutatoires qui peuvent causer des hémorragies et d'autres accidens.

Les hémorragies du nez sont bien plus fréquentes chez les enfans et les jeunes gens, que chez les personnes les plus avancées en âge. Elles leur sont souvent salutaires, et il ne faut les arrêter, que quand l'évacuation affoiblit trop. (V. Hémorragie).

NID-D'OISEAU (Assaisonnement). Les nids d'oiseau forment une espèce d'épicerie fort estimée à la Chine, et dans les Indes orientales. Ils sont fournis par des oiseaux assez semblables aux hirondelles ; on les dit fort propres à donner un excellent goût aux alimens dans lesquels on les place ; nous les connoissons bien peu en Europe.

NIDOREUX. C'est-à-dire qui a un goût ou une odeur pourrie ; telle est celle des œufs couvés. On donne aussi ce nom aux rapports de bile exaltée , ou qui ont l'odeur de chair corrompue.

Dans ce dernier cas , il faut se mettre au régime , prendre des acides , des lavemens , et faire couler la bile , pour empêcher que son exaltation ne finisse par causer des maux plus graves.

NITRE. Le docteur Boissieu , dans la dissertation qui a remporté le prix sur les Antiseptiques , en 1767 , prétend que la détonation du nitre , sur des charbons ardens , dans les chambres des malades , est préférable à tous les autres moyens employés pour déméphitiser l'air corrompu.

NOCTAMBULE. Qui marche la nuit. (V. Somnanbule).

NOISETTE. C'est le fruit du noisetier ou coudrier dont l'amande inodore a une saveur douce , qui nourrit peu , pèse sur l'estomac , et se digère difficilement , surtout quand elle est fraîche ; la pellicule qui la recouvre , excite un picotement dans le gosier , et même la toux , ainsi que la noix ; on peut en obtenir une huile douce et tempérante.

NOIX (Fruit du noyer). Les noix contiennent une espèce d'amande huileuse grasse, qui est un aliment fort commun. Les noix fraîches se nomment Cerneaux. (V. Cerneaux).

Les personnes bien portantes se plaignent peu de la noix sèche , quoique la peau dont elle est couverte soit irritante et âcre. On a un moyen d'empêcher la toux qu'elles occasionnent ; c'est de les tremper dans l'eau 24 heures avant de les manger , en fendant très-peu les écailles. On les pèle ainsi , et on évite leur plus grand inconvénient. Quand elles sont trop vieilles , et rances , elles peuvent faire beaucoup de mal ; toutes celles d'un jaune foncé et taché doivent être rejettées.

En général, quoique la noix fournisse un aliment assez savoureux, appétissant, et qui excite la faim, les auteurs prétendent qu'il est nuisible. Je n'en ai jamais vu résulter de mal, quand on n'en fait pas d'excès.

On tire des noix, une huile dont les pauvres gens font usage en place d'huile d'olive, mais elle donne un mauvais assaisonnement.

NORD. Le Nord est la partie du ciel ou de la terre qui est opposée au Midi. C'est une exposition à laquelle il est important de n'être pas en butte, sur-tout dans les saisons froides et humides. (V. Habitation et Climat).

NOSTALGIE. C'est une espèce d'ennui ou de mélancolie, qui s'empare de ceux qui sont éloignés de leur pays, et dont le rapprochement amène la guérison la plus sûre.

NOUÉ. Se dit d'un enfant dont les membres se contournent. (V. Rachitis).

NOURRICES (Régime des). Ce qui constitue une bonne nourrice, est relatif à son âge, au tems qu'il y a qu'elle est accouchée, à sa constitution, à ses mamelles, à son lait, et enfin à ses mœurs.

L'âge le plus convenable est depuis 20 jusqu'à 40. Un lait nouveau est préférable à celui qui est ancien. La nourrice doit être fraîche, saine, forte, ni trop grasse, ni trop maigre : sa poitrine doit être large, ses seins médiocrement fermes et charnus ; les bouts ne seront pas calleux, durs et enfoncés, mais d'une grosseur et d'une fermeté médiocre, bien percés, pour que la succion de l'enfant soit facile. Le lait ne doit être ni trop aqueux,

ni trop épais, s'écoulant lentement, et teignant légèrement le linge.

Elle ne sera pas grosse ; elle sera reconnue pour sage,
et aussi saine d'esprit que de corps ; car le lait peut être
bon et la nourrice mauvaise ; elle sera vigilante, prudente, sobre, douce et gaie, car on a observé que
les passions violentes des nourrices avoient causé de fréquentes convulsions aux enfans.

Une mère qui est dans l'impossibilité de nourrir son
enfant, doit au moins faire prendre toutes les mesures
pour s'assurer qu'il sera en bonnes mains, et surtout
dans un pays sain ; c'est ce qu'on fait trop peu soigneusement ; on lésine souvent sur le prix qu'on donnera,
tandis qu'il faudroit agir généreusement envers celle qui
devient la seconde mère de l'enfant ; c'est de ces
premiers momens que dépend souvent la santé et l'existence des nouveaux-nés. Quels sacrifices ne doit-on pas
faire pour les assurer ?

Il ne faut pas employer des nourrices qui auroient eu
la croûte laiteuse, des écrouelles, des dartres et autres
maladies qui peuvent se communiquer avec le lait. Si
on les garde à la ville, il faut faire ensorte qu'elles se
nourrissent comme à leur village, qu'elles fassent de
l'exercice, quand elles ne donnent pas à teter, et qu'elles
promènent l'enfant à l'air libre, même quand il fait froid.

La maison de la nourrice doit être élevée, située à
l'Est ou au Midi, et nullement humide. Elle ne couchera
pas l'enfant avec elle. Il faut que ses repas s'arrangent
de manière à ne point donner à teter, lorsque la digestion commence, et que l'enfant ne s'endorme point au
teton. Elle lui tiendra toujours les pieds bien chauds,
ainsi que l'estomac, pour éviter les coliques et les tran-

chées ; lorsqu'elles ont lieu , on les fera passer avec des
frictions sur le ventre, auxquelles on mêle quelques gouttes
d'eau-de-vie. Elles ne doivent jamais couvrir le visage des
enfans , lorsqu'ils sont au lit , ni les placer de manière
à ce qu'ils puissent glisser sous la couverture : plusieurs
ont été étouffés , faute de cette attention.

NOURRISSAGE. C'est l'ensemble des soins dus à
un enfant , depuis sa naissance jusqu'au moment où on
le sèvre , tant pour la nourriture que pour le vêtement
et pour l'exercice. (V. Accouchement, Nourrices).

NOURRISSANT. Nourrissant , nutritif , matière ali-
menteuse , sont synonymes. La matière nutritive , ou l'aliment proprement dit , est tout corps qui , mangé et
digéré par les animaux , s'assimile à leur propre substance , qui fournit , dans la jeunesse , ce qu'il faut pour
l'accroissement , et à tout âge , ce qui est nécessaire à
l'entretien de l'existence.

Beaucoup de corps naturels ne conviennent pas pour
la nourriture , beaucoup nourrissent peu , quelques-uns
nourrissent mal.

Parmi les végétaux et les animaux , qui seuls fournissent des alimens , ceux qui contiennent le plus de matière
muqueuse , sont les plus éminemment nourrissans. Les
animaux tiennent le premier rang , et parmi les végétaux , ceux qui approchent le plus de la mucosité animale , deviennent , pour l'homme , les plus importans.
Ainsi les viandes faites et tendres , surtout leurs extraits ,
le pain , le riz , les pommes de terre , les navets , raves ,
carottes , choux , panais , chataignes , le sucre , le miel ,
les substances farineuses , pois , haricots , etc. sont des
alimens progressivement les plus nourrissans , et ceux
qu'on conseille aux personnes qui ont besoin d'une nour-

riture forte, parce qu'ils ont beaucoup à réparer, et qu'ils veulent engraisser. On conseille au contraire à ceux qui ont à maigrir, ou qui font peu d'exercice, les végétaux aqueux acidules, comme les laitues, les épinards, l'oseille, etc. (V. Aliment, Mucilage).

NOURRISSON. On donne ce nom aux enfans que les nourrices mercenaires viennent chercher à la ville, après s'être souvent débarrassées de la nourriture de leurs propres enfans, sur d'autres nourrices étrangères. C'est une chose très-fâcheuse que les circonstances forcent une mère de refuser, à ce qu'elle a de plus cher, la nourriture qui lui convient, pour la donner souvent à un individu à qui elle ne convient pas.

NOURRITURE. On donne ce nom à toute substance qui, avalée, fournit, par les changemens qu'elle éprouve dans l'estomac, la matière de la nutrition ou de la réparation des pertes habituelles que nous faisons.

On peut croire que l'homme, en sortant des mains de la nature, commença par se nourrir de végétaux, que, réfléchissant sur les alimens des animaux carnassiers, et peut-être excité par le besoin, il employa son industrie à s'en procurer de semblables, que le goût lui en plût, et qu'ainsi il en perpétua l'usage.

On prétend que le régime végétal rend les hommes plus doux, mais le premier des fratricides n'en seroit pas la preuve. Cependant il faut convenir que la différence qui se trouve entre les organes de la digestion chez les carnivores, et chez les granivores, ou frugivores, est telle, qu'il semble bien que l'homme ait un peu empiété sur le régime qui lui paroissoit le plus approprié.

Il paroit que le régime animal, plus actif, plus échauffant que le végétal, cause quelquefois des maladies, qui

semblent diminuer d'autant plus dans l'espèce que les individus se rapprochent davantage d'un régime végétal. C'est
pourquoi dans les campagnes, aux maladies près que les
travaux et les accidens apportent, la santé éprouve bien
moins d'entraves que dans les grandes villes et dans les
grandes sociétés, où le régime s'éloigne beaucoup de la
simplicité première, tant pour les alimens solides que
pour les fluides.

Il est possible, d'un autre côté, que ce soit au régime
animal que nous devions la force physique et morale
qui distingue beaucoup d'individus de l'espèce humaine.
Si leurs humeurs sont plus alcalescentes, plus septiques,
les sucs qu'elles fournissent, en dernière analyse, ont
probablement une activité, une énergie que ne fourniroient pas les seuls végétaux.

Je ne combattrai pas ici l'habitude des siècles. Les
hommes y trouvent tant de manières de satisfaire leur
sensualité, que ce seroit prêcher dans le désert. Ce
n'est pas l'usage, mais c'est toujours l'abus que nous
cherchons à réformer : c'est pourquoi nous les enga-
geons à ne pas vivre purement de substances animales,
mais de mêler toujours leurs alimens de végétaux, dont
les sucs acides et doux, tempèrent l'espèce d'âcreté
que pourroient procurer les animaux tout seuls. Ils
s'assimileront d'autant plus aux organes, que la coction,
le sel, le vinaigre, etc., avec lesquels on les prépare,
concourent à leur ôter une partie de leur propension
à l'alcalescence.

Dans le choix des viandes, dont on fait un usage
habituel, on ne doit se servir que de viandes faites,
de bœuf, de mouton, de volaille ; ces animaux ne
doivent être ni trop jeunes, ni trop vieux. On s'abstien-

dra des oiseaux qui se nourrissent d'insectes et de poissons peu frais , dont les résultats digestifs , sont bien moins analogues à nos humeurs , et fournissent une disposition prochaine à la corruption.

NOURRITURE (des enfans). Chez les enfans, souvent la coagulation du lait dans l'estomac , est assez forte pour nuire à la digestion de cet aliment ; c'est ce qui arrive fréquemment au lait de vache, qu'on donne aux nouveaux-nés que l'on a dessein d'élever avec ce lait. Lorsqu'il ne passe pas bien , l'enfant rend d'abord des pelotons d'excrémens , fort solides , mais blancs , ou seulement enduits d'une teinte jaunâtre ; si on les ouvre , on trouve jusqu'au centre la matière blanche, qui n'a été nullement pénétrée ou entamée par la bile , ou par aucun suc digestif, et qui cause bientôt une dyssenterie , qui met en deux jours l'enfant à l'extrémité , si on ne lui donne pas le teton. Ceci arrive également avec des laits forts et anciens de quelques nourrices, qu'il faut nécessairement changer.

Lorsque les excrémens deviennent jaunes, on connoît que la nourriture profite. On voit souvent des enfans qui tètent leur mère , et à qui on donne du lait de vache pur , ou coupé avec de l'eau d'orge , rendre parmi les excrémens, les matières blanches dont nous venons de parler ; alors ils ne sont vraiment nourris que par la partie de lait qui vient de leur mère , l'autre ne se digère pas ; mais ce qui est très-remarquable , c'est que le lait cuit en bouillie , avec quelque farine que ce soit , même avec celle de froment , qui ne vaut pas la farine de riz ou de pomme de terre , ne produit plus le même effet : malgré la consistance et la solidité d'un pareil aliment , les excrémens qui en résultent, sont bien pénétrés des sucs digestifs, et se confondent bien avec les parties qui viennent du lait maternel; ce qui prouve, que le caillé pur, tel qu'il se fait dans l'estomac, est plus difficile à pénétrer par les sucs digestifs, que le caillé mêlé d'une substance étrangère de nature farineuse; que cette substance essentiellement soluble par les sucs digestifs, interposée entre les parties du caillot, les empêche de se coaguler aussi fortement, que si elles étoient seules. Ainsi la bouillie, contre laquelle on s'est tant élevé, dans l'éducation des enfans, même celle qui est faite avec la farine de froment, n'est pas aussi blâmable qu'on a voulu le faire croire. La décoction d'ailleurs détruit la partie glutineuse, au moyen de la partie amilacée qui s'y unit, surtout quand on a la précaution de faire sécher et roussir au four, la farine qu'on doit employer à la bouillie, de la bien cuire, et de ne pas la faire trop épaisse. Depuis que le citoyen Hallé a fait ces remarques, j'ai été à portée de les voir confirmées par plusieurs exemples qui m'engagent à combatre le préjugé qu'on a contre cette préparation.

Cependant, jusqu'à quelques mois après la naissance, nul aliment ne peut ordinairement suppléer, pour beaucoup d'enfants, le lait de femme, et il faut alors le donner avec beaucoup de précaution, le couper en commençant, et bien s'assurer de la propriété des filtres, à travers lesquels on le donne à sucer, faire ensorte qu'il n'ait pas encore été exposé long-temps à l'air, mais le donner au moment où on vient de le traire: ou, si cela n'est pas possible, on doit le faire bouillir, ce qui retarde souvent son acescence spontanée.

Tome II.   Q

NOUVEAUTÉS. Toute nouveauté, toute innovation, tout changement en physique, en morale, ne doivent être adoptés, qu'en raison de leur utilité et de leur avantage pour la société.

Le caprice, la mode, l'intérêt particulier, ne doivent avoir aucune influence, quand il s'agit du bonheur des hommes.

NOYAU. C'est le centre et la partie la plus dure de certains fruits qui sont recouverts de pulpe. Les noyaux contiennent des amandes le plus souvent amères. Ceux de pêche, d'abricot, etc. ont une amertume, et un goût peu agréable : ils sont mal sains. Nous n'avons que les amandes douces qui soient bonnes, quoiqu'un peu pesantes. (V. Amande).

NOYÉS. La nature a tellement placé le mal dans le voisinage du bien, que nous serions presque tentés d'être ingrats envers elle, si elle ne nous avoit, en quelque sorte, fourni des armes contre elle-même, dans les dangers qui nous environnent, en éveillant sans cesse notre sensibilité. La submersion des hommes, est une des circonstances fâcheuses, qui doivent fixer notre attention, pour arracher à la mort, des malheureux noyés qu'elle n'a pas encore rendus tout à fait ses victimes.

On a cru pendant long-tems que les noyés ne dévoient leur mort qu'à l'eau qu'ils avoient avalée, ou qui s'étoit introduite dans les poulmons. Mais comme il n'entre que peu d'eau dans les poulmons, on a vu plus clairement, que leur asphyxie n'étoit due qu'à l'impossibilité de renouveller l'air de la poitrine, jointe à un saisissement violent qui a lieu dans ces circonstances. Après avoir retiré un noyé, si les signes de putréfaction ne paroissent pas, on le transporte avec précaution, la tête élevée ; on le met auprès d'un bon feu, et si l'on peut, dans un lit bien bassiné ; on l'essuyera avec des linges bien chauds, après avoir coupé ses vêtemens avec des ciseaux, pour le dépouiller plus promptement.

Si, (comme à Paris, sur la rivière même) on pouvoit avoir des bains chauds tout prêts, il seroit peut être, et plus court, et plus utile d'y plonger les corps retirés de l'eau froide, pour rappeller le plus vite possible la chaleur. Il faut ensuite avoir un soufflet ordinaire, auquel on adapte un tuyau recourbé, qu'on passe dans le nez, parceque la bouche est le plus souvent fortement fermée ; on y introduit de l'air : l'air vital seroit le meilleur, si l'on pouvoit s'en procurer ; et au moyen d'une vessie, remplie de cet air, qui fermeroit à son col avec un robinet qui se réuniroit au tube mince et recourbé, on pourroit ainsi employer le plus pur de tous les airs, d'une manière avantageuse ; on peut en conserver d'avance dans les corps-de-garde, avec des tuyaux recourbés, des vessies, et les autres objets dont on peut avoir besoin. On suspend de tems en tems l'insufflation de l'air atmosphérique, ou vital, pour laisser sortir l'air introduit.

Pour ranimer les dernières étincelles de la vie, on a quelquefois irrité avec avantage les gros intestins des noyés, en y introduisant la vapeur du tabac ; on se sert à Paris d'un appareil fait exprès, et imaginé par le C[n]. Pia. Mais on peut le suppléer partout, au moyen de deux pipes allumées, dont on bouche les fourneaux ; on met le tuyau de l'une dans le fondement, et avec l'autre on souffle, et on fait ainsi pénétrer la vapeur du tabac, mais en si petite quantité, et si difficilement, que je désirerois qu'on fabriquât des pipes trois fois plus fortes, qui pussent se visser ensemble, et à l'une desquelles on attacheroit un tuyau recourbé, qui seroit de corne ou d'étain, ce qui produiroit un effet beaucoup plus fort.

On croit qu'en isolant les asphyxiés sur une toile cirée, ou autrement, on pourroit leur donner avec avantage, des commotions électriques. On irritera les narines avec la barbe d'une plume ; on fera respirer de l'ammoniac, ou le vinaigre des quatre voleurs.

Lorsqu'on a employé avec prudence et long-tems les moyens que nous venons d'indiquer, on a quelquefois le bonheur de rappeller la sensibilité, presqu'éteinte dans les noyés. On s'en apperçoit d'abord par l'écume dont se couvre la bouche, lorsqu'ils renaissent. S'ils paroissent pléthoriques, on peut leur tirer quelques onces de sang. A l'égard de ce qui reste à faire pour la convalescence, c'est aux officiers de santé à le déterminer.

Il faudroit dans tous les endroits un peu considérables, qui se trouvent aux bords des rivières, avoir dans les corps-de-garde les plus voisins, les objets suivans : Des cordes, des tuyaux à introduire dans les narines, avec des vessies à robinet, de l'air vital, un soufflet, des grandes pipes, comme celles dont je viens de parler, des liqueurs stimulantes, etc.

C'est au gouvernement à faire exécuter des moyens aussi humains, qu'indispensables et peu dispendieux.

Il résulte des travaux du docteur Goodwin, (traduits par le docteur Hallé) que pour guérir l'asphyxie des noyés, ainsi que pour rétablir les fonctions des animaux subitement suspendues, il faut restituer au corps la température, ou la chaleur convenable, et aux poulmons l'air propre à la respiration , afin de rendre au cœur ses contractions vitales. On ne peut y parvenir qu'en introduisant assez d'air dans les poulmons , pour que cet air opère des changemens chymiques , dans le sang contenu dans les cavités du cœur. On doit faire pénétrer à chaque insufflation dans le poulmon, plus de cent pouces cubiques d'air qu'il faut faire sortir avant d'en introduire du nouveau, et surtout avoir soin de soustraire d'abord l'eau , qui pourroit avoir pénétré dans les poulmons. Le docteur Goodwin propose une espèce de seringue, qui garde bien l'air , et qui en contient cent pouces cubes ; elle communique, vers son trou supérieur, avec l'atmosphère , par une petite ouverture. Il y a en outre un tube , disposé pour en recevoir un plus petit, qui doit être introduit dans le nez , le larynx , ou la trachée. Quand il y a de l'eau à extraire , d'abord on retire le piston , qui a été poussé jusqu'au bas de la seringue , et lorsqu'on la soustrait, on fait pénétrer l'air de l'atmosphère , ou ce qui convient mieux , le gaz oxigène , qui porte bien plus de chaleur dans des organes affaissés. Si la chaleur du corps n'est pas bien soignée , elle empêche la réussite de ce moyen. C'est donc le cas d'employer le bain chaud que j'ai proposé plus haut. C'est au gouvernement à faire l'essai de la méthode et des moyens indiqués dans l'ouvrage cité. Il est présumable qu'on peut en tirer un bon parti , lorsque d'autres moyens sont insuffisans.

N u d , Nudité. L'homme qui arrive tout nud au monde, semble avoir été destiné à ne pas se vêtir. Il est présumable que la nature ne l'a fait naître que dans les pays méridionaux, où les vêtemens sont absolument inutiles. Mais à mesure qu'il s'est multiplié , il a émigré vers les pôles, où le besoin, plus encore que la pudeur l'a engagé à se vêtir.

Les peuples sauvages de l'Amérique méridionale et de l'Afrique, sont encore nuds pour la plus grande partie ; ce n'est que pour les peuples civilisés que Properce dit : *Me fecerat nudas pœna videre deas.* Il faut chez nous se couvrir selon les saisons.

N u i t. La nuit est cette partie de la journée qui dure, tant que le soleil est sous notre horison ; sous l'équateur, les nuits sont égales aux jours, la nuit dure la moitié de l'année. A l'équinoxe, les nuits sont égales aux jours, dans tous les climats de la terre.

Dans notre hémisphère septentrionale, les nuits sont plus grandes que les jours, depuis l'équinoxe d'automne, jusqu'à celui du printems ; c'est le contraire depuis l'équinoxe du printems, jusqu'à celui d'automne.

Les anciens Germains divisoient le tems par nuits, les Arabes le font encore aujourd'hui. Chez nous, c'est ainsi qu'on devroit les compter dans ce qu'on appelle la bonne compagnie, puisqu'on y fait du jour la nuit, et de la nuit le jour. Si cette inversion n'est pas au détriment du plaisir, on ne peut pas dire qu'elle soit à l'avantage de la santé. Nous avons présenté au mot Gens du monde, les inconvéniens de cette conduite, d'autant plus contraire à l'ordre naturel, que la nuit est destinée à réparer toutes les pertes d'une journée, qu'ont en vain éclairée pour eux les rayons du soleil, dont l'aspect favorable devroit être souvent recherché dès la première apparition de l'aurore. (V. Repos, Sommeil).

N u t r i t i o n. La nutrition est la conservation du corps animal, au moyen des alimens journellement changés en notre propre substance, pour réparer les pertes constantes que nous faisons, par le fait de l'exercice, de la respiration, de la transpiration, des excrétions fécales et urinaires.

Une grande déperdition habituelle de substances fluides, liquides et solides, produit une diminution dans le poids de notre corps, qui l'auroit bientôt maigri et desséché, s'il ne réparoit, par la nutrition, dans la proportion qu'il a perdu ; ainsi, la restauration des forces qu'elle procure, entretient le plus ordinairement l'existence et la santé, quand on ne s'écarte pas des règles de l'hygiène.

Dans la jeunesse, l'accroissement prend sur la déperdition ; à mesure qu'on avance en âge, les excrétions sont plus abondantes, excepté vers la fin de la vie, où toutes les parties se resserrent, et acquièrent de la dureté ; aussi comme les déperditions diminuent, il est de la prudence, de diminuer la force de la nutrition.

Quant à la matière même de la nutrition, V. Alimens, Nourriture, Mucilage.

Les exercices trop violens, ou le travail forcé, les spasmes, les évacuations trop considérables de tout genre, la fièvre, dérangent la nutrition, dessèchent les solides, appauvrissent les liquides, et indiquent qu'il faut s'arrêter, pour ne pas s'exposer aux maux qui en sont une suite nécessaire.

O.

OBÉSITÉ. L'embonpoint excessif occasionné par une grande quantité de graisse, qui gonfle et distend le tissu cellulaire et la peau, produit l'obésité ; c'est l'op-

posé du marasme. On distingue l'embonpoint de l'obésité, en ce que dans le premier cas, les vaisseaux ont
de la force et de l'élasticité, tandis que dans le second,
ils se dilatent, se relâchent et s'affoiblissent.

Une vie oisive, des alimens très-succulens et très-
abondans, suffisent pour causer cet état, qui conduit parfois à l'athsme et à l'apoplexie. On peut diminuer l'o-
bésité par l'exercice, et en réduisant petit à petit, et
la quantité et la qualité des alimens, en employant de préférence les végétaux, les frictions et les bains de vapeur; les
sudorifiques administrés prudemment peuvent être utiles.

L'exercice du cheval, le sommeil après le dîner, ne
conviennent pas aux gens trop gras; ils doivent être circonspects dans l'usage des acides, qui cependant ne leur
sont pas défendus; il seroit fâcheux d'arriver au volume de cet Anglais, dont les papiers publics parlèrent
en 1754, qui avoit 15 pieds Anglais de circonférence, et
pesoit 650 liv.

OBSCURITÉ. Ombre. L'obscurité est fatale aux
animaux qui y sont ensevelis. Ce sont des plantes étiolées que ne vivifie plus l'être bienfaisant, qui porte la
lumière; leur vie est une mort anticipée. (V. Prisons,
Lumière).

OBSERVATION. L'observation est pour l'homme,
l'examen réfléchi des différens objets qu'offre la nature. C'est le premier fondement de toutes les sciences.
L'observation est la clef de la médecine pratique : celle
qui conserve n'est pas moins susceptible d'en tirer avantage, puisqu'elle combine les observations météréolo-
giques, ainsi que les phénomènes particuliers, que présentent la constitution des saisons, suivant les climats,
la température, la chaleur, le froid, les vents et les di-

rections de leurs courans, toutes circonstances qui influent particulièrement sur la santé. C'est l'observation ou l'expérience de ce qui concerne les alimens, l'air, et tout ce qui convient à l'homme physique et moral, qui peut donner des règles de conduite, sur lesquelles on doit le plus compter.

OCCUPATION. (V. Travail, Exercice).

ODEUR. L'odeur est une qualité des corps qui porte son action sur les nerfs de la membrane pituitaire qui tapisse le nez ou l'organe de l'odorat. Les trois règnes de la nature fournissent également des odeurs dont la réunion peut causer beaucoup de maux, et même asphyxier ceux qui se trouvent plongés dans leur atmosphère.

Ces effets ont également lieu, quand les odeurs suaves ou désagréables, réunies en grande quantité, corrompent l'air, le privent de son ressort, et l'empêchent d'être respirable. On est également victime de l'odeur des roses, ou autres fleurs très-odorantes et très-agréables, comme on le seroit des odeurs les plus infectes ou des gaz de la fermentation. Plusieurs matelots Hollandais périrent sur un vaisseau, à bord duquel se trouvoit une grande quantité de substances aromatiques, qui les frappèrent subitement. Les maux de tête, les étourdissemens qu'éprouvent souvent les personnes qui ont l'imprudence de laisser, la nuit, des fleurs dans leurs chambres, sont de véritables asphyxies commençantes, et pour qu'elles fussent complettes, il ne faudroit que diminuer la largeur de la pièce ou augmenter la quantité de fleurs. On a vu tomber en asphyxie des personnes qui avoient des œillets, du jasmin, et des roses dans des petits cabinets.

Il y a des animaux qui ont des odeurs vireuses et désagréables, capables de causer des accidens, si on restoit longtems dans leur atmosphère. Il est des hommes, surtout dans la classe des ouvriers, qui forcent souvent leur transpiration par un travail considérable, et dont les émanations sont insupportables. Il en est d'autres dont la transpiration a véritablement une odeur suave ; telle est celle de la jeunesse florissante et bien saine.

En général, les odeurs fortes, même les meilleures, sont nuisibles, en ce qu'elles détruisent petit à petit la finesse de l'organe qui les perçoit. Il ne faut donc pas s'y accoutumer : on devra surtout se garder d'en porter sur soi, quand on sera dans le cas de visiter des femmes en couche, ou très-sensibles et très-nerveuses, parce qu'on risque de leur donner des spasmes et des convulsions.

Les parties odorantes des corps non-seulement agissent sur les nerfs, mais on peut encore croire qu'elles pénétrent au-dedans de nous, et quoique toutes ne se manifestent pas dans nos humeurs excrémentielles, comme l'ail, les asperges, le soufre, nous ne sommes pas en droit d'en conclure qu'elles ne s'unissent pas avec nos alimens, pour éprouver dans nos organes une assimilation qui leur est propre, et peut-être concourir à la nutrition.

Les crucifères, avant toutes les autres plantes, pourroient être dans ce cas. Les gens de la campagne assurent qu'on reconnoît souvent l'odeur et le goût des herbes qu'ont mangées les animaux, dans le lait qu'ils fournissent. Quoiqu'il en soit, les parties odorantes des alimens échauffent et accélèrent la digestion, mais leur usage trop fréquent peut devenir nuisible.

ODORAT. L'odorat est le sens destiné par la nature, pour recevoir et discerner les odeurs ; il paroît souvent, un organe subsidiaire du goût, dont il est voisin ; aussi lui rend-il par fois le bon office de l'avertir de ce qui pourroit lui être agréable. Il y a des animaux qui ont l'odorat bien plus fin que l'homme. Les chiens chasseurs sont dans ce cas. Du tems de Justinien, il y avoit à Constantinople, un faiseur de tours, qui avoit tellement stilé un chien, dont l'odorat étoit parfait, qu'il faisoit jeter au milieu de la place les anneaux de différentes personnes. Le chien les déméloit, et alloit porter à chacun le sien.

Mais si le sens de l'odorat n'est pas à beaucoup près aussi délié chez l'homme, que chez le chien, au moins il a su mettre à contribution les talens de ce dernier, pour fournir à ses goûts carnivores.

Pour que des émanations odorantes n'arrivent pas à l'organe avec une certaine force, il faudra savoir dans certains cas retenir sa respiration.

La perte de l'odorat se rétablit rarement, surtout chez les vieillards. On vante la marjolaine pour en procurer le rappel ; les remèdes qui contribuent au dégorgement de la membrane pituitaire, doivent aussi produire les mêmes effets, telles que les fumigations émollientes, les stimulations, etc.

ODONTALGIE. C'est la douleur des dents, de quelque cause qu'elle vienne, soit de la part des humeurs qui y arrivent, soit par l'effet de la carie. Les remèdes les plus plus usités contre ce mal, ce sont les bains de pieds avec la moutarde en poudre, ou une dissolution de savon, les sangsues, la diète, les cataplasmes émolliens. On a prôné tout récemment un remède bien simple contre les rages de dents. Il consiste à écraser dans ses doigts, une coccinelle, ou bête-à-dieu, qui offre sept points, et qui est très-commune dans les jardins ; on applique ensuite un doigt imprégné de l'humeur de cet insecte, sur la dent, et le mal cesse, dit-on.

Les figues grasses sont bonnes contre les inflammations et les suppurations. Les narcotiques, le laudanum, l'emplâtre d'opium, sont aussi employés ; quelquefois il faut plomber la dent, détruire le nerf, y mettre un petit tampon d'opium ou de camphre, arracher les dents cariées qui touchent aux autres, pour n'en pas perdre deux pour une.

On ne doit jamais se faire arracher de dents, pendant la force de l'inflammation. Il ne faut pas les frotter avec du corail et des brosses dures ; par-là on les use et on les gâte.

On dit que souvent le tartre des dents est dû à des petits vers qui se logent à leur base, et qu'on les détruit avec de l'oxicrat employé chaque jour.

ODORIFÉRANT, ou odorant. Ce sont les principes qui portent l'odeur et auxquels on a donné ce nom. En général, les gaz qu'ils offrent sont très-peu connus.

ŒIL. C'est l'organe de la vue, et le miroir de l'ame, où se peignent toutes les passions de l'homme ; c'est le sens de l'esprit ; il reçoit et réfléchit en même-tems la lumière de la pensée, et la chaleur du sentiment. Il communique avec vivacité les émotions les plus tumultueuses, et les sensations les plus douces.

> *O miros oculos, animæ lampades,*
> *Et quâdam propriâ notâ loquaces !*
> *Illic sunt sensus, hic venus et amor.*

Les plus beaux yeux sont les noirs et les bleus ; ils exigent des ménagemens, pour être conservés long-tems ; c'est pourquoi il est imprudent de regarder fixement le soleil, ainsi que les objets très-blancs. J'ai fait voir au mot Neige les dangers qu'il y avoit pour les personnes qui n'y sont pas accoutumées, de voir la neige pendant long-tems.

Lorsque la vue est foible ou courte, nous avons indiqué au mot Lunette, comment on pouvoit réparer à cet égard les vices de conformation. On ne doit pas écrire, ni lire trop long-tems de suite ; sans cela on risque d'affoiblir petit-à-petit sa vue. Les personnes, qui, par état, travaillent à des objets très-déliés, doivent aussi prendre la même précaution.

Quand, par hasard, des ordures s'introduisent dans l'œil, il faut bien se garder de le frotter, comme le font quelques personnes, qui risquent de les enflammer ; il suffit de remuer les paupières, après les avoir lavées doucement avec un peu d'eau fraîche ; les corps étrangers vont se rendre dans l'angle de l'œil, sortent tout seuls, ou sont très-faciles à enlever avec la tête d'une aiguille.

ŒUF. Les œufs de poule sont en même-tems, et les plus communs, et ceux qui ont été le plus observés. On y distingue essentiellement la coque, le blanc, le jaune, et les membranes. L'état dans lequel le blanc de l'œuf est le plus digestible, c'est celui de demi-coagulation ; l'œuf frais cuit ainsi, est plus soluble, plus doux, et plus nourrissant que lorsqu'il a été durci par la cuisson. Il prend d'autant plus aisément le goût et l'odeur hépatique, qu'il est plus fortement cuit et moins frais.

Lorsque les œufs sont anciens, ils produisent un gaz hydrogène sulfuré, qui, en augmentant la chaleur, porte à la transpiration. Le jaune de l'œuf, ou le lait des oiseaux, est une espèce d'émulsion, faite de l'amalgame de la substance albumineuse, avec une huile grasse animale, sans mucilage, ni gélatine ; aussi il est coagulable, et parfaitement nourrissant, sous un petit volume.

On mange ordinairement le jaune avec le blanc ; alors la coagulation est moins compacte. Aussi les œufs à la coque, en omelette, ou brouillés, offrent des mèts très-avantageux.

En général, les œufs fournissent un très-bon aliment, et ont l'avantage d'être utiles à tout le monde, par leur multiplicité. Les œufs durs, et sur-tout les jaunes, passent pour échauffer et constiper ; ils resserrent les personnes trop relâchées, parce qu'ils se digèrent très-aisément, et donnent des résidus favorables. Lorsque les œufs sont trop anciens, il est peu d'alimens aussi détestables, et ils causent souvent des vomissemens et des rapports fâcheux. On a des moyens bien commodes de les conserver frais, c'est de les enduire d'huile, ou de cire, ou de les tenir dans de l'eau fraîche.

Le sel et le beurre paroissent les vrais assaisonnemens des œufs ; le poivre et les acides, les rendent encore plus digestibles. Les estomacs qui ne sont pas vigoureux, digèrent moins aisément les œufs frits, que les autres, parceque la friture dessèche et racornit trop la partie albumineuse du blanc.

En Egypte et ailleurs, on fait naître des milliers de poulets ensemble, dans des fours, dont la chaleur est graduée exprès par une incubation artificielle.

Il faut bien observer que les œufs qui ne sont pas assez cuits, sont glaireux et difficiles à digérer; s'ils sont trop cuits, le blanc se solidifie, et devient moins perméable aux sucs gastriques.

Cette dernière partie est la plus nourrissante de l'œuf; le jaune sert à faire des oléo-saccarum; on le regarde encore comme aphrodisiaque.

ŒUF (de poisson). Il paroît qu'il y a une grande analogie entre les œufs dont nous venons de parler, et les œufs de poisson.

On les a peu examinés. En général, ils durcissent par la cuisson, deviennent jaunes et ont peu de substance albumineuse; il y en a de bons à manger, comme ceux de carpe, le caviar, etc.; il y en a d'autres auxquels on a reconnu des propriétés irritantes et émétiques, comme ceux de brochet, de barbeau, etc; leur substance est très-glutineuse, très-visqueuse, et, par la cuisson, ils restent demi-transparens, sans se durcir tout-à-fait; ainsi, il faut en éviter l'usage.

ŒSOPHAGE. L'étimologie de ce mot, est porte-manger; c'est le canal qui conduit les alimens de la bouche à l'estomac.

ŒUVRE (Régime des metteurs en). (V. Orfèvres, et Sédentaires (régime des ouvriers).

OFFICE. C'est le lieu où se dépose tout l'arsenal de la gourmandise; les personnes qui vivent sobrement n'ont pas besoin d'office. Il est tout entier dans leur buffet.

OIE. L'oie est un gros oiseau dont on distingue beaucoup d'espèces; nous ne faisons guères usage que de l'oie domestique, et de l'oie sauvage. Elles ont entre elles beaucoup de rapport; mais le dernier de ces oiseaux, passe pour le meilleur. On mange l'oie avant qu'elle ait acquis tout son accroissement ; alors elle est fort tendre, mais elle a le défaut des jeunes animaux, elle est visqueuse et gluante : en général, elle a la chair d'un goût plat ; les personnes qui n'y sont pas accoutumées, la digèrent mal. Elles sont assez bonnes, roties avec une sauce piquante, et du jus de citron.

On envoye à Paris des cuisses d'oies qu'on sale, et qu'on prépare dans plusieurs pays, qui, bouillies avec des chous, ont un fort bon goût; on en obtient des garbures très-recherchées, mais qui ne conviennent pas aux estomacs délicats.

La graisse d'oie est très-agréable au goût.

OIGNON. C'est une plante potagère de la famille des alliacées. Sa racine bulbeuse, composée de tuniques épaisses, appliquées les unes sur les autres, a une odeur forte, et qui fait pleurer ceux qui la pressent. Les oignons sont d'un très-grand usage dans les cuisines. Ils sont apéritifs, diurétiques, provoquent l'appétit, tuent les vers. Si on en mange trop abondamment, ils donnent des rapports irritans, causent des maux de tête, des vents. Ils conviennent plus aux vieillards qu'aux jeunes gens, aux personnes pituiteuses, qu'aux mélancoliques.

Les oignons des pays chauds sont beaucoup plus doux que les nôtres.

Le suc d'oignon est un des plus puissans diurétiques et maturatifs. Il convient aux poitrines délicates.

OISEAUX. Les oiseaux fournissent à l'homme des alimens agréables, sains et très-nourrissans. Les fibres musculaires des oiseaux sont en général plus sèches que celles des autres animaux, parce qu'ils sont plus chauds. Pour les rendre plus gras, plus savoureux, dans nos

basses-cours, on les resserre de façon à leur empêcher tout exercice, on les réduit à l'impossibilité d'avoir
aucune sensation d'amour. Bientôt leurs fibres abreu-
vées de sucs abondans, deviennent ainsi, artificiellement plus tendres, que celles de tous les autres animaux.

Les oiseaux qu'on n'engraisse pas de cette manière,
mais qui sont encore jeunes, sont moins agréables au goût,
mais se digèrent plus facilement; aussi on les donne de
préférence aux convalescens. Les oiseaux des champs
qui font un exercice continuel, qui sont sujets à toutes
les vicissitudes de l'atmosphère, sont plus vigoureux;
mais ils ont les chairs bien plus fermes, bien plus
sèches, que ceux qu'on élève chez soi; on ne doit
rechercher que ceux qui sont jeunes, et dans le temps
où ils trouvent une nourriture abondante. Les oiseaux
qui vivent particulièrement d'insectes, sont bien plus
durs, et plus coriaces, que les autres; tels sont les oiseaux aquatiques, qui vivent dans les marais, les
étangs, etc.

Nous énonçons à chaque article qui concerne les
individus dont on peut faire usage, ce qu'on doit
observer essentiellement, quant à leur salubrité;
c'est pourquoi nous ne nous étendrons pas davantage
sur cet objet.

OISIVETÉ. C'est le désœuvrement, la fainéantise,
ou le manque d'occupations utiles; ce vice est la
source d'une foule de désordres; car celui qui ne s'applique pas au bien, doit tourner nécessairement ses idées
vers le mal. L'oisiveté est même un grand défaut
chez ceux à qui le sort a départi de la fortune; car

Tome II.   R

on est bien méprisable aux yeux de la société agissante, quand on est forcé de dire de soi:

Nos numerus sumus et fruges consumere nati.

L'oisiveté est contraire aux droits de l'homme et du citoyen, et l'on voit de mauvais œil, se reposer ceux qui n'ont pas travaillé, ou qui n'ont pas cherché dans le travail, la source du bien et du bonheur.

Les Athéniens, les Lacédémoniens, avoient des loix sévères contre l'oisiveté, dans quelque classe qu'elle pût avoir lieu ; cet exemple seroit bon à suivre dans tous les pays ; c'est une maladie funeste aux associations.

Elle l'est encore aux individus, car elle est la source de beaucoup de maux physiques ; elle épaissit les humeurs, relâche les solides, énerve le corps, accélère la vieillesse ; elle produit chez les gens mous, efféminés, voluptueux, la goutte, la pierre, la mélancolie, etc.

D'après ce que nous venons de dire, il faut avoir soin d'exercer la jeunesse, et de lui inspirer de bonne heure, le goût du travail ; on doit encore recommander à ceux qui s'occupent beaucoup au moral, de ne pas laisser leur corps oisif, ce qui pourroit être pour eux une source de maux. (V. Gens-de-Lettres).

OLÉAGINEUX. Signifie qui tient de la nature de l'huile.

OLÉO-SACCARUM. C'est l'union de l'eau, à des substances qui ne lui sont pas miscibles sans intermède. Pour donner à la limonade le goût agréable de l'huile essentielle, qui se trouve dans l'écorce de citron, on frotte cette écorce avec un morceau de sucre ; on le met fondre ensuite dans l'eau, ce qu'on ne peut faire sans oléo-saccarum; on se sert encore utilement des jaunes d'œufs pour le même objet.

OLIVE. Les olives sont les fruits de l'olivier, et se trouvent en abondance dans le midi de la France. Elles n'ont pas, à beaucoup près sur l'arbre, ce goût qu'on leur trouve quand elles ont été salées et confites; cette préparation est indispensable pour les rendre mangeables. Les plus petites des olives se nomment picholines. Ce fruit, en général, excite l'appétit, surtout quand il a été ce qu'on appelle pocheté, parce qu'il est devenu plus salé; cependant il ne convient pas aux estomacs délicats.

Quand les olives sont tout-à-fait en maturité, c'est-à-dire, lorsqu'elles commencent à rougir, on en tire par expression une huile grasse et douce, excellente, et dont nous nous servons particulièrement pour nos salades, et nos fritures. Les meilleures sont celles de Grasse, d'Aix, et d'Oneille. Autant l'huile douce est bonne, autant celle qui est rance, est désagréable, et en même-tems peu digestible. La bonne huile d'olive adoucit et humecte; elle est utile dans les coliques, et contre les poisons qui portent leur action sur l'estomac. On ne devroit point l'ordonner dans les prescriptions médicales, quand on n'est pas bien sûr que l'huile d'amande douce soit récente; ce qui n'est que trop commun dans les pharmacies mal montées.

OLYMPIQUES (jeux). On célébroit dans la Grèce tous les quatre ans, des jeux fameux, auxquels on donnoit le nom d'olympiques, parce qu'ils étoient fixés à Olympe, et consacrés à Jupiter. Le premier jour, on sacrifioit; le second, on faisoit des courses à pied; le troisième, on s'exerçoit à la lutte. On finissoit par des courses de chevaux et de chars. On combattoit nud à ces jeux, ce qui en fit défendre le spectacle aux femmes. Cicéron dit que la couronne d'olivier étoit un consulat pour les Grecs. Horace dit plus :

> *Palmaque nobilis*
> *Terrarum dominos evehit ad deos.*

Les plus habiles statuaires se faisoient honneur de représenter les vainqueurs. Il y avoit des milliers de statues en marbre et en bronze, qui immortalisoient tous ceux qui s'étoient le plus distingués aux jeux olympiques. Ils étoient couronnés au son de la musique. Cette belle institution, qui leur assuroit pour la vie une existence heureuse, rejaillissoit sur les arts, de la manière la plus avantageuse. Les esclaves, les voleurs, les gens de mauvaises mœurs, ne pouvoient être admis aux combats.

Ces jeux ont été infiniment utiles à la Grèce, sous beaucoup d'aspects, mais particulièrement par l'émulation qu'ils excitoient parmi les jeunes Grecs à qui ils donnoient en même-tems de la vigueur, du courage, des vertus, et de la santé. Il faut espérer que nous verrons un jour fleurir parmi nous, des jeux et des exercices, qui pourront rivaliser avec ce qu'on nous rapporte des jeux olympiques de la Grèce. (V. Exercice, Mouvement).

OMELETTE. Les omelettes sont des préparations fort simples, qu'on fait avec des œufs et du beurre, ou de l'huile, auxquels on mêle quelquefois d'autres substances ; elles sont fort nourrissantes, et conviennent lorsqu'on manque de viande ; il y a des estomacs qui ont de la peine à en faire la digestion , mais l'addition du vinaigre la favorise souvent dans cette circonstance. Chacun doit s'observer sur ce point. (V. OEuf).

ONANISME. Masturbation , abus de soi-même , pollution volontaire , sont synonymes de ce premier mot. C'est l'usage forcé , solitaire , et désordonné des facultés réproductrices. De cet abus , bien plus que de celui des femmes , naissent deux sortes de maux ; les uns dépendent de l'irritation nerveuse , les autres de l'épuisement , causé par une évacuation excessive. De-là , au physique , la paleur , la maigreur , le dessèchement , les apoplexies , les léthargies , les tremblemens , les paralysies , la perte de la vue et de l'ouïe , les spasmes , la goutte la plus douloureuse , la phtisie , la consomption , etc., et enfin la mort ; de-là au moral , la perte de la mémoire , la paresse , l'inertie , la stupidité , la mélancolie noire , enfin la folie , qui sont le partage des malheureuses victimens de l'onanisme.

Au premier éveil de la possibilité d'un pareil vice , des parens prudens doivent faire sentir aux jeunes gens les dangers éminens qu'ils courent , et les épines douloureuses , qui s'apprêtent à venger sur eux la nature outragée. Il faut , avant que le mal ait fait des progrès , les tenir à un régime doux et rafraichissant , employer les herbes potagères, les viandes des jeunes animaux, grillées , et sans assaisonnement ; on prescrira l'eau en boisson , à la place des liqueurs , du vin , du café ; la bonne bière peut leur être infiniment utile. On écartera d'eux tous ces ouvrages , dont le style tendre et passionné , ou lubrique , pourroit encore échauffer , ou exalter des imaginations déjà trop vives et trop susceptibles de s'enflammer ; on les éloignera des spectacles, des tableaux, des gravures, et des sociétés qui pourroient avoir pour eux quelque chose de dangereux. On les fera coucher sur la dure, sur un simple matelas de crin : ils dormiront moins long-tems. On aura soin encore de les exercer beaucoup et physiquement et moralement. Des parens et des instituteurs prudens verront aisément imprimée sur le visage des coupables, la certitude de leur faute ; ils les avertiront du précipice, qui est sous leurs pas. Pour peu qu'ils ne veulent pas vivre malheureux, ou périr à l'aurore de l'existence, ils prendront le parti de se contenir, et de suivre les loix de la sagesse, qui, seule pourra conserver à leur corps et à leur esprit, toute la force et l'énergie, dont ils vont avoir besoin en entrant dans le monde, pour s'y distinguer, et sortir de la foule. Il faut qu'ils sachent bien que le liquide destiné à la réproduction dans l'âge viril, doit être tout entier réservé pour l'accroissement et pour le maintien des forces physiques et morales de 'adolescence, et que contrevenir à cette loi de la nature, c'est se rendre coupable d'un véritable suicide.

ONCTION. C'est une sorte de friction que les anciens avoient coutume de se faire sur la peau avec de l'huile. Le plus ordinairement, ils l'employoient en sortant du bain chaud, pour arrêter, jusqu'à un certain point, la trop grande transpiration. On sait la réponse d'un vieux soldat à Auguste, qui lui demandoit comment il avoit pu à son âge se conserver aussi sain ? il répondit que c'étoit au moyen des onctions. Il est sûr qu'elles ramollissent la peau, assouplissent les mouvemens des articulations, rendent moins sensible aux rigueurs du froid, aux vicissitudes de l'atmosphère.

Nous croyons que ce moyen devroit être plus employé qu'il ne l'est, particulièrement pour les gens exposés à l'humidité, au froid, et dans des atmosphères dangereuses. Ceci regarde principalement les ouvriers qui travaillent aux marais, aux mines, etc., auxquels les onctions faites avec de la bonne huile d'olive, conviendroient d'autant mieux qu'en empéchant l'effet de l'humidité, elles s'opposeroient d'ailleurs à l'absorption d'une grande quantité de miasmes délétères.

Il seroit bon de savoir la quantité juste de transpiration qui a lieu après les onctions, comparée avec celle des jours où les onctions n'auroient pas été faites. (V. Mines, Marais).

OPHIOPHAGE. On a donné ce nom à ceux qui mangeoient des serpens.

OPIUM. C'est le suc épaissi des pavôts de la Turquie, qu'on peut ramasser partout où il y a des pavôts, en observant, que la chaleur différente des climats lui donnera différens degrés de force.

Nous ne le considérons ici que comme servant à donner aux Turcs une douce ivresse, à doubler leur courage pour Mars, ou pour Vénus. Ils parviennent, par l'habitude, à en prendre en santé des doses, qui empoisonneroient tous les Européens, qui ne se sont pas, petit à petit, comme eux, ou comme Mithridate, accoutumés aux poisons. Cette substance est en général, vireuse, assoupissante, et perfide, quand elle n'est pas employée avec une extrême prudence.

Nous nous en servons utilement contre des rages de dents, en appliquant sur la tempe, une mouche de la grandeur d'un jetton.

On reconnoit que quelqu'un a été empoisonné par

l'opium, à l'assoupissement quelquefois profond, à la stupeur, aux symptômes de l'apoplexie, aux ris immodérés, à l'aliénation de l'esprit, à l'obscurcissement de la vue, au relâchement des mâchoires, au gonflement des lèvres, aux nausées, aux vomissemens, et aux sueurs froides. Les vomitifs, la limonade, ou le vinaigre en bonne quantité, et des lavemens purgatifs doivent être employés sur-le-champ. Les symptômes de l'apoplexie seront combattus par ce qui est irritant, par la saignée, et les vésicatoires les plus actifs aux jambes. (V. Apoplexie).

OPILATION. Ce terme est synonyme de pâles couleurs, et désigne souvent un engorgement au foie : c'est une maladie ordinaire aux jeunes filles, et funeste à la beauté. On dit qu'une fille commence à s'opiler, quand elle est triste, rêveuse, pâle, jaunâtre, quand elle mange des choses absurdes et nuisibles, comme du charbon, de la craie, du mortier. On prétend que le mariage les a souvent désopilées très-heureusement.

OPSOMANE. Ce nom se donne aux personnes qui aiment singulièrement, ou à la folie, certains alimens.

OPSONOME. On donnoit ce nom, à Athènes, à des magistrats qui avoient la surveillance du marché aux poissons. Il seroit bien à désirer que nous eussions aussi des opsonomes, pour empêcher qu'on ne vendit au peuple de la marée pourrie, comme cela arrive assez souvent.

OPULENCE. L'opulence est la mère de la mollesse. Elle enivre tellement, et l'esprit et le corps, qu'on devient incapable de toute application, de tout désir de bien mériter des autres, auxquels souvent on se croit supérieur, puisqu'on peut acheter des avantages qu'ils ne peuvent se procurer.

Combien de gens opulens sont aussi matériels que le métal qui les enrichit? les fortunes immenses qu'ils possèdent, produisent une inégalité monstrueuse, d'où résultent d'un côté les attentats impunis de l'opulence, et de l'autre, les crimes obscurs de l'indigence. Elle engendre l'orgueil des uns, et la haine des autres; d'où il résulte qu'il faut des prisons à côté des vastes palais. Une loi romaine défendoit à tout Romain, de posséder au-delà de cinq-cents arpens de terre. Les opulens, sans éducation, sont les petits tyrans de la société.

ORACLE. Depuis que les oracles mensongers des grandes nations ont disparu, le jour de la vérité luit enfin parmi elles, et l'on ne reconnoîtra plus pour oracles que la sagesse et la raison, de qui émanent les plus pures et les plus brillantes clartés.

ORAGE. Les orages sont des phénomènes atmosphériques, formés par des mélanges de pluie, de vent, de grêle et de tonnerre. Ils influent beaucoup sur les corps qui se trouvent dans leur alentour. Les personnes délicates, surtout, éprouvent des oppressions considérables. Elles doivent se retirer dans l'été, vers le côté du Nord des habitations. Lorsque des orages chauds arrivent, il faut alors établir des courans d'air frais, qui dédommagent des vapeurs étouffantes, auxquelles on est en butte; on devra aérer les appartemens, avec des portes, des draps, avoir recours aux acides en boisson, et répandre sur le plancher de l'eau vinaigrée, pour se soustraire aux inconvéniens qui résultent des orages.

ORANGE. Les oranges, fruits de l'oranger, sont les pommes d'or du jardin des Hespérides; elles viennent dans les pays chauds : les meilleures nous arrivent de Malthe, de Portugal, d'Espagne ; nous en avons beaucoup en Provence, dans le canton de Nice, et dans nos îles d'Amérique.

On mange la pulpe des oranges bien mûres, sans sucre ; on en ajoute, lorsque l'acide est dominant. Elles sont rafraîchissantes, appaisent la soif, excitent l'appétit, sont stomachiques, et conviennent à toute sorte d'âges, de tempéramens, particulièrement aux bilieux. On fait avec le suc des oranges, un peu de sucre, et un peu de l'huile essentielle de l'écorce, une boisson rafraîchissante, délicieuse, également précieuse en santé, comme en maladie. On en compose des sirops, qui sont aussi très-utiles, et que les marins doivent rechercher.

L'écorce d'orange contient une huile essentielle, amère, d'une odeur suave ; elle restaure, aide la digestion, et dissipe les vents ; elle passe pour arrêter, comme par miracle, les pertes des femmes, lorsqu'on en fait des décoctions ; on peut en aromatiser les boissons, en en faisant des oléo-saccarum. Elle est très-utile à mâcher, toutes les fois qu'on se trouve dans une atmosphère malsaine, telle que celle des hôpitaux.

La fleur d'orange, à cause de son odeur agréable, est fort en usage dans les compositions cosmétiques, et même dans nos offices, pour faire des liqueurs, ou des sucreries, des conserves d'un goût et d'un parfum agréables. L'eau distillée de cette fleur, sert encore pour les assaisonnemens, et réussit contre les spasmes et les mouvemens hystériques.

ORANGER (Feuilles d'). Les feuilles de l'oranger sont antispasmodiques et cordiales. Elles donnent une boisson très-agréable, lorsqu'elle est sucrée, et qu'on y mêle de la fleur de tilleul ; elle plait à beaucoup de personnes, au point qu'elles l'ont substituée au thé, qu'elles buvoient habituellement ; elles croyent n'avoir point perdu pour l'agrément et l'utilité ; elles ont réellement gagné du côté de l'intérêt. Si l'on vouloit faire des essais de ce genre, on remplaceroit facilement des substances étrangères, qui enlèvent chaque année des sommes considérables à la nation.

ORDINAIRES. Évacuations périodiques du sexe. (V. Règles).

ORDRE SOCIAL. L'ordre social, naturel, ou physique, est la suite du besoin qu'ont les hommes, les uns des autres ; comme il faut qu'ils connoissent tous les devoirs en société, c'est à l'éducation à les leur montrer ; car l'intelligence de l'homme isolé, seroit sans force et sans vigueur ; elle languiroit, comme une plante privée de l'aspect bienfaisant de l'astre du jour.

ORDURE. (V. Malpropreté).

OREILLE. C'est l'organe de l'ouie. (V. Ouie).

OREILLER. Les oreillers sont des meubles fort commodes pour exhausser la tête, que les traversins n'élèvent pas assez, lorsqu'on est au lit dans une position horisontale. C'est une précaution fort nécessaire aux personnes sanguines et pléthoriques, chez qui il seroit dangereux que le sang ne revint pas facilement de la tête au cœur. L'embarras dans le cerveau pourroit causer des maux de tête, des vertiges, des apoplexies. C'est pourquoi on leur recommande encore, d'avoir toujours les pieds du lit, de quelques pouces plus bas que le chevet. Les oreillers ne conviennent pas aux jeunes gens.

ORÉXIE. C'est un appétit presque continuel dans l'état de santé. C'est-là le cas de donner des mets qui, saus être mal-sains , soïent plus difficiles à digérer que de coutume. Cette faim dévorante pourroit bien être causée par des vers : c'est ce dont il faut s'assurer. On prétend que les personnes qui ont les intestins plus courts , et le foie plus gras , sont sujets à l'oréxie.

Lorsque la bile abonde , les acides peuvent être fort utiles ; cette circonstance a lieu plus souvent dans les constitutions mélancoliques , que dans toutes les autres.

ORFÈVRES (Régime des). Les orfèvres qui fondent l'argent , l'or , etc. , qui travaillent à de grandes pièces , doivent observer les précautions que nous avons recommandées aux forgerons , aux serruriers , aux maréchaux. (V. Serruriers (Régime des).

Ils doivent de plus être très en garde contre les vapeurs de l'eau forte , du mercure , etc. Ils doivent donc, dans les opérations qui exigent l'action des acides , faire ensorte de travailler en plein air , en se plaçant favorablement , pour éviter les gaz malfaisans qui se développent.

Quant aux orfèvres qui travaillent en boutique à de petits ouvrages , ils sont dans la classe des ouvriers sédentaires.

Pour ménager leur vue et la reposer , s'ils font le métier de metteurs en œuvre , s'ils assortissent les diamans , et s'ils travaillent avec un bocal , ils seront obligés de quitter souvent leur ouvrage , d'avoir des conserves , de se rafraîchir les yeux avec de l'eau fraîche , et quelques gouttes d'eau-de-vie , de tenir leurs établis le plus élevés possible , pour que leur poitrine ait moins à souffrir.

Comme ils sont souvent obligés de souder au chalumeau , ils sont exposés à avoir la bouche échauffée ,

les dents gâtées, et l'estomac mauvais ; c'est pourquoi ils
ne devroient se servir que de chalumeau d'or ou d'argent. Il faut qu'ils ayent les deux coudes toujours appuyés, en travaillant. Ceux qui passent les fils de métal
à la filière doivent le faire avec beaucoup d'attention,
pour ne point se lasser le poignet ou se blesser d'une
autre manière. (V. Sédentaires (Régime des ouvriers).

ORGANE. On entend par ce mot une partie du corps
animal ou végétal, capable d'exécuter telle ou telle action ou fonction ; les nerfs, les muscles, l'estomac sont
des organes. (V. ces mots).

Les Modernes ont démontré que les substances qui
forment nos organes, et celles qui constituent nos alimens, étant presque composées d'une même base oxalique, la seule différence qui les distingue, consiste dans
les combinaisons de cette base et dans les proportions
de ces combinaisons.

Ainsi l'assimilation des alimens ne doit être, en général, autre chose qu'une nouvelle combinaison par laquelle la base oxalique contenue dans nos alimens, s'unit,
au-dedans de nous, aux principes de nos humeurs, et
prend les proportions propres aux différens organes.

Nos organes solides fournissent à l'analyse cinq substances principales, la gelée, la substance extractive,
la partie fibreuse, le blanc de baleine, l'albumen, le
phosphate calcaire. Les substances fluides offrent le chyle,
le sang, la lymphe et la graisse. Toutes ces substances
sont renouvellées par la nutrition, et conséquemment,
constamment fournies par les alimens.

ORGASME. Terme synonyme d'irritabilité, oscillation violente, mobilité ou crispation.

ORGE. L'orge est une substance farineuse, dont on s'est servi, et dont on se sert encore dans les pays et dans les circonstances où le froment manque, surtout chez les indigens. L'orge passe pour être plus rafraîchissante que le froment, mais elle nourrit beaucoup moins, se digère bien plus difficilement, parce qu'elle ne contient pas la substance végéto-animale ou fibreuse qui se trouve dans ce dernier. Les Anciens faisoient avec le mazza ou gâteau d'orge, ce qu'on nommoit le Polenta ou l'Alphite ; leur tisanne essentielle étoit une décoction d'orge.

On fait aujourd'hui encore des tisannes avec l'orge ou entier ou mondé, c'est-à-dire privé de son écorce ; cette dernière est plus rafraîchissante et plus incrassante. On y mêle du chien-dent, de la réglisse, etc. selon le besoin et le goût.

On fait un très-bon aliment avec le gruau ou orge mondé sous la meule. On le cuit dans un pot de terre avec du beurre frais et un peu de sel, à petit feu pendant 5 à 6 heures ; on peut y mêler des amandes, du sucre ; cet aliment convient très-bien aux convalescens et même aux malades que la fièvre ne tient pas à la diète rigoureuse.

On fait avec l'eau d'orge mondé, le sucre d'orge et le sucre tors, qu'on employe contre la toux et les maux de poitrine légers. L'orge perlé ne diffère du mondé qu'en ce qu'il a été moulu plus petit.

L'orge passé étoit la crème d'orge des Anciens, que nous faisons de la manière suivante. On pile, dans un mortier, de l'orge mondé bien cuit, avec des amandes douces et une amère : on passe et on mêle du sucre et de la fleur d'orange. On peut le faire recuire pour le rendre plus nutritif, et y mêler du lait ; cette nourriture est une sorte de crême, dont il est bien permis d'être friand, et qui convient à tout le monde. L'orge qui donne la meilleure farine est celui qu'on nomme orge nud *hordeum nudum*, qui a très-peu d'enveloppe, et qui fermente beaucoup mieux que notre orge ordinaire.

ORGEAT. Emulsion et orgeat, ou lait d'amande, sont la même chose. Dans le lait, on cherche à flatter le goût, et on réussit en y faisant entrer du sucre et une amande amère avec les amandes douces ; au fond c'est toujours de l'eau avec des amandes pilées, qui forme une boisson rafraîchissante, tempérante, adoucissante et humectante. Dans les irritations, les inflammations, l'orgeat offre une boisson très-appropriée. Dans les grandes chaleurs, quand on n'a pas excessivement chaud, rien n'est plus agréable ; mais si on a très-chaud, le vin vaut beaucoup mieux.

On prépare du sirop d'orgeat, avec lequel on a une boisson toute prête, dans le moment où on le désire, en l'étendant d'une plus ou moins grande quantité d'eau.

ORGUEIL. C'est une opinion très-haute de son mérite, qui tend à rabaisser celui des autres. Rarement les orgueilleux en ont beaucoup, et s'ils en avoient, rien ne les déprécieroit davantage. Avec un esprit juste, on doit s'appercevoir qu'on n'a pas plus de raison de se prévaloir, pour être supérieur à quelqu'un par l'esprit, que pour l'être par la taille. L'orgueil est le vice le plus généralement haï, puisque les orgueilleux mêmes le méprisent chez les autres.

Un orgueil assez plaisant étoit celui d'un maître à danser qui ne concevoit pas comment on avoit pu donner une grande place à de Harlay , parce qu'il n'avoit jamais pu en faire un danseur.

ORPHE. C'est une très-belle carpe d'Allemagne, qui ressemble beaucoup à la dorade de la Chine , qui a un excellent goût, et se digère facilement.

ORPHIE ou Aiguillette. C'est une espèce de poisson de mer , de l'Océan , qui est alongé et vorace , qui étant cuit, offre des arétes d'un beau verd. Sa chair donne un mets très-délicat.

ORPHIQUE (Vie). C'est une sorte de vie pure , dont une des pratiques essentielles étoit de ne point manger la chair des animaux. C'est le sage Orphée qui a été l'instituteur de ce culte , et c'est ainsi qu'en parle Horace :

Silvestres homines , sacer, interpres que deorum,
Cædibus et victu fœdo deterruit Orpheus.

ORTHOPÉDIE. C'est un terme didactique , qui signifie l'art de prévenir et de corriger dans les enfans les difformités du corps. Andry et A. Leroy se sont fort occupés de cette partie de la médecine conservatrice. V. Baleine (Corps de).

ORTOLAN. Petit oiseau qui a un goût très-fin , et très-délicat ; il est fort sain , quand il n'est pas trop gras.

OS. On doit considérer les os comme des parties dures qui forment la charpente du corps humain. Ils maintiennent toutes les parties molles et fluides , ils en assurent l'organisation. On en compte environ 250 dans le squelette humain. La partie de l'anatomie qui apprend à connoître les os , se nomme *ostéologie.*

Dans un cas extrême, les os des animaux sains pour-roient servir de nourriture ; il suffiroit de les exposer au feu dans le digesteur de Papin, qui les réduit très-aisé-ment en pulpe friable et douce.

Os DE SÈCHE. La poudre de cet os, que l'on tire d'un poisson de ce nom, passe pour déterger, sécher et faire passer les taches de rousseur du visage ; elle sert encore à nettoyer les dents, etc. Je ne crois pas la première qualité suffisamment prouvée.

OSCITATION. C'est un synonime de baîllement. (V. ce mot).

OSEILLE. Parmi 32 espèces d'oseilles connues, deux sont principalement employées en cuisine et en médecine : l'oseille ordinaire, et la ronde. On n'employe comme alimens, que les feuilles de l'oseille. Elles ont un goût très-acide ; on les mange avec les potages, et on les assaisonne séparément. C'est une substance très-salutaire, en tout tems, mais surtout en été. Elle tem-père, donne de l'appétit, réveille le jeu des parties re-lâchées par la chaleur.

Cependant l'oseille ne convient pas généralement à tout le monde. Les personnes sujettes aux aigreurs, les hypocondriaques, les filles attaquées de pâles couleurs, les personnes sujettes à l'asthme, à la toux, au crache-ment de sang, doivent s'en priver absolument. Si on la mêle avec la poirée et les épinards, elle devient plus douce à manger. Ainsi mélangée et cuite, on la con-serve très-facilement pour l'hiver. L'oseille est un très-bon anti-scorbutique.

OTALGIE. On a donné ce nom au mal d'oreilles. (V. Ouie).

OUATE. C'est une espèce de coton très-fin et un

Tome II.   S

peu lustré qui naît dans les gousses d'une espèce d'a-pocyn, qui croît abondamment en Egypte, et qu'on trouve chez nous, dans les jardins des curieux. On s'en sert avantageusement pour fourrer les robes de chambre, les courte-pointes, et tous les vêtemens qu'on veut rendre chauds, en leur conservant beaucoup de légèreté. Souvent on n'employe pour ouater les habillemens, que le coton ordinaire, et même la laine.

Ne pourroit on pas faire servir aux mêmes usages les sommités de la masse-d'eau, et de quelques chardons ?

OUBLIE. C'est une pâte déliée et légère, mêlée de sucre, d'œuf et quelquefois de miel, qu'on cuit entre deux fers ; ce sont ces oublies très-minces, qu'on nomme à Paris le plaisir des Dames : c'est encore plus celui des enfans, auxquels elles conviennent assez, parce qu'elles tiennent le ventre libre.

OUEST. C'est le point cardinal de l'horison, qui est diamétralement opposé à l'Est. (V. Couchant).

C'est un aspect qui est en général peu favorable pour les habitations. (V. ce mot).

OUIE. L'ouie est une sensation excitée dans l'oreille par les sons. D'après la disposition anatomique des différentes parties de l'oreille, on s'est assuré que l'air de l'atmosphère, mis en mouvement par l'action des corps sonores, est le principe des sensations de l'ouie, et que les vibrations qui s'exécutent sur les fibrilles nerveuses, dans les détours du labyrinthe de l'oreille interne, en sont la cause prochaine et immédiate. Ainsi les métaux, les dépouilles des animaux, employés convenablement, donnent des instrumens vibratiles, qui, touchés par des mains habiles, font si souvent le bonheur de nos oreilles. Il faut beaucoup de soins, pour ménager un organe aussi important et aussi délicat que celui de l'ouie. Les grands froids, les grands bruits, peuvent lui faire beaucoup de mal, si les oreilles ne sont pas bien recouvertes par les cheveux. Souvent, dans ce cas, on est obligé d'y mettre du coton imbibé d'huile d'olive. Si quelqu'insecte s'y introduisoit, il faudroit sur-le-champ le forcer à sortir, en injectant de cette même huile; il ne tarderoit pas à s'échapper.

Quelquefois l'oreille devient dure, parce qu'on n'a pas soin de la nettoyer de tems en tems. Les cure-oreilles, d'ivoire ou d'écaille, sont à cet égard les meilleurs, parce qu'ils sont plus arrondis que ceux de plume, et moins dans le cas de blesser la membrane du tambour ou du timpan; mais il faut bien se garder d'enfoncer profondément ces petits instrumens de propreté. Souvent le cure-oreille seul a guéri des fausses surdités, causées par l'endurcissement et l'épaisseur de cette mucosité grasse, et peu analysée, dont il faut se débarassser tous les mois.

OVIPARE (Animal). On nomme ainsi tout animal qui se multiplie par les œufs, comme les oiseaux, les insectes, et l'on donne le nom de vivipares à ceux qui produisent leurs petits tout vivans, comme l'homme et les quadrupèdes.

OURS. La chair des ours est trop grasse pour être bonne; cependant on dit que celle des pieds qui est plus maigre, n'est pas mauvaise: les jeunes ours ont la chair assez agréable.

Duprat, dans l'Histoire de la Louisiane, dit qu'on peut faire, avec de la graisse d'ours, une huile aussi bonne que celle d'olive, et qu'on l'employe aux mêmes usages.

Elle fournit un sain-doux qui sert également dans les cuisines.

Les fourrures d'ours sont épaisses et pesantes, mais très-chaudes; on recherche dans le Nord, celles des ours blancs, qui sont très-belles, quand elles sont bien préparées, et fournissent une excessive chaleur, ce que j'ai appris par expérience en Russie.

OUTARDE. C'est un oiseau de la grosseur d'un dindon. Les Anciens l'ont mis au nombre de ceux qui avoient le goût le plus exquis, et qu'on servoit sur les meilleures tables; quoique bien des auteurs prétendent que l'outarde est un aliment grossier, je puis assurer qu'en ayant mangé qui avoient été prises dans les environs de Rhéims, j'ai trouvé que c'étoit un aliment extrémement délicat, et même préférable aux dindons.

OXALIQUE (Acide). L'acide oxalique ou saccarin se retire des substances gélatineuses, glutineuses et mucilagineuses, dans les règnes végétal, ou animal. Ainsi le principe du sucre, combiné tantôt avec le carbone, tantôt avec l'azote, tantôt avec l'oxigène, paroit donner naissance à toutes les substances végétales et animales, de sorte qu'on peut le regarder comme le principe nutritif par excellence. Ainsi les corps mucilagineux, muqueux, qui contiennent abondamment la base oxalique, fourniront une nourriture abondante, et quoiqu'ils ne soient pas les seuls corps nutritifs, ils peuvent néanmoins fournir à eux seuls une matière suffisante de nutrition.

OXICRAT. C'est un mélange d'eau et de vinaigre; la proportion ordinaire est d'environ la dixième partie de vinaigre, suivant son degré de force. L'oxicrat calme, tempère et rafraîchit, soit comme boisson, soit comme lavement, soit en santé, soit en maladie; on le rend plus agréable, en y mêlant du sucre. Il l'est encore davantage, en se servant de sirop de vinaigre.

OXIGALE ou lait aigre. C'est une boisson qui plaît beaucoup aux Turcs, qui l'étendent d'eau, et la regardent comme plus fraîche que le lait seul. Ils l'appellent *igur*.

OXIGÈNE. On donne le nom d'oxigène à cette partie pure, qui est pour un tiers environ dans l'air atmosphérique, et qui le rend propre à la respiration et à la combustion.

On le retire du nitre, et on en obtient surtout du manganèse oxidé, une très-grande quantité. Nous avons fait voir de quelle utilité l'air pur pouvoit être dans quelques asphyxies, surtout pour les noyés, etc.

OXIMEL. L'oximel est un mélange de miel et de vinaigre, qu'on fait bouillir jusqu'à consistance de sirop. On distingue deux sortes d'oximel : l'un simple, et l'autre composé.

L'oximel simple, est fait avec deux parties de miel sur une de vinaigre blanc. L'autre n'est employé que dans la pharmacie.

On se sert particulièrement de l'oximel, pour gargariser la gorge, lorsqu'elle est irritée ou enflammée. On peut boire aussi l'oximel étendu d'eau. C'est un liquide très-salutaire, et très-tempérant.

P.

PAILLASSE. C'est un sac de grosse toile, cousu, et fendu par son milieu, qu'on remplit de paille, et qu'on met sur un bois de lit en dessous des matelats. La paillasse élève le lit d'autant, et tient lieu d'un chassis sanglé, qui seroit plus cher. On pourroit se procurer un coucher plus doux, en emplissant le sac de feuilles bien sèches ; ce seroit alors une feuillasse. Il faut prendre de la paille d'avoine ou des feuilles pour le lit des enfans. Si la paillasse seule n'offre pas le coucher le plus doux et le plus commode, au moins il est très-sain, pourvu qu'elle ne soit pas immédiatement placée sur le sol et dans un endroit humide.

PAILLASSON. C'est une pièce de natte couverte d'une grosse toile, que le peuple, en Italie et en Espagne, met devant les fenêtres pour les garantir de l'ardeur du soleil, et que nous plaçons, chez nous, dans les pièces humides et basses, et devant nos portes, pour y frotter nos chaussures sales ou mouillées. Les paillassons sont infiniment utiles pour enlever une partie de l'humidité si fort à redouter, surtout pour les personnes délicates.

PAILLE. La paille nous sert à faire des nattes, des paillassons, à empailler nos chaises. Souvent c'est le seul lit de l'indigence ; alors il faut au moins qu'elle ne soit pas gâtée, et qu'on ait soin de la renouveller, et d'éloigner toute celle qui est humide : ceci est essentiel à observer dans les camps où reposent nos soldats, ainsi que dans les lieux où résident le malheur et souvent l'inconduite. J'ai indiqué un moyen de sauver une partie de l'humidité du sol, aux mots Militaires (Régime des), et Toile cirée.

PAIN. Le pain est la principale nourriture de l'homme en France : partout ce seroit la meilleure. On le fait principalement avec de la farine, du levain, un peu de sel et de l'eau, qu'on paitrit ensemble, pour le mettre ensuite dans des fours.

Le pain, fait avec du bon froment, est le plus subs-

tantiel et le plus délicat , lorsqu'il a été bien pétri ,
bien fermenté , lorsqu'on l'a fait avec de la bonne eau ,
et surtout quand il est bien cuit. C'est à l'utile invention de faire lever la pâte avant de la cuire , qu'on doit
attribuer la perfection du pain ; la fermentation nécessaire à la production du pain s'excite d'abord dans la
partie amilacée du froment , qui devenant acide , devient propre à dissoudre la partie glutineuse à laquelle
elle est unie. Cette dissolution sature l'acide , et si ce
point est bien observé , et la quantité de levain bien
proportionnée , il ne doit y avoir aucun acide dans le
pain , parceque dans ce point même , la fermentation
est arrêtée par la cuisson.

La fermentation de la partie glutineuse qui divise et
atténue la pâte nouvelle , y introduit beaucoup d'air ,
qui ne pouvant se dégager à cause de la tenacité de la
pâte , y forme des yeux ou des cavités , en la soulevant
et en la gonflant. Le pain bien levé est bien moins compact , bien moins pesant , et bien plus agréable au goût ,
que celui qui n'a pas cette qualité.

Le pain bien fabriqué et bien cuit , doit toujours être
à sa superficie , d'un beau jaune , doré , lisse , sans ger-
çure , ni crevasse , excepté celles qu'on y auroit faites
exprès. La mie doit être blanche , spongieuse , élastique , parsemée de trous plus ou moins grands , ayant
une légère odeur de levain nouveau ; enfin si le pain
a perdu la totalité de l'excédent du poids qu'on ajoute
à la pâte , ou la moitié de l'eau que celle-ci contenoit ,
on est sûr que la cuisson sera parfaite.

Le bon pain de froment , bien cuit et bien levé , se
dessèche , sans attirer l'humidité de l'air , et sans se moi-
sir , comme fait le pain de seigle. L'analyse n'y peut

plus retrouver aucune trace de parties glutineuses. Sa décoction dans l'eau, donne un extrait qu'on réduit, par l'évaporation, en gelée trouble. Le pain bien levé, et parconséquent bien léger, nourrit plus promptément, mais ne nourrit pas autant; c'est donc celui qui convient moins aux estomacs vigoureux des gens de la campagne, et de ceux qui sont accoutumés à des travaux considérables.

Le pain est de tous les alimens, le plus commode, puisque pour être mangé et emporté au loin, il n'a besoin d'aucune espèce de préparation; pour le manger, il faut attendre qu'il soit entièrement réfroidi, car sans cela il sera collant, visqueux, se gonfleroit dans l'estomac, se pelotonneroit, et s'imbiberoit difficilement de salive et de sucs gastriques : ce qui donneroit infailliblement de cruelles indigestions.

Le pain moisi doit être rejetté; car il feroit naitre des maladies putrides très-dangereuses.

Le meilleur pain habituel, est le pain rassis d'un jour; c'est le plus facile à digérer : s'il étoit trop ancien et trop dur, on pourroit le rendre, et plus tendre et plus sain, en le faisant griller. En général, la croûte du pain est plus agréable et plus digestible que la mie. Le pain qu'on fait avec la levure est connu sous le nom de mollet; il est aigre et bien moins bon, que celui qui est fait avec le levain.

La mode des pains de toute espèce, sous un petit volume, et que le luxe a imaginé, a eu lieu dans tous les tems. Athènée, dans un traité curieux de tout ce qui peut être servi dans les repas les plus communs et les plus magnifiques, compte jusqu'à douze espèces de pains, ou de patisseries, qui étoient en usage dans la Grèce sa patrie : il les désigne sous des noms particuliers. Les Romains ne furent pas moins curieux que les Grecs sur cet objet.

La police doit ordonner aux boulangers de marquer leurs pains de la lettre initiale de leur nom. Les pains ronds n'exigent pas tant de pâte pour donner leur poids, que ceux qui sont plats et troués. En général, il faut au moins deux onces de plus par livre de pâte avant la cuisson, pour donner après le poids convenu, et il est très-difficile aux boulangers d'être exacts sur ce dernier point, à cause des divers degrés de cuisson.

Parmi les différentes espèces de pains usités, les principales sont celles qu'on prépare avec l'épeautre, le méteil, le seigle, l'orge, le bled de Turquie, la pomme de terre, le sarrasin. (V. ces mots).

Si l'on met un tiers ou un quart de pulpe de pommes de terre, dans la pâte du froment, on aura un pain qui se conservera frais, beaucoup plus long-tems.

Comme la fermentation nuit plus qu'elle n'est utile aux dernières farines dont nous venons de parler, il faut les cuire en galette, comme l'ont fait les Anciens. Une bonne galette vaut mieux qu'un mauvais pain. On a observé que les personnes constipées mangeoient avec plus d'avantage, du pain de seigle, que du pain de froment ; que les personnes très-sanguines et très-replettes devoient en manger moins que d'autres, et que ce seul aliment pouvoit entretenir long-tems la santé la plus vigoureuse.

PAIN AZIME. Ce nom se donne à une pâte qui ne contient plus de substance glutineuse, parce qu'elle n'a pas fermenté, avant d'être cuite ; c'est un médiocre aliment ; on en fait de grandes lames blanches, dont les usages les plus raisonnables, sont d'envelopper les pillules dont on ne veut pas sentir le goût, et de servir à cacheter.

PAIN D'ÉPICE. On appelle pain d'épice un mélange de farine de seigle, de miel et d'eau. Le meilleur se fabrique à Rheims. On lui donne toutes sortes de formes. C'est un aliment agréable et laxatif en général. On y mêle avantageusement le jalap, pour purger les personnes qui répugnent beaucoup à prendre des médecines, et surtout les enfans. On en vend, à Paris, rue Transnonain, qui sont tout préparés pour cet usage.

Le pain d'épice des rues, est lourd, pesant, et souvent indigeste.

PALANQUIN. C'est une espèce de brancard qu'on porte dans l'Indostan sur les épaules, et où se placent les personnes qui ne veulent pas, ou ne peuvent pas marcher. On les couvre de toile cirée quand il pleut; les femmes s'y cachent au moyen de petits rideaux. Le bâton de bambou, auquel on attache le palanquin, coûte quelquefois 5 à 600 livres, mais on a des porteurs pour 10 à 12 liv. par mois.

PALARIA (Gymnastique). C'étoit une sorte d'exercice militaire usité chez les Romains. Ils avoient à cet effet un poteau de six pieds de haut, que chaque soldat, muni d'une espèce d'arme de bois, et d'un bouclier d'osier, venoit attaquer, tantôt en avançant, tantôt en reculant, tantôt en sautant; ils le perçoient encore du javelot. Souvent les femmes s'amusoient aussi à ce ridicule manège, mais on devoit avoir meilleure idée de leur hardiesse, que de leur décence.

PALE, PALEUR. C'est une nuance de la blancheur,

qui est souvent le sceau de la délicatesse, ou du malaise physique ou moral ; c'est presque toujours un défaut dont une prudente sollicitude doit s'occuper ; car si la pâleur étoit long-tems continuée, elle annonceroit un dérangement réel dans les fonctions, ou bien en seroit l'avant-coureur. Il n'y a que les poëtes auxquels il soit permis de chercher à embellir la pâleur.

Moncrif a dit :

Pâleur qui marque une ame tendre, a bien son prix.

PALES COULEURS. C'est un état languissant du sexe, qui a lieu dans l'âge nubile, dont la pâleur et la foiblesse sont les acolytes, et dont le mariage peut être un remède, suivant l'avis d'Hyppocrate.

PALET (Jeu de). C'est un amusement qui exige des plaques de fer, de cuivre ou d'autre métal, des pierres, des tuiles, avec lesquelles on cherche à atteindre le plus près d'un but désigné. C'est un jeu d'adresse et de mouvement ; il est moins fatiguant à jouer sur des petits tonneaux, qu'à terre, parce qu'on n'est pas obligé de courber aussi souvent l'épine du dos. Il convient beaucoup pour exercer dans l'intérieur des habitations, surtout lorsqu'on ne peut aller promener, et qu'on n'a pas d'autres jeux propres à offrir un exercice, qui seroit préférable.

PALMIER. (V. Cocos, Datte).

PALOMEE. (V. Pigeon).

PALPITATIONS (de cœur). Ce sont des symptômes ordinaires des affections nerveuses et hystériques. Lorsqu'on se livre à des passions violentes, comme à la colère, à l'emportement, le cœur en reçoit par fois un extension contre nature, qui cause des palpitations infiniment dangereuses , et quelquefois mortelles.

PAMOISON. La pamoison est la diminution subite des forces du corps et de l'esprit , avec diminution dans la vîtesse de la respiration et du pouls , avec pâleur et froid aux extrémités : c'est le premier degré de l'évanouissement.

PANACÉE. La charlatanerie depuis longtems a donné le nom de panacée à des remèdes qu'elle disoit universels. Aujourd'hui qu'on est trop heureux d'en avoir quelques-uns de particuliers , à-peu-près sûrs , on ne croit plus aux panacées , à moins que ce ne soit à celle qu'on nomme mercurielle ou mercure doux , dont la bonne application peut être fort utile.

PANADE. C'est du pain bien mitonné dans du bouillon gras ou maigre. C'est une sorte de potage ou de soupe moins légère , que celle qu'on ne fait que tremper.

On peut faire une tisanne adoucissante et agréable , à laquelle on a donné le nom d'eau panée , avec des croûtes de pain grillées et trempées dans de l'eau. J'ai quelquefois rendu cette tisanne plus agréable et plus tonique , en y mêlant quelque peu de vin et de sucre.

PANAIS. C'est une plante ombellifère dont la racine blanche , cultivée dans nos jardins , s'employe journellement dans nos cuisines, pour donner du goût au bouillon. C'est un aliment qui n'est pas mal-sain , mais qui est peu recherché.

Il faut bien prendre garde , quand on cueille le panais , surtout celui qui est sauvage , de ne pas le confondre avec la ciguë , dont les racines ont beaucoup de ressemblance ; cette méprise a été très-souvent funeste. On ne doit pas oublier que la ciguë se reconnoit aisément à des taches rouges qui sont au bas de ses tiges.

PANARIS. C'est une tumeur très-dangereuse, qui vient à l'extrémité des doigts, souvent lorsqu'ils ont été piqués, et que les tendons des muscles ont été atteints. Nous recommandons ici un moyen bien simple de s'en préserver; c'est aussitôt qu'on aura été piqué un peu profondément, d'appliquer sur la piqûre un morceau de carton de trois lignes de large, de comprimer ensuite la peau au-dessus et au-dessous de la piqûre, avec un ruban de fil ou une faveur, qu'on gardera ainsi serré pendant 24 heures. Par ce moyen, on n'aura rien à craindre d'un accident qui souvent a les suites les plus fâcheuses. On sent que la compression empêche tout épanchement dans le tissu cellulaire du lieu blessé, qu'ainsi le pus ne peut s'amasser et former des dépôts. Ce moyen bien simple n'est pas asez généralement connu.

PANDICULATION. C'est une extension en partie volontaire, en partie forcée, des muscles extenseurs des bras et des jambes, qui se fait successivement; elle est ordinairement causée par le mal-aise, la lassitude, ou l'envie de dormir. C'est un mouvement qui est souvent accompagné du bâillement. Les oisifs et les nonchalans y sont assez sujets; ainsi dans ces dernières circonstances, c'est au travail et à l'exercice, à dissiper ces symptômes, qui annoncent de la gêne dans la circulation des humeurs.

PANDORE. N'oublions jamais que si tous les maux sont sortis de la boëte de la belle et curieuse Pandore, les malheureux lui doivent encore beaucoup, puisqu'elle n'en a pas laissé sortir l'espérance qui étoit prête à s'échapper.

PANIS, ou Paniz. C'est une plante de la classe des graminées, qu'on sème en France, en Italie, en Allemagne, et dont on se sert comme du riz ; on en fait des bouillies et des crèmes assez agréables. Le panis nourrit peu, se digère facilement, mais convient vraiment mieux, aux oiseaux qu'aux hommes.

PAON. La chair du Paon est dure, sèche, et médiocrement estimée, quoiqu'on prétende que dans les îles de l'Amérique, on la préfère à celle du faisan.

On trouve sur cet aliment une observation singulière, dans les auteurs d'histoire naturelle et de diète ; c'est qu'il se conserve bien plus long-tems que les autres, sans se corrompre. Aldovrande dit qu'un morceau de paon, cuit en 1672, lui fut présenté en 1698, et qu'il avoit une odeur agréable, approchant de celle du fenouil, quoiqu'elle fut un peu vermoulue. On n'a pas dit à Aldovrande, les moyens, peut-être bien simples, qu'on avoit employés pour le conserver. Il faudroit faire de nouvelles expériences, pour se convaincre sur ce point.

PANTALON. C'est une grande culotte qui descend jusqu'à la chaussure, et qui est très-commode pour le négligé ; c'est un très-bon meuble l'hiver, pour les voyageurs qui les font faire avec des étoffes très-chaudes et très-épaisses. Les pantalons sont utiles et commodes aux ouvriers, qui, par ce moyen, peuvent se passer de bas. Un de leurs grands avantages, et qui devroit les faire employer beaucoup plus qu'on ne l'a fait jusqu'à présent, c'est qu'ils parent à l'inconvénient des jarretières, et des boucles de culottes ; ils conviennent donc essentiellement aux personnes qui, par leur état,

sont obligées de rester long-tems assises , et les genoux
pliés.

PANTOMIME. Ce sont les Romains qui ont ima-
giné les jeux scéniques , qui , par des signes et des gestes ,
expriment les passions. C'étoit une espèce d'exercice ,
très-fatiguant pour ceux qui en faisoient leur état ,
puisque la vivacité des gestes , devoit suppléer au jeu
de la figure , qui étoit masquée.

La phrénésie de ce genre de spectacle , et des débauches qui en étoient la suite , fut une des fortes causes
de la décadence de l'empire romain. Les spectacles
bouffons , et qui ne disent rien à l'âme , seront toujours
très-dangereux.

PANTOUFLE. Espèce de souliers sans quartier ,
pour l'intérieur des appartemens. On rend les pantoufles
plus ou moins chaudes , selon le besoin et les saisons ,
par les doublures dont on les garnit ; elles délassent , en
donnant plus de liberté aux mouvemens des pieds qui
ont été fatigués , sur-tout dans des chaussures étroites
et pointues , comme celles qu'on a la sottise de porter
aujourd'hui.

PARAVENT. C'est un meuble composé de chassis
plians l'un sur l'autre , au nombre de 4 , 6 , 8 , et plus
si on le désire ; il est ordinairement garni de papier de
tapisserie , ou d'étoffe , et disposé pour empêcher à l'accès de l'air , dans les appartemens , surtout du côté des
portes. On doit toujours les avoir assez hauts , pour
qu'étant assis , les épaules soient suffisamment garanties.
On les place commodément autour des lits , des tables
où l'on travaille ; c'est un moyen bien nécessaire principalement dans les grandes pièces , et pour les personnes
sédentaires ou convalescentes.

PARESSE. La paresse est l'habitude de ne rien faire, ou plutôt la haine du travail que la nature et le devoir nous imposent. C'est un vice fatal à la société, parce qu'il empêche qu'on en remplisse les obligations. L'éloignement qu'on a pour le travail, peut venir d'une disposition naturelle ou accidentelle; il faut s'opposer à la paresse des enfans et des élèves, en ne leur présentant d'abord que des objets peu difficiles, peu longs et incapables de les rebuter; il faut que des progrès faciles et répétés, fassent succéder le goût à l'ennui, le plaisir à la peine. Dès qu'une fois la route sera frayée, rien ne coûtera pour devenir actif et laborieux. Trop de dissipation mène à la paresse; c'est pourquoi l'éducation anti-pédagogiste doit, en fournissant du repos aux jeunes gens, ne leur laisser aucun passe-tems qui les dégoûte du travail. Tout élève qui préférera la dissipation, le plaisir et la paresse, au travail, ne fera jamais de progrès, et sera mal vu de la société. Bientôt son ame s'abâtardira; car si l'oisiveté est la mère de tous les vices, la paresse n'est pas moins ennemie de toutes les vertus; elle engourdit l'activité naturelle à l'homme: et quoiqu'elle marche lentement, ses progrès dans le vice, n'en sont pas moins rapides; elle détruit et consume insensiblement, toutes les bonnes qualités; elle finit par ôter à l'esprit sa vigueur, au corps son énergie, et à l'ame tout sentiment.

PARFUM. On donne en général le nom de parfum aux substances aromatiques, odorantes, souvent mêlées ensemble, pour varier ou pour donner plus d'extension aux odeurs. C'est ainsi qu'on mélange le musc, l'ambre gris, la civette, l'iris, la fleur d'orange, la rose, la jonquille, la tubéreuse, le benjoin, le storax, etc.

On en fait des pôts pourris. On compose des sachets aromatiques, avec la lavande, la marjolaine, la
sauge, le thim, la sariette, l'hysope; ils donnent au
linge une odeur agréable. Autrefois en France, le musc
et l'ambre étoient très-recherchés; mais ils sont tombés
de mode, depuis que nos nerfs sont devenus plus délicats; on veut des odeurs, plutôt suaves qu'aromatiques:
dans le fait, les premières portent moins à la tête, et
sont mieux appropriées à toutes les circonstances.

On a offert, dans presque toutes les religions, des
parfums à la divinité, parce qu'on a toujours voulu
flatter les sens de ceux qu'on a implorés. On les employoit
aussi sur les tombeaux, pour honorer la mémoire des
morts. Antoine vouloit qu'on répandît sur ses cendres,
des herbes odoriférantes; Anacréon disoit: à quoi bon
répandre des essences sur mon tombeau, parfumez-moi
plutôt pendant que je vis. Marc Antoine vouloit qu'on
le traitât en dieu, et Anacréon tout simplement en
homme. Qui ne voit combien l'un étoit plus sensé que
l'autre!

Les femmes, chez les anciens Juifs, prodiguoient les
parfums en temps de noces; c'est pourquoi Ruth et Judith
ne s'en firent pas faute, lorsqu'elles firent leurs visites à
Booz et à Holopherne. Les Juifs d'aujourd'hui, ont plus
besoin que jamais, de ne pas oublier cette louable coutume de leurs pères.

C'est de l'Orient, que nous viennent les meilleurs parfums; indépendamment de ceux qui sont spiritueux,
des sachets, des cassolettes, on a encore des parfums
secs, très-commodes à employer toutes les fois qu'on est
affecté dans les appartemens, par des odeurs désagréables
ou nuisibles, et surtout dans les chambres des malades:

Tome II.   T

ce sont les pastilles ; celles des gens aisés, sont faites avec le storax ou le benjoin ; celles des pauvres sont abondamment fournies par la nature ; ce sont les baies de genièvre et de vinaigre : ces substances, pour être moins agréables, n'en sont pas moins salutaires.

Les pays où l'on prépare le mieux les parfums, sont l'Espagne et l'Italie ; on y parfume admirablement les peaux, les gants, les pâtes de propreté, la poudre, la pommade, les pastilles, etc.

On parfume une petite maîtresse avec de l'essence de rose, et le marin avec du goudron ; l'une se trouve mal de l'essence, l'autre se trouve bien du goudron, parceque les essences fortes dans les lieux bien fermés, font presque toujours plus de mal que de bien.

Pour savourer le plaisir des parfums, il faut en faire rarement usage, car ils sont dans le cas d'attaquer les nerfs, et d'enlever la délicatesse du sens de l'odorat.

PARFUMEURS (Régime des). Les parfumeurs sont exposés à perdre le sens qu'ils veulent le plus satisfaire chez les autres, par la grande habitude de se trouver au milieu des odeurs les plus fortes, de les piler, de les respirer, et d'en recevoir constamment des particules, sur la membrane pituitaire, ce qui la dessèche, l'irrite, et affoiblit bientôt ses sensations. Ils doivent avoir les yeux, la bouche et le nez, garantis par des masques qui empêchent les parties odorantes, de venir les frapper directement. Quand ils travailleront à pulvériser des substances fortes et âcres, ils ne le feront qu'en plein air, en ayant soin de se placer de manière à n'avoir pas le vent contraire. Lorsque dans les boutiques, les odeurs seront assez fortes pour porter une grande action sur les nerfs, ils sortiront pour prendre l'air du dehors. Ils feront beaucoup usage du vinaigre intérieurement et à l'extérieur ; ils se baigneront, se laveront souvent tout le corps, ou se frotteront avec de la flanelle : ils garderont un régime un peu relâchant, et qui leur tienne le ventre libre.

P A R I S (Topographie). La capitale de la France est située à 48 degrés 50 minutes 14 secondes de latitude septentrionale, et 20 degrés de longitude.

Elle est placée sur plusieurs petits côteaux irréguliers, qui donnent lieu à des élévations, à des pentes, à des fonds, et à des inégalités dans quelques rues. Sa position, sur les bords d'une grande rivière, est d'autant plus avantageuse, qu'elle n'est dominée d'aucun côté par des montagnes. Souvent l'hiver et le printems y sont nébuleux ; mais l'été, et surtout le commencement de l'automne, y offrent des jours fort agréables.

La quantité des exhalaisons qui émanent des corps des hommes, des animaux, et des ateliers de tout genre, forment souvent une vapeur très-sensible au-dessus de Paris.

Le froid y est plus cuisant que la chaleur n'y est considérable. Pendant l'hiver, la hauteur moyenne du thermomètre est de deux ou trois degrés au-dessous de zéro. Il donne quelquefois quinze à seize degrés de froid. Au commencement du printemps, la liqueur s'élève de sept à dix degrés au-dessus de zéro, excepté dans les matinées qui sont très-fraîches ; vers sa fin, la chaleur moyenne est de huit ou dix degrés ; ensuite, elle monte quelquefois jusqu'à vingt-cinq. Lorsque la chaleur est forte et précoce dans le printems, l'humidité qui s'y joint, fait fermenter les corps, et leur communique souvent des maux épidémiques. Dans l'été le thermomètre varie de douze à vingt-cinq degrés, et va quelquefois à trente ou trente-un. Au commencement de l'automne, la liqueur monte rarement au-dessus de vingt à vingt-deux degrés, et descend souvent au-dessous de 10 ; vers son déclin, la liqueur se rapproche de zéro.

D'après les observations du Cⁿ Cotte*, on pourroit évaluer à environ dix degrés, la température moyenne de Paris, qui offre d'ailleurs souvent dans le même mois, surtout dans le printems et l'automne, des variations prodigieuses dans les degrés de chaleur, de froid, d'humidité et de sérénité.

A Paris, le mercure dans le baromètre, peut aller de vingt-six pouces six lignes, à vingt-huit pouces six lignes au plus ; il varie plus habituellement entre vingt-sept et vingt-huit pouces.

En général, l'air de Paris est humide, et plus ou moins mal-sain ; cependant il ne reçoit des environs aucunes exhalaisons pernicieuses. Les vents de mer ou du midi et de l'ouest, y dominent plus que ceux du nord et de l'est ; mais l'air qu'on y respire, est continuellement altéré par toutes les émanations qui ont lieu, lorsque les hommes sont réunis en masse. Souvent les vents du nord le purifient, le renouvellent, et détruisent les mauvais effets de ceux du midi. Les quartiers de Paris où les rues sont très-étroites, les maisons fort hautes, et les plus éloignées de la rivière, reçoivent un air bien moins pur ; c'est pour cela que le faubourg-Germain est bien moins insalubre, que les quartiers qui en sont éloignés, où les émanations infectes de tout genre, donnent une atmosphère fétide et pernicieuse. Ils seroient même inhabitables sans la grande quantité de feux qui placent le remède à côté du mal , en corrigeant partout les vices de l'atmosphère.

Le passage d'un grand fleuve , entraîne en général avec ses eaux l'utilité , l'agrément , et la salubrité des peuples : plus il s'avance avec rapidité, plus il émane de son sein des vapeurs favorables aux lieux environnans. Les eaux de la Seine donnent à Paris tous ces avantages. D'ailleurs il a été bien prouvé par les analyses de différens physiciens et chymistes, qu'elle seroit remplacée difficilement par une autre , qui fut plus salutaire ; il faut seulement que la police surveille les porteurs d'eau , pour qu'ils ne la puisent pas sur les bords de la rivière , mais bien au courant , au moyen de bateaux qu'on doit leur fournir à cet effet. Quelques personnes ont reproché aux eaux de la Seine de dévoyer ; mais ce léger inconvénient n'arrive qu'aux personnes qui en boivent pour la première fois , et cette circonstance est propre à presque toutes les eaux auxquelles on n'est pas accoutumé. J'ai éprouvé cet effet , en buvant l'eau de la Tamise , celle du Danube , celle de la Nèva , de la Vistule , etc.

Les sédimens terreux , chariés par la Marne , ne sont aucunement dangereux. D'ailleurs il est si facile de laisser déposer l'eau , et de la faire épurer dans les fontaines filtrantes , qu'on ne doit jamais rien craindre relativement à cet objet.

L'eau de la Seine ne fournit que quatre à cinq grains de matière saline, par pinte. Après l'eau de la Seine, celle de la rivière d'Yvette est la plus pure et la plus légère , puis après celles d'Arcueil et de Villedavrai , qui en approchent par leur légéreté.

La nature du sol de Paris , et de ses environs , est

aride, malgre, calcaire, quelquefois argilleuse, quelquefois gypseuse. La culture et les engrais ont rendu très-fertiles ces terreins, naturellement peu productifs. Les bois les plus voisins sont ceux de Boulogne, de Vincennes, de St.-Cloud. Le besoin de légumes a fait transformer en marais, quelquefois très-puans, presque tout le sol des environs de Paris; et les plantes destinées à la nourriture des hommes, y sont cultivées avec beaucoup de soins et de frais. On trouve abondamment à Paris, en animaux et en végétaux, tout ce qui peut contribuer à rendre la vie très-bien fournie des alimens les plus sains et les plus agréables.

Mais pour donner à Paris tout le degré de salubrité, qu'il est possible de lui procurer, il est encore bien des conditions que doit faire remplir et surveiller le gouvernement qui y siége, et qui, à tous égards, a tant d'intérêt d'améliorer sa situation.

Il faudra, que petit à petit, dans plusieurs quartiers, on ouvre de nouvelles rues de communication, qu'on les fasse plus larges que les anciennes; qu'on exhausse les planchers; qu'on donne chez les gens peu aisés, plus d'ouverture aux portes et aux fenêtres; qu'on établisse des courans d'air dans leurs habitations; qu'on donne moins d'élevation aux maisons : par-là on entretiendroit dans les quartiers du Panthéon, de la Cité, des Halles, et de quelques fauxbourgs, des degrés de salubrité qui leur manquent, et qu'on trouve au faubourg Germain, ainsi qu'au Marais. On a soin que les immondices soient enlevés chaque jour; mais il faudroit encore fournir partout des magasins d'eau pour nettoyer les rues et les égoûts chaque matin, et à la même minute, surtout dans les grandes chaleurs. A la tête de chaque rue, un robinet de Perrier, seroit destiné à cet usage, et chaque maison au même moment seroit tenue de faire balayer le devant de sa porte. Ainsi les rues seroient bien nettoyées, bien rafraîchies, et ce moyen seroit un des plus avantageux pour la salubrité, surtout si l'on avoit soin de tenir toujours éloignés de Paris, tous les métiers qui donnent des résidus capables de répandre autour d'eux l'infection, ou la corruption. Ainsi les bouchers, les mégissiers, les chandeliers, les corroyeurs, les tanneurs, etc., devront être confinés aux extrémités de la ville.

Quant au régime qui convient le mieux aux habitans de cette grande ville, nous avons développé dans cet ouvrage ce qui convient le mieux à tous les hommes de tous les états, et dans toutes les circonstances les plus importantes de la vie. Ainsi nous renvoyons à ces différens articles.

Quant au moral des Parisiens : placés dans la partie la plus septentrionale de la zône tempérée, habitant un pays plat et ouvert, une terre légère, respirant une atmosphère humide, ayant les pieds presque toujours dans la boue, usant de nourritures et de boissons assez généralement douces, ils sont naturellement disposés à la bonté, à la complaisance, à la sociabilité ; ils sont humains, bons citoyens, bons parens, bons voisins, attachés à leurs devoirs, mais fort dévoués aux plaisirs, aux spectacles, à la galanterie, à la gaieté, à la légèreté, et surtout à la nouveauté. On rencontre à Paris de grands exemples de vertus. Possède-t-on des talens ? On y trouve les plus parfaits modèles. Quoique le Parisien n'ait pas en général l'imagination ardente, il a beaucoup de disposition pour les sciences, et les cultive avec succès. Les enfans du premier âge, qui y sont assez souvent précoces, dégénèrent promptement, et fréquemment terminent en peu d'années leur carrière, parce qu'on a trop épuisé de bonne heure leur physique et leur moral : c'est un malheur pour les enfans des gens aisés, qu'on prenne d'eux beaucoup trop de soin, comme c'en est un pour ceux des pauvres, que l'on n'en prenne pas assez. Dans ce pays dangereux, souvent dans l'adolescence, la sève de la vie, trop tôt épanchée, finit bientôt par ne pouvoir être réparée, et devient la source d'une dégradation sensible, pour l'espèce, et pour l'individu.

Les jeunes gens y sont ordinairement, d'autant plus mal élevés, qu'on prend moins de soins pour les garantir des amorces dangereuses du libertinage, qui vient journellement se placer sur leurs pas, et que le luxe des gens aisés rend permanent et indestructible. Il en résulte que les races s'abâtardissent bien vîte à Paris, et que ce sont les gens actifs et raisonnables des départemens, qui viennent s'y établir, qui restaurent les générations, et qui rendent à Paris l'énergie et les talens qui lui sont enlevés d'ailleurs.

Le défaut d'exercice chez les femmes, et les ravages du lait refusé à leurs enfans, les rendent à Paris très-sujettes aux maux de nerfs et de matrice, aux fleurs blanches, et aux engorgemens.

Dans les quartiers les plus mal sains, et les plus humides, les rhumatismes, les maladies de peau, et le scorbut dominent. Ceux qui vivent dans la bonne chère, l'étude et l'inaction, ont à redouter la goutte, les apoplexies, les paralysies, les hémorroïdes, etc., que les différentes saisons de l'année, et de la vie, viennent encore modifier à leur manière.

PARLER. (Exercice). Parler haut, surtout quand on parle trop, nuit, suivant le proverbe; et le proverbe, particulièrement ici, a raison; car il n'est pas possible que l'organe de la voix, long-tems et fortement employé, ne se fatigue par le passage continuel et rapide de l'air qui y est gêné dans sa circulation. Ainsi les personnes délicates, celles qui ont la poitrine foible surtout, doivent s'abstenir de parler haut long-tems, de lire, ou de chanter, parceque ces exercices pourroient à la longue attaquer l'organe de la respiration, et causer des maux de poitrine, plus ou moins dangereux.

PARMESAN (Fromage de). C'est un fromage très-renommé en Italie, pour faire le bon macaroni.

PARURE. Soyez couvert proprement et commodément, mais laissez les vaines parures aux femmes coquettes et légères, qui passent leur vie à combiner laborieusement les dimensions d'une coëffe, plutôt que de s'occuper à s'instruire des vertus morales et domestiques, qui seules peuvent les rendre respectables dans la société. (V. Modes).

PASSIONS. Les passions dans l'homme, sont des affections involontaires, plus ou moins vives, plus ou moins justes, pour ce qui plaît, ou ne plaît pas. Il est de l'essence de l'homme, d'avoir des passions et des désirs : l'attraction qu'il éprouve pour certains objets, sa répulsion pour d'autres, sont dus à l'analogie, ou à la discordance qui se trouve entre ses organes et les choses qu'il aime, ou qu'il hait.

On a fort mal connu les passions, quand on les a regardées comme des maladies de l'ame, qu'il falloit totalement déraciner; on pourroit dire avec autant de justesse, que la faim est une maladie, parce qu'il y a des imprudens qui se donnent des indigestions. Les passions ne deviennent bonnes ou mauvaises, que par l'usage qu'on en fait; elles sont la suite des besoins, conséquemment inhérentes à la nature de l'homme, et nécessaires à sa conservation et à son bonheur; ce sont des vents, sans lesquels le vaisseau ne pourroit naviguer.

La force des passions dépend de l'énergie physique des individus; mais c'est au moraliste à la régler, en faisant connoître et aimer les avantages de la vertu, en démontrant les inconvéniens du vice. C'est au législateur à inviter, à intéresser, et à forcer même chacun à bien faire pour son propre bonheur, et pour celui de la société; en ordonnant l'instruction des hommes, il excitera leurs passions pour des objets utiles, il leur apprendra à réprimer des désirs, qui pourroient avoir des suites funestes pour eux mêmes et pour les autres. Il opposera des passions à d'autres passions, en offrant des récompenses pour le bien, en opposant la crainte des peines, à l'impétuosité des désirs déréglés; la haine et la colère, aux actions nuisibles; des intérêts réels, à des intérêts factices; un bien-être constant, au bonheur momentané. C'est ainsi qu'on dirigera vers l'intérêt public, des passions qui pourroient dévier, et qui ne doivent jamais s'en éloigner. Un homme dépourvu de passions, ou de désirs, loin d'être un être parfait, comme l'ont prétendu de tristes penseurs, seroit un être inutile à lui-même et aux autres, et peu fait pour

la société. Qu'obtenir d'une réunion d'hommes, qui seroient également insensibles aux honneurs, à l'ignominie,
aux récompenses, et aux peines ; aux richesses, à l'indigence, à la louange, ou au blâme ; le meilleur gouvernement seroit bien embarrassé d'en tirer parti ; car,
comme dit Cicéron, chaque homme doit se proposer
uniquement, de faire, que ce qui est utile à lui-même,
le devienne à tous.

L'expérience de tous les siècles nous a appris, que
les différentes passions chez les hommes, viennent de
leurs différens caractères, qui eux-mêmes, ne sont
qu'une suite de différens tempéramens ; mais ces tempéramens ont été modifiés par des circonstances qui
souvent ont dépendu d'eux. On sait que les personnes
qui ont de grands défauts de conformation, soit acquis,
soit héréditaires, ont une force morale, bien différente
de celles qui sont nées de parens très-sains, et chez qui
toutes les fonctions animales ont été très énergiques.
On sait encore que les circonstances du climat, de la
nourriture, de l'air, des habitations, de l'éducation,
de l'instruction, de la sensibilité, de l'habitude, et enfin
de l'expérience, peuvent apporter de grandes différences dans les diverses passions.

Il résulte de ces observations, différens points en
morale comme en physique, c'est que nos premières
sollicitudes doivent se porter sur le berceau de l'homme,
puisqu'il peut à cet âge recevoir des impressions plus
physiques que morales, (Car son ame n'a pas encore pu
se développer). Puisque ses passions seront une suite
de sa constitution originaire, du lait qu'il aura sucé,
et des attentions qu'on aura eues à surveiller ses premiers mouvemens, c'est donc particulièrement à cette

époque de la vie, que la morale et la médecine doivent se montrer protectrices de la foiblesse, pour donner à des organes, encore tendres et flexibles, la facilité de recevoir heureusement les premières affections qui doivent être communiquées par les sens. Un corps bien disposé recevra facilement, et retiendra de même toutes les impressions qu'on voudra lui transmettre. Il faut donc veiller à ce que les nourritures soient adaptées aux différentes circonstances de la première éducation ; car rien n'est si funeste pour la suite, que de laisser prendre de mauvaises habitudes, qui ne s'effacent pas plus aisément à un certain âge, qu'un accent vicieux, dont on n'a su se débarrasser de bonne heure. Qui veut assurer la solidité d'un bâtiment, doit l'appuyer sur une base inébranlable. Puisque l'homme enfant a plus à acquérir, qu'il ne possède, il faut donc veiller tellement à son éducation physique, que la morale puisse, à son aide, se perfectionner sans peine, et lui procurer des passions justes et raisonnables, qui doivent concourir à son bonheur, et à celui de la société. Le régime physique des enfans, relativement aux passions, est si intimement lié au régime moral, qu'on ne peut trop recommander d'y prêter la plus grande attention. (V. Education).

On doit, en général, distinguer les affections lentes et habituelles, des passions violentes et emportées. Les dernières donnent à l'âme, qui les éprouve, une dégradation dont le physique est toujours affecté, par suite de la sensibilité longtems tourmentée et ulcérée ; car, dans tous les cas, il y a toujours plus ou moins de spasme, et d'irritation ; c'est ce que les philosophes et les médecins ont particulièrement remarqué, relativement aux deux passions, qui ont en tout tems, et en tout pays, fait la loi aux hommes, savoir le désir de dominer, et le besoin de trouver une compagne.

On a justement observé, que l'état des personnes qui souffrent des affections de l'ame, est une attention fixe et permanente à des objets désagréables, dont l'esprit exclusivement occupé, procure dans les fonctions une espèce de suspension et de langueur, d'autant plus capable de détruire la digestion, que de quelque côté que l'esprit se tourne, il ne trouve aucun repos. Dans l'étude du moins, si l'ame quitte l'objet dont elle est affectée, elle se retrouve toute entière avec la joie d'avoir bien fait; cette joie ranime le corps abimé par la réflexion, et lui redonne une force nouvelle. Cette ressource ne se trouve pas dans la tristesse; aussi est-il impossible de supposer une tristesse soutenue pendant longtems, sans qu'elle dégénère en maladie. Lorsqu'elle n'est pas excessive, la nature tâche de s'en défaire, et s'en débarasse heureusement par des soupirs réitérés et par des larmes. Toutes les fois qu'on a l'ame très-affectée, on doit garder un régime exact; il faut pour bien digérer, des substances très-légères, et qui ne fatiguent en aucune manière l'estomac. On fera usage d'alimens capables de donner aux solides un peu plus de ton, et aux fluides plus de mobilité. Le vin, non pas austère, mais léger, spiritueux, mélé avec de l'eau, convient parfaitement; les bains tièdes, doivent être regardés comme d'excellens moyens contre cet état, qu'allègent avec de bien plus grands avantages encore, la raison, l'amitié, le travail et la dissipation.

Quant à ces passions vives dont les mouvemens sont si éloquens, elles se décèlent par la contraction des muscles, du visage et des yeux, quelquefois par la rougeur de la face, la force, la grandeur et le développement du pouls, comme dans la colère ; d'autrefois par la paleur du visage, le tremblement, le pouls petit, concentré et irrégulier, comme dans la frayeur. Le spasme violent, qui les accompagne, indique ce qu'il faut faire ; peu de remèdes physiques, dans le moment même des accès, puisqu'ils seroient peu praticables ; mais de bonnes paroles morales, portées par des personnes intelligentes, peuvent servir efficacement. Dans les grands accès des passions, rien n'est plus dangereux que de se faire subitement violence, au point de les dissimuler et de les étouffer en quelque sorte : il en résulte un des états les plus violens et les plus fâcheux que l'homme puisse éprouver ; ainsi que dans les corps élastiques, la réaction devient d'autant plus forte que la compression a été plus grande ; les nerfs arrêtés dans leur action, les fluides dans leurs cours, les fibres musculaires dans leurs développemens, acquièrent une action d'autant plus grande, qu'on a fait plus d'efforts pour arrêter leur explosion. De-là les spasmes, l'anéantissement des forces, et la difficulté de tendre de nouveau à leur juste diapason des fibres qui ont reçu un trop grand tiraillement.

Le régime habituel des personnes, qui par leur caractère ou leurs constitutions, portent les passions à l'excès, doit être végétal, aqueux : c'est celui qui convient, en général, aux tempéramens bilieux et mélancoliques. (V. ces mots).

Telle est notre manière d'être, qu'un grand excès physique ou moral, peut souvent occasionner des maux qui ne finissent qu'avec la vie. Une forte indigestion peut déranger l'estomac pour toujours. Les fibres de la vessie, une seule fois trop distendues par l'urine, suffisent pour la paralyser, ou pour causer des inflammations mortelles ; de même de fortes affections, surtout dans les tems critiques, chez les femmes, peuvent les rendre très-malheureuses, et hystériques à jamais.

On a vu plus d'une fois les grandes passions suivies de la folie et même de la mort, parceque, dans ces momens, le principe du sentiment peut se désorganiser subitement ; c'est la corde d'un instrument trop tendu qui se casse.

En parlant des malfaiteurs, Montaigne a bien exprimé en peu de mots, l'effet de ces mouvemens instantanés : « il y en a, a-t-il dit, qui de frayeur anticipent la main du bourreau, et celui qu'on débandoit, pour lui lire sa grâce, se trouva roide mort, du seul coup de son imagination ».

Souvent on a soulagé et guéri les fortes passions, en excitant des passions contraires, en changeant les climats et la nourriture, par l'exercice, les voyages, la dissipation, les alimens appropriés, ect. C'est dans ces cas surtout que le médecin aura à déployer toute la sagacité de son savoir et de son jugement.

PASTÉQUE. C'est une espèce de cucurbitacée ou de citrouille, qui ne diffère des autres, qu'en ce que ses feuilles sont profondément découpées. Son fruit est bon à cuire. (V. Citrouille).

PASTILLES. Les pastilles sont des espèces de pâtes de sucre, divisées en petites parcelles, qui servent dans les desserts et pour les bonbonnières. On en fait avec toutes les substances agréables et fortes, comme l'œillet, la rose, l'orange, le chocolat, le cachou, la menthe, le gérofle, la vanille, etc. On les teint avec toutes sortes de couleurs, ce qui les rend souvent très-insalubres. Les pastilles faites avec les aromates chauds, ne doivent être mangées qu'avec beaucoup de parcimonie, et on ne doit pas en donner aux enfans comme on le fait très-souvent.

On donne encore le nom de pastilles, à des compositions ou pâtes aromatiques combustibles, dont on se sert pour dissiper la mauvaise odeur des habitations. Les meilleures sont faites avec le storax et le benjoin.

PATATE ou Batate. *Convolvulus batatas.* L. C'est une plante de l'Inde et de la Guyanne, connue sous le nom de Patate d'Espagne, dont on mange les racines. On doit les choisir grasses, bien nourries, rougeâtres en dehors, blanches en dedans, et d'un goût approchant de celui de l'artichaut. Elles nourrissent, bien et humectent les humeurs : elles conviennent aux personnes bilieuses, et qui font beaucoup d'exercice.

Ces racines, qui viennent d'une espèce de liseron, ne doivent pas être confondues avec les pommes de terre, et les topinambours, ainsi qu'on l'a fait plus d'une fois.

On prétend qu'on peut obtenir du pain très-bon avec les patates, en en mêlant la pulpe avec une quantité égale de farine de froment. On en tire aussi une fécule, comme de la pomme de terre. On fait cuire la patate pour en préparer des mets, diversement assaisonnés. Ellis, auteur Anglais, donne à cette racine le nom d'admirable : il la croit propre à garantir du scorbut et de l'acrimonie, ses concitoyens, grands mangeurs de viande.

PATE. C'est de la farine pétrie, et préparée comme du pain ; on la fait lever avec du levain d'ancienne pâte, si c'est pour du gros pain ; avec de la levure ou écume de bière , si l'on veut avoir du pain léger et mollet.

En terme de pâtisserie , on nomme pâte, de la farine pairtie avec de l'eau , du lait , du beurre , du sel , des œufs, dont on fait des gâteaux , des brioches , des tourtes , des pâtés , et autres ouvrages de pâtisserie. (V. les mots qui leur sont propres).

Les pâtes sont ou légères ou pesantes. On les rend d'autant plus légères , qu'on les paitrit plus longtems , et qu'on y renferme plus d'air dilatable. L'estomac , en général , digère mieux les pâtes légères que celles qui sont pesantes , quoiqu'on rencontre souvent des exemples du contraire.

PATÉS. Les pâtés sont faits avec la pâte dont nous venons de parler , à laquelle on fait recouvrir du veau , du bœuf, du gibier , et de la volaille , etc. Il y en a qu'on mange chands , d'autres qu'on mange froids. En général , les pâtés ne doivent pas être permis aux estomacs délicats , ni aux personnes convalescentes. La croûte qui en est très-agréable à manger , ne convient pas aux estomacs qui ne peuvent digérer les corps gras , et pèse beaucoup sur ceux qui en reçoivent une trop grande quantité.

PATERNITÉ. La paternité offre la relation la plus étroite qu'il y ait dans la nature. « Tu es père, dit un Bramine , ton enfant est un dépôt que le ciel t'a confié ; c'est à toi d'en prendre soin ; de sa mauvaise éducation dépendra ton bonheur ou ton malheur : vicieux, il sera ton opprobre ; vertueux et utile à sa patrie , il fera l'honneur de tes vieux jours ».

PATEUX. On donne ce nom à ce qui a une consis-

Tome II.

V

tance molle, comme la pâte, et à ce qui s'épaissit facilement ; ainsi l'on dit, fruit pâteux, salive pâteuse,
etc.

PATHOLOGIE. C'est la partie de la médecine qui
traite des maladies, de leurs causes, de leurs signes,
de leurs symptômes et de leur guérison. Ce n'est pas
la plus aisée ; il nous suffit ici d'en avoir donné la défi-
nition.

PATIENCE. La patience est une vertu qui fait supporter ce qui déplaît. Quand on ne peut décidément s'opposer à ce qui répugne, la patience est une vertu nécessaire, et quand alors on ne sait pas se résoudre, on ne
fait autre chose que donner la marque d'un esprit
foible.

On nomme quelquefois patiens, ceux qui ont le moins
de raison de l'être, tels que ceux qui sont entre les
mains de la justice et de la médecine agissante.

PATINER. C'est l'art d'aller en patins sur la glace
et sur la neige ; il consiste à appliquer des morceaux
de bois ferrés sous les chaussures, pour fendre la glace
et l'air, en courant avec une extrême rapidité.

Cet exercice, qui est pour quelques-uns un vrai
genre d'amusement, est pour d'autres une occupation
bien nécessaire : c'est avec ce moyen qu'on se communique, et qu'on fait ses affaires en Hollande et dans les
pays habités du Nord, où la glace est très-abondante.
Le mouvement que procure cet exercice est très-salutaire et agréable ; il exige de la force, de la souplesse
et de l'adresse, sans quoi on risque de se briser la tête,
les bras ou les jambes. Quand il fait un froid rigoureux,
il vaut bien mieux que la jeunesse s'exerce à patiner,

que de rester auprès du feu, pour y chercher la chaleur, que cet amusement ne manque jamais de procurer.

PATISSERIE. La pâtisserie est un ouvrage de cuisine, fait avec de la pâte préparée et assaisonnée. C'est l'art de dresser une foule de friandises qui sont du ressort du pâtissier.

Il y a des pâtisseries légères, feuilletées, d'autres qui sont pesantes. Les premières sont moins indigestes que les secondes, quand on en mange beaucoup. En général elles ne conviennent pas à ceux qui relèvent de maladie, à moins que ce ne soient des biscuits. Elles pèsent aussi sur l'estomac des personnes délicates.

PATRIE. La patrie est une terre dont les habitans ne veulent pas s'éloigner ; c'est une nourrice qui donne son lait avec autant de plaisir qu'on le reçoit ; c'est une mère qui chérit tous ses enfans, qui ne les veut, ni trop riches, ni trop pauvres, ni opprimés, ni oppresseurs, qui ne doit souffrir dans la famille que les maux qu'elle ne peut empêcher, telles que les maladies et la mort ; c'est une divinité qui n'accepte des offrandes que pour les répandre, qui demande plus d'attachement que de crainte, qui sourit en faisant du bien, et soupire en lançant la foudre.

Telle est la patrie : l'amour qu'on lui porte, conduit à la bonté des mœurs, et les mœurs font qu'on s'y attache davantage.

L'amour de la patrie est encore l'amour des loix et du bonheur général ; c'est un sentiment qui fait qu'on préfère l'intérêt public au sien ; les premiers et les derniers de l'état peuvent en être également imbus. Au seul mot de patrie, les hommes sensibles, et qui sont heureux, peuvent s'enthousiasmer et devenir invincibles.

La patrie ne doit considérer que le mérite dans ses enfans ; c'est ce qui fit dire par Fabricius aux envoyés de Pyrrhus : gardez votre or et vos honneurs ; nous autres Romains , nous sommes tous riches , parceque la patrie pour nous élever aux places , ne demande que du mérite.

Partout où le despotisme tient les hommes dans l'asservissement , il n'y a point de patrie. Il n'y a que les citoyens corrompus , qui déchirent leur pays , en excitant des troubles et des factions , toujours subversibles du bonheur de la patrie. Rome , Athènes et Lacédémone , dûrent leur gloire au patriotisme , et leur anéantissement à l'oubli de la patrie , des loix et de la morale.

PATTA. Fruit du Pérou , plus gros que nos poires , dont la chair est épaisse , saine , et de bon goût. On lui trouve particulièrement celui du beurre et de la noisette ; on en fait servir aux malades avec du sucre. On mange encore la Patta avec le sel et le jus de citron.

PAUME. C'est le plus beau jeu d'exercice et d'adresse que les hommes aient imaginé. Lorsqu'on ne s'y excède pas , il procure une transpiration favorable , donne une force et un jeu particuliers à tous les muscles du corps , qui sont exercés au moyen des courses , des mouvemens allongés , raccourcis et précipités , qu'on est obligé de faire. Ce jeu convient beaucoup à ceux qui ne peuvent aller à la campagne , aux personnes sédentaires , aux pituiteux , aux phlegmatiques , à tous ceux qui ont la fibre lente , qui ont besoin d'être secoués et remués un peu vivement. La longue paume présente moins d'agrémens , que celle qui est circonscrite par des murs disposés à cet effet ; mais elle n'est pas moins salutaire que l'autre , et elle a l'avantage de pouvoir convenir à beaucoup plus de personnes , parce qu'elle est bien moins dispendieuse.

Il faut , lorsqu'on a bien chaud en quittant ces jeux , se faire frotter avec des linges très secs , et boire un bon verre de vin.

PAUVRES (Régime des). Les hommes , en général , se croient d'autant plus heureux qu'ils sont plus à portée de satisfaire la variété de leurs goûts ; cependant c'est une des causes des maux très-nombreux dont ils sont assaillis. Car , quant aux vêtemens et aux nourritures , on ne doute pas que la simplicité et l'habitude des mêmes objets , ne soient bien préférables à leurs changemens multipliés et à leur recherche. Cependant ces sortes de privations sont celles , auxquelles sont le plus sensibles les pauvres gens , qui n'ont pas calculé les maux qui résultent de la facilité de pouvoir se les procurer.

Je regarde comme pauvres , ceux qui se trouvent obligés de ne vivre que de pain , ou d'autres substances qui coûtent peu , mais qui souvent sont nuisibles ; car je ne parle pas des mendians , dont le gouvernement doit être chargé. Je crois que s'il étoit possible de persuader aux pauvres que le pain , lorsqu'ils peuvent s'en fournir abondamment , vaut bien mieux pour eux , que toutes les autres denrées qu'ils achètent à bas prix , ce seroit leur rendre un grand service , puisqu'en effet , du bon pain et de l'eau suffisent pour entretenir la santé la plus vigoureuse , tandis que les crudités qu'ils y joignent , des animaux corrompus , malades , fumés , des fromages pourris , des fruits verds , détruisent la santé , que le pain seul conserveroit inaltérable. Puisque les talens des hommes , et les états qu'ils exercent ne peuvent fournir à tous également des alimens sains et variés, il faut apprendre au pauvre, qui a du pain en abondance, qu'il possède ce que la nature a donné à l'homme de plus précieux, pour soutenir son existence, et que la plupart des maux qui accablent ceux qui sont plus aisés qu'eux, sont dus aux divers alimens que cette aisance fournit journellement à leur sensualité.

Ainsi il est de la plus grande vérité, qu'un pauvre, sobre, qui se contenteroit de pain et d'eau, seroit bien plus sûr de conserver sa santé, que tous ceux à qui cet aliment seul ne suffit pas ; au moins on peut assurer que ce régime si simple, sera toujours le plus ferme garant de la salubrité.

On cite les exemples de quelques goutteux, qui après avoir été très-opulens, ont été guéris, parce qu'ils sont tombés dans la misère.

Les personnes amies de l'humanité, doivent tout faire pour s'opposer à ce que les pauvres se confient à des charlatans, lorsqu'ils sont malades, et pour leur persuader, qu'il n'y a point de médecin honnête qui se refuse à leur donner des avis gratuits, dans des circonstances où ils vont payer plus qu'ils ne peuvent, chez des empiriques, des avis qui prolongent leurs maux, ou en amènent la triste fin.

PAUVRETÉ. C'est le berceau de la science, du génie et des talens. On est bientôt riche avec le mépris des richesses, surtout quand on voit le mauvais usage que tant de gens en font. Homère, Virgile, Horace, Erasme, naquirent dans la pauvreté. L'indigence occupée, est plus heureuse que la richesse oisive : la vertu est plus intéressante chez le pauvre, que chez le riche :

Moins d'embarras, et moins de vices.

P A V É. Le pavé des rues doit être balayé le matin chaque jour, et on doit y verser abondamment de l'eau, pour que les ruisseaux, surtout dans les chaleurs de l'été, entraînent les immondices qui ont coutume d'y séjourner et d'y croupir ; sans cela les substances différentes qui s'y décomposent, ne manquent jamais de fournir des émanations d'odeurs très-mal-saines et très-puantes.

Dans l'intérieur des habitations, on fera bien de couvrir les pavés, dalles ou briques, avec des nattes de paille, des tapis, ou de vieilles tapisseries, pour que les pieds ne s'y refroidissent pas, pendant l'hiver, et n'y prennent pas d'humidité, ce qui arrive chez les pauvres gens, dans les tems de pluie, dans les lieux bas, mouillés, et où les pavés eux-mêmes exhalent de l'humidité.

P A Y S (Désir du). (V. Nostalgie).

P A Y S A N. (V. Cultivateur).

P E A U. La peau est l'enveloppe du corps et l'organe du toucher. Il n'y a d'intermédiaire entre elle et les muscles, que la membrane adipeuse qui contient la graisse et qui fait qu'on paroît gras ou maigre.

La peau est criblée d'une foule innombrable de petits pores ou de petites ouvertures, dont les unes qui terminent les artérioles, exhalent au-dehors la transpiration insensible et la sueur ; les autres, qui sont l'extrémité des vénules, reportent avec le sang, peut-être des particules gazeuses atmosphériques, mais bien certainement l'humidité de cette même atmosphère ; c'est ce qui fait qu'il est si dangereux de coucher sur la terre, de dormir dans des endroits humides. La résorption de l'humidité est une cause non moins fréquente de maux, que l'est la suppression de l'insensible transpiration ; et très-souvent ces deux circonstances ont lieu en même-tems : car tandis que les petits canaux qui absorbent sont ouverts, ils ferment d'autant ceux qui transpirent ; le froid d'ailleurs les resserre, pour le très-grand malheur de l'espèce humaine, qui n'étant pas fourrée comme les quadrupèdes, a de ce côté beaucoup plus de dangers à redouter. (V. Transpiration).

Comme nous perdons chaque jour par la transpiration, soit de la peau, soit du poulmon, environ cinq liv. de substances, qui ne doivent pas rester dans l'économie animale, il est très-essentiel de tenir la peau très-propre, et de la laver de tems en tems, pour ôter la crasse ou la poussière qui pourroient en boucher les pores. Je crois qu'il seroit nécessaire, lorsqu'on a beaucoup à craindre de l'humidité ou d'autres miasmes qui peuvent s'introduire dans les pores inhalans, de frictionner la peau, puis de la frotter avec une éponge imbibée d'huile ; car il vaut mieux boucher jusqu'à un certain point les pores, que de permettre à des miasmes délétères, d'y pénétrer.

On peut en quelque sorte, faire faire de l'exercice à la peau, en la frictionnant avec des linges secs, ou avec des brosses angloises. Les gens sédentaires se trouveront bien de recevoir chaque jour de ces frictions, et surtout le soir, avant de se coucher, parceque la chaleur du lit entretiendra favorablement celle qu'on met en action par ce genre de mouvement, tandis que le matin, le froid pourroit s'opposer aux avantages qu'on désire en retirer.

Les principaux accidens que la peau a à redouter, et qui sont souvent la cause de la malpropreté, sont la gale, les deux véroles, le charbon, la lèpre, la teigne, les verrues, les rousseurs, les porreaux, les dartres, les cors, les pustules, les boutons, les brûlures, les coupures, etc. ect. Que de précautions ne doit-on pas prendre pour éviter tant de maux !

PÈCHE. C'est un fruit très-beau, très-bon et très-commun, qui est originaire de la Perse. La forme, la couleur et le goût, varient beaucoup dans les pêches ; mais, en général, elles sont tendres, succulentes, très-fondantes, et fort saines, quoiqu'un peu froides et relâchantes : il faut les manger très-mûres. Lorsque les personnes qui les désirent, ont l'estomac délicat, ou qu'elles sont convalescentes, il faut y mettre beaucoup de sucre, ou plutôt les faire cuire, parce qu'elles pourroient déranger la digestion. On doit alors en manger très-sobrement.

La pêche confite à l'eau-de-vie, reste toujours coriace, et devient très-indigeste.

PÊCHEURS. Les pêcheurs doivent tous leurs maux à l'humidité ; c'est dans la sécheresse, au retour de leur travail, qu'ils doivent chercher la santé, qui les fuiroit indubitablement sans cette précaution. Avant d'entrer dans l'eau, ils doivent boire de l'eau-de-vie, puis, en sortant, changer très-vite d'habit, se frotter avec une flanelle, et se nourrir d'alimens sains et restaurans. S'ils ont le ventre serré, comme cela arrive, surtout aux pêcheurs sur mer, ils feront bien de prendre des lavemens avec de l'eau salée, au besoin pour s'évacuer. Ils auront, s'il est possible, des bottes imperméables à l'eau ; ils fumeront, et feront bien de se procurer des capotes de toile cirée, et de s'huiler le corps.

PÉDANT. C'est un présomptueux babillard, qui fatigue les autres par sa jactance, et l'affectation ridicule de son style et de ses manières.

PÉDILUVE. On donne ce nom aux bains de pieds ;

dont il faut faire un grand usage pour en maintenir la propreté. Ils sont souvent utiles pour des circonstances où il s'agit d'éloigner de la tête ou du centre du corps une humeur qui s'y porte avec quelqu'énergie. Lorsqu'on veut appaiser de violens maux de tête, lorsque les règles vont mal, ou sont accidentellement supprimées, lorsqu'une humeur de goutte se porte à la tête ou à la poitrine, dans les apoplexies, les spasmes, les maux de gorge, etc, il faut employer de l'eau très-chaude, et la réchauffer de moment en moment, ce qui n'est pas nécessaire, quand il ne s'agit que de laver les pieds.

PÉDOTROPHIE. C'est une partie de l'hygiène qui s'occupe de la manière de nourrir les enfans. Elle n'est pas très-riche en traités sur cet article qui mérite bien quelques ouvrages profonds, destinés uniquement à combiner la nourriture de l'homme naissant. Le C.ᵉ Désessarts vient de donner un ouvrage sur cet objet.

PEIGNE. C'est un petit meuble de toilette, qui sert à faire tomber la poudre et la crasse de la tête, ainsi qu'à démêler les cheveux. Il ne faut pas se servir des peignes des autres, et faire ensorte qu'ils n'aient pas les dents trop pointues, ce qui est important, surtout pour les enfans. C'est pour eux particulièrement qu'on doit recommander l'usage journalier de cet instrument, dont il faut se servir pour enlever la crasse qui s'amasse facilement sur leur tête, et qui bouche les pores de leur peau, dont la transpiration qui est naturellement très-abondante, a besoin du plus libre cours.

La tête étant en général une des parties du corps qui transpire le plus abondamment, surtout quand elle est fort garnie de cheveux, et habituellement couverte, le cuir chevelu se trouve facilement tapissé d'une crasse assez épaisse, surtout quand on a l'habitude de se servir de poudre et de pommade. On a donc plus d'une raison pour engager les personnes qui font quelque cas de la propreté et de la salubrité, de faire journellement usage du peigne à décrasser, qui est toujours plus serré que ceux qui servent à démêler : en facilitant la transpiration, on évitera les démangeaisons, les dartres, les érésipèles, les insectes, les maux d'yeux de tête, etc.

P E I N E. (V. Chagrin, Douleur).

P E I N T R E S (Régime des). Les peintres dont les talens flattent si agréablement nos yeux, doivent surtout ménager les leurs, que trop d'application fatigue souvent beaucoup. Ils sont sujets aux maux des personnes sédentaires, quand une trop vive ardeur pour le travail les empêche de sortir, de faire de l'exercice et de prendre l'air.

Les peintres doivent faire ensorte d'éloigner de leur nez les couleurs et les huiles qui ont des odeurs fortes, d'exposer leurs toiles de manière à ne pas trop fatiguer leur poitrine, en se courbant. Ceux qui peignent des petits objets, se garderont de mettre leurs pinceaux dans leur bouche et de les toucher avec la langue. Ceux qui dessinent, s'arrangeront pour ne pas se courber comme ils le font le plus souvent, et ne pas trop fatiguer leurs yeux.

A l'égard des peintres en bâtimens, on a observé qu'en général ils étoient valétudinaires, et ne prolongeoient pas fort loin la durée de leur existence. L'odeur des couleurs, surtout de celles qu'on tire du cuivre et du plomb, leur donne un teint pâle et livide : de-là la cachexie et des tremblemens de membres, qui annoncent une dépravation dans leurs humeurs, quelquefois des convulsions et même la paralysie. Ils sont sujets à la colique des peintres ou de plomb, qui les attaque vivement et subitement. Ce mal cruel s'annonce par la constipation, par des douleurs d'estomac, surtout du nombril, par des vomissemens et des tressaillemens convulsifs. Les malades ont la tête lourde, souffrante, les yeux et quelquefois la raison égarés. Dès que cette maladie se déclare, on donne sur-le-champ un lavement purgatif; deux heures après on en donne un autre, composé de parties égales d'huile de noix et de vin rouge. Le lendemain, on administre l'émétique à forte dose, et le soir un bol de thériaque avec un grain d'opium, qu'on continue le troisième jour. Le quatrième jour, on fait donner un fort purgatif et une tisanne sudorifique; si le mal ne cède pas, on suit de nouveau la même marche. La colique des peintres attaque aussi les plombiers, les potiers, les fondeurs en caractères. Boulard a donné, (Bibliot. Physico-OEcon. 1791), un moyen ingénieux de garantir les broyeurs de couleurs, des maladies que peut leur occasionner leur travail, lorsqu'ils pilent ou broyent des substances sèches, âcres, corrosives et volatiles, telles que l'arsenic, la gommé-gute, le vert-de-gris; nous croyons devoir le faire connoître ici à cause de son importance.

« Si l'on ne respire pas l'air d'une atmosphère qui contienne beaucoup d'émanations dangereuses, et s'il existe un vent qui en chasse continuellement les vapeurs, on n'a rien à craindre des particules délétères qui y sont renfermées : si donc un ouvrier qui broye des couleurs ne respire pas dans l'atmosphère où elles sont plongées; et si l'on imite un vent continuel, qui les enveloppe en quelque sorte, et les force à sortir en se réunissant, aucune atteinte nuisible ne pourra lui faire sentir son impression. Pour arriver au but qu'on se propose, on enveloppe la table et la pierre du broyeur, d'une caisse sans couvercle, et dont les bords effleurent presque le dessus de la pierre à broyer, et laissent régner autour une demi-ligne d'intervalle ; l'un des côtés de la caisse reçoit un tuyau, qui communique à l'air extérieur par un trou qu'on fait à un mur, à un plafond, à une croisée. Au-dessus de la pierre à broyer, et à six pouces de hauteur, est une espèce de pyramide creusée, tronquée au chapiteau, formée par l'assemblage de quatre chassis bien fermés ou vitrés, qui débordent la pierre de trois pouces. Ce chapiteau se termine par un tuyau de tôle communiquant à un fourneau, qui aspire par le fond, et qui a son issue dans un tuyau de cheminée. Ce fourneau où aura été allumé le feu, aspirera l'air contenu sous le chapiteau. Il sera aussitôt remplacé par l'air extérieur, qui a son entrée dans la caisse, s'en échappera en s'élevant autour de la pierre à broyer, et gagnera continuellement le chapiteau. Ce courant une fois établi, réunira les émanations pernicieuses, les emportera avec lui, et le broyeur n'en ressentira aucun effet.

Le travail de l'ouvrier n'est point embarrassé ; il peut voir son ouvrage à travers les chassis vitrés, et rassembler ses couleurs, autant de fois qu'il le voudra ; et si la pierre avoit trop de dimension, et qu'en ce cas le chapiteau génât son bras, il en seroit quitte pour travailler autour de la pierre en tournant. Il faut observer que le fourneau ne peut produire son effet qu'autant que les portes en seront exactement fermées, que l'atelier sera de moyenne grandeur, et assez bien clos. Le léger courant d'air qui entrera par les interstices des portes et des fenêtres ne sera pas nuisible : car forcé de passer sous le chapiteau, il emportera le peu d'émanations que le bras du broyeur auroit fait échapper par son mouvement ; c'est le même mécanisme qui sert à aspirer l'air méphitique des fosses d'aisance, des galeries, des mines et des caves.

L'expérience a prouvé qu'au moyen de trois sols de charbon de bois, dont on remplit le fourneau, on peut broyer pendant trois heures de suite, du vert-de-gris, sans éprouver aucune incommodité, et sans qu'il se répande dans l'atelier aucune mauvaise odeur.

Si dans l'été, l'aspiration étoit trop foible, on pourroit employer au lieu de fourneau, un ventilateur, ou des soufflets mis en opposition près du plancher, avec chacun un gros tuyau d'évacuation dirigé à l'extérieur, et des soufflets simples et de moyenne grosseur, qu'un enfant feroit mouvoir au moyen d'un balancier ».

P E I N T U R E (Avantages et dangers de la). S'il est des circonstances où la peinture en bâtimens doive être utile, c'est lorsqu'on a à assurer la salubrité des lieux où l'on réunit beaucoup de gens, qui sont naturellement, ou par misère, fort sujets à la malpropreté. C'est ainsi que dans les hospices, les prisons, les casernes, les hôpitaux, il est essentiel de peindre de tems en tems au blanc de chaux les murs des habitations. C'est le moyen de faire périr, au moins en partie, la vermine et les punaises, qui y pullulent abondamment.

Dans d'autres cas, la peinture peut devenir dangereuse et même mortelle : quand, par exemple, on va habiter des appartemens nouvellement peints, dont les huiles, les vernis, les résines, les thérébentines, n'ont point eu

le tems de se sécher complettement. Qu'on ne croie pas
s'être bien prémuni, en faisant faire du feu dans les appartemens pendant quelques jours, avant de les habiter, lorsque la peinture vient d'être récemment appliquée : on ne sait pas qu'on ne fait que sécher la superficie des lambris, des portes, et des autres boiseries, que
bientôt il sort de leurs parties les plus intérieures, des
gaz vraiment mortifères, qui se mêlent malheureusement à l'air. J'ai vu périr une personne par trop de
précipitation à demeurer dans un appartement dont les
peintures n'avoient pas eu le tems de sécher.

Toutes les peintures à l'huile exigent plusieurs mois
de beau tems, pour qu'on puisse occuper les lieux. Si
les personnes saines s'en trouvent mal, à plus forte raison doit-on en éloigner les personnes délicates, malades
ou convalescentes, qui sont toujours très-sensibles aux
moindres altérations de l'air. Il est bon d'avertir ici qu'il
est fort dangereux de brûler des bois qui ont été vernis
anciennement, surtout dans des pièces étroites, et où il
n'y a pas de grands courans d'air.

P E L I S S E. Les pelisses sont des espèces de robes-de-
chambre, fourrées, faites à-peu-près comme les habits longs des Turcs. On a aussi donné ce nom à de
grands mantelets, qui descendent fort bas, et garantissent très-bien du froid. A l'égard des grandes pelisses,
on ne s'en sert guères que dans le Nord, où elles sont
indispensables. Les paysans en ont, qui sont faites avec
des peaux de mouton. Les gens aisés les portent garnies
de peaux d'animaux plus ou moins rares ; il y a des pelisses de renard bleu, qui vont à plus de 50,000 liv.,
et qui sont moins chaudes et moins utiles que celles de
mouton, ect.

Dans nos climats tempérés, ces sortes de pelisses ne sont pas nécessaires, parce qu'il fait rarement des froids de 15 à 18 degrés, qui sont habituels en Russie, à Petersbourg. Leur usage forceroit la transpiration, et ne serviroit qu'à affoiblir les individus.

PENDU. Trois choses concourent à la mort des pendus : l'apoplexie qui cause le refoulement du sang au cerveau, la respiration interceptée, et la luxation des vertèbres cervicales ; dans ce dernier cas, il n'y a point de moyen de salut.

Mais s'il n'y a pas de luxation de la première vertèbre du col, sur la seconde, on peut encore quelquefois rappeller une vie qui ne seroit pas tout-à-fait éteinte.

On commence alors par mettre le prévenu de mort dans un lit bien chaud, la tête exhaussée ; on ouvre la veine jugulaire, ou la veine angulaire, située à côté de l'angle interne de l'œil ; on frotte beaucoup avec des flanelles ou des linges secs, on souffle, avec un tuyau recourbé, de l'air d'un soufflet dans la poitrine. S'il y a encore de l'espoir, la veine laisse couler le sang assez aisément, et bientôt les sens se réveillent ; alors on donne quelques cuillerées d'une liqueur spiritueuse et corroborante d'eau-de-vie ou de vin sucré. Pour donner plus de jeu à la circulation, on saigne un bras, quelque tems après la saignée du col ; on répète suivant l'occurrence, et l'on fait boire beaucoup d'oxicrat sucré.

C'est ainsi qu'il faut se conduire avec les pendus, quoique ce soit par fois leur rendre un mauvais service, et d'autrefois un plus mauvais à la société.

PÉNIDE. C'esr une espèce de sucre tors, cuit au caramel, avec une décoction d'orge, et tiré en bâtons entortillés en forme de corde : le peuple le nomme sucre d'orge.

PERCHE. On distingue la perche de rivière et celle de mer. La chair de la première est dure, difficile à digérer ; celle de la seconde est tendre, molle, et convient mieux.

PERCE-PIERRE. La perce-pierre, ou le fenouil marin, a un goût vif et aromatique, très-agréable ; on en fait un assaisonnement, surtout pour les marinades. Celle qu'on apporte à Paris de Boulogne, et qui est confite au vinaigre, est très-bonne en salade, soit seule, soit comme fourniture, avec la laitue, etc. ; elle réveille l'appétit, et aide la digestion.

PERCE-PIERRE. C'est un poisson de mer, lisse et sans écailles, dont la chair est molle et de mauvais goût.

PERCUSSION. La percussion est un moyen employé par les Russes, dans les étuves ou bains de vapeurs. Il consiste à frapper le corps nud, avec des branches de bouleau, lorsqu'on va sortir du bain. Il en résulte que la peau s'irrite, rougit, et se resserre d'autant plus facilement, qu'on jette encore de l'eau froide, pour arrêter la sueur abondante que causent les vapeurs actives de l'eau, qui affoibliroient beaucoup les corps, sans ces moyens.

J'ai éprouvé que sur les banquettes supérieures des étuves, où la chaleur est plus vive que sur les inférieures, le seul mouvement des feuilles de bouleau, près de ma peau, sans la toucher, suffisoit pour me picoter très-vivement.

Cependant il faut observer que l'humidité aqueuse, qui recouvre le corps dans les étuves, n'appartient pas

Tome II.   X

entièrement à la sueur ; elle est en partie due à l'humidité aqueuse de l'eau, qui se dépose sur la peau, et peut elle-même tempérer son excrétion, si la chaleur n'est pas excessive. (V. Vapeurs).

PÈRE (Faire voir le grand). C'est un jeu très-dangereux, qui consiste à prendre les enfans par la tête, et à les élever de terre. Le poids du corps, l'extension violente des muscles du col, et les efforts qu'on fait pour se débarrasser, peuvent occasionner le déplacement des vertèbres, la compression de la moëlle allongée, et la mort, qui a été plus d'une fois la suite d'un jeu aussi téméraire.

PÈRES, Mères, et Enfans (Devoirs des). C'est des soins et de l'éducation, que doit résulter le bonheur ou le malheur des enfans ; et c'est l'amour paternel qui commandera la piété filiale. Puisque le caractère commence de bonne heure, faites naître dans de jeunes cœurs, cette tendresse qui fera le charme de vos vieux jours ; mais en même-tems, qu'ils sachent que c'est à eux d'obéir.

Ne les accablez pas sous le nombre des devoirs ; car c'est les inviter à vous tromper. Il faut les accoutumer à un certain mal-aise, et à ne pas donner trop d'importance à la douleur.

Offrez des plaisirs utiles, pour qu'on n'en cherche pas de dangereux.

Inspirez de bonne heure aux filles, l'amour de la retraite, si vous voulez qu'elles aiment leurs devoirs, et que la familiarité des hommes ne les atteigne pas. Apprenez-leur à unir dans leurs discours et dans leur maintien, la dignité à la modestie ; mettez la morale dans leur cœur.

Etudiez-vous à faire naître dans l'ame de vos fils, le

sentiment de la justice, l'amour du travail, le courage et la bienfaisance; observez les penchans que vous devez fortifier, ceux que vous devez affoiblir. S'ils ne peuvent faire des progrès dans les sciences, qu'au moins ils apprennent la vertu, recherchent l'estime, et craignent la honte.

Soyez sévère, mais avec regret, et qu'un enfant ne puisse jamais douter de votre tendresse. Pardonnez les fautes avouées, ne faites grâce ni à la méchanceté, ni à l'opiniâtreté.

Prenez garde d'aimer en eux, ce qui vous amuse, de préférence à ce qui leur est utile. Faites-vous chérir par la reconnoissance, autant que par l'espérance. Associez-les de bonne heure au partage de votre fortune, de vos amusemens, et de vos affaires. Commandez avec force pour leur bonheur: ne blâmez de leurs plaisirs que ceux qui peuvent être suivis du repentir.

Pères et mères, la vieillesse est méprisée et abandonnée dans le monde; elle sera honorée, et entourée dans la maison où les enfans auront été élevés à la vertu.

Et vous enfans, qui n'avez pas atteint l'âge de puberté, n'oubliez jamais avec quelle bonté votre mère a supporté les infirmités, les dégoûts, et l'imbécillité de votre enfance. En retour des soins, des dépenses, et de la bonne éducation que vos parens vous donnent, montrez-leur l'amour le plus tendre, le respect le plus profond, la reconnoissance la plus active. Puisque vous manquez d'expérience, soyez dociles et doux; ces vertus vous conduiront aux autres.

Respectez, jeune homme, l'ordre inflexible qui contrarie vos penchans, vous ne tarderez pas à en remercier vos parens: l'indulgence démontreroit moins leur tendresse, qu'une sévérité raisonnée. Après avoir été vos maîtres, il faut que l'amitié en fasse vos guides; car c'est l'indépendance qui fait les fils ingrats. Puisqu'ils ne peuvent et ne doivent désirer que votre avantage, ne les affligez pas, en restant sans vertus et sans reconnoissance.

Ils ont travaillé pour votre subsistance et pour votre fortune; le tems arrive de travailler pour eux, et de les soulager autant qu'il vous est possible; il faut vous priver des commodités, pour leur procurer l'aisance : dans leur vieillesse, souvenez-vous de votre enfance.

L'expérience du passé leur apprit à deviner l'avenir; confiez-leur vos projets, et respectez leur opinion, lors même qu'elle n'est pas conforme à la vôtre.

Ils ont des défauts, oubliez-les; ils ont de l'humeur, il faut la pardonner à leur âge, et prolonger leur vie à force de satisfactions.

Est-il pour des enfans un spectacle plus doux que le sourire de la reconnoissance, sur les lèvres d'un père, ou d'une mère.

PERDRIX. La perdrix est depuis long-tems regardée comme un manger très-fin et très-délicat : elle est très-nourrissante, très-succulente, quand elle n'est ni trop vieille, ni trop grasse. Elle convient à tout le monde. Les perdreaux sont toujours plus tendres, plus recherchés : on peut les servir même aux convalescens.

PERFECTION (Physique). C'est l'état propre à tout animal, qui est arrivé au plus haut point de sa vigueur, et de sa croissance. De ce moment il commence à déchoir très - insensiblement; car c'est une grande vérité, que dans tous les instans de la vie, les solides et les fluides ne restent jamais dans le même état.

La perfection morale, est un être de raison ; car le plus parfait des hommes, n'en est sans contredit, que le moins imparfait : et pour arriver au moindre degré d'imperfection, il n'est pas d'efforts que l'homme bien né et raisonnable ne doive tenter.

PÉRIODIQUE. C'est tout ce qui revient dans les mêmes espaces de tems fixe, ou à certains périodes réglés : telles sont les excrétions périodiques du sexe, certaines maladies, certaines fièvres, certains phénomènes naturels, etc.

PERROQUET. On en mange beaucoup dans les îles de l'Amérique ; leur chair est brune, grasse, d'un goût approchant du pigeon. On en fait de très-bonnes soupes, des daubes, des pâtés. Comme ceux qu'on nous apporte ne sont jamais fort jeunes, ils sont toujours coriaces, et ne sont vraiment bons qu'à nous étourdir.

PERRUQUE. L'usage ou l'art de faire des perruques est très-moderne : il ne date pas de deux cent ans. On est parvenu à leur faire imiter parfaitement les cheveux, et à les rendre en même-tems fort légères. Il n'est pas indifférent de s'assurer que les cheveux ayent été bien bouillis, avant de s'en servir. Plusieurs personnes ont eu des dartres sur le cuir chevelu, qu'elles n'ont attribuées qu'à des perruques mal-saines. Les vieillards et les personnes qui sont chauves de bonne heure, font bien de prendre des perruques, parceque la transpiration de la tête, étant en général fort considérable, si elle n'est pas bien garnie de cheveux naturels, ou postiches, on risque, dans les vents froids et humides, une suppression, qui peut intéresser beaucoup le cerveau, ou les organes des sens. On a tort de mettre des perruques sur des cheveux, parceque c'est un moyen de forcer la transpiration, ce qui est un contraire qui a aussi ses inconvéniens. Ainsi les femmes, ou ne doivent pas porter des perruques habituellement, comme elles le font, ou doivent se faire tondre.

On aura soin de ne pas prendre perruque dans les changemens de saison froide, de ne pas se faire raser la tête dans ces mêmes tems. On en changera souvent, et si la tête n'étoit pas assez garnie, on prendra des calottes chaudes, qui en favorisant la transpiration, garantiroient la tête, soit du grand froid, soit du grand chaud. Ceux qui portent perruque doivent se faire raser la tête de tems en tems, et se la frotter tous les jours avec de la flanelle ou des brosses. C'est encore une bonne habitude de la laver souvent à l'eau froide.

Il n'y a rien de plus ridicule que de voir porter des perruques, aux jeunes gens; c'est évidemment contrarier le vœu de la nature, qui, en leur donnant des cheveux, n'a pas voulu qu'ils ne se servissent, que de ceux qui auroient appartenu à des étrangers.

PERRUQUIERS (Régime des). Lorsque les poulmons reçoivent quelques particules de poussière, on sait que le jeu des vésicules est petit à petit gêné, et que l'organisation de ce viscère souffre. D'iémerbroek a observé, il y a long-tems, que chez certains ouvriers, l'air portoit avec lui différentes poussières nuisibles, notamment chez les tapissiers et les tailleurs de pierre. Les perruquiers sont dans le même cas, et d'une manière encore plus frappante, parce qu'ils employent habituellement une poudre, dont l'extrême ténuité, permet à beaucoup de particules de s'introduire dans les bronches, et de pénétrer jusqu'aux vésicules pulmonaires ; aussi sont-ils très-sujets aux maladies de poitrine et à la phthisie ; aussi en est-il peu qui vivent fort long-tems, et qui jouissent d'une bonne santé : la mauvaise conduite qu'ils mènent souvent, aggrave encore leurs maux.

Les perruquiers devroient toujours avoir la bouche et le nez, garantis par un petit bout de masque, lorsqu'ils poudrent les cheveux. Leur régime doit être adoucissant, laiteux. Il faut qu'ils soient sobres et continens, s'ils veulent prolonger leurs jours.

PERSIL. L'usage du persil remonte à la plus haute antiquité. On l'employe très-communément dans les cuisines, et dans la pharmacie. La racine se met dans les potages ; et les feuilles, par leur saveur aromatique et agréable, servent à relever le goût d'une grande quantité d'alimens. Le persil est en général échauffant ; mais il ne l'est pas assez, pour que les personnes qui se portent bien, ayent à redouter son usage.

PERSILLADE. On donne le nom de persillade, aux assaisonnemens de viandes, avec le persil et autres ingrédiens.

PERSILLÉ (Fromage). On nomme persillé, du fromage, dont l'intérieur est parsemé de points, ou de taches d'un verd de persil. Il ne convient pas aux personnes qui ne doivent faire usage que d'alimens doux, et qui ont les humeurs disposées à l'acrimonie ; mais les personnes qui ont un tempérament pituiteux, ou phlégmatique, se le permettront avec quelqu'avantage, ainsi que celles qui sont accoutumées à de violens exercices.

PETS (*Crepitus ventris*). Ce sont des gaz, souvent

composés d'hydrogène sulfuré, ou inflammable, qui s'échappent avec bruit, par l'anus, pendant la digestion, surtout lorsqu'elle n'est pas très-facile, et que les alimens contiennent beaucoup d'air, comme les farineux.

On ne doit pas chercher à retenir les gaz qui veulent s'échapper par l'anus; il est arrivé souvent que des personnes ont été incommodées pour l'avoir fait. On peut aussi bien quitter une compagnie pour satisfaire ce petit besoin, comme pour tout autre.

On donne encore le nom de pet, à des petits baignets ronds, faits avec de la farine, du lait, du sucre, et des jaunes d'œuf délayés ensemble, qui sont extrêmement agréables au goût, et que les estomacs délicats doivent prudemment se refuser, parce qu'ils ne laissent pas d'être pesans.

P E T I T - L A I T. (V. Lait).

P E U P L E. J'entends par peuple, cette masse imposante de citoyens, qui forme la classe la plus nombreuse de la nation, et dont l'utilité et les connoissances bornées, nous font un devoir de nous occuper.

S'il est vrai que c'est l'éducation avant tout, qui fait l'homme honnête ou vicieux, on sent combien il importe au gouvernement et à la société, qu'on donne une ame saine et active aux organes des enfans du peuple, afin que des connoissances suffisantes l'éclairent, lui fassent chérir le bien, et l'empêchent de devenir l'instrument du crime. Ces raisons bien simples, suffisent pour faire voir combien J.-J. Rousseau a eu tort de prétendre *que le pauvre n'avoit pas besoin d'éducation* ; car s'il faut apprendre au riche à faire de son bien un usage qui l'honore, il faut que le pauvre sache aussi ce qu'il peut gagner à se bien conduire, et ce qu'il a à craindre, s'il ne le fait pas.

Les enfans des pauvres, sont les enfans de la république, et elle ne doit pas les abandonner aux caprices de leurs parens : c'est donc à elle à faire les frais de leur éducation, à les surveiller, et à les préserver de l'ignorance. Il ne s'agit pas d'en faire des savans, de les élever dans l'étude des langues, des belles lettres, des beaux arts ; car, comme dit Montaigne : *la science est un dangereux glaive, qui empêche et offense son maître, s'il est en main foible.* Il en résulteroit bientôt que ces enfans, après avoir étudié, tant bien que mal, pendant quelques années, finiroient par dédaigner l'état de leurs parens. La chose publique perdroit les forces physiques, dont elle a besoin ; et souvent l'individu, que le hasard n'a point appellé au travail de l'esprit, abandonneroit les instrumens lucratifs de l'état qui lui convient le mieux, et traîneroit dans une indigence coupable, des jours, qui eussent pu lui être aussi profitables qu'à la société.

En général, les sciences rendues trop communes, favorisent l'indolence et l'oisiveté ; c'est ainsi qu'un des secrets les plus funestes, seroit de multiplier l'or et l'argent, jusqu'au point de les avilir. On reprocha dans le tems à François Ier. d'avoir fondé assez d'universités, pour priver ses états d'un grand nombre de soldats, de laboureurs, et d'artisans. Il est clair que pour se livrer fructueusement à l'étude, il faut avoir des moyens que le gouvernement n'est pas en état de fournir à chaque individu.

On demandoit à Agésilas, ce qu'il croyoit devoir faire apprendre aux enfans, il répondit : *ce qu'ils doivent faire, étant hommes.* Il faut donc instruire les enfans du peuple, sur tout ce qui doit leur être utile dans leurs conditions futures, et sur la manière d'y trouver le bonheur. Là se bornent les connoissances qu'il importe au gouvernement de leur donner.

Je suis bien éloigné de croire qu'il faille gêner l'émulation du peuple, en forçant les enfans de suivre la profession de leurs pères : s'il en est d'heureusement nés, dont le génie transcendant ambitionne une plus noble carrière, la république saura les distinguer, et leur faciliter les moyens de parvenir.

Il faut savoir faire aimer au peuple son sort, en diminuant ses besoins, et en augmentant ses forces. Quand l'estomac se contente d'alimens sains, mais simples, on a déjà fait un grand pas vers le bonheur ; car la sobriété, qui est vertu pour le riche, est nécessité pour celui qui ne l'est pas. A Lacédémone, on se faisoit honneur de la simplicité et de la grossièreté même des repas publics : et nos ayeux, ces fiers Gaulois, qui firent trembler le Capitole deux fois, ne s'étoient pas préparés autrement à devenir les maîtres du monde. Les vêtemens les plus simples, également propres pour l'été et l'hiver, des lits bien durs suffiront ; car comme le dit le bon Lafontaine :

> Tout est aux écoliers couchette et matelas.

C'est une nécessité indispensable de fortifier le tempérament des enfans du peuple ; car si l'enfant du riche, sain ou mal sain, ne doit être ni plus pauvre, ni moins inutile, il faut penser que chez l'autre, ce sont les seuls travaux corporels, qui le feront exister.

Angustam pauperiem pati puer condiscat,
Vitam que sub et Dio trepidis agat in rebus.
Hor. L. 3. Od. 2.

Leur santé dépendra essentiellement de la propreté, des bains froids, des exercices violens qu'on leur fera faire, comme la lutte, la course, la danse, le ballon, la longue paume, la natation, etc., etc. C'est à la préférence, donnée aux exercices du corps sur ceux de l'esprit, que César attribue la haute stature, et la force de nos ancêtres.

Il faut savoir dès l'enfance, mettre l'homme aux prises avec le danger, le travail, et la douleur. On sait qu'un jeune Spartiate se laissa déchirer les entrailles par un renard qu'il avoit volé, plutôt que de faire le moindre mouvement qui le décélât.

On doit élever les enfans du peuple, de manière qu'ils puissent un jour choisir, parmi toutes les professions qui sont utiles à la société, celle qui leur agréera le plus.

Les bases des connoissances, qui leur seront les plus utiles, sont la lecture et l'écriture; il faudroit avoir des grandes cartes, où toutes les lettres fussent écrites en gros caractères, de sorte que le maître avec une baguette pût en même tems enseigner une certaine quantité d'écoliers. La science du bon homme Richard, la vérité opposée aux préjugés les plus communs, la connoissance des devoirs du citoyen : telles sont les occupations utiles et agréables, qui doivent faire une partie de l'emploi du tems. Un livre qui leur seroit encore fort utile, seroit un extrait des avantages attachés à la condition du peuple, comparés au tableau des misères, qui ne tourmentent que trop souvent l'existence des gens, qui deviennent malheureusement assez riches, pour se tuer à force de jouissances. Des notices exactes, prises dans chaque canton, sur les bonnes actions des vivans, et sur la moralité des gens, qui, pendant leur vie, ont bien ou mal mérité de leurs concitoyens, leur offriroient des exemples, et des réflexions salutaires.

L'arithmétique, la géométrie pratique, le dessin, devront quelquefois entrer dans l'éducation des enfans du peuple, comme élémens de différens arts, auxquels ils doivent se destiner.

Parmi les livres élémentaires des écoles, doit se trouver un recueil de chansons et de romances, où la poésie, ramenée à une institution utile, chanteroit sur des airs faciles, la providence, l'innocence et les mœurs; d'ailleurs, les modérateurs des nations ont un grand intérêt à distraire, à maintenir la gaieté, et à couvrir de fleurs les liens souvent trop durs qui entravent le bonheur du peuple. Cet Italien fameux qui nous connut trop bien, disoit : *s'ils chantent, ils payeront* : et il ne se trompoit pas; car c'est par une fermentation sourde et morose que se développent les effets les plus prompts et les plus terribles du mécontentement des peuples.

Il seroit encore utile de donner aux enfans du peuple, lorsqu'ils grandissent, des avis succincts sur leur santé, et surtout des préceptes d'hygiène, dont la simplicité et l'évidence les frapperoient. Ils apprendroient à connoître les plantes les plus utiles qui viennent sous leurs pas, à guérir par des remèdes aussi faciles que prompts les blessures qu'ils se font journellement. Ils sauroient par la suite se défier des empyriques, et des charlatans qui leur font tant de mal. Le régime leur tiendroit lieu de médecin ou de chirurgien s'ils n'en avoient pas sur lesquels ils pussent compter. Quand ils ne sauroient que les premiers secours à donner à des asphyxiés, à des noyés, à des apoplectiques, etc., ce seroit leur ménager le bonheur de sauver bien des gens, qui, faute de lumières et de leçons, périssent au milieu d'eux, dans les circonstances dont nous parlons. Il leur sera encore très-avantageux de connoître les premiers préceptes de l'art vétérinaire, et de savoir secourir les animaux, dans leurs accidens les plus ordinaires.

Quoiqu'il ne faille pas plus fixer les yeux du peuple, sur le télescope de Galilée, que confier à ses mains le compas d'Euclide, il est bon qu'il sache s'orienter, qu'il connoisse l'étoile Polaire, qu'il ne s'effraye pas des météores, et des aurores boréales, qu'il n'aille pas sonner les cloches, et se placer sous des grands arbres, quand l'orage menace leur tête. Il faut éloigner de leur cerveau les préjugés plats et ridicules, que peuvent leur avoir appris des parens ignorans, que des commères avoient eux-mêmes endoctrinés avec des histoires de revenans, des sorciers, des jours heureux, malheureux, etc. etc.

La peur, la crainte, le larcin, l'ivrognerie, la fainéantise, sont les goûts qui entrent le plus facilement dans l'ame des gens du peuple, qui n'ont pas reçu d'éducation, ou qui en ont reçu une mauvaise ; c'est donc contre ces tyrans impérieux qu'il faut les prémunir, en leur faisant sentir toutes les conséquences des désordres qui en émanent , et en leur inspirant tous les goûts opposés.

Qu'ils ne perdent pas de vue ce principe capital : Ne faites aux autres , que ce que vous voudriez qu'on vous fît. Si vous savez les rendre doux , compâtissans , si en éveillant en eux le sentiment de l'honneur , vous parvenez à leur inspirer un juste respect pour l'Etre Suprême , pour les mœurs , et pour les loix de leur pays , vous n'aurez plus rien à désirer dans cette partie de l'éducation. Vous y parviendrez , avec d'autant plus de certitude , que vous saurez mieux employer à propos les récompenses , et marquer du sceau de la réprobation , les fautes , et surtout les vices.

Voyons en peu de mots , ce qu'on doit à cette consolante moitié de l'espèce humaine , dans la classe de citoyens qui nous occupe. On sait que parmi les gens aisés , les femmes sont des associées de fortune et de plaisirs , tandis que pour le peuple , elles sont des compagnes de travail et souvent de peine. Elles ont donc plus besoin de bras , que de tête ; ainsi plus leur éducation se rapprochera de celle des hommes , plus elle sera parfaite. Imitons les Grecs , qui avoient principalement pour objet dans l'éducation des femmes , le développement des forces , et de l'organisation.

Les premiers soins d'un ménage , se trouvant liés avec la lecture , l'écriture et l'arithmétique , ce sont les premières et les plus essentielles connoissances qu'il faut leur communiquer. Ensuite elles devront apprendre l'art de coudre et de filer. Telle étoit la simplicité des mœurs antiques , qu'Alexandre et Auguste ne portoient que des habits filés et cousus par leurs sœurs , leurs mères , et leurs épouses. La danse et le chant seront pour ce sexe mobile, des délassemens agréables.

A l'égard de leurs vertus morales, celles qu'on doit chercher à leur inspirer, sont la modestie, la sensibilité, l'indulgence et surtout la douceur. Offrez-leur des récompenses pour les bonnes mœurs, et vous les obtiendrez pures.

Qu'il seroit doux de voir l'homme du peuple, exempt de maux physiques, parceque son éducation auroit fortifié son tempérament; à l'abri des inquiétudes morales, parce qu'en lui ôtant l'ignorance, on ne lui auroit pas donné le savoir; ne portant point envie au luxe, parce qu'il sauroit suffire à des besoins modérés; chantant au milieu des travaux, parceque l'habitude les lui auroit rendus faciles; se levant avant l'aurore, sans regrets pour la veille, sans désirs pour le lendemain; enfin, s'abstenant du mal, parce qu'il n'auroit ni le tems, ni la volonté, ni l'intérêt de le commettre.

Quel pays plus que la France, heureuse et pacifiée, pourroit offrir d'aussi touchans tableaux! Telles sont quelques unes des idées qu'on doit aux vues philosophiques sur l'éducation du peuple.

PEUR. La peur cause à l'ame des mouvemens inquiets, subits, et violens. Elle est souvent occasionnée par des maux que se forge l'imagination, plus encore que par des maux réels : il n'en résulte pas moins des secousses vives dans le système nerveux : de-là des convulsions et des constrictions spasmodiques, le froid, la pâleur, des défaillances, des palpitations, l'avortement, la suppression des évacuations périodiques.

On juge par ce récit des maux que peut causer la peur, combien il est imprudent aux jeunes gens de s'amuser à des jeux qui occasionnent subitement des frayeurs, et ont souvent causé, même la mort, à des personnes, dont l'effroi a été extrême.

Il faut que les maîtres de maison ayent bien soin d'empêcher les nourrices et les domestiques, de faire peur aux enfans, en jouant avec eux, en leur contant des fables ridicules et effrayantes.

Il est bien important dans les maladies dangereuses, surtout dans celles qui sont putrides et malignes, d'éloigner tout effroi de l'esprit des malades; car s'ils sont une fois terrifiés, c'est une raison, pour croire qu'ils ne se relèveront pas.

Lorsqu'on a eu peur, il faut prendre quelque liqueur cordiale, du vin et du sucre, rappeller le sang à la circonférence, en faisant des frictions, en mettant les pieds dans l'eau, en procurant de la dissipation, et en occupant d'autre chose les esprits prévenus.

PHARMACIENS (Regime des). Il n'est que trop ordinaire de voir que ceux qui travaillent à rappeller chez les autres la santé, compromettent la leur. Les pharmaciens, ainsi que les médecins et les chirurgiens, offrent souvent la preuve de ce que nous avançons. En effet, la préparation des substances narcotiques, de la poudre de cantharide, et d'autres substances vénéneuses, porte quelquefois sur leurs nerfs, par leurs émanations vireuses, de si fâcheuses impressions, qu'elles sont suivies de vertiges, et d'assoupissemens. On sait que la poudre de cantharide, mise sur la peau, produit de l'ardeur, et de la difficulté d'uriner; c'est ce qui a fait recommander contre leur action, le camphre et le nitre, pris à la dose de quelques grains, dans de la bonne huile d'olive.

Lorsque les pharmaciens auront à piler des substances actives et vénéneuses, ils feront bien d'employer intérieurement et extérieurement le vinaigre, pour en diminuer l'action sur leurs organes.

Les odeurs des fleurs même les plus agréables, dont se servent les apothicaires, leur font quelquefois infiniment de mal : c'est pourquoi, lorsqu'ils commencent à en être affectés, il faut qu'ils sortent de leurs boutiques, et qu'ils aillent prendre l'air frais, et respirer l'odeur du vinaigre. Parmi les minéraux, l'arsenic, l'antimoine, les acides concentrés, les préparations salines, mercurielles, les exposent souvent aux plus grands dangers. Beaucoup de végétaux dans leur exsiccation, leur pulvérisation, et leur préparation, répandent des gaz et des particules qui agacent et engourdissent les nerfs. Ainsi il sera nécessaire de faire toutes ces opérations dans des endroits vastes, bien aérés, et éloignés des appartemens.

Il faut éviter avec soin de porter les mains au visage et aux yeux, lorsqu'on prépare certains remèdes, composés avec des substances très-âcres, comme les résines purgatives, la scammonée, l'aloès, la gomme-gutte ; ce défaut de précaution a causé des accidens dans beaucoup de circonstances.

Il seroit bien essentiel qu'un bon observateur composât un ouvrage détaillé, sur tous les dangers qui environnent les citoyens qui se livrent aux différentes parties de l'art de guérir.

P H A S É O L E. (V. Haricot).

P H I L O S O P H I E. La philosophie est l'amour de la

Tome II.

Y

sagesse et de la vérité. Or, comme ces deux qualités mènent également au bonheur, on voit que la philosophie renferme l'art de rendre heureux. Elle aime particulièrement à se confiner dans ses devoirs, dont elle préfère la pratique utile à de vaines discussions. Si la nature fait vivre, c'est la philosophie qui instruit à vivre. C'est elle qui apprend à dompter nos plus cruels ennemis, je veux dire les passions dangereuses, à triompher des maux passés et à venir, à supporter les maux présens. Elle montre à l'homme à fertiliser les champs, qu'ensanglante l'ambition. Elle fait disparoître peu à peu les préjugés, et console des calamités qu'on peut éprouver dans tous les tems.

Le philosophe le plus raisonnable ne connoît que par ses yeux, ou ne se rend qu'à la conviction qui naît de l'évidence.

L'esprit philosophique répand ses influences sur toutes les belles connoissances, il ennoblit les sciences et les arts; il les fait chérir à ceux qui ont le bonheur de les cultiver.

PHILTRE. Ce nom a été donné à des breuvages particuliers, qu'on disoit propres à inspirer de l'amour, et dont la confection ne se faisoit pas sans l'intercession des divinités infernales. On y mêloit du Saint-Crème, des ongles, de l'eau bénite, du sang menstruel, des reliques, des intestins de poissons, etc. etc. On sait ce qu'on doit croire de pareilles inventions.

On a encore cherché à donner lieu à des inclinations mutuelles, par l'interposition de quelque moyen naturel et magnétique. On a cru qu'un chien qui mangeoit du pain, placé sous l'aisselle, ne quittoit plus la personne qui le lui avoit donné. Ce sont toutes vieilles folies. Les

véritable philtre , qui sait inspirer de l'inclination , c'est
le mérite ; c'est le sûr moyen de se concilier les cœurs ,
et de les commander en tout tems.

PHLEGMATIQUE. On donne ce nom aux personnes
chez qui abonde la pituite ou le phlegme. (V. Tempérament).

PHLEGME. Hyppocrate et Galien ont donné ce
nom à toute humeur froide , humide et pituiteuse. En
chymie , phlegme ou eau sont synonymes. (V. Tempérament).

On a encore appelé phlegmes , les crachats épais ,
visqueux et glaireux , qu'on chasse difficilement de la
gorge , ou de la trachée artère , et qui exigent les ex-
pectorans.

PHLEGMON. C'est une tumeur inflammatoire , dure ,
rouge , élevée sur la peau , avec douleur et pulsation ,
qui exige sur - le - champ les relâchans et les émolliens , comme la mie de pain et du lait , ou des décoctions d'herbes émollientes , ect.

PHLOGISTIQUÉ (Air). On a donné ce nom à
une atmosphère méphitique , ou viciée. (V. Méphitisme , Gaz).

PHOSPHORE. Des expériences très-nouvelles , ont
appris que le phosphore pouvoit être un moyen très-
irritant en médecine ; il résulte des expériences du docteur Alphonse Leroy , qu'il peut être regardé comme
un très-fort aphrodisiaque , conséquemment comme
très-dangereux. On peut tirer de presque toutes les
parties des animaux la substance phosphorique , qui en
est une partie constituante. J'ai prouvé qu'on pouvoit
l'extraire même du suc gastrique. (V. Gastrique (suc).

PHYSIOLOGIE. C'est la partie de la médecine ,

qui explique toutes les fonctions de l'économie animale, dont l'anatomie a démontré les organes, et qui fait le mieux connoître, en quoi consiste la vie et la santé.

Cette science est très-nécessaire à tout homme jaloux et curieux de se conserver, puisqu'elle donne des lumières sur l'utilité des parties qui nous constituent. On doit faire entrer dans tout plan d'éducation pour la jeunesse, quelques leçons succinctes de physiologie, ou plutôt les mettre à la suite des démonstrations anatomiques, dont je crois qu'il est nécessaire de l'instruire.

PHYSIONOMIE. La physionomie est la connoissance du caractère, et du tempérament des hommes, par l'inspection de leur extérieur, et surtout de la face.

On a composé une prétendue science divinatoire, des connoissances qu'on a recueillies sur les physionomies. Mais tout ce qu'on a pu faire, a été de deviner quelques mouvemens de l'âme par ceux des yeux et des traits du visage ; car de la forme du nez et de la bouche, l'on ne peut rien conclure pour l'art de la métoposcopie. Cependant l'homme, par un travail réfléchi sur le jeu physique et moral des passions, est parvenu à les démasquer, jusqu'à un certain point ; et ceux qui sont instruits et fins, ont su plus d'une fois en tirer parti. Pétrone disoit :

Ex vultibus hominum mores colligo.

Aristote recommandoit à Alexandre d'avoir recours à l'art de connoître les hommes, par leur physionomie, pour choisir des magistrats dont la figure fut noble et prévenante. De-là le proverbe : *Distortum vultum sequitur distorsio morum.* Mais Socrate étoit une preuve du contraire, au dire d'Alcibiade. Platon renvoyoit les disciples, dont la physionomie ne lui plaisoit pas, ou qui avoient des défauts naturels extérieurs, ce qui n'étoit rien moins que raisonnable, puisque souvent les personnes contrefaites ont plus d'esprit et de mérite, que celles qui ne le sont pas.

Quelques secrets que soient les mouvemens de l'ame, dans les grandes passions, elles développent ce qui les affecte. On voit les muscles du front et du visage se relâcher ou se roidir, suivant que les nerfs sont plus ou moins irrités, ou mis en action ; les yeux, les miroirs de l'ame, donnent à la physionomie l'expression involontaire de la passion qui agite, et particularisent des caractères dominans, dont les peintres ont formé leurs principes d'iconologie, ou de caractères de passions.

Quoique dans les fortes passions, le visage soit le tableau où elles se peignent avec leurs couleurs naturelles, il doit cependant moins occuper les yeux, que l'esprit du spectateur qui désire en tirer parti.

La science de la physionomie est si naturelle à l'homme, que c'est par elle, que souvent nous nous déterminons, pour aimer ou haïr à la première vue, les personnes que nous rencontrons dans la société. C'est quelquefois sur un je ne sais quoi, peint sur les visages, que nous nous intéressons à certaines physionomies, tandis que nous détournons les yeux de celles qui produisent l'effet opposé. Il faut cependant être en garde contre ces premières impressions qui peuvent induire en erreur, puisque les plus beaux traits ont couvert les ames les plus noires, tandis que des traits fort maussades, cachoient les plus importantes qualités du cœur : on trouve encore des Esopes.

C'est souvent d'après l'expression de la physionomie, qu'on peut juger l'état physique actuel de l'homme. Des couleurs roses, des muscles bien pleins, des yeux vifs et bien ouverts, annoncent la santé et la satisfaction. La pâleur, la maigreur, des yeux caves, éteints, suffisent pour démontrer l'état morbifique, et la douleur profonde. C'est d'après ces signes que le médecin prudent doit juger les moyens physiques ou moraux, qui peuvent le mieux convenir dans différentes circonstances.

La science de la physionomie sert encore à faire deviner dans les jeunes personnes surtout, des causes morales de maladies, que des médecins prudens ont souvent lieu de soupçonner, et qui les mettent dans le cas d'éloigner des remèdes qui seroient plus nuisibles qu'avantageux. C'est ainsi qu'Erasistrate, ayant reconnu par des signes extérieurs, l'amour d'Antiochus pour Stratonice, parvint à lui procurer le seul soulagement qui convenoit à son mal.

Puisque chaque chose a sa physionomie dans la nature, pourquoi les hommes n'en auroient-ils pas une, qui les fit bien connoître, et qui mit plusieurs arts dans le cas d'en tirer parti ?

P I C A. Espèce d'appétit dépravé, qui fait désirer des choses absurdes, incapables de nourrir, et souvent fort propres à causer des maux réels. Telle est l'envie de manger de la chaux, du plâtre, de la craie, du sel, du vinaigre, du charbon, du sable, etc. etc. C'est une maladie qui a lieu chez les femmes grosses, et souvent chez les filles nubiles, ou qui ont les pâles couleurs. Il faut ne rien omettre, pour leur faire sentir les inconvéniens, qui peuvent résulter de ces goûts bisarres et mal-sains, qui fréquemment ont été suivis de maux d'estomac et d'engorgemens fâcheux : c'est souvent une preuve, qu'il convient de chercher à les satisfaire sur un goût bien plus naturel ; un heureux établissement devient le plus utile des remèdes.

P I E, ou Agace. C'est un oiseau, dont la chair est sèche, dure et peu recherchée.

P I E D S. Les pieds doivent toujours être tenus propres, parcequ'en marchant la sueur a coutume de les salir aisément, parce qu'elle leur communique une odeur forte, dont il peut résulter intérieurement une absorption des particules malpropres qui y séjournent, et qu'enfin sans propreté, la transpiration ne s'y feroit pas aisément. Il faut donc les laver souvent dans l'eau dégourdie, qui offre l'avantage d'amollir les fibres, et d'empêcher la formation des cors et des durillons. On doit autant qu'il est possible, en tout tems, entretenir ses pieds chauds, et exempts d'humidité, car sans cela on risque des rhumatismes, des maux de gorge, de poitrine, etc.; ainsi il faut changer de chaussures, quand celles qu'on porte sont mouillées. Il est très-nécessaire d'avoir les pieds chauds, quand on digère.

Une chose très-importante pour les troupes, c'est de faire ensorte que les soldats ayent toujours les pieds propres, et sans humidité. Gustave Adolphe, lorsqu'ils étoient excédés de fatigue, leur faisoit frotter les pieds avec une étoffe de laine quelconque, et les leur faisoit ensuite laver dans de l'eau tiède, où l'on avoit dissous de la poudre à canon : ce qui les délassigoit très-vite.

Les personnes, dont les pieds exhalent une mauvaise odeur, doivent mêler à l'eau du pédiluve, du vinaigre, ou de l'eau-de-vie, changer souvent de chaussons, et ne point mettre de bas de laine.

PIERRES (des Fruits). On a cru long-tems que les fruits pierreux, c'est-à-dire les poires, les coings, qui contiennent des grains durs, assez semblables à des parcelles de pierres, soit à leur écorce, soit dans l'intérieur, étoient dans le cas d'occasionner la gravelle, ou la pierre de la vessie. Pour apprécier ce que je croyois un préjugé, j'ai fait des expériences, consignées dans la médecine éclairée du Cⁿ. Fourcroy, et dans les Mémoires de la Société de médecine, d'après lesquelles on peut affirmer aujourd'hui que cette substance dure n'est point dangereuse, et qu'elle ne diffère aucunement de la queue du fruit, ou d'un morceau de bois pour sa nature. Ainsi quand on la mange, elle ne fournit qu'une matière excrémentielle, et ne peut faire aucun mal.

PIERRE (de la vessie). Il est dit dans la Médecine éclairée du Cⁿ Fourcroy, que le docteur Ingen-House s'est guéri de la gravelle avec une solution de sel de tartre, saturée ou sursaturée d'acide carbonique, prise à la dose d'une demi-dragme, soir et matin. Les belles expériences que le Cⁿ Fourcroy, fait en ce moment, apprendront incessamment les moyens les plus avantageux pour dissoudre les pierres de la vessie, chez un grand nombre de citoyens.

PIGEON. Nous ne mangeons que la chair des pigeonneaux, qui est tendre, agréable et nourrissante. Celle du pigeon est sèche, dure, et cependant fournit un assez bon suc, lorsqu'on la fait cuire avec d'autres, pour en faire du bouillon. Le pigeonneau rôti doit être fort peu cuit.

Le pigeonneau de volière a une chair plus grasse, plus délicate, et plus fondante que celle des pigeonneaux de colombier ordinaire : pour être à son point, il doit être né, depuis un mois.

Cet aliment convient surtout aux personnes qui ont besoin d'être nourries et resserrées.

PIGNONS (doux). Ce sont des fruits du pin, qui sont renfermés dans les coques oblongues de ses pommes. Ils fournissent une espèce d'amandes émulsives, assez agréables à manger, quand elles sont recouvertes de sucre.

Les pignons doux sont ordinairement pesans sur l'estomac, et ne produisent pas des résidus avantageux. Il n'y a que les personnes fortes, d'un tempérament sec et bilieux, qui puissent se les permettre. En vieillissant, leur saveur devient huileuse et désagréable.

PIMENT. C'est une plante aromatique, d'une odeur forte, mais agréable. Elle croit en Guinée, dans le Brésil, et dans nos provinces méridionales. On lui a donné le nom de poivre d'Inde ou de Guinée. Les gousses ont une saveur âcre et brûlante dans leur maturité, ou lorsqu'elles sont rouges. On dit que les Sauvages les mangent ainsi, apparemment comme assaisonnement, car il ne paroît pas probable qu'on fasse un aliment innocent, d'une substance aussi active. On cueille les gousses vertes, pour les avoir moins âcres, et elles le sont encore beaucoup ; on les fait ensuite macérer dans du fort vinaigre.

Le piment excite l'appétit, et convient aux personnes vigoureuses et livrées à des exercices violens : dans les grandes chaleurs, dans les climats brûlans, il peut relever le ton des estomacs affoiblis.

PIMPRENELLE. C'est une plante aromatique, dont

on se sert ordinairement pour les salades ; son goût et son odeur sont assez agréables , mais on n'en fait pas un grand usage , parce que ses feuilles durcissent fort vite.

P I N T A D E. La pintade vient d'Afrique , elle est de la grosseur d'un faisan , et fournit un aliment très-succulent , très-délicat et très-recherché. Nous n'en connoissons pas beaucoup le goût à cause de sa rareté.

P I P E. (V. Tabac).

P I Q U E T T E. On donne le nom de piquette à une vinasse faite avec de l'eau qu'on a jettée , sur le marc du raisin , et qu'on remet en fermentation , avec quelques pommes sauvages et des prunelles. Cette boisson plaît aux gens du pays où le vin est cher. Son usage est rafraîchissant , salutaire , et ne convient qu'à des estomacs vigoureux.

P I Q U R E. Plaie faite par un instrument piquant. Lorsqu'elle est profonde , surtout aux doigts , et qu'on craint le panaris , il faut employer la ligature et la compression indiquées au mot Panaris.

Une assez bonne précaution encore , c'est celle qu'employent les couturières , savoir , de mettre le doigt dans de l'eau presque bouillante.

P I S C I N E. C'étoit chez les Anciens un grand emplacement , ou un grand bassin , pratiqué dans des lieux publics , où la jeunesse Romaine apprenoit à nager. Les Musulmans en ont aussi , qui sont destinées à leurs ablutions répétées. Il y avoit encore , chez les Anciens , des piscines servant seulement à contenir le poisson. Qui ne sent combien , dans une grande nation , il seroit avantageux de favoriser des établissemens de ce genre ! (V. Natation , Naumachie).

P I S S E R. Il est très-dangereux de se retenir , lors-

qu'on a envie de pisser. J'ai perdu dans ma jeunesse
la personne que je devois chérir et respecter le plus,
celle qui a le mieux mérité de ses concitoyens, par
ses importans services, parce qu'en courant la poste,
pour aller soulager l'humanité souffrante, elle ne put
faire arrêter un postillon, qui étoit sourd, avant la poste
la plus voisine; il lui survint une inflammation et un
dépôt mortel. Cet exemple n'est pas, à beaucoup
près, le seul que je pourrois citer; mais c'est malheureusement celui qui a dû me frapper plus sensiblement.

On empêche les enfans de pisser au lit, en les faisant coucher sur des feuilles aromatiques. On prétend
que le fouet produit le même effet, soit parce qu'il
excite un resserrement spasmodique, momentanément
utile, soit par le sentiment de crainte qui reste dans
l'esprit des enfans.

P I S T A C H E. C'est le fruit du Pistachier. Il renferme
une amande d'un verd pâle, grasse, un peu amère;
malgré l'huile qui domine, elle est néanmoins agréable
au goût : on doit choisir celles qui sont récentes, pleines
et mûres. On les dit bonnes à rétablir promptement
les personnes amaigries, et à adoucir les humeurs dans
les maux de gorge et de poitrine. Les confiseurs en font
des dragées très-délicates et très-recherchées.

P I T U I T E U X (Tempérament). V. Tempérament.

P L A I N E. Les pays de plaine bien espacés, et qui
n'offrent pas de fonds trop humides, sont ordinairement
bien cultivés et propres à entretenir l'existence des
hommes, ainsi que leur salubrité. Les plaines sont le
plus souvent coupées par des rivières, qui augmentent
encore leur salubrité. On y trouve plus de commodités

que dans les lieux élevés , où souvent on a de la peine à rencontrer de l'eau. Il est bien important de chercher à s'y mettre à l'abri des inondations.

PLAISIR. Le plaisir , ainsi que la peine, est un sentiment né de la sensibilité , et qui rend heureux momentanément. C'est par le plaisir que la nature conduit les hommes ; elle attache le plaisir à tout ce qui exerce le corps sans l'affoiblir , aux occupations de l'esprit qui n'exigent pas une trop vive ou trop longue contention , aux mouvemens du cœur que la haine , la contrainte et le mépris n'empoisonnent pas , enfin à l'exécution de nos devoirs envers nous , envers les autres , et à l'exercice des vertus.

Le plaisir physique n'est jamais plus vif, que quand il sert de remède à la douleur ; c'est l'ardeur de la soif qui décide du plaisir qu'on ressent à l'éteindre. La plupart des plaisirs moraux, soit du cœur soit de l'esprit , ne sont pas altérés par ce mélange de douleur. La volupté même , sans leur secours , devient bientôt fade et insipide ; en effet elle est forcément passagère , tandis que les autres peuvent remplir tous les vuides de la vie , se perpétuent par les plus doux souvenirs , et sans être jamais accompagnés ou suivis de chagrin , de fatigue , d'inquiétude ou de remords.

Le moyen le plus sûr d'avoir des plaisirs purs , c'est de jouir avec modération de tous les agrémens que la nature a attachés à notre existence, de les ménager de manière à les désirer encore par la suite , et de conserver une santé , que l'abus des plaisirs n'a que trop souvent détruite , ou dérangée.

Pope a dit :

Les biens , les maux que le ciel leur envoie ,

Ne font pas des mortels la tristesse ou la joie ;
Mais la crainte ou l'espoir qu'ils ont de l'avenir,
Sauront renouveller leur peine ou leur plaisir.

PLANÈTES (Influence des). (V. Astrologie).

PLANTE. (V. Végétal).

PLATRE (Dangers du). Le plâtre est une pierre gypseuse ou un sulfate de chaux, qui est d'un grand secours pour les ouvrages de maçonnerie. Quoiqu'on puisse l'employer dans toutes les saisons, cependant on a observé que les ouvrages où elle entre, dans l'automne, ou pendant l'hiver, sont toujours de peu de durée, sujets à tomber en éclats, et à procurer beaucoup d'humidité dans l'intérieur des appartemens : ce qui est un très-grand inconvénient pour les habiter (V. Maison, Humidité, Habitation).

PLATRIERS (Régime des). Les plâtriers, ainsi que les chaufourniers, étant exposés à supporter toutes les vicissitudes de l'air, et surtout celles de l'air chaud, de l'air humide, de l'air froid, sont sujets aux rhumes, aux péripneumonies, aux rhumatismes, aux fluxions et aux maux qui sont la suite de la transpiration supprimée. Ils ne devroient jamais rester sans gilets, et nuds, comme ils le font souvent, lorsqu'ils quittent leurs travaux. Les frictions, les liqueurs spiritueuses, prises modérément, le vin à petite dose, lorsqu'ils ont trop chaud, leur conviennent beaucoup.

Lorsqu'ils broyent le plâtre, ou qu'ils le manient, ils sont sujets à en recevoir des émanations âcres et dangereuses, qui pénètrent dans la gorge, dans les paupières ; de-là, la toux sèche, l'hémoptysie, et quelquefois la phtisie pulmonaire. Ils doivent laver leurs yeux avec de l'eau fraiche ou du lait, et respirer des vapeurs

chaudes contre les maux de gorge ou de poitrine ; la
diète lactée leur convient , ainsi que les décoctions de
mauve , de guimauve , et la dissolution de gomme arabique. Les bains sont encore très-appropriés à leur
état.

P L É T H O R I Q U E S (Alimens). Ce sont les substances
nourrissantes les plus capables de fournir du chyle , et de
remplir les vaisseaux , auxquelles on a donné ce nom ; tels
sont les incrassans , les substances dites féculentes , les
chairs , les gelées des animaux faits , etc.

P L É T H O R I Q U E S (Tempéramens). Ce sont les
sanguins qui ont particulièrement la constitution pléthorique , ou celle dans laquelle les fluides , quoique de
bonne qualité , péchent par surabondance , ce qui
cause des saignemens de nez , des hémorragies , qu'il
faut faire cesser par une diète austère , quelquefois par
les saignées , sur tout par un exercice considérable , qui
force les humeurs à s'échapper , en proportion de ce
qui s'en assimile.

Quelquefois la pléthore est fausse , c'est-à-dire qu'elle
n'est due qu'à la raréfaction des humeurs , qui augmentant en volume , et non en masse , n'en distendent pas
moins les vaisseaux ; pour s'y soustraire , il faut éviter
tout ce qui occasionne dans le régime beaucoup d'acrimonie et de chaleur. Cette pléthore est plus dangereuse
que l'autre , mais quand on en connoît les causes , il est
facile de les prévenir.

P L E U R S. Il y a dans l'action physique de pleurer ,
une grande inspiration ; le thorax est dilaté et comprimé
alternativement et promptement. On a , en pleurant , les
mêmes anxiétés qu'en riant ; les yeux s'enflent en quel-

que sorte à force de pleurer , et quelquefois on pleure à force de rire.

Les pleurs sont moralement l'effet d'une émotion violente de l'ame : le chagrin , la joie , l'admiration , la tendresse , la contrariété , font couler les larmes. Les plus grands héros en ont versées sans honte ; Achille , Scipion , Annibal , Alexandre ont su pleurer. Comment ne pas s'honorer de prouver une juste sensibilité ! Ce sont , dit élégamment Virgile , *Lacrymœ rerum.*

Ne croyez guère à la sensibilité de ceux qui ne peuvent pleurer au récit d'une action noble et généreuse.

P L I E ou Plane. C'est un poisson de mer qui ressemble par sa forme à la sole. Il remonte les fleuves , cherche les endroits limoneux ; aussi est - il presque toujours dans la boue , ce qui lui donne la chair molle , et le goût mauvais ; les plies qu'on pêche en pleine mer valent mieux.

P L O M B (Dangers du). Le plomb , est un métal dont les oxides dissous , peuvent causer souvent les effets des poisons auxquels on doit les assimiler.

C'est sur la facilité qu'a l'oxide sucré du plomb , d'être mêlé et dissous dans l'acide du vin , qu'est fondée la funeste pratique des marchands de vin , de les adoucir avec la litharge. Le gouvernement ne peut prendre trop de prétions pour empêcher que la classe ignorante et altérée du peuple, ne soit la victime de la friponnerie et de la scélératesse de ces assassins publics ; nous avons fait voir au mot Cabaretier , comment on peut connoître ce genre de fraude. En Allemagne , il y a peine de mort contre une pareille infraction aux loix de l'humanité.

La vapeur du plomb est encore très - nuisible aux ouvriers qui travaillent dans les fonderies , aux plombiers et aux peintres , qui broyent des couleurs avec le plomb oxidé : aussi sont-ils souvent sujets à des coliques spasmodiques très-violentes , accompagnées de douleurs insupportables. Il leur survient un grand mal de tête , avec délire et des convulsions , qui en font mourir beaucoup d'apoplexie. Les ouvriers qui s'occupent de ces dangereux travaux , doivent s'abstenir de nourritures acides , vinaigrées et salées , ainsi que des liqueurs et des vins spiritueux. Ils ne doivent travailler qu'à jeun , et faire un grand usage du beurre , du laitage , et des alimens gras.

S'ils ont le malheur d'être attaqués des coliques de plomb ou de Poitou , alors il faut se conduire ainsi qu'il est dit à l'article Peintre.

P L O M B (des latrines). Le plomb est une espèce d'asphyxie à laquelle le méphitisme des fosses d'aisance expose les vidangeurs. (V. Méphitisme , Vidangeurs).

P L U I E (Eau de). La pluie est un amas de petites gouttes d'eau , qui tombent en différens tems de l'atmosphère sur notre globe , et ne contribuent pas peu à le fertiliser.

Lorsque la pesanteur spécifique de l'air se trouve diminuée par quelque cause que ce soit , les vapeurs aqueuses , qui étoient en équilibre dans l'atmosphère , deviennent plus pesantes : elles tombent , en se résolvant en pluie. Le vent est suivi de la pluie , surtout lorsqu'il souffle du côté de la mer ; alors les nuages viennent se condenser sur le sommet des montagnes, en neige ou en pluie.

La pluie ne donne pas toujours une eau pure , surt ut

si elle tombe, lorsqu'il fait chaud, et beaucoup de vent :
et si elle arrive à la suite de grandes sécheresses, elle
contient alors très-souvent de la poussière, des semences de plantes, des œufs d'insectes, ce qui la rend
beaucoup plus facile à se corrompre, conséquemment
insalubre. Pour la purifier, V. Eau.

Non-seulement la pluie sert à fertiliser la terre, mais
elle lave en quelque sorte l'air, le rend bien plus propre
à la respiration. Elle modère la chaleur, dans les jours
de l'année, où elle est le plus exaltée. Enfin elle fournit
l'aliment de cette grande circulation qui porte l'eau des
hautes montagnes, par les rivières et les fleuves, jusqu'à la mer, et emporte en vapeurs cette eau sur les
montagnes, où elle se condense journellement.

Les Anciens avoient imaginé des pluies artificielles,
pour tempérer la chaleur causée par les lumières, la
transpiration et la respiration des personnes qui affluoient
à leurs spectacles. On faisoit monter de l'eau parfumée, jusqu'au-dessus des portiques ; de-là elle retomboit
en forme de rosée par une foule de tuyaux, cachés dans
les statues qui regnoient autour du théâtre, et servoit
non-seulement à y répandre une fraîcheur délicieuse,
mais encore à exhaler des parfums les plus exquis qui,
enchérissant ainsi par leurs influences, sur la température des plus beaux jours, mettoient le comble à la
magnificence du théâtre, par une invention aussi salubre
qu'agréable.

PLUME DE LIT. (V. Lit).

PLUVIER. C'est un oiseau au moins de la grosseur
du vanneau, qui est encore plus délicat que ce dernier.
Sa chair est légère, facile à digérer. On en trouve en

Tome II.   Z

France, et beaucoup plus en Amérique, près des rivières et des lacs : ils sont bons en tout tems ; ils conviennent à toutes sortes d'âge et de tempérament, surtout lorsqu'ils sont encore jeunes.

POELES. Les poëles sont des espèces de grands fourneaux de terre cuite ou de fer, posés sur des pieds, plus ou moins ornés, auxquels sont adaptés des conduits de tôle, ou de terre, ou de cuivre, par lesquels s'échappe la fumée du bois qu'on brûle, pour donner de la chaleur aux pièces où ils sont placés.

On fixe ordinairement des poëles dans les antichambres des appartemens, pour que l'air froid n'y pénètre pas, et que les domestiques s'y réchauffent. Les plus utiles et les mieux faits pour conserver la chaleur et user moins de bois, sont ceux qu'on pratique en Suède et en Russie. Ils sont très-chauds et remplis de tuyaux de terre en circonvolutions, qui conservent la chaleur depuis le matin jusqu'au soir, sans qu'on soit obligé d'y remettre du bois dans la journée. La chaleur qu'ils donnent est si douce, que leur température, la plus agréable, la plus saine, et la plus constamment la même, feroit oublier qu'on vit au milieu de 20 degrés de froid, si l'on n'étoit obligé de sortir pour vaquer à ses affaires. Là on ne se grille pas les jambes, tandis que le dos est gelé, comme dans nos climats. Depuis la première pièce de la maison jusqu'à la dernière, toute la température est égale. Le soleil brille, et l'on croiroit être dans un beau jour d'été.

Nos poëles ont le désavantage de n'être pas assez grands et de n'avoir pas ces tuyaux intérieurs qui conservent si bien la chaleur ; c'est pourquoi il faut les alimenter souvent , ce qui occasionne une chaleur sèche , qu'on ne connoit pas dans le Nord ; pour en diminuer l'effet dangereux , on fera placer sur les poëles , de l'eau avec un peu de vinaigre , dans des jattes à large ouverture, parcequ'en s'évaporant , et en se répandant dans l'atmosphère , elle lui ôte une partie de sa sécheresse , et lui communique un degré de salubrité nécessaire.

Toutes les personnes dont la transpiration se supprime facilement , qui sont sujettes aux maladies de peau , aux rhumatismes , à la goutte , etc. se trouveroient mieux , en général , des poëles , que d'un âtre à feu.

Il faut s'absenter toutes les fois qu'on allume un poële neuf, pour la première fois , ou bien un poële ancien , et qui est resté dans un endroit humide , sans quoi l'on risque des maux de tête , des toux et des nausées , qui n'ont que trop souvent affecté les personnes qui n'y ont pas fait attention. On fera bien d'ouvrir les fenêtres , la première fois qu'on chauffera ces poëles , tous les ans.

On se sert quelquefois , chez les personnes peu instruites ou peu aisées , d'une grande bassine de fer , dans laquelle on place du charbon ou de la braise allumée , pour échauffer les pièces ; c'est une coutume meurtrière qui a déjà coûté la vie à beaucoup de personnes qui , dans des cabinets étroits , ont été asphyxiées par la vapeur du charbon ou de la braise. On dit , à tort , que quand le feu est bien allumé , il n'y a plus de danger à craindre , il n'en est que plus grand , et si les accidens ne sont pas plus multipliés , c'est parceque souvent on a placé ces poëles dans des pièces assez grandes , où l'air pénétroit aisément , et où l'oxigène de l'atmosphère pouvoit suffire à la combustion. (V. Charbon).

Poil. On a donné le nom de poil à un engorgement laiteux, qui arrive quelquefois aux femmes, surtout lorsqu'elles ont beaucoup de lait, et qu'elles ne se font pas teter par leurs enfans. Souvent la colère, la joie subite, la terreur, le froid, et des répercussifs appliqués sur les mamelles, en sont la cause.

Lorsqu'on voit que les mamelles deviennent dures, grumeleuses, et que la fièvre a lieu, il faut se presser de porter des secours, sans quoi l'on risque de voir le sein s'abcéder, ou des tumeurs squirreuses et des cancers suivre cette attaque subite. Le régime le plus sévère est ici indispensable : les diurétiques, les succions par des petits chiens, quelquefois les saignées, les purgations sont requises; mais on ne peut trop se presser, et faire attention à cette circonstance fâcheuse.

Poils. Les poils sont des filets plus ou moins déliés, qui naissent sur les animaux. Les quadrupèdes en sont abondamment fournis. L'homme n'en a ordinairement que peu : son industrie le met à l'abri des intempéries de l'atmosphère, au moyen des vêtemens qu'il sait se fabriquer. Peut-être étoit-il destiné par la nature, à ne vivre que dans des climats chauds, où ils sont véritablement inutiles.

Les poils reçoivent du sang une nourriture propre à entretenir leur souplesse et leur couleur. Il y a des auteurs qui croyent qu'ils transpirent; ce qu'il y a de certain, c'est qu'avec l'âge ils blanchissent, parce qu'ils finissent par s'obstruer, et ne plus admettre la liqueur qui les lubrifioit.

Il est une mauvaise habitude, relativement aux poils, et surtout ceux du nez, contre laquelle il faut être en garde : c'est de ne point les arracher, comme beaucoup de personnes le font, dans la crainte de faire naître des polypes, ou des excroissances, dont il est toujours fâcheux d'avoir à se débarrasser. (V. Cheveux, Transpiration).

POIRE. Les poires sont des fruits charnus, dans la pulpe desquels on trouve cinq loges remplies de pepins ou semences.

On distingue beaucoup d'espèces de poires. Les meilleures sont celles qui sont douces, bien nourries, et sans aucune âpreté.

Il y a des poires d'été, d'automne et d'hiver. Parmi les premières, les meilleures sont les doyennés, les beurrés, les rousselets, qui se gardent fort peu de tems. Parmi les secondes, les messire-jean, les Saint-Germain, se gardent un peu plus long-tems que celles dont nous venons de parler. Parmi les dernières, les plus durables, sont les poires de bon chrétien d'hiver.

Il y a des poires qui s'altèrent spontanément du centre à la circonférence, et qui sont encore bonnes à manger, comme il arrive fréquemment aux rousselets, et aux messire-jean.

En général, les poires sont fort estimées pour leur bon goût. Elles conviennent à tous les estomacs, qui ne sont pas dérangés. Elles sont un peu resserrantes. Lorsqu'on veut les rendre plus digestibles, on les fait cuire avec du sucre. L'école de Salerne dit :

Cruda gravant stomachum, relevant pyra cocta gravatum.

Quant aux pierres qu'elles contiennent, j'ai prouvé qu'elles n'étoient nullement nuisibles. (V. Pierres).

P O I R É. Boisson. Le poiré, ou cidre de poiré, est une liqueur vineuse, claire, approchante, en couleur et en goût, du vin blanc. On en fait de très-bon en Normandie, avec le suc, tiré par expression, de certaines poires acerbes et âpres. En fermentant, ce suc devient vineux. On en tire de l'eau-de-vie. Il enivre facilement, et d'une manière plus durable que le vin. Le poiré désaltère, est un bon stomachique pour les estomacs vigoureux. Il y a des personnes qui croyent, que son usage habituel est plus propice à la santé que celui du vin.

P O I R É E. La poirée fournit les cardes, qui nourrissent peu, rafraîchissent beaucoup, et tiennent le ventre libre. Elles affoiblissent les forces de l'estomac. Il faut les laisser égoutter, pendant vingt-quatre heures, avant de les employer ; quand elles sont cuites, pour les rendre plus agréables et plus légères, on les assaisonne avec quelques substances aromatiques ; elles conviennent aux tempéramens bilieux et mélancoliques.

P O I R E A U ou Porreau. Le poireau est une plante du genre des alliacés, qui est employé communément dans nos cuisines, pour faire le bouillon des potages. Il passe pour être apéritif, échauffant, d'une digestion difficile et propre à fournir des vents. Son goût d'ailleurs n'est pas fort attrayant.

P O I R E A U ou porreau (ou Verrue). C'est une tumeur charnue, indolente, dure, qui s'élève sur la peau, aux mains, et dans d'autres parties du corps, et qui a des bases plus ou moins larges.

Les porreaux sont souvent la suite de la malpropreté extérieure, et peut-être quelquefois d'un vice intérieur. On peut les enlever, en y appliquant des petites lames de la chair crue du veau, après les avoir un peu coupées, et ramollies avec de l'eau chaude. On employe encore utilement le suc de la grande éclaire, et l'acide nitreux affoibli.

Pois. On compte un grand nombre de variétés parmi les pois : il faut bien prendre garde, quand ils sont desséchés, qu'ils ne soient gâtés et remplis d'insectes, comme cela arrive fort souvent, quand on n'a pas la précaution de les faire bien sécher dans une étuve, et de les laisser dans un endroit sec.

Les pois en général, sont fort nourrissans, émolliens, un peu laxatifs; ils donnent des vents : ils conviennent surtout aux tempéramens vigoureux, et qui font beaucoup d'exercice. On les rend moins venteux, en les mangeant en purée.

Les pois secs, en général, valent mieux, et nourrissent plus que les pois verds. Mais ces derniers ont un goût si agréable, qu'ils sont généralement recherchés parmi nous. Ils ne sont cependant pas aussi dangereux, que quelques auteurs ont voulu le faire croire. La manière de les assaisonner, les sucs aqueux et sucrés qu'ils offrent, lorsqu'ils sont bien fins, leur ôtent ce qui pourroit paroître moins avantageux dans leur usage. On ne doit pas les donner aux personnes convalescentes : chacun du reste doit savoir, s'ils conviennent ou non à son estomac.

On mange les cosses de pois sans parchemin, et même celles des pois à parchemin; elles donnent une purée très-bonne, quoique différente de celle du pois même. On fait bouillir ces cosses dans l'eau, jusqu'à ce que la pulpe se détache du parchemin; on laisse réfroidir; on tord le tout dans un linge fort et à larges mailles : la pulpe se sépare, et tombe dans un vase qui est au-dessous. On en fait d'excellentes soupes en gras et en maigre.

Pour garder les petits pois, on les choisit bien tendres ; on les fait passer à l'eau bouillante, on les passe ensuite dans de l'eau fraîche ; on les expose à l'air, puis on les enferme, quand ils sont bien secs, dans des bouteilles, et des endroits exempts d'humidité.

POISON. On donne le nom de poison à toutes les substances, qui, prises intérieurement, ou appliquées extérieurement aux organes du corps vivant, sont dans le cas d'en déranger les fonctions, et de détruire la vie.

Les accidens qu'on voit arriver journellement par le fait des poisons, font bien désirer qu'il ne soit permis qu'aux apothicaires, de vendre aux médecins, chirurgiens, ou aux personnes à qui ils donneront des certificats, des poisons minéraux, tels que les oxides de plomb, d'arsenic et de mercure. Quant aux marchands droguistes, ils ne doivent les délivrer, pour les arts, que sur des certificats de personnes bien famées, et en présence de deux témoins.

Il y a eu malheureusement des tems où les poisons étoient employés avec une sorte de fureur. Sous les consulats de V. Flaccus et de C. Marcellus, cent quatre vingt-dix femmes romaines furent condamnées à mort, pour avoir empoisonné une foule de citoyens.

Lorsqu'on ouvre quelqu'un, qui a été empoisonné par des poisons âcres et brûlans, ordinairement l'estomac est enflammé et ulcéré. Si l'on est appellé à tems, lorsque quelqu'un a été empoisonné, on cherchera d'abord à connoître la nature du poison, puis on employera sur-le-champ les remèdes qui peuvent le plutôt s'opposer aux suites de l'irritation, et des autres accidens.

On peut être empoisonné par des substances tirées des trois règnes, minéral, végétal et animal.

Le règne minéral est le plus fécond en poisons. Il fournit des poisons salins, tels que l'acide nitrique, sulfurique, les alkalis, les différens sulfates, les oxides de plomb, de mercure et d'arsenic. Toutes ces substances produisent plus ou moins les symptômes suivans, lorsqu'elles ont été prises, ou par mégarde, ou à dessein.

On éprouve une soif ardente, une respiration spasmodique, des douleurs d'entrailles effroyables, quelquefois des vomissemens et de véritables convulsions. Si on ne s'oppose pas bien vite à leurs effets, un calme trompeur succède, l'assoupissement, la sueur froide, et la mort arrivent. Quand on est sûr que les substances avalées, sont véritablement des acides concentrés, alors, au défaut d'alkali fixe, on fait faire une lessive de cendre de bois neuf, qu'on fait bouillir dans l'eau; on la goûte, pour s'assurer qu'elle n'est ni trop forte, ni trop foible, et on en fait boire abondamment; une forte dissolution de savon ordinaire, peut remplir les mêmes vues. On peut mêler la gomme arabique, pour l'adoucir, ou d'autres mucilages.

Mais si les poisons sont alkalins, les acides minéraux, délayés dans beaucoup d'eau, et pris abondamment, sont les moyens les plus sûrs de s'opposer aux progrès du mal.

On a observé que rien ne réussissoit mieux contre l'action du sublimé corrosif, que l'eau de chaux; contre celle de l'émétique, que l'huile d'olive et le lait; contre l'arsenic, que le sulfure de souffre, avec des décoctions mucilagineuses et le lait , et surtout du sucre , pour rendre les boissons moins désagréables.

On fera bien , en attendant qu'on se soit procuré ces remèdes , de faire boire de l'huile d'olive bien battue , d'exciter le vomissement avec une plume dans le gosier , et même avec l'émétique , si ce moyen ne suffit pas. Les lavemens émolliens , le bain , et même la saignée contre l'inflammation marquée , les fomentations adoucissantes , la diète lactée , sont les moyens qui restent.

Contre le cuivre et le plomb , pris intérieurement , il n'y a pas de meilleurs moyens que les huileux , le lait , et si on le peut , le sulfure de potasse , délayé dans le lait.

Les poisons de végétaux font souvent périr les ignorans et les imprudens , des suites de leurs méprises. On compte un grand nombre de ces derniers poisons. La ciguë, la jusquiame , la mandragore , la morille , l'alkékenge , la belladona , etc., ont souvent trompé par leur apparence , des personnes qui ne s'y connoissoient pas bien.

Ces poisons sont quelquefois âcres et corrosifs , comme beaucoup de champignons, de bolets, d'agarics (V. Champignons), comme les euphorbes , la coloquinte , les anémones , le laurier rose , l'œnante , le colchique , le crapel , les renoncules , surtout celle qu'on nomme douve , qui cautérise vivement la peau , le rhus qui donne le beau vernis de la Chine : toutes ces plantes prises intérieurement , occasionnent des douleurs d'entrailles , des convulsions , des vomissemens , des gonflemens de ventre , etc.

Il y en a d'autres qui produisent la démence et l'ivresse, et même deviennent narcotiques, prises à grande dose : telles sont la pomme épineuse, la belladona, la jusquiame, l'opium, le safran, l'ivroie, le solanum des jardins, la mandragore ; ils occasionnent le vertige, la perte de mémoire, le carus, la léthargie, l'asphyxie. Enfin, il y en a qui ont des propriétés spécifiques. Ainsi la semence de raphanistrum, mêlée au pain, produit fréquemment en Allemagne un genre de convulsion, qu'on nomme raphania, qui se termine ordinairement par des sueurs copieuses, accompagnées d'une ébullition pourprée. Le bled ergoté, fait naître dans les membres une stupeur qui est bientôt suivie d'une espèce singulière de gangrène. Quelques bolets donnent la jaunisse. Le café cause chez ceux qui en abusent, le tremblement, la douve, le ris sardonique.

La nature, pour se débarrasser des poisons végétaux, employe tantôt les vomissemens, tantôt les selles ; comme ils engourdissent les sens, ou pénètrent dans les humeurs, il faut favoriser les efforts qu'elle fait, et tâcher de faire vomir les malades avec l'émétique, à la dose de deux ou trois grains, à moins qu'on ne soupçonne une inflammation commençante dans l'estomac. Alors on ne doit faire usage que d'eau tiède, ou d'huile ; on donne des lavemens purgatifs, ou d'eau avec du vinaigre : lorsque la pléthore est considérable, on saigne.

Si le poison est de nature stupéfiante, l'émétique est encore plus nécessaire. On fait boire de l'oxicrat, de la limonade bien sucrée, lorsque les premières voies sont débarrassées par haut ou par bas.

Si le poison a passé dans les humeurs, on saignera les gens pléthoriques, on appliquera aux mollets de larges vésicatoires, pour éloigner des organes les plus importans, les dangers qu'ils auroient à courir. On donne des sudorifiques, des anti-spasmodiques, des bains chauds; on fait flairer au malade du vinaigre, ou de l'anti-moniac. On dit qu'on a même employé avec succès, dans ces cas, les commotions électriques.

Le règne animal donne un grand nombre de poisons; tels sont les œufs de barbeau, de brochet, qui occasionnent des vomissemens, et des selles abondantes et douloureuses, le foie de requin, et les moules, qui, en certaines circonstances font vomir, et occasionnent des érésipèles en différentes parties du corps.

Les oiseaux n'ont rien de venimeux.

Chez les quadrupèdes, le poison naît accidentellement, spontanément, et par communication, comme le prouve la rage.

Parmi les insectes, les chenilles, les abeilles, les guêpes, les cousins, versent une liqueur âcre dans la piqûre qu'ils font. Les cantharides, les fourmis, sont vénéneuses, ainsi que certains serpens d'Amérique.

Les vipères ont presque toutes dans la bouche deux dents creuses, qui pressent une petite vessie qui contient du poison, lequel s'épanche dans la plaie que font ces animaux, en mordant.

On parle d'un insecte de Suède, très-délié, et ver-miforme, de deux lignes de long, qui se nomme furie infernale, qui, en pénétrant le corps de l'homme et des bêtes-de-somme, excite des douleurs si cruelles, que la mort ne tarde pas un quart d'heure à sur-venir.

Tous ces poisons offrent des virus très-différens. Il n'y en a presque pas, dont la nature ait été bien saisie. Il en est d'acides, surtout chez certains insectes, comme les fourmis, les cantharides, qui contiennent aussi une nature résineuse. Il y en a d'alkalins chez les amphibies, comme les venins de vipère, de serpens à sonnettes.

Les maladies que produisent ces poisons animaux, sont très-nombreuses : telles sont l'hydrophobie, le colera-morbus, les douleurs d'estomac, la jaunisse, le priapisme, le pissement de sang, la suppression des urines, les frissons, les foiblesses, les syncopes, les convulsions, et quelquefois la gangrène des parties blessées.

Quant aux moyens curatifs qu'on doit employer dans toutes les circonstances, V. les mots qui ont rapport à toutes ces sortes de venin.

Nous observerons seulement en général, que les poisons des animaux peuvent être pompés ou sucés sans risque avec la bouche, au grand avantage de ceux qui sont blessés. On aura seulement le soin de se gargariser avec de l'huile d'olive.

P O I S S O N. Les poissons sont des animaux sanguins, ovipares, qui ont des nageoires, au lieu de pieds, qui vivent dans l'eau, n'ont qu'un ventricule, inspirent l'eau par la bouche, et l'expirent par les ouïes.

Les poissons ont au moins la moitié du globe à leur disposition : aussi n'y a-t-il aucune classe d'animaux plus nombreuse.

Sonnerat a fait une observation singulière : c'est que dans l'île de Luçon, à quinze lieues de Manille, on trouve des poissons très-bien portans dans un petit ruisseau où la chaleur de l'eau est presque bouillante, ou de soixante-neuf degrés au thermomètre de Réaumur.

Les poissons s'élèvent et s'abaissent dans l'eau, au moyen d'une vessie natatoire, dont l'air a été reconnu par le Cᵗ. Fourcroy, pour être de l'azote pur.

Les pièces qui servent à la respiration d'une carpe, s'élèvent à 4386. Les œufs des poissons sont innombrables. Il y a plusieurs espèces dans lesquelles on a observé que les œufs étoient une espèce de poison ; tels sont ceux de lamproie, de tanche, de turbot, de brochet, etc., sur lesquels il seroit bon de faire des recherches.

La chair et le goût des différens poissons, tant de mer que d'eau douce, sont extrêmement variés. On a dit que les poissons de mer devoient avoir l'avantage sur ceux de rivière, parce qu'ils sont constamment dans une salure qui leur est favorable. Cependant on convient assez, que leur chair étant plus serrée, ils sont pour la plus grande partie, moins faciles à digérer que ceux des rivières, et surtout des fleuves qui roulent rapidement leurs eaux. On fait peu de cas des poissons, qui, vivant sur le bord de l'eau, aiment à se cacher dans la vase, et à s'y nourrir.

On a observé que quand les poissons de mer avoient séjourné quelque tems dans les eaux douces, ils en devenoient plus agréables au goût, ce qui milite en faveur des poissons d'eau douce, quant à la finesse du goût.

Les poissons les plus faciles à digérer, sont les merlans, les limandes, les soles, la perche, la carpe qui n'est pas trop grasse ; car les poissons gras pèsent sur l'estomac, se digèrent difficilement, et peuvent causer des rapports nidoreux, comme l'anguille, les grosses carpes grasses, etc. Chez les poissons, en général, la partie gélatineuse domine, et la substance fibreuse est peu pénétrée de matière extractive : on y trouve abondamment un liquide muqueux et collant, qui approche de la nature de la gomme.

On fait frire les poissons au beurre ou à l'huile ; on les fait cuire dans l'eau, ou mieux dans du vin, pour en faire des étuvées, des matelotes ; on les fait encore griller sur la braise, et on y ajoute des sauces blanches, piquantes, ou à la maître d'hôtel, qui les rendent très-agréables à manger.

En général, le poisson est assez sain, mais se corrompt facilement. Son usage habituel, surtout lorsqu'il est fumé, salé, desséché, a souvent occasionné le scorbut, des dartres, des gales, et même la lèpre.

La chair de poisson est moins propre à fournir un suc substantiel, que celle des quadrupèdes. Aussi les poissons frais conviennent de tems en tems aux personnes qui ont moins besoin d'être nourries, qui ne font pas d'exercices violens, chez qui le sang et le chyle abondent. C'est pourquoi on choisit parmi eux, ceux qui ont la chair la plus légère et la plus tendre, pour les conseiller aux convalescens, comme ceux dont nous avons parlé ci-dessus.

La police doit essentiellement veiller à ce qu'on ne débite en aucun lieu des poissons morts après un dégel, et lorsqu'ils ont la moindre odeur.

POISONNIERS (Régime des). L'odeur infecte des poissons pourris peut causer de grands inconvéniens à ceux qui les vendent. Les poissonniers doivent donc les jeter aussitôt que la mauvaise odeur se fait sentir. Il faut qu'ils ayent soin de se tenir toujours propres, surtout dans l'été, de répandre souvent autour d'eux de l'eau fraîche, de boire de la limonade, de respirer la vapeur du vinaigre. Lorsqu'ils se sentent l'estomac chargé, ils doivent aussitôt prendre des lavemens, et se faire évacuer par haut et par bas.

Ces moyens s'opposeront au scorbut, aux érésipeles, aux dartres, et aux autres maladies de peau, auxquelles leur état les rend sujets.

POITRINE. La poitrine est cette partie du corps qui répond à l'étendue du sternum, aux côtes, aux vertèbres du dos et aux omoplates. Elle forme intérieurement une cavité séparée du bas-ventre par le diaphragme; les principaux organes qu'elle contient, sont les poulmons et le cœur.

Les poulmons sont des organes très-susceptibles d'être attaqués de plus d'une manière, soit par des influences héréditaires, soit par celles de l'air qu'on respire.

Aussi un des vices les plus fréquens parmi nous, est celui de la poitrine; non-seulement il fait périr beaucoup d'enfans, mais encore il sévit très-souvent, depuis l'âge de puberté, jusqu'à 3o à 35 ans. La délicatesse du poumon, son organisation compliquée, ses fonctions laborieuses, l'exposent à une foule d'accidens, qui tous peuvent le désorganiser.

Les signes auxquels on reconnoît sa foiblesse, sont une voix foible, une respiration courte, des palpitations, des vraies ou fausses inflammations répétées, des toux fixes, fréquentes, presque habituelles, enfin des couleurs vives sur les joues, au moindre exercice que l'on fait. Les personnes, qui, à ces signes, pourront soupçonner la délicatesse de leur poitrine, devront craindre particulièrement les changemens subits de température, le passage rapide du chaud au froid; elles devront être très-modérées dans leurs passions et dans leurs goûts, surtout dans ceux qui les portent à l'amour ; c'est à l'âge de 20 ans, un ennemi très-dangereux pour les personnes qui ont la poitrine délicate, et il en fait périr un grand nombre ; en général, il faut être en garde contre tout ce qui peut gêner l'action des poumons : conséquemment on doit toujours chercher à respirer un air pur, qui ne soit ni trop humide, ni trop vif ; on ne doit en aucune manière gêner cet organe, par des corps, corsets, ou ajustemens. On doit éviter les travaux qui forcent la poitrine à se courber, et les bras à se trouver toujours en avant du corps. On doit s'abstenir des alimens âcres, chauds, incendiaires et des liqueurs spiritueuses, fuir les lieux dont l'air est vicié, les grandes assemblées, les spectacles, les fumées de quelque genre qu'elles soient, etc.

Telles sont les règles auxquelles il faut s'astreindre, quand on veut, en santé, ménager un organe aussi important que celui de la respiration ; d'après cela, on peut juger avec quelle ponctualité il faudra s'y conformer, quand on sera né de parens poitrinaires, ou quand accidentellement on aura la poitrine délicate. Dans les affections des poumons, de la gorge, et de la trachée-artere, on peut employer un instrument fort nécessaire, qu'on nomme inspiratoire, et qui sert à faire inspirer de l'air, chargé de vapeurs convenables aux circonstances. Cet instrument très-simple, se vend chez Mineau, ferblantier, rue des Frondeurs Saint-Honoré, à Paris.

POIVRADE. C'est une sauce que l'on fait avec du vinaigre, du sel, de l'oignon ou de la ciboule, du poivre, et si l'on veut, de l'écorce de citron ou d'orange. On s'en sert pour manger des viandes froides, des artichauts, etc. Cette sauce ne convient qu'aux estomacs bien constitués.

POIVRE. C'est une espèce d'épice, ou d'aromate,

qui a toujours été recherchée dans tous les siècles, et dans tous les pays, pour assaisonner les alimens.

Les Anciens en distinguoient trois sortes : le noir, le blanc, et le long ; mais le long ne doit pas être confondu avec les autres, puisqu'il naît d'une plante différente.

Le poivre noir ou rond, est une graine desséchée sphérique, revêtue d'une écorce ridée, noire ou brune, qui est le fruit du poivrier. Elle est âcre, vive, brûlant la bouche et le gosier.

En ôtant l'écorce du poivre noir, on fait par-là du poivre blanc, qui est le seul qu'on nous apporte aujourd'hui. On enlève l'écorce noire en faisant macérer le poivre dans l'eau de mer, ce qui le rend plus doux et préférable dans l'usage commun.

Le poivre long est un fruit desséché avant sa maturité, qui ressemble aux chatons du bouleau. Il est très-allongé, cylindrique, et cannelé obliquement comme en spirale, avec des tubercules en forme de réseau.

On choisit des chatons gros, entiers et non percés, ou cassés, dont l'impression sur la langue, ne soit pas subite, mais de longue durée.

Il y a un poivre d'Afrique ou de Guinée, qu'on nomme malaguette. (V. ce mot).

On a un poivre d'Inde ou de Brésil, qu'on nomme piment, qui croît dans beaucoup de pays. (V. Piment). Le père Lecomte parle de grands arbres, qui fournissent le poivre de la Chine.

Il existe encore un poivre ou piment de la Jamaïque, plus gros que le poivre ordinaire, dont le goût âcre aromatique, approche du clou de gérofle.

En général, le poivre échauffe moins que le gérofle ; les personnes qui ont l'estomac froid, sujet aux vents, se trouvent fort bien de l'usage du poivre. On préfère le poivre concassé à celui qui est très-pulvérisé, parce qu'il agit ainsi, beaucoup moins fortement sur les fibres de l'estomac.

Le poivre pris à forte dose, échauffe et dessèche ; c'est un bon stimulant pour les tempéramens lents, et phlegmatiques ; c'est l'épice qu'on emploie le plus communément dans les cuisines. On le dit encore très-bon pour chasser les poux de la tête, et pour préserver les pelleteries des attaques des teignes.

PÔLE. C'est un poisson de mer qui ressemble à la sole, mais qui est plus épais, moins allongé. Il a un goût désagréable qui doit le faire rejeter.

POLENTA. C'est de l'orge nouveau, rôti médiocrement, et ensuite moulu. Les Anciens s'en servoient beaucoup, et le mélangeoient souvent avec d'autres grains pour en former différens méts ; ils y ajoutoient souvent de la coriandre, du mout, de l'hydromel. C'étoit une nourriture essentielle du peuple et des soldats.

POLICE. La police est l'art de procurer à la société réunie, une vie sûre, tranquille, et affranchie des maux que causent souvent la foiblesse, la pauvreté, le vice, et l'amour-propre mal combiné : ce doit être aussi dans bien des circonstances, celui d'assurer la salubrité des citoyens.

La nature des lieux qu'on habite, le génie des peuples, les conjonctures différentes dans lesquels ils se sont trouvés, ont décidé les divers moyens à prendre pour obtenir ces avantages.

Chez les Grecs, la police étoit particulièrement relative à la naissance, à la santé, et aux alimens des citoyens. A Rome, on suivoit les mêmes vues, et on y ajouta la police des spectacles, dont on cherchoit toujours à augmenter la fréquence et la somptuosité. On y créa des magistrats pour ce qui étoit relatif aux incendies, aux alimens, aux grands chemins, aux rues, aux bâtimens. Ils eurent des espèces d'inspecteurs ou commissaires, qui se partageoient la police des différens quartiers.

La police a eu jusqu'ici onze objets principaux à surveiller en France : la discipline des mœurs, la religion, la santé, et les vivres, la sûreté et la tranquillité publique, les voiries, les sciences et les arts libéraux, le commerce, les manufactures et les arts mécaniques, les domestiques, les manouvriers, les pauvres. La police sur la santé a eu pour objet les nourrices et recommandaresses, la salubrité de l'air, la bonté des vivres, des eaux, du vin, de la bière, et des autres boissons ; elle s'occupe aussi des remèdes, des épidémies et des maladies contagieuses. Les bouchers, chaircuitiers, marchands de gibier, poisson, volaille, les marchands de vin, les brasseurs, distillateurs, dépendent encore d'elle.

Nous allons décrire ici les objets réglémentaires de police, relatifs à la santé, et qui sont les plus importans pour tous les habitans des villes. C'est Le Bègue de Presle, notre confrère, qui a eu la première idée de ce travail utile.

1°. Pour conserver à l'air, toute la salubrité qu'il est possible de lui ménager dans les villes, et surtout à Paris, il faudra éloigner les cimetières d'une demi-lieue, les voiries au moins d'une lieue.

2°. Faire nettoyer les rues, et enlever toutes les boues avant neuf heures du matin, défendre les puisards, puits perdus, cloaques, obliger les citoyens, à la même heure

le matin, de verser tous de l'eau devant leurs portes,
pour bien nettoyer les ruisseaux.

3°. Etablir près de l'eau, ou sur les aqueducs, des
égoûts, des commodités publiques, qui mettroient les citoyens dans le cas d'être répréhensibles, s'ils alloient déposer leurs ordures dans des rues déjà trop étroites, et
où l'air circule difficilement.

4°. Tenir toujours la majeure partie des hôpitaux, éloignée du centre de Paris, ou hors des barrières, ainsi que
les arts et magasins qui infectent l'air par une foule de
gaz délétères, et les eaux par des immondices qui les corrompent facilement. Tels sont les bouchers, les chandeliers, les tanneurs, les chapeliers, les teinturiers, les
blanchisseuses, les chaircuitiers, les amidonniers, les
boyaudiers, les cartonniers.

5°. Empêcher de courir dans la ville, des poules, pi-
geons, lapins, cochons, des gros chiens, qui épouvan-
tent les chevaux, renversent les gens âgés, les enfans,
et ceux qui sont chargés.

6°. Empêcher de jeter les excrémens par les fenêtres,
n'accorder qu'à la distance de plus d'une demi-lieue de
Paris, la permission de laisser des tas de fumier décom-
posé, et de légumes pourris, qui répandent fort au loin
à la ronde, l'infection la plus grande.

7°. Entretenir les marchés, de poissons, de fromages
et de légumes sains, et dans des endroits séparés des
habitations.

8°. Ordonner qu'on ne puisse élever jusqu'à sept ou
huit étages, des maisons, dont les cours n'auroient point
une grande étendue, et qui ne donneroient pas sur une rue
fort large, qu'on fasse pour les maisons des artisans, des
fenêtres opposées, ou la fenêtre en face de la porte, pour

faciliter le renouvellement de l'air, qu'on ne puisse pas coucher dans les rez-de-chaussées très-bas et humides, ou qui, après avoir été inondés par des mares d'eau, ne seroient pas bien séchés.

9°. Défendre d'habiter, avant deux ans, des maisons neuves, où dans lesquelles on a fait des réparations, des crépis en plâtre et en chaux, des peintures ; s'assurer qu'elles soient bien sèches, et en recommander la propreté.

10°. Charger des officiers de police, ou de santé, de veiller à ce que dans les lieux publics clos, et dans les salles de spectacles, il y ait des ventilateurs pour le renouvellement de l'air, surtout en été.

11°. Faire fermer dans les grandes maisons, tous les siéges de commodités qui se trouvent à chaque étage, et n'en pratiquer qu'un ou deux, en choisissant le lieu de la maison, d'où l'odeur se répandra le moins, en n'obligeant à les vuider que pendant l'hiver, ou pendant la nuit dans les autres saisons, excepté l'été.

12°. Ordonner de nettoyer les fontaines, les citernes, les puits, à la fin de chaque année ; empêcher que les puits soient près des mares, des cloaques, des fumiers ou dépôts d'ordures, les faire bien couvrir, pour qu'on n'y jette rien, les faire assez élevés pour que les enfans ne risquent pas d'y tomber.

13°. Tout faire pour que l'eau soit la meilleure possible, former avec des bateaux, des petits ponts, pour qu'on aille la chercher fort éloignée des bords, empêcher qu'on ne rouisse le chanvre dans des endroits où l'eau peut servir aux usages de la vie, qu'on y lave des laines ou peaux d'animaux, que les tanneurs, les teinturiers, les amidonniers, ne les gâtent.

14°. Défendre aux boulangers, aux pâtissiers, aux brasseurs, de se servir d'eau de puits.

15°. Substituer aux tuyaux de plomb, des tuyaux de fer ou de terre.

16°. Faire, avant les sécheresses, nettoyer le cours des rivières, détruire les plantes et les mares ou trous qui se forment quand l'eau diminue.

17°. Défendre d'employer les grains gâtés, et les mauvaises farines pour le pain et les pâtisseries, de vendre du pain, dont la pâte n'ait point assez fermenté, qui n'ait pas été assez pétri ou cuit.

18°. Appliquer les peines les plus graves à ceux qui vendroient des animaux trouvés morts, ou morts de maladie, des viandes gâtées et déjà corrompues, qui les sécheroient, fumeroient, ou saleroient.

19°. Faire mêmes prohibitions pour ceux qui vendent la marée, les poissons d'eau douce, et les crustacées qui ne sont pas bien frais.

20°. Proscrire les fruits non mûrs, et trop âpres.

21°. Punir ceux qui vendroient du lait, mêlé d'eau et de farine, et qui tromperoient ainsi la nourriture des enfans, des gens délicats, infirmes ou malades.

22°. Défendre les bières gâtées, les cidres âpres, aigres ou corrompus.

23°. Défendre de vendre du vin nouveau, avant trois mois après la vendange. Infliger la peine de mort contre ceux qui auroient la hardiesse d'adoucir leurs vins avec la litharge de plomb. Obliger les cabaretiers à ne servir le vin que dans des pots de terre ou des bouteilles, et à ne plus avoir de tables couvertes de plomb, pour recevoir les restes du vin qu'ils mesurent.

24°. Veiller à l'étamage des vaisseaux de cuivre, des

chaircuitiers, traiteurs, pâtissiers, et à ce qu'ils n'y laissent séjourner aucun mêts, aucune sauce.

25°. Ordonner que la neige et la glace seront relevées le long des maisons par tous les propriétaires, pour sauver l'extrême humidité qui en résulte pour les pieds de tous ceux qui ont affaire dans les rues, et assurer la marche des hommes et des chevaux.

26°. Recommander de ne point brûler, pour se chauffer et préparer les alimens, des bois peints et vernis dans lesquels le plomb a pu être employé, ainsi que le verd-de-gris, et autres préparations métalliques.

27°. Faire attention à ce qu'on n'aille pas nager et se baigner dans l'intérieur de la ville, près des bateaux, des trains de bois, et des lieux où il y a des courans rapides.

28°. Prohiber les mariages entre gens mal constitués, trop jeunes ou d'âge disproportionné.

29°. S'assurer scrupuleusement de la santé des filles publiques, si on les regarde comme un mal nécessaire.

30°. Faire réunir dans des dépôts déterminés, les ustensiles et autres moyens nécessaires pour sauver les noyés et les asphyxiés, et pour garantir des miasmes putrides et délétères de tout genre.

Telles sont les précautions indispensables, qu'une police sévère doit surveiller pour entretenir la salubrité. Il n'y a pas de grandes villes, et de cantons où le gouvernement ne doive ordonner, qu'un médecin sera chargé de l'inspection de tous ces objets, et il n'y aura véritablement que cette mesure de surveillance active, qui puisse rassurer tous les citoyens sur l'observance de tous ces points importans.

POLITESSE. La politesse est l'art de ne rien dire et

de ne rien faire qui puisse déplaire aux autres, et de s'en faire bien venir, en mettant dans ses actions, de la noblesse, de l'aisance, de la finesse et de la délicatesse.

La politesse est au moral, ce que le poli des métaux est au physique. La politesse est quelque chose de plus que la civilité. L'homme poli est nécessairement civil, mais l'homme civil n'est pas encore poli.

C'est le perfectionnement de l'éducation qui donne la politesse, et l'usage de la bonne compagnie. Mais comme l'usage offre souvent une apparence d'esprit chez des personnes, qui au fond en ont très-peu, de même et plus souvent encore, la politesse ne fait que masquer des défauts. C'est la vanité à la place de la bienfaisance, l'amour de soi à l'exclusion des autres, enfin c'est souvent le vice caché, sous le nom de vertu.

La civilité est donc plus essentielle que la politesse, parce qu'elle est plus franche et plus sincère.

POLITROPHIE. On a désigné par ce nom, la grande abondance ou l'excès de nourriture.

POLLUTION (Nocturne). Cette excrétion involontaire a souvent lieu chez les jeunes gens pendant la nuit, à l'occasion de quelque songe voluptueux. Lorsque les pollutions sont répétées, elles deviennent infiniment dangereuses, en ce qu'elles épuisent insensiblement le corps que la semence conservée eut entretenu dans toute l'énergie et la force, qui sont nécessaires pour exécuter avantageusement toutes les fonctions, non-seulement corporelles, mais même spirituelles. Souvent après ces évacuations, le sommeil s'interrompt, les yeux s'obscurcissent, les sens s'affoiblissent ; la tristesse, la mélancolie s'emparent du cœur ; la mémoire se perd, et pour peu que ces accidens reparoissent, les jours sont en danger. Les bains froids, et les substances toniques, pour s'opposer aux suites de la foiblesse qui accompagne ces émissions involontaires ; des alimens substantiels, un travail assidu, et surtout l'éloignement de tous les objets qui inspirent le goût du plaisir et de la dissipation, doivent en procurer la guérison.

POLTRONNERIE. C'est la crainte d'un danger vrai ou imaginaire ; c'est une foiblesse d'organisation et d'esprit, qui empêche qu'on ne l'affronte. Le lâche est toujours poltron, mais le poltron s'anime parfois et peut devenir un ennemi dangereux. Ce défaut assez commun, a fait dire :

> Il n'est, je le vois bien, si poltron sur la terre,
> Qui n'en puisse trouver un plus poltron que soi.

POMMADE. Les pommades sont des compositions ordonnées pour lubrifier les cheveux, pour adoucir et embellir la peau, enfin pour guérir les boutons, les gerçures.

L'art cosmétique s'occupe particulièrement des pommades ; il en prépare de toutes espèces avec le jasmin, l'orange, la jonquille, la tubéreuse, et en se servant des huiles essentielles de ces plantes.

Les pommades communes des boutiques, ne sont guères que du sain-doux et un peu de cire fondue, lavés et aromatisés ; elles ont dans l'usage extérieur, les propriétés des graisses, et de plus, l'agrément du parfum.

Les pommades sont vraiment utiles pour empêcher la sécheresse du cuir chevelu et des cheveux ; mais lorsqu'on les employe trop abondamment, elles bouchent les pores de la peau, et peuvent faire du mal, en arrêtant la transpiration cutanée.

Elles adoucissent les parties qui ont trop de sécheresse, sont bonnes pour les arrachures, les écorchures des enfans , et les personnes qui se plaignent de trop grandes cuissons ou démangaisons.

Il ne faut pas employer les vieilles pommades , ni celles qu'on ne connoît pas bien, chez des étrangers ; car comme on en compose d'adoucissantes , de relâchantes , de dessicatives , et de resserrantes , il pourroit arriver aux imprudens ce qui arriva à Rochefort , qui ayant mal aux lèvres , prit sur une toilette , dans les appartemens des femmes de la reine , d'une pommade qui les lui crispa, et lui rétrécit la bouche au point qu'il pouvoit à peine l'ouvrir.

POMME. La pomme est un fruit à pepin , très-connu. On en distingue un grand nombre de variétés , et on les divise en pommes d'été , et en pommes d'hiver. Parmi ces dernières , il y en a qui se conservent si bien , qu'elles peuvent durer quelquefois deux années sans se corrompre. Il y en a qui ne sont bonnes qu'à cuire ou à faire des compotes , d'autres qu'on mange crues. Les meilleures de toutes ces pommes sont celles de reinette , de calville , de courpendu. Les pommes sauvages servent à faire du cidre.

Les Anciens se sont tous accordés à trouver que l'usage des pommes étoit peu salutaire , et même dangereux. Mais l'expérience journalière et constante , prouve , ou qu'ils n'en ont mangé que de fort mauvaises , ou qu'ils se sont complettement trompés sur leurs qualités.

Les pommes même crues , mûres et de bonne qualité, sont très-saines , très-rafraîchissantes ; elles sont fort utiles aux personnes bilieuses , échauffées , qui ont des rapports nidoreux. On dit qu'elles préservent de l'ivresse et même la dissipent. Les pommes , pour être très-bonnes , doivent être douces , mais en même-tems un peu acides et bien parfumées : les pommes dont nous venons de parler, sont de ce genre.

Cependant il est prudent d'interdire les pommes crues aux estomacs foibles et délicats. Souvent même les pommes cuites ne leur conviennent pas davantage, à moins qu'elles ne soient très-sucrées.

Les pommes cuites en compotes, en gelées, fournissent des alimens très-agréables avec le pain. Elles ont la propriété de relâcher, si on ne les sucre pas, et qu'elles soient passablement acides. On les met avec succès dans les tisannes de chiendent et de réglisse ; on les employe de cette manière dans les maladies aigues, ou comme tisannes rafraîchissantes.

POMMÉ. Se dit des choux, des laitues, qui offrent des espèces de couronnes, ou des têtes rondes, avant d'élever leurs tiges pour donner leurs semences. Dans cet état, ces végétaux sont tendres, délicats et bons à manger.

POMME DE TERRE. La pomme de terre est le présent le plus utile que le nouveau monde ait fait à l'ancien ; et c'est des productions des deux Indes, celle dont on doive bénir le plus l'acquisition, puisqu'elle n'a coûté ni crimes, ni larmes à l'humanité.

Il ne faut pas confondre la pomme de terre, comme on le fait tous les jours, avec la patate ou le topinambour, (V. ces mots.) qui sont également féconds, également utiles et faciles à multiplier dans les deux continens.

On a éprouvé que les années les moins abondantes en froment, étoient très-fertiles en pommes de terre, ce qui assure aux campagnes leur subsistance, et un dédommagement inappréciable, puisque la même plante

peut servir également, à la boulangerie, à la cuisine et
à la basse cour.

Il seroit bien nécessaire qu'on vint à bout de persuader
ces vérités aux habitans des pays où le paysan mange un
mauvais pain d'orge, d'avoine et de sarrazin où l'ivroie
domine souvent, et dont ils ont à peine leur suffisance.
En mettant au pied de leurs vignes, et dans tous les
coins, même les plus incultes, des pommes de terre,
ils se fourniroient une nourriture aussi abondante, que
saine et peu coûteuse. Les habitans des bords du Rhin,
de la Moselle, et du nord de la France, ont à cet égard
abjuré leurs préjugés, et en tirent aujourd'hui les plus
grands avantages.

Nul autre aliment ne peut suppléer celui-ci, pour
les bonnes gens, qui, dans des pays malheureux, travaillent beaucoup, et gagnent fort peu.

Il ne faut pas se lasser de prêcher ces vérités, et de
travailler à extirper des idées ridicules, qui existent encore dans certains pays contre les pommes de terre ;
il faut que cette plante, après avoir été avilie et ca-
lomniée, occupe enfin la place des productions incer-
taines, qui n'ont presque jamais compensé les frais et
les soins qu'elles ont demandées.

Les pommes de terre seront en tout tems un égide
contre la famine, et, dans la disette des grains, pourront se transformer en pain, et nourrir aussi commodément que ce dernier aliment.

Elles n'ont pas besoin, pour être utiles, de l'appareil
de la boulangerie ; faites les cuire sous la cendre, mettez y un grain de sel, vous aurez un pain tout fait, et
qui tout seul peut nourrir pendant l'hiver, les citoyens
qui sont aux prises avec la nécessité. Consommez tou-

jours les pommes de terre en nature, dit Parmentier, (celui à qui la France doit le plus, relativement à cet important aliment.) Quand il y a abondance de grains, associez-les à leur farine. Entendez les habitans des bords du Rhin vous dire : regardez nos enfans, nos gens, nos bestiaux, qui se nourrissent avec nous de ces racines ? ne sont-ils pas aussi sains, aussi vigoureux, aussi multipliés que dans vos pays à grains. Remercions à jamais la nature et Waltera, qui gratifia le premier son pays d'un présent aussi important. Il les apporta de Virginie, sous le règne d'Elisabeth. La pomme de terre a été nommée par Linné *Solanum tuberosum*. Parmi plus de cinquante variétés de pommes de terre, les rouges, pour le goût, méritent la préférence. La grosse blanche est la plus vigoureuse, celle qui contient le plus de fécule. La ronde jaunâtre de Neu-York, et la longue rouge, passent pour les plus délicates, et celles qu'on doit préférer pour la table ; il faut, au moyen des semences, renouveller de tems en tems, les espèces fatiguées ou abâtardies.

Les pommes de terre contiennent trois parties essentielles très-distinctes. Ce sont, 1°. la partie blanche, amilacée ou fécule ; 2°. une matière fibreuse, grise, légère, de la nature des racines potagères ; 3°. un suc mucilagineux, très-abondant, qu'on peut comparer à celui des plantes succulentes et savoureuses, comme la bourrache, la buglose, etc. L'analyse apprend encore que les pommes de terre ne sont aucunement pesantes sur l'estomac, puisqu'elles contiennent onze onces et demie d'eau par livre, et que ses autres principes sont fort légers. On ne peut en faire une boisson vineuse, ou de la bière, faute de principes sucrés.

Le meilleur moyen de conserver les pommes de terre

pour l'été, c'est, après quelques bouillons dans l'eau, de les couper par tranches, de les faire sécher en deux jours, au dessus d'un four de boulanger, ou d'en faire du vermicelle, avec une espèce de seringue, criblée de trous, et très-connue pour cet usage.

Au défaut de la pulpe entière des pommes de terre, on en conserve la fécule. Il faut, pour l'obtenir facilement, s'y prendre aussitôt qu'on a retiré les pommes de terre. On les nettoye bien, on les râpe, on lave dans un tamis de crin la pâte râpée, l'eau entraîne l'amidon, qui se dépose dans le vase qui est au-dessous. On lave plusieurs fois l'amidon après l'avoir bien remué, on l'étend sur des claies garnies de papier, et on le fait sécher à l'étuve.

Une bonne manière de cuire les pommes de terre, c'est de les tenir suspendues dans une marmite, au fond de laquelle on met bouillir de l'eau. La vapeur seule de l'eau suffit pour leur donner le degré de cuisson convenable. Elles conservent bien mieux leur goût, que la décoction ordinaire leur fait perdre. Cette méthode est bonne à suivre pour les autres plantes potagères; ainsi les carottes, les navets, les betteraves, les asperges, les choux traités de cette manière, auront bien plus de goût, que si on les faisoit cuire dans l'eau.

On peut, sur mer, avec de l'eau salée, faire cuire les légumes, et ménager ainsi l'eau douce. Il ne faut avoir qu'une capsule de fer blanc, bien criblée de trous, qu'on adapte à une grande marmite, pour obtenir la cuisson dont nous parlons.

Les pommes de terre sous la main d'un habile cuisinier, se déguisent de mille manières différentes, et elles perdent dans les accommodages, le petit goût sauvage qu'on leur reproche. On les mange à toutes sauces, on en prépare des pâtes, des boulettes, des fritures, etc. etc.

Lorsque les pommes de terre sont gelées, il ne faut pas attendre le dégel pour les employer, sans quoi elles seroient bientôt perdues. Il faut les plonger dans l'eau tiède, et ne les faire cuire qu'après cette attention préalable ; alors elles peuvent encore servir de nourriture ; si l'on en avoit beaucoup dans cet état, il seroit prudent, au sortir de la chaudière, de les peler, de les couper par tranches, et de les faire sécher. Comme le froid semble altérer plutôt leur matière extractive que leur amidon, cette dernière substance pourroit encore être séparée ; mais il ne faut pas perdre un seul moment, dans la crainte du dégel.

L'amidon, ou fécule de pommes de terre, se cuit comme de la bouillie, dans du lait ou dans du bouillon ; on en donne aux malades, aux convalescens, et aux estomacs délicats ; on en prépare des gâteaux, des biscuits, des crèmes excellentes, et qui forment pour la santé un aliment aussi agréable que sain et peu dispendieux. On peut toujours le substituer au sagou et au salep, dont le prix empêche souvent de se fournir. On pourra même le mêler au pain. (V. Pain).

Lémery, Tissot, Engel, Ellis, Magellan, ont vanté les pommes de terre, comme un aliment médicamenteux, infiniment utile, parce qu'il est léger, de facile digestion, qu'il n'est suivi, ni d'aigreurs, ni de flatuosités, comme il arrive à la plupart des farineux. Cette nourriture se marie avantageusement avec la viande ; elle est apéritive et anti-scorbutique. Il seroit donc fort utile, qu'on fît entrer dans les rations des marins, des pommes de terre fraîches, et de sèches, sous forme de pain et de biscuit de mer.

On fait du pain de pommes de terre avec la pulpe cuite et bien broyée, qu'on mêle à un levain de farine de froment, préparé la veille; on le paitrit comme il faut: le four doit être un peu moins chaud, et le pain doit y rester plus long-tems.

On fait encore du pain de pommes de terre, sans mélange de farine, en prenant mi-partie de fécule, et autant de pommes de terre, cuites en pulpe, avec la levure de bière, à la dose d'un gros par livre. On y ajoute quatre onces d'eau, et un demi-gros de sel. On met deux heures après, la pâte qui en résulte, au four, et on obtient un pain blanc, qui a un petit goût herbacé, qui appartient à la pomme de terre.

PONDÉRATION (de l'homme). (V. Transpiration).

POPULAIRES (erreurs). (V. Préjugé, Magie, Charlatanisme, etc. etc.)

POPULATION. (V. Mortalité).

PORC. (V. Cochon).

PORES. Ce sont des petits trous, ou des ouvertures presqu'imperceptibles de la peau, et par lesquelles sortent l'humeur de l'insensible transpiration, et de la sueur. (V. Transpiration).

Le système absorbant des pores de la peau a été porté au degré de l'évidence par les modernes; et les médecins doivent en tirer parti pour ménager les personnes qui ont l'estomac très-sensible, et les nerfs très-mobiles. Il vaudra mieux, dans ces cas, faire passer par des frictions sur la peau, des médicamens, qui, pris intérieurement, pourroient porter une action trop vive sur

Tome II.   B b

l'estomac. C'est ainsi qu'on peut donner le tartrite antimonial, ou l'émétique, le mercure salin, etc. etc.

Ce sont les connoissances acquises sur le systéme absorbant des pores, qui font sentir jusqu'à quel point il est dangereux de se trouver dans des endroits humides.

PORTE, Habitation. Les portes des habitations chez les gens peu aisés, doivent être commodes et larges, et tellement placées, qu'elles ne permettent pas aux courans d'air de se porter sur les personnes qui y font leur demeure. Elles peuvent servir beaucoup à aërer les endroits où l'air seroit vicié, en les faisant rouler avec force et vivacité sur leurs gonds, de droite à gauche, et de gauche à droite.

PORTE-FAIX (Régime du). Le porte-faix porte sur ses épaules des poids énormes, qui tiraillent les muscles de la poitrine et du ventre, enflent les vésicules pulmonaires, et gênent la respiration: ce qui les rend souvent asthmatiques, et les expose aux inflammations de poitrine, et aux hémoptysies, surtout quand ils ont été trop jeunes ou trop employés au travail de la farine. Lorsque leur poitrine s'embarrasse, la saignée est nécessaire : ils doivent porter des ceintures fortes qui maintiennent les muscles du bas-ventre, et s'opposent aux hernies.

Si les porte-faix veulent prolonger une existence facile à fatiguer, ils doivent éviter de se surcharger de ces poids énormes, dont ils font jactance ; ils ménageront leurs forces, s'appuieront sur un bàton qu'ils auront entre les mains. Ils se baigneront, et auront soin que leur régime, quoique très-nourrissant, soit en même tems adoucissant.

PORTEURS d'eau (Régime des). Chez les porteurs d'eau, l'eau souvent très-froide et glaciale qui les mouille, les expose aux suites de la transpiration supprimée. Ils auront soin de se bien couvrir et de se frotter le soir en se couchant, avec une flanelle. Ils feront bien d'égaliser toujours leur charge, de répandre sur leurs pieds le moins d'eau possible, de boire un peu de vin ou d'eau-de-vie, non-seulement pour soutenir les forces qu'exige cet état pénible, mais encore pour favoriser la transpiration dans les momens où ils sont à rien faire, ou bien lorsqu'ils sont très-fatigués, et non pas avant de commencer leur travail, comme ils ont coutume de faire.

POSITION ou posture. La manière d'être placé, n'est pas indifférente pour la santé. La posture courbée est fort nuisible à la poitrine, surtout chez les personnes sédentaires, qui travaillent de tête, ou qui y sont forcées par l'état qu'elles exercent. On ne peut trop leur recommander de changer souvent de position, de se lever, d'aller de tems en tems prendre l'air, et de faire de l'exercice dans les momens où elles ne sont pas commandées par le travail. (V. Gens de lettres (Régime des), Ouvriers sédentaires (Régime des, etc.)

La posture debout est aussi très-fatiguante, quand elle est continuée long-tems. Il faut donc chercher à s'accoter, et changer souvent cette manière d'être, pour n'en pas être incommodé. (V. Debout, Assis, Couché).

POTABLE. Se dit de ce qui est bon à boire.

POTAGE ou soupe. C'est le premier mêts qu'on sert en France pour le diner : c'est du pain qu'on jette dans du bouillon gras, chaud, ou bien dans des décoctions de plantes légumineuses , dans des purées , dans du lait , etc. etc.

Il ne faut pas que le potage soit, comme on le dit , mitonné , pour qu'il ressemble moins à une colle , et qu'il soit plus léger ; le mieux est de verser seulement le bouillon sur des croûtes de pain , au moment de servir.

POTERIE. Ce sont des vases ou ustensiles , communément employés dans les ménages. On en fait avec les métaux , avec la porcelaine , la faïence , la terre glaise ou terre à potier , et le verre.

Les pots ou poteries , qui sont de terre fine , ou grossière recouverte d'un vernis bien cuit , sont des vaisseaux qu'il faut toujours préférer à ceux de métal , parce qu'on n'a pas à craindre le verd-de-gris et autres oxides qui se forment souvent dans les vases métalliques. Ainsi nous recommandons de les préférer , toutes les fois qu'on en a la possibilité , surtout pour l'usage des cuisines , et la conservation des substances alimentaires.

POTIERS d'étain (Régime des). Les ouvriers qui retirent l'étain hors de la terre , ceux qui grillent sa mine , ou qui l'affinent , ne sont pas les seuls que ce métal affecte dangereusement; ceux qui fondent les plats, les assiettes, qui les grattent , les polissent , sont aussi dans le cas d'en souffrir beaucoup ; les premiers doivent soigneusement éviter les vapeurs de la fusion , en ayant toujours un courant d'air qui les protège de quelque côté que vienne le vent , et en détournant la tête lorsqu'ils jetent l'étain fondu dans les moules. Dans tous les cas, ces ouvriers se plaignent beaucoup d'étouffemens. Il faudra donc employer pour eux le régime adoucissant et tempérant, le lait, les bains et les lavemens, lorsqu'ils seront constipés.

POTIRON. C'est une espèce de citrouille unie, quelquefois tubéreuse, intérieurement jaune et très-douce, spongieuse et aqueuse. On en fait des potages, des tourtes et différentes autres préparations pour la cuisine. Cette substance passe pour être assez digestible, pour tempérer l'ardeur du sang, et relâcher le ventre. Je ne la crois point favorable aux estomacs foibles, et aux convalescens.

POUDING. C'est une sorte de gâteau anglais, qui est composé de mie de pain, d'œuf, de lait, de farine, de raisins de Corinthe, etc. etc. Ce mets est en même-tems fort agréable au goût, et extrémement nourrissant. On modifie cet aliment, en Angleterre, de mille manières différentes. Il est trop pesant pour les estomacs foibles et convalescens.

POUDRE (à cheveux). C'est un amidon bien passé et bien pulvérisé, qui sert à la toilette. Rien n'est plus ridicule que l'usage de blanchir les cheveux, ou de changer leur couleur. D'ailleurs, il en résulte qu'en couvrant de poudre le cuir chevelu, on bouche les pores de la peau, et qu'on s'oppose à sa transpiration. Si l'on n'a pas une extrême propreté, la crasse que la poudre unie à la pommade, forme sur la tête, la dessèche encore davantage, et augmente le premier inconvénient. Il y a des personnes que cet usage a mis dans le cas de souffrir beaucoup de la tête, mais qui, en l'abandonnant, ont recouvré leur première santé.

POULARDE. Poule, poule d'inde, poulet, (V. Coq).

POULE d'eau, ou Foulque. C'est un oiseau aquatique, presque noir, qui vit d'insectes, ou de poissons, et qui, en général, ne fournit pas un bon aliment. (V. Macreuse).

P o u l s. Plus une mer est difficile et incertaine, plus on a besoin de boussole pour s'y guider. Le pouls est la boussole du médecin, et des êtres charitables qui veulent bien prendre soin de ceux qui tombent malades autour d'eux.

Parmi les personnes un peu instruites, il n'en est point qui ne puisse juger, par l'habitude de tâter son pouls en santé, des altérations qui peuvent le déranger. C'est une des connoissances qui devroient entrer dans l'éducation, avec celle du corps humain ; il en résulteroit que comme les pouls entre eux sont très-différens, le médecin éclairé par celui qui y auroit fait le plus d'attention, comme y ayant plus d'intérêt, seroit beaucoup mieux instruit ; car il est des pouls de santé, qu'on pourroit prendre pour des pouls de malades.

Pouls signifie pulsation, ou battement des artères. C'est surtout dans la diastole, ou dilatation des artères que consiste le pouls. Les deux premiers doigts, ou le pouce, qui s'appliquent bien fermement à la courbure du poignet, sont facilement avertis de l'impulsion du sang, qui est chassé par le cœur avec violence, dans les artères, et de l'effort qu'il fait contre leurs parois qu'il dilate.

En général, la marche uniforme du pouls, est une preuve que tous les organes qui concourent à son état, sont sains. S'il y a du dérangement, l'irrégularité du pouls ne manque pas de l'annoncer.

L'âge, le sexe, le tempérament, le climat, le régime, le mouvement, les passions, donnent au pouls

des nuances bien différentes. Les principaux sont , le
fréquent , et son opposé le rare , le fort , le foible ,
le grand , le petit , le dur , le mollet , l'égal et l'i-
négal.

Le pouls fréquent ou vîte , bat un tiers plus souvent
que dans la santé. Le rare en est l'opposé. Le fort a
des pulsations fermes , vigoureuses. Le grand donne
des pulsations étendues dans toutes leurs dimensions.
Le pouls dur a des battemens secs et roides ; le pouls
égal a des intervalles , dont l'égalité est parfaite.

On appelle intermittent , celui où les pulsations manquent par intervalles. Si on le sent diminuer insensiblement, on le nomme myurus. Si , entre deux pulsations
égales , il en survient une qu'on n'attendoit pas , on
l'appelle entrecoupé.

Quand le pouls se resserre , il est vif , dur , sec et
précipité ; il annonce que la sensibilité et l'irritabilité ,
sont compromises plus ou moins. Lorsqu'il se dilate , il
est fort , saillant et fréquent , et quand il est inégal , il
est l'avant coureur des évacuations critiques. Lorsqu'il
s'amollit , se développe et se soutient bien , la coction
des humeurs se prépare avantageusement.

Les pouls ordinairement dans l'état sain , donnent de
soixante à soixante-dix pulsations dans une minute , plus
ou moins , suivant les circonstances , dont nous avons
parlé. Il sera facile de juger des degrés d'accélération ,
en comptant les pulsations qui excèdent le nombre ordinaire. Après m'être bien pénétré de la doctrine des
pouls, en suivant les médecins de la Charité , il m'est
arrivé de prédire souvent les crises par lesquelles les
maladies devoient se terminer, de désigner même la na-
rine , par laquelle une hémorragie devoit avoir lieu ,

de manière à étonner quelquefois, et à confirmer sous les yeux mêmes de Bordeu, la doctrine que je tenois de lui. Je pouvois même connoître les dispositions morales, par le moyen des pouls, et j'ai forcé plus d'une fois des personnes dont je connoissois les pouls, à convenir, qu'à l'aspect de certains individus, je ne me méprenois pas sur la nature de leurs sentimens.

La connoissance très-déliée des pouls, est peut-être la partie, dans l'art de guérir, qui soit le plus dans le cas de faire briller le talent du médecin.

Ceux qui voudroient des détails plus étendus, les trouveront réunis à des observations fort curieuses sur les pouls des Chinois, et rapportés dans le traité des pouls de Bordeu, ou dans l'Encyclopédie.

P O U L M O N. C'est l'organe de la respiration. Le poulmon est divisé en deux lobes, et composé essentiellement de vésicules, qui, distendues par l'air, fournissent les mouvemens d'inspiration et d'expiration, qui sont pour l'existence d'une nécessité indispensable. Mais les poulmons ont encore une autre fonction importante, c'est de servir à la sanguification. On sent combien il est nécessaire de ménager ces soufflets de la vie, en ne permettant qu'à un air très-pur de les pénétrer, et d'y exercer tranquillement l'espèce de combustion, à laquelle il est destiné. Ainsi il faudra soigneusement éviter tous les exercices qui peuvent étouffer, et trop fatiguer cet organe, surtout chez les personnes qui sont délicates. (V. Poitrine).

P O U P A R D. C'est une espèce de crabe. (V. ce mot).

P O U R P I E R. Cette plante est sauvage, ou cultivée. Ses feuilles se mangent crues en salade. On les fait entrer dans les potages. Elles sont rafraîchissantes, humectantes et relâchantes.

POURPOINT. C'est un habillement de nos pères, qui tenoit lieu d'habit, et qui n'est plus employé.

POURRITURE. (V. Corruption).

POUSSIÈRE. Pour éviter que la poussière, ou les molécules très-fugaces des corps, abondamment disséminées dans l'atmosphère, ne pénètrent dans les yeux et dans le nez, on peut avoir des yeux de verre, qu'on applique exprès sur cet organe, et qui garantissent parfaitement. Dans les voyages, dans les longues marches, on propose des crèpes noirs pour les troupes, qui sont obligées de marcher à la poussière, et au soleil.

Quand on a à piler des substances dangereuses, ou dont la poussière active est à redouter pour la membrane pituitaire, ou pour les yeux, on ne doit le faire que dans des mortiers recouverts exactement avec une peau qui embrasse avec soin le pilon dont on doit faire usage, et on doit avoir les yeux à l'abri des molécules.

POUX. Quand on a des poux, sans être malade, il y a fort à parier qu'on est paresseux, ou malpropre. Cependant on ne pourroit faire ce reproche aux médecins du peuple, qui, souvent ne reçoivent pas d'autres honoraires.

Il y a des dispositions particulières et singulières, qui engendrent des milliers de poux, et donnent la maladie affreuse, qu'on nomme pédiculaire. Bien des gens qui sûrement étoient propres, en sont morts, tels que Sylla, Agrippa, Valère Maxime, Philippe II l'Espagnol. Foureau, évêque de Noyon, fut dévoré par une si grande quantité de poux, que pour l'enterrer, on fut obligé de l'enfermer dans un sac.

Les poux se trouvent si bien de la nourriture que leur fournissent nos substances animales saines, qu'ils abandonnent les cadavres et même les agonisans. Aussi les médecins cliniques, ont mis au rang des pronostics mortels, la répugnance des poux pour ceux qui les avoient nourris.

Nous laissons aux mères vigilantes, le soin de garantir leurs enfans de cette vermine; nous les préviendrons qu'il seroit imprudent d'employer, pour les en débarrasser, les précipités mercuriels, comme on le fait dans certaines provinces; que ce moyen cause le vertige, la surdité, et quelquefois l'aliénation de l'esprit, qu'on doit même user de l'onguent mercuriel avec précaution; mais que la graine de persil et la poudre de staphisaigre ne laissent point d'inconvéniens à redouter. Si, malgré ces derniers moyens, l'abondance de ces insectes devenoit trop considérable, il faudroit couper les cheveux.

Il est une autre espèce de poux, dit morpion, qui occupe dans l'homme le cuir chevelu qui environne les parties de la génération. Celui-là a des serres très-actives et très-fortes, avec lesquels il pénètre dans la peau; les libertins crapuleux, sont ceux qui se garnissent le plus communément de cet effet honteux. Ces poux sont encore dévolus à l'extrême misère, ou à l'extrême malpropreté. On emploie, pour s'en débarrasser, de la pommade mercurielle.

PRAIRIES (Prés). Les prés ou les prairies basses, où l'eau est stagnante, n'offrent pas une terre salubre pour les hommes; il faut donc éviter de bâtir à leur

proximité, ou si on le fait, on doit avoir soin auparavant de saigner les terres, et de faciliter l'écoulement
des eaux. Relativement aux inconvéniens très - graves,
qui résultent de l'habitation des prairies naturelles, et
aux moyens les plus propres à se garantir de leurs influences pernicieuses, V. Marais.

PRÉCAUTION (Remèdes de). (V. Remèdes).

PRÉCOCE. Tout ce qui est précoce, c'est-à-dire
tout ce qui arrive avec le tems à un point de perfection ou de maturité, que ne comportent pas ordinairement les êtres soumis à un perfectionnement progres-
sif, peut être considéré jusqu'à un certain point, comme
hors de la ligne tracée par la nature, conséquemment
comme atteint de quelque défaut particulier dans son
organisation première, et qui doit laisser des craintes
pour l'existence future des individus ; on a vu souvent
périr des enfans, dont l'esprit et l'intelligence étoient
au-dessus de la portée de leur âge : d'autres qui avoient
pris un accroissement physique, beaucoup plus considérable que de coutume, sont également morts de très-
bonne heure. Les géants ont une existence raccourcie,
qu'on peut considérer sous ce point de vue. Lorsque
la nature fait, avant le tems, les efforts qu'elle devroit
faire successivement, elle s'épuise tout-à-coup, et il
est rare qu'elle arrive au but véritable. Ne souhaitons
pas que nos enfans soient des prodiges dans l'enfance :
donnons à leur physique et à leur moral cette aisance
et cette liberté propres à leur conférer petit à petit
une extension ferme et solide.

Parmi les végétaux, on trouve une comparaison assez
sensible de cette précocité dangereuse. On ramasse
souvent deux ou trois décades avant l'époque de la ma-

turité, des poires et des pommes, que le peuple se complait à manger. Mais en les ouvrant, des piqûres faites à ces fruits par des insectes malfaisans, ont donné aux humeurs un principe vicieux, qui a avancé leur maturité ; aussi ces fruits précoces devroient être proscrits, parce qu'ils occasionnent chez les imprudens qui en mangent, des diarrhées, des coliques et des dyssenteries. Il est important d'empêcher que les enfans n'en fassent usage.

Il est des fruits, comme le raisin, qui peuvent être précoces, sans cependant être nuisibles, ni sans être attaqués par les insectes ; mais en général, on a observé qu'ils ne valoient jamais ceux qui mûrissent dans leur véritable saison.

PRÉJUGÉ. Les préjugés sont autant de spectres et de phantômes, qu'un mauvais génie envoya sur la terre, pour tourmenter les hommes. C'est une espèce de contagion, qui, comme toutes les maladies épidémiques, s'attache surtout aux peuples, aux femmes, aux enfans, aux vieillards. Ils ne cèdent qu'au tems, à la raison, ou à la force.

Les individus, ainsi que les nations, sont dupes d'une foule de préjugés dangereux, qui sont essentiellement relatifs aux objets métaphysiques, à la religion, et à la médecine. Ils sont dus à l'ignorance, au délire de l'imagination, et à l'intérêt des charlatans de tout genre. Ainsi les opinions des peuples, et les loix, souvent contraires à la raison et à leur bien-être, consacrées par l'habitude, se transmettent, sans examen, des pères aux enfans ; et malgré les réclamations de quelques gens éclairés, les abus les plus crians, les préjugés les plus absurdes, se perpétuent parmi les hommes. On doit voir que cet ouvrage est destiné en partie à leur faire la guerre, et que nous les poursuivons également au physique et au moral.

PREMIÈRES voies. C'est le nom qu'on donne aux organes dans lesquels se fait la première digestion : ce sont l'estomac et les intestins.

PRÉPARATION (des alimens). C'est sans doute de la nécessité et de l'envie d'améliorer les alimens, qu'est venu par des degrés insensibles, cet art flatteur et pernicieux, qui, dans tous les tems, en voulant conserver la vie, a fait naître une source intarissable de mort. C'est surtout pour préparer et conserver les chairs des animaux qu'on a employé le plus de moyens.

Comme il n'est point d'usage de manger les chairs crues, presque toutes les préparations des chairs se réduisent à la méthode de faire cuire; ce qui se fait le plus ordinairement : 1°. En les exposant à une flamme vive. 2°. En les faisant bouillir pour amollir les fibres, et dissoudre les parties solubles. 3°. En les cuisant à petit feu dans leur jus, à l'étuvée. 4°. En mettant les viandes dans de la graisse, ou du beurre bouillant, dont la chaleur vive les cuit promptement, ce qu'on nomme friture. (V. ces mots).

Lorsqu'il s'agit de conserver les chairs, ou d'empêcher qu'elles ne se gâtent, une des préparations les plus communes est celle par laquelle on pénètre les chairs de sel, pour les exposer ensuite à la fumée, dont les parties empyreumatiques, sont en même-tems antiseptiques, et donnent un enduit brunâtre, qui est un excellent préservatif contre les atteintes de l'air extérieur, et des insectes, qui dévorent souvent la substance gélatineuse.

Si cette manière de fumer et de conserver les viandes, les rend en général malsaines, et si l'on en mange beaucoup, elles produisent des rapports brûlans, et une âcreté qui fait naître souvent le scorbut, surtout lorsque sur les vaisseaux on fait une grande consommation de ces viandes, faute d'autres alimens. Il faut donc ne les manger qu'avec une forte proportion d'alimens végétaux, et alors elles deviennent un assaisonnement alimenteux, utile à la digestion.

On peut employer l'évaporation et la dessiccation, très-utilement, pour la conservation des viandes, des gelées, des extraits et tablettes qu'on désire conserver ; mais il faut bien prendre garde de les garantir des attaques des insectes qui les recherchent avec avidité et de l'humidité.

Losqu'on pénètre les viandes de sel pour les conserver, on est sûr de les durcir, et de leur imprimer un caractère d'âcreté, dont il est impossible de les débarrasser complettement, au moyen de l'ébullition.

Le verjus, et le vinaigre, mortifient la viande, la préservent pendant quelque tems de la pourriture, et l'attendrissent ; c'est ce qu'on nomme mariner.

On peut pendant quelque tems conserver sous l'huile des parties des animaux, parce qu'elle les défend de l'attaque de l'air extérieur ; mais elle les conserve moins bien que les végétaux qui en sont recouverts. Dans les deux cas, on ajoute souvent du sel.

Les aromatiques végétaux ont encore la propriété de bien conserver les substances animales, surtout lorsqu'ils sont mêlés avec le sel. Le poivre paroît être parmi eux celui qui pénètre le mieux les viandes. Mais elles deviennent très-échauffantes par cette sorte de préparation. Enfin les astringens conservent fort bien les substances animales, en les desséchant, et Boerrhaave parle de diverses circonstances, où les hommes, forcés par la disette, dans les siéges et les blocus, ont fait un usage nutritif des cuirs qu'on prépare ainsi ; mais il n'y a qu'une extrême nécessité qui puisse réduire à faire usage d'un pareil aliment. (V. Assaisonnement).

PRESBYTE (Vue). Les presbytes sont ceux qui ont la configuration du cristallin, platte, peu convèxe, et qui voyent de loin. Leur vue est opposée à celle des myopes, qui n'y voyent que de près. La manière de rendre à ces vues, les avantages qui leur manquent, se trouve au mot Lunettes.

PRÉSERVATIF. C'est ainsi qu'on appelle en médecine certains remèdes capables, ou regardés comme capables de préserver des maladies.

Les préservatifs sont de deux genres, généraux et particuliers.

Les premiers sont ceux qu'on employe dans l'état même de la meilleure santé, pour se mettre à l'abri des causes générales et particulières des maladies. Tels sont les prétendus sirops de longue vie, l'élixir d'or potable, et la médecine universelle, auxquels les charlatans ont donné de la vogue en différens tems.

Les préservatifs particuliers sont ceux qu'on destine à prévenir les effets d'une cause morbifique présente ou imminente, tels que l'air d'un pays, d'un hôpital, où règnent des maladies contagieuses. Dans ces cas, on employe comme préservatifs des bois aromatiques qu'on brûle, des acides, le vinaigre des quatre voleurs, etc.

Excepté dans les circonstances dont nous venons de parler, les préservatifs sont des secours au moins très-suspects ; il est généralement reconnu aujourd'hui par tous les vrais médecins, que la bonne manière de se préserver des maladies en général, et même de quelques maladies régnantes ou particulières, c'est de ne point les craindre, et surtout d'observer un régime sage et circonspect.

PRÉSOMPTION. La présomption est un faux jugement, qui exagère nos forces. Elle est, ainsi que la vanité, la fille de l'orgueil. Elle fait qu'on déploye avec hardiesse de grands efforts, pour échouer ridiculement. La présomption peuple le monde de gens qui disent des sottises, s'ils n'en font pas, de censeurs qui jugent à tort et à travers, qui nuisent souvent au mérite, aux arts et à la raison, avec lesquels ils ne peuvent avoir de relations.

PRÉSURE. La présure est le plus ordinairement un lait caillé, et sensiblement aigri dans l'estomac des jeunes animaux qui tètent encore leur mère, tels que les veaux, etc. On conserve la présure, en la mêlant avec du muriate de soude. On s'en sert utilement pour faire cailler le lait.

PRIER. C'est solliciter une grâce qu'on peut refuser, sans injustice. Prier, quand ce qu'on demande est juste, c'est accuser celui qu'on prie, d'injustice ; quand ce qu'on demande est injuste, c'est l'engager à se déshonorer, ou à ses yeux, ou à ceux des autres.

Souvent la prière est ridicule de la part de celui qui demande, et injurieuse à celui qu'on sollicite, surtout quand c'est le foible qui demande au fort. C'est accuser ce dernier, quelque grand qu'il soit, de peu de bonté, de soin et de prévoyance, surtout toutes les fois qu'il peut, par un simple acte de sa volonté, faire tout le bien qu'on lui demande, et qu'il a pu connoître.

Homère peint les prières comme des vieilles, ridées, qui sont boiteuses, ont les yeux baissés, l'air rampant et humilié.

PRINCIPES. Ce sont des propositions ou des vérités si claires, qu'elles ne peuvent être prouvées ni combattues par d'autres qui le soient davantage. Souvent les principes portent le nom d'axiômes, ou de maximes.

PRINTEMS. C'est une saison de l'année, qui commence, chez nous, quand le soleil entre dans le premier degré du bélier, et quand il est sorti des Gemeaux. Cette saison ranime la nature; et tous les êtres qui en dépendent, ressentent à cette époque la douce influence des rayons solaires, qui les vivifie, et leur fait reprendre une force que le froid leur avoit ôtée. Les animaux sortent de leur léthargie; les plantes se colorent vivement; l'homme retrouve une nouvelle vigueur; la chaleur force la terre à s'ouvrir en quelque sorte, à donner une évaporation, qui avoit été interceptée par le froid, et à laquelle sont dues les grandes rosées, que le froid du soir et du matin condense.

Les soirées du printems conviennent peu pour les promenades, parceque l'humidité qui émane de la terre, et qui pénètre les corps, peut aisément arrêter la transpiration, et causer une foule d'accidens. Il faudra donc ne se promener que bien vêtu, et le faire entre dix heures du matin, et quatre heures du soir, lorsque le tems est beau.

Les constitutions un peu frêles, feront bien à cette époque, de prendre quelques bains, de se rafraîchir, par l'usage des acides, et de faire plus d'exercice qu'au-

Tome II. C c

paravant, pour favoriser les excrétions que la nature porte vers la dépuration des humeurs.

Il ne faut pas se presser, au printems, de quitter ses vêtemens d'hiver, parceque les moindres imprudences dans ce moment, pourroient être suivies de beaucoup de maux, qui sont la suite du refoulement de la transpiration, sur les organes les plus essentiels à la vie. (V. Transpiration).

PRISONS (Régime des). Si le bon ordre et la tranquillité publique exigent des prisons, la justice et l'humanité imposent la loi de les rendre aussi salubres qu'il est possible ; cependant il est de toute vérité, qu'à très-peu de prisons près, on ne les a, nulle part, disposées d'une manière véritablement convenable à l'objet de leur destination. Ce sont le plus souvent de vieux bâtimens mal aërés, humides et mal-sains, où des réparations, sans cesse renaissantes, n'ont fait que rétrécir des espaces déjà trop étroits, et multiplier les causes d'insalubrité.

On a voulu, et on a du s'occuper de la sûreté de la détention ; mais on eut pu voir aussi, qu'on peut être entouré de gros murs humides, de bâtimens étrangers, sans avoir fait assez pour la libre circulation de l'air.

Pourquoi ne pas laisser à chaque pièce, destinée aux prisonniers, des courans d'air qui les traversent ? Pourquoi les tenir dans des endroits bas, d'une humidité pourrissante, souvent sans planchers, sur des paillasses à demi-pourries, où quelquefois chaque individu a à peine l'espace nécessaire pour se placer ?

Pourquoi n'avoir pas des préaux ou galeries, où ils puissent, pendant certaines heures, prendre l'air pur, aussi nécessaire à l'homme, que les alimens ? Pourquoi ne pas abolir des cachots , qui ne font rien pour la sûreté d'une prison, mais qui font tout pour la dégradation des malheureux qu'on y renferme ?

Pourquoi, dans toutes les prisons, ne pas éloigner les latrines, des dortoirs, et ne pas empêcher cette odeur urineuse et putrescente , dans laquelle les prisonniers sont continuellement plongés ? Pourquoi n'avoir pas de poêles pour l'hiver ? Pourquoi laisser ensemble un trop grand nombre d'individus ? Pourquoi cette énorme différence entre le prisonnier indigent , et celui qui peut se procurer des secours ? Pourquoi ces chambres de prédilection , dont le profit passe aux concierges ? Celui qui peut se procurer une nourriture meilleure que celle de la prison, n'a pas pour cela le droit de respirer un air plus pur, et de jouir plus que les autres de l'aspect du soleil ; contrevenir à cette première loi de l'égalité et de l'humanité, c'est vendre au riche la propriété du pauvre, c'est le priver, dans son malheur , du seul bien qui lui reste. Un décret humain ne peut-il faire cesser ce monopole inhumain des concierges ?

Je ne crois pas que du pain et de l'eau soient un aliment trop foible , pour soutenir l'existence de l'homme en prison. Je crois au contraire que ce régime peut être très-sain, surtout pour des gens qui ne font pas d'exercice. Mais ce que je crois encore, c'est que si l'on ne fournit pas d'autres alimens, il faut au moins du bon pain, c'est qu'il en faut suffisamment pour satisfaire l'appétit : il y a certainement tel prisonnier , à qui deux livres de pain ne suffisent pas, et à qui l'on se contente le plus souvent d'en donner une livre et demie. On sait que dans quelques prisons saines , ce régime sévère a guéri plus d'un prisonnier des maux qui le tourmentoient depuis long-tems.

Pour entretenir la salubrité des prisons, il faut au moins, tous les quinze jours donner du linge blanc, et substituer, aux lambeaux pourris et souvent contagieux qui recouvrent les prisonniers indigens, un vêtement grossier, mais propre et salubre. Il faudroit par l'appât d'une amélioration dans la nourriture, engager les détenus à nettoyer, à balayer, à enlever toutes les ordures qui infectent souvent leurs logemens.

S'il nous reste encore un vœu à former, c'est de voir substituer dans les prisons, à l'immoralité, à la paresse, et à l'indocilité, sources de tous les vices, le goût du travail, une discipline exacte, et un ordre bien opposé à l'espèce d'abandon moral, dans lequel on laisse vivre les prisonniers. Les mêmes loix pourroient établir dans les prisons la salubrité physique et morale ; sans cela on doit s'attendre à en voir sortir les prisonniers plus corrompus et plus dangereux pour la société, qu'ils n'étoient avant d'y entrer.

Puisque d'après l'observation de Howard, les prisons les mieux tenues, sont celles des pays où la liberté a toujours joui le plus de ses droits, comme en Suisse, en Hollande, et dans quelques villes Anséatiques, espérons, que nous, qui avons tout sacrifié pour la conquérir, nous saurons aussi imprimer à toutes nos institutions sociales, le sceau de la sagesse et de l'humanité.

Probité. La probité n'est que la justice ; c'est le premier devoir des hommes et des nations. Malgré ce qu'en peut dire la politique, c'est le plus ferme soutien d'une bonne réputation, et de la puissance des états. Qui s'est jamais repenti d'être probe et bienfaisant ? Qui a jamais pu méconnoître l'exercice de ces vertus ? sinon le méchant et l'injuste.

PRODIGALITÉ. C'est une vaine profusion, qui dépense pour soi et pour les autres, avec excès, sans raison et sans prévoyance. Il n'est pas permis d'être mesquin ; mais une honnête économie, qui met à l'abri des coups du sort, est prudence. Les prodigues, ainsi que des insensés, se montrent incapables de régir et de dépenser leur fortune ; aussi la loi doit les surveiller, pour qu'en mangeant leur bien, ils ne compromettent pas celui de leurs femmes et de leurs enfans.

PROFESSION. Toutes les professions auxquelles les hommes s'adonnent, offrent dans leur pratique des inconvéniens, qui demandent des précautions. C'est pourquoi elles trouveront ici, aux articles qui les concernent, des avis salutaires, pour éviter les maux que l'ignorance ou l'inattention pourroient causer.

PROMENADE. La promenade fournit un exercice modéré, qui met alternativement en jeu les muscles des pieds et des jambes, et procure aux autres parties du corps un mouvement léger, qui ne contribue pas peu à en favoriser toutes les fonctions. L'air plus pur qu'on y respire, donne plus de facilité à la respiration, augmente l'appétit et les forces digestives.

La transpiration est doucement excitée par la promenade. Cet exercice est d'autant plus salutaire, qu'il convient à tous les âges, à toutes les constitutions ; mais il est extrêmement nécessaire aux deux extrêmes de la vie. Dans les vieillards, la chaleur naturelle qui décline, la pituite qui surabonde, commandent cet exercice, pour animer l'un, et dissiper l'autre. Dans les enfans, l'abondante sérosité qui domine, le besoin de mouvement, pour faciliter l'extension des fibres qui prennent une croissance continue, leur rendent cet exercice extrêmement utile.

La promenade aide souvent chez les convalescens et les personnes au régime, l'effet des remèdes prescrits ; elle exige, comme tous les autres exercices, de justes mesures, c'est-à-dire qu'on ne doit pas la prolonger jusqu'à la lassitude, qu'on fera bien de se promener plutôt avant qu'après les repas, avant que le soleil darde ses rayons les plus actifs, ou avant que le serein et l'humidité en aient fait évaporer la douce chaleur. En général, la promenade doit finir lorsque l'astre du jour se couche, et commencer un peu après son lever. Ce sont les instans les plus propres pour la rendre salutaire à tous les individus.

PRONOSTIC. Le pronostic est également utile en santé, comme dans l'état contraire, puisqu'il est bien vrai qu'on ne peut prévenir les maux, que quand on a l'art de les prévoir. Les signes qui présagent la santé, se tirent de la physionomie, de la transpiration, de l'inspection du sang, des urines, des déjections, du pouls, de la respiration, de la gaieté, de la vigueur, de la légèreté, de la connoissance des tempéramens, de la chaleur animale, de la sensibilité, de la race originelle, de la manière de vivre, de l'air, du climat, et des saisons, enfin des affections morales. Nous renvoyons à tous ces articles, dont les développemens apprennent à juger de l'état sain des individus.

PROPHYLACTIQUE (Médecine). On a donné ce nom à la partie de la médecine, qui, en conservant la santé présente, cherche à prévenir les maladies.

On voit que c'est véritablement une partie essentielle de l'hygiène. (V. ce mot).

P R O P R E T É. La propreté consiste à éloigner de soi tout ce qui est sale, et tout ce qui répugne à la délicatesse des sens. Elle s'étend, en société, sur tout ce qui regarde notre corps, sur les vêtemens, les habitations, et les alimens.

La malpropreté est une négligence qui n'admet point d'excuses. La propreté est à l'égard du corps, ce que la décence est dans les mœurs. Elle sert à témoigner le respect qu'on a pour la société et pour soi-même. On peut être propre, sans la recherche du luxe, sans parures, sans parfums, sans odeurs.

La propreté, la décence, les manières aimables, se tiennent de près, et sont les indices de la sagesse. La malpropreté, la grossièreté, décèlent des ames basses, stupides, qui ignorent ou oublient ce qu'on se doit à soi-même, et ce qu'on doit aux autres.

On employoit autrefois les bains, beaucoup plus qu'aujourd'hui, parceque les Anciens, manquant de linge, devoient se laver plus souvent, pour entretenir la propreté des corps. (V. Linge.) Mais ce n'est pas une raison suffisante, pour négliger autant les bains, qu'on le fait habituellement chez nous : le linge est bien éloigné d'équivaloir aux avantages que l'eau procure, quand même on en changeroit tous les jours ; il ne peut nettoyer de même la peau de la crasse qui bouche les pores transpiratoires.

La saleté dans les maisons, ainsi que dans les vêtemens, engendre des insectes, les poux, les puces, les punaises, etc. Ils sont très-souvent, chez les enfans surtout, des suites de la malpropreté. On sent combien il est essentiel que les cuisines soient tenues propres, si l'on ne veut pas risquer d'être empoisonné. Car les domestiques sans soin de ce côté, ont été souvent cause des plus funestes accidens. (V. Batterie de cuisine.)

Une des causes des fièvres putrides et malignes, dans les campagnes, est souvent le défaut de propreté. On peut s'en assurer, en approchant de ceux chez qui elles commencent leurs ravages. On voit que leurs asiles sont malpropres, et peu aérés, que le peu d'air qu'on y respire, est malsain, parceque souvent ils sont environnés des immondices de leurs maisons, qu'ils n'ont pas le soin d'écarter, et que certains vents refoulent dans leur intérieur ; parce qu'ils restent souvent dans ces instans critiques, sans faire d'exercice, et parce qu'ils ont des habits malpropres, et surtout du linge sale ; c'est particulièrement dans ces circonstances, surtout dans les tems chauds, que la contagion couve, pour se répandre ensuite dans les lieux circonvoisins.

La propreté doit donc être singulièrement recommandée aux pauvres gens ; et la police de chaque lieu doit avoir l'œil sur ce qui peut s'opposer à la pratique de cette attention sociale, pour empêcher, dès l'origine, des maux qui peuvent devenir si fâcheux pour tout un pays.

Ce n'est pas assez qu'on soit propre soi-même, si la malpropreté d'un autre peut influer sur le voisin ; toutes les fois qu'on sera jaloux de sa santé, on fuira le voisinage des gens sales et malpropres.

C'est surtout dans les lieux où l'on rassemble un grand nombre de personnes, que la propreté devient de la plus grande importance. Dans tous les endroits habités

par une société nombreuse, on ne doit pas souffrir que
les ordures de quelque genre qu'elles soient, restent
dans les rues, que tout le monde aille y déposer ses
excrémens ; dans les grandes chaleurs, il n'en faut pas
davantage pour faire le malheur des gens, qui sont les
plus près de ces foyers de corruption.

Nous avons fait voir ailleurs combien il étoit essentiel d'éloigner les boucheries, les tueries, les arts qui
répandent des odeurs désagréables et malsaines ; c'est à
une police active à prévenir tous ces inconvéniens, puisqu'elle a toujours le pouvoir de créer des loix relatives à ces objets, et de forcer à les observer.

Les habitans de la campagne, comme étant les moins
éclairés, et comme sentant moins les conséquences fâcheuses qui peuvent résulter du manque de propreté,
doivent être particulièrement observés, et l'on doit, à
certains jours de l'année, leur lire quelques instructions
qui les engagent à remplir ce devoir important, auquel
souvent ils font peu d'attention. La propreté, dans l'O-
rient, est une partie essentielle du culte religieux. On
ordonne dans la religion Mahométane des bains, des
ablutions, des purifications. Le but moral, qui est la pureté intérieure, veille encore extérieurement à la conservation de la santé. C'est un des plus grands bienfaits
de cette religion. Ces ablutions, quelque bisarres qu'elles
paroissent d'abord, ne laissent pas de contribuer à la
salubrité, lorsqu'on s'y astreint exactement. Si quelqu'un
après avoir visité un malade, après avoir touché un ca-
davre, ou fait quelque chose qui ne soit pas propre,
se lave, et change d'habits avant d'aller à ses affaires,
il sera certainement moins exposé à gagner des maladies,
et à les communiquer aux autres.

Les fréquentes lotions nettoyent non-seulement la peau, de toutes les ordures et de toutes les impuretés dont elle peut être salie, mais encore elles favorisent la transpiration, fortifient le corps, et raniment les esprits. Combien ne se trouve-t-on pas plus frais et plus svelte, lorsqu'on s'est rasé, lavé, et qu'on a changé de linge, surtout lorsqu'il y a un peu de tems qu'on ne l'a fait.

Les Turcs sont obligés par leurs loix de se laver cinq fois par jour le col, les bras, les mains et les pieds. Le bain est très-expressément recommandé aux époux qui ont cohabité. Chaque femme doit aller se baigner après ses évacuations périodiques. Mais outre ces obligations qu'impose la loi, les Turcs se lavent encore dans la journée à plusieurs reprises, la bouche, les mains, le matin, avant et après le repas, et chaque fois qu'ils satisfont quelque besoin naturel.

En se lavant souvent les pieds, on enlève la poussière et la sueur dont ils sont souvent couverts, après les différens exercices de la journée. Ils sont non-seulement plus propres, mais la transpiration n'y est plus gênée. Cet acte de propreté prévient souvent des rhumes et des fièvres chez les personnes qui rentrent, ou qui arrivent de voyage, après avoir eu les pieds mouillés ou humides; alors rien n'est plus salutaire que de se laver les pieds dans de l'eau tiède; cette pratique a souvent guéri de coliques, des personnes qui y étoient sujettes, lorsqu'elles avoient les pieds mouillés.

Je ne parlerai point ici de la nécessité d'entretenir la propreté, et de donner souvent du linge blanc aux militaires, aux marins et aux personnes malades; on en fera sentir le besoin à chacun des articles qui concernent ces diverses classes d'hommes.

Dans une foule de petites villes, les magistrats ne sont pas encore assez imbus de la nécessité de surveiller tous les objets de salubrité. La propreté est un des points qu'ils doivent être le plus jaloux de faire observer. Rien ne fait plus d'honneur aux habitans d'une ville, rien ne fait plus de plaisir aux étrangers, aux voyageurs, que de rencontrer des pays, où ces moyens certains de salubrité sont constamment pratiqués.

Dans l'ancienne Rome, les plus grands hommes ne regardoient pas la propreté comme un point indigne de leur attention. Pline dit que les cloaques ou les égouts publics, construits pour le transport des ordures de la ville, furent les plus utiles de tous les ouvrages publics faits par les Romains ; il s'étend plus sur l'éloge de Tarquin et d'Agrippa, etc. pour avoir fait pratiquer et perfectionner ces travaux, que sur celui des généraux qui ont remporté les plus grandes victoires.

Il est des états particuliers auxquels la propreté doit être singulièrement recommandée, et dont ceux qui les exercent doivent se laver souvent, changer de linge et d'habits toutes les fois qu'ils quittent leur ouvrage ; ce sont les les barbouilleurs, les plombiers, les potiers de terre, les peintres, mineurs, les gens qui travaillent le mercure, le plomb et le cuivre, ceux qui s'occupent des matières animales, comme les chapeliers, les bouchers, les cuisiniers, les corroyeurs, les vidangeurs, les chandeliers, les tripiers, les poissonniers, les marchands de fromages, enfin tous ceux qui seront mouillés, ou que leur état expose à la malpropreté, ou qui respirent des vapeurs fétides animales, comme les médecins et chirurgiens d'hôpitaux.

On ne peut pas trop recommander de changer les malades de linge. On fera bien de se laver tous les jours

les mains et le visage, et fréquemment les autres parties du corps.

Enfin la propreté doit être plus recherchée que la parure, elle peut orner tous les états, et il n'est personne
tant soit peu désireux de conserver sa santé, qui ne
doive lui faire les plus grands sacrifices.

PROSPÉRITÉ. C'est un état heureux des personnes ou des affaires. La vertu de la prospérité est la
tempérance; le courage est celle de l'adversité; la prospérité n'est jamais sans crainte et sans dégoûts; l'adversité a ses consolations et ses espérances. La vertu malheureuse ressemble aux parfums qui ont besoin d'être
broyés et agités, pour donner une odeur plus agréable;
tandis que les vertus brillent dans l'adversité, souvent
la prospérité ne sert qu'à développer des vices. Combien de gens n'ont rien en possédant tout, tandis que
ceux qui ne possèdent rien, savent se passer de tout!

PRUDENCE. La prudence est la compagne insépa-
rable de la vertu; c'est une qualité qui fait prendre les
moyens nécessaires pour arriver à une fin juste et
louable. La science de la morale n'est qu'une suite de
maximes et de pratiques dictées par la prudence. La prudence veut qu'on applique à l'avenir l'expérience du
passé; car rien ne ressemble plus à ce qu'on fera que
ce qui s'est déjà fait. On verra dans tous les tems, des
passions trompées par l'apparence du bonheur, suivies
de l'ingratitude et souvent du repentir.

PRUDERIE. C'est une imitation grimacière de la
sagesse. Il y a, dit la Bruyère, une fausse modestie,
qui est vanité, une fausse gloire qui est légéreté, une
fausse grandeur qui est petitesse, une fausse vertu qui
est hypocrisie, une fausse sagesse qui est pruderie. La

femme prude paye de maintien et de paroles, la femme sage paye de conduite.

PRUNEAU. Les prunes sèches, des espèces les plus agréables et les plus sucrées, donnent des pruneaux excellens; tels sont ceux de Tours, de Brignolles, en Provence, de Pézénas, qu'on sèche au soleil, et qui sont les plus sucrés de tous.

Les pruneaux sont, malgré leur vertu laxative, et peut être à cause de cette vertu, un aliment salutaire. On les donne, avec succès, toutes les fois qu'on veut entretenir la liberté du ventre. Les pruneaux conviennent surtout aux enfans qui font leurs dents, chez lesquels on a à craindre les convulsions, si le ventre vient à se resserrer. Lorsqu'on se dispose à prendre médecine, on fait bien de manger des petits pruneaux non-sucrés.

Les pruneaux noirs communs des boutiques, venant des petites prunes de damas noir, sont les plus aigrelets et les plus laxatifs. On peut les employer en place de tamarins.

PRUNELLES. Ce sont les fruits du prunellier. Lorsque les prunelles sont bien mûres, elles lâchent le ventre; moins mûres, elles sont astringentes. Quand elles sont tout-à-fait âpres et styptiques, il n'est guères possible de les manger crues. On tire, des prunelles encore vertes, un vinaigre très-fort, par la distillation au bain-marie.

On peut manger les prunelles, comme les olives, après les avoir fait passer par la saumure. On dit qu'on en tire une boisson agréable, en les faisant fermenter après leur maturité, et les faisant préalablement sécher au four. Les prunelles vertes, pilées dans un mortier, sont d'une ressource sûre pour rétablir le vin tourné.

La préparation d'eau de prunelle fermentée, a été inventée par la misère, et peut souvent causer des engorgemens, etc. On la rend moins mauvaise, en y mêlant une certaine quantité de miel ou de mélasse, comme cinq ou six livres de miel, pour environ deux cents bouteilles, ce qui corrigera le principe austère des prunelles, et en fera une espèce de boisson vineuse, moins insalubre.

PRUNES. Les prunes sont les fruits à noyaux des pruniers. Elles varient beaucoup pour la forme, la couleur et le goût. Il y en a qui sont bonnes à manger crues, d'autres, en pruneaux, en compotes, et en confitures. En général les prunes crues sont d'autant meilleures, qu'elles sont plus douces, plus parfumées, plus succulentes. (V. Reine-claude).

Il ne faut jamais faire usage des prunes, lorsqu'elles sont vertes ou âpres ; si on en mange en trop grande quantité, elles causent des dyssenteries et des fièvres intermittentes. Il est sûr que les prunes fraîches, mangées à jeun, causent des coliques violentes, et des diarrhées. Il faut donc être fort circonspect dans l'usage qu'on en fait, surtout lorsqu'on a l'estomac délicat, et sujet aux aigreurs.

PRURIT. C'est une démangeaison vive, qui naît à la superficie de la peau. On se soulage en se grattant. Les galeux trouvent même un certain plaisir à le faire. Mais comme dit le proverbe, trop gratter cuit ; et en frottant trop fort, on augmente souvent le mal en voulant le diminuer. De la salive saine, un peu d'huile d'olive, ôtent le prurit.

PUANTEUR. C'est une odeur désagréable, qui s'exhale des corps corrompus, ou qui ont une nature al-

calescente vireuse et particulière. Elle porte principalement son action sur le nez et le cerveau. Nous avons
indiqué au mot Méphitisme, le moyen que nous avons
imaginé, pour garantir de l'émanation des corps les plus
puans.

Lorsque la bouche est mauvaise, elle occasionne une
sorte de puanteur, qui peut provenir de la carie des
dents ou de l'estomac. Dans le premier cas, il faut journellement une excessive propreté, employer l'eau fraiche
avec quelques gouttes d'eau-de-vie. Dans le second,
les émétiques, les cathartiques et les stomachiques,
réussissent à faire évanouir toute mauvaise odeur.

On fait passer la puanteur des aisselles, qui est commune chez les gens de campagne, par les bains, par
les lavages habituels et les eaux distillées de thim ou de
romarin, etc.

La très-grande propreté, et les lavages, peuvent seuls
éloigner l'odeur particulière, que donnent, dans certains
tems, les parties de la génération. A l'égard de la puanteur des pieds, il seroit fort dangereux de la supprimer
par l'usage des astringens, des bains froids. On ne doit
employer que ceux qui sont tièdes et aromatiques, et
changer souvent de chaussons ou de bas. (V. Pieds).

PUBERTÉ. On a donné le nom de puberté à l'âge
où les deux sexes acquièrent les facultés réproductrices.
On le fixoit, chez les Romains, à 15 ou 17 ans, chez les
garçons; à 12 ou 14, chez les filles. On faisoit un festin,
à la fin duquel on ôtoit, à un jeune homme, la robe
nommée prétexte, pour lui en donner une toute blanche
qu'on nommoit virile. A l'égard des filles nubiles, on
leur ôtoit la bulle, espèce de petit cœur, ou de boucle
d'or, qui pendoit du col sur la poitrine; mais elles con-

servoient toujours la robe prétexte jusqu'à ce qu'on les mariât.

A cette époque, la nature se renouvelle, et enrichit l'homme. Elle lui ouvre la source du sentiment, des amours, des grâces et des plaisirs. Cet âge a une grande influence sur le bonheur ou le malheur du reste de la vie. C'est alors précisément, qu'on n'a ni la prévoyance de l'avenir, ni l'expérience du passé, ni l'économie du présent.

Les signes moraux caractérisent moins cet âge que les signes physiques, puisque non-seulement on a tout ce qu'il faut pour être, mais encore pour faire que d'autres soient. Cette surabondance de vie, source de force et de santé, ne pouvant plus être contenue au-dedans, cherche à se communiquer.

Chez l'homme, la crue des poils, de la barbe, et le changement de voix en sont des signes évidens. Chez les femmes, l'éruption périodique, l'accroissement du sein en sont les indices. Les femmes partout arrivent plutôt à la puberté que les mâles; mais elle avance ou retarde suivant les climats et les états variés des hommes. Dans les climats les plus chauds, les filles sont nubiles à 9 et 10 ans. C'est ordinairement à l'âge de puberté que la croissance se termine.

PUCES. La puce n'est point venimeuse, mais elle vexe cruellement. Elle occasionne par sa piqûre, un disque rouge sur la peau, avec un point noir au milieu, parce que l'aiguillon de cet insecte est accompagné d'un suceur, qui, en pompant le sang, laisse une petite échimose à la peau. Il ne faut pas se gratter trop fort, et ces sortes de piqûres n'auront pas de suite. L'eau fraîche suffit pour appaiser la démangeaison.

Il faut avoir bien soin de faire laver exactement les appartemens qui ont été habités par des personnes peu propres, ou qui ont été vacans depuis long-tems, pour en éloigner les puces.

PUDEUR. La pudeur est une espèce de honte qu'on a de faire une action peu honnête. La pudeur sied à la jeunesse, et la rougeur qui l'accompagne est souvent le vermillon de la vertu. Une pudeur un peu farouche sied bien au sexe; mais il ne faudroit pas que le rouge empêchât de voir, quand il ne rougit pas. Pudeur se dit encore de la timidité et de la modestie.

PUÉRILITÉ. C'est en général l'action ou le discours d'un enfant. Une sottise assez naturelle et pardonnable aux pères et mères, c'est de parler des puérilités de leurs enfans. On tombe souvent dans la puérilité, en cherchant à donner un air singulier à ses pensées. On observe la puérilité dans le goût, ainsi que dans tout ce qui marque peu de raison et de jugement.

PUGILAT (art Gymnastique). C'étoit chez les anciens un combat de deux athlètes, soit à coups de poings, soit avec des armes offensives, qu'on nommoit cestes ou gantelets. C'étoit un des plus rudes et des plus pénibles combats gymniques; car non-seulement les athlètes couroient risque d'être estropiés, mais même d'y perdre la vie, lorsqu'ils étoient forts, courageux, et acharnés l'un contre l'autre. C'étoit à Delphes et à Samos que ces combats étoient le plus en vogue: les accidens dont ils étoient ordinairement suivis, ont fait que les autres peuples les ont peu pratiqués.

PUISARDS. Les puisards sont des espèces de trous ou de puits creusés dans la terre, destinés à laisser perdre des eaux inutiles. Il faut avoir soin qu'ils soient curés de tems en tems , qu'on n'y jette pas des eaux gâtées , et des animaux qui soient dans le cas de s'y décomposer. Il faudra aussi les éloigner , du lieu qu'on habite , des latrines et des fumiers.

P U I S S A N C E. Puissance se dit de la faculté de procréer , et de donner de l'extension aux espèces animales. On nomme impuissans , les individus qui accidentellement n'en ont pas les moyens. (V. Castrat, Eunuque).

P U I T S. Les puits dans les habitations , doivent être éloignés des étables , des fumiers , des latrines et autres lieux qui peuvent communiquer à l'eau un goût désagréable. Lorsqu'il y a long-tems qu'on a fait usage de l'eau d'un puits , il faut l'essayer , et bien examiner si l'on n'y a pas jetté des animaux morts ou autres substances capables d'altérer sa pureté , afin de le faire curer avec soin.

Il faut disposer les puits de manière qu'on n'ait rien à craindre pour les enfans. On fera bien de les couvrir d'un treillage d'osier , pour que l'air y pénètre facilement.

Tous les puits communs doivent être fermés pour tous ceux qui n'y ont pas droit , afin que la méchanceté et l'étourderie ne puissent en altérer les eaux. L'eau étant d'un usage si étendu , et si forcé pour l'existence , il n'y a pas de moyens qu'on ne doive prendre pour en assurer la pureté. Il est bon souvent de l'exposer à l'air pendant vingt-quatre heures dans des vases à large ouverture , avant de la boire , et de la laisser déposer.

En général les eaux de puits ne sont pas comparables à celles des sources et des rivières pour la bonté. Elles contiennent souvent du sulfate calcaire , en plus ou moins grande quantité ; ce qui fait que dans une même ville , par exemple , l'émétique ne peut se donner dans tous les quartiers à la même dose : j'ai observé qu'il se dissolvoit moins facilement du côté de la montagne Sainte-Geneviève, que dans les quartiers du nord de Paris, ce qui tient à la différente solubilité de ce sel dans les différentes eaux. Cette remarque peut être importante pour les praticiens.

P U I T S (Régime des cureurs de). Les cureurs de puits sont des ouvriers qui nettoyent les puits, des immondices que le tems et des circonstances particulières y ont pu accumuler. Lorsqu'on a eu la méchanceté ou l'imprudence d'y jeter des animaux morts, qui s'y sont décomposés, ou que les puits admettent des eaux croupies et alkalines, alors ils deviennent très-dangereux à aborder. Il ne faut donc pas le faire, sans voir si la combustion d'une lumière s'y entretient : si elle ne peut y brûler, alors il faut employer les moyens indiqués à l'article Méphitisme. Si les gaz délétères avoient causé l'asphyxie d'un ouvrier, il faudroit suivre les avis donnés au mot Mofette. Le citoyen Cadet de Vaux, a observé dans les puits, des couches de vapeurs, qui ne sont point de l'acide carbonique pur, puisqu'elles restent suspendues à une certaine hauteur, au-dessus du fond du puits ; alors on fait passer rapidement les ouvriers à travers cette couche malfaisante, et ils n'en sont pas incommodés.

Outre les accidens relatifs à l'air vicié que respirent les cureurs de puits, ils sont encore exposés à ceux qui naissent de l'humidité sale dans laquelle ils se trouvent le plus souvent : ils sont donc sujets au refoulement de la transpiration et aux maux qui en sont la suite.

Ils auront donc le soin de respirer souvent un air sec et chaud, de changer d'habits, de se frotter, d'employer les

fortifians , les spiritueux, l'eau-de-vie , le vin et les assaisonnemens aromatiques , dans leur régime habituel. Malheureusement , l'insuffisance de leurs moyens ne leur
permet pas toutes les précautions dont ils ont besoin ;
c'est aux personnes qui les employent , à avoir l'humanité de les en dédommager.

P U L P E. C'est la partie moëlleuse des fruits , qui ressemble , pour la consistance , à la bouillie ; telles sont les
pulpes d'abricots, de tamarins , de prunes , de casse , etc.
On donne encore ce nom aux fruits cuits , et dont on fait
des marmelades. (V. Marmelade.) Quant aux diverses
qualités des pulpes , il en sera mention en parlant de
chaque fruit pulpeux.

P U N A I S E. La punaise des lits , si désespérante pour
l'homme , laisse des traces brûlantes en rampant sur la
peau. D'ailleurs , elle infecte par une odeur repoussante ,
dont le principe n'est pas bien connu.

La propreté est le premier moyen qu'on doit employer
contre ces vilains insectes: le secret de les écraser ne
suffit pas , il faut tâcher de les détruire ; on a donné
mille moyens pour y parvenir ; entr'autres , les décoctions de feuilles de noyer ou de brou de noix , les enduits de chaux , le tabac, la menthe, le géranium ou
l'herbe à Robert , etc. etc. Je n'en connois pas de plus
assuré pour en débarrasser les bois de lits et les crevasses
de murs , que d'y placer du savon noir. On est bien sûr ,
avec ce moyen , de ne plus voir reparoître des punaises
partout où il aura été employé.

P U N C H. C'est une liqueur composée avec de l'eau
chaude , du sucre , du jus de citron , de l'eau-de-vie ,
du rhum ou du rack. On la boit ordinairement chaude ;
elle est très-agréable et très-fortifiante ; elle convient

beaucoup après les grandes fatigues, pour rappeler la transpiration qui pourroit avoir été supprimée par l'humidité, le froid, la pluie, etc. On en peut boire plusieurs verres, sans crainte qu'elle fasse mal.

PUR (au physique). On donne ce nom à ce qui n'est point altéré par le mélange des substances étrangères ou hétérogènes.

(Au moral), pur, signifie vertueux.

PURÉE. On donne ce nom à des substances farineuses cuites et réduites en une sorte de pulpe, qui sert à la nourriture des hommes. En général, lorsqu'on a séparé des purées les enveloppes qui couvroient les graines, elles sont plus faciles à digérer, et bien moins venteuses; ainsi les purées des pois, des féves, des lentilles, valent mieux ainsi préparées, que lorsqu'on les mange avec les enveloppes. Les estomacs vigoureux des gens de la campagne n'ont pas besoin de cette précaution.

PUSILLANIMITÉ. C'est une petitesse d'esprit, qui fait craindre les choses le moins à redouter, qui s'effraie des moindres obstacles, et dont le défaut de ressort annonce des êtres peu intéressans pour la suite.

PUTRÉFACTION. C'est le dernier degré de la fermentation et de la dissolution des corps qui se corrompent par le contact de l'air; elle ne porte jamais son action sur les corps vivans, sains et entiers; elle détruit les saveurs et les odeurs propres, pour les remplacer par d'autres très-fétides; elle produit ces effets très-aisément, lorsque l'atmosphère est chaude. Le sel marin, en petite quantité, est propre à hâter la putréfaction; il l'arrête, à grande dose.

Il faut s'éloigner, ou éloigner de soi tous les corps qui sont en cet état, parce que les gaz qui en émanent, ne manquent jamais de causer des accidens plus ou moins fâcheux, suivant leur nature plus ou moins délétère. Nous avons dit, au mot Méphitisme, ce qu'il faut faire pour éviter les dangers de pareilles émanations. Nous ajouterons, relativement aux substances animales, que pour s'opposer à l'effet pernicieux de leurs miasmes putrides, on a trouvé que l'acide muriatique qui agit sur toutes les espèces d'odeurs, pouvoit être ici de l'utilité la plus importante.

On arrose et on lave avec l'acide muriatique oxigéné liquide, les parties qui répandent une mauvaise odeur, et particulièrement les viscères: alors l'odeur de la putréfaction disparoît pendant assez de temps, pour laisser la liberté de travailler, aux personnes qui ont des recherches anatomiques à faire, ou qui ont des cadavres à disséquer. Si l'on joint à ce moyen celui que j'ai indiqué, et qui consiste à mettre dans ses narines une huile essentielle, on n'aura jamais aucun risque à courir, dans ces genres de travaux, qui ne sont jamais exempts de dangers, quand on ne prend pas les plus grandes précautions.

P Y R É T R E. Le pyrètre est une racine d'une grande acrimonie qu'on emploie quelquefois pour dégager les glandes salivaires, mais dont le plus grand usage est de composer des vinaigres, pour lesquels on le choisit sec, mal aisé à rompre, et d'une saveur brûlante.

P Y T H A G O R E (Régime de). Pythagore est un des plus grands philosophes de l'antiquité, et en même-temps de l'aveu de Galien, un des hommes qui ait eu les plus vastes connoissances en médecine. Il donnoit à un régime de vie exact, la préférence sur les remèdes de l'art de guérir. En cela, il avait, sur la vertu de beaucoup de drogues, la noble incrédulité que donne l'expérience, et qui est devenue la base de la conduite des Modernes, comme elle le fut de celle des Anciens.

Le régime qu'il recommandoit scrupuleusement, consistoit sur-tout dans l'usage libre et absolu des végétaux frais et tendres, qui n'exigent point ou peu de préparation. Il les prenoit parmi les feuilles, les racines, les plantes, les semences, les fleurs, les fruits. Il vouloit qu'on s'abstînt le plus souvent des alimens tirés des animaux. Le lait, le miel entroient dans ce régime, mais les œufs en étoient exclus. Il ne connoissoit pas de boisson plus avantageuse que l'eau pure.

Par suite de ce régime, il vouloit qu'on usât d'une grande discrétion dans la quantité d'alimens, de boissons, d'exercices et de repos dont chacun a besoin.

Pythagore crut que ce régime pouvoit seul concilier la santé du corps et la tranquillité de l'esprit, qu'il étoit propre à tempérer les désirs et les appétits les plus pernicieux aux hommes. Personnellement, il ne faisoit que deux repas par jour ; il buvoit fort peu de vin, et seulement lorsqu'il étoit avec ses amis ; il changeoit chaque jour d'habillement ; il aimait la musique, se baignoit souvent ; enfin il pratiquoit et donnoit l'exemple de ce qu'il eût voulu voir faire à tout le monde ; il étoit infiniment éloigné de ce caractère dur et austère, et ridiculement superstitieux qu'on lui a mal à propos attribué. Pour peu qu'on fasse attention à la nature et aux facultés du corps humain, ainsi qu'aux alimens qui le soutiennent, on sent combien le régime, recommandé par ce grand homme, est sain et convenable. Nous avons fait connoître ailleurs les avantages de la diète en général. Nous terminons cet article en observant que, non-seulement le régime de Pythagore est propre à rendre les hommes heureux en leur assurant la santé, en les conservant, et en réglant les mœurs par la tempérance, mais qu'il peut encore avoir l'avantage de prévenir, de guérir, ou au moins d'adoucir certaines infirmités souvent rebelles et fâcheuses, par l'altération que produit dans les humeurs un changement total de régime. (V. Végétal (Régime).

Q.

QUADRUPÈDES. Ce sont des animaux vivipares à sang rouge, et couverts de poils et qui ont quatre pieds. Ils sont de la plus grande utilité aux hommes, tant pour les nourrir que pour les vêtir, les porter et les aider dans toutes les actions les plus pénibles de la vie. Rien ne leur fournit une nourriture plus succulente et plus savoureuse que la chair des quadrupèdes.

Il est bien important de s'assurer que les animaux sont bien saignés, et sur-tout qu'ils étoient bien sains avant qu'on ne les tuât. C'est à la police à faire surveiller cet objet ; car souvent, dans les grandes villes, la cupidité fait vendre des animaux morts de maladies ou trop vieux tués, dont le peuple, en payant les débris, achète malheureusement à bon marché le germe de la mort. (V. Chair, Animaux).

QUALITÉS (Physiques). La qualité est une perfection dans les objets qui doivent servir aux hommes ; ou qui peuvent les intéresser ; aussi recherchent-ils toujours ce qui paroît à leur yeux en réunir davantage.

La qualité ou le choix de l'air, des alimens, des vé-

temens, des habitations, des exercices, méritent de
leur part la plus scrupuleuse attention, lorsqu'ils veulent
se bien porter. Nous leur recommandons ici en général,
relativement à ces points importans, de chercher, dans
chacun d'eux, ce qui convient le mieux aux constitutions,
à l'âge, au sexe, au genre de vie des individus, et l'on
y parviendra en examinant en détail chacun des articles
dont on désire connoître les qualités.

QUALITÉS (Morales), Talens. Les qualités forment
les caractères des personnes dont les talens font l'ornement. Les premiers influent beaucoup sur la moralité. On
peut se servir du mot qualités en bien ou en mal, au
lieu que celui de talent ne se prend qu'en bonne
part.

L'homme est un mélange souvent bizarre de bonnes
et de mauvaises qualités. Les qualités qui tiennent au
cœur sont plus essentielles; celles de l'esprit sont plus
brillantes. On se fait aimer ou haïr par ses qualités; on
se fait rechercher par ses talens; mais les qualités
excellentes, jointes aux talens, font le parfait mérite.

QUANTITÉ. Si les hommes doivent être fort circonspects, relativement à la qualité de tous les objets
avec lesquels ils sont en rapport, il en est particulièrement sur lesquels ils ne peuvent être indifférens quant à
la quantité. Ainsi la quantité même des bonnes choses
peut leur devenir nuisible, s'ils s'y abandonnent imprudemment. Trop d'aliments, trop de travail, trop de
sommeil, trop de boisson, trop de plaisir, trop de sensibilité, trop parler, trop chanter, trop, etc., etc....
portent des atteintes sensibles à la constitution; d'un
autre côté, trop peu de chacun de ces objets seroit

déraisonnable. Ainsi, tenons pour heureux celui qui saura s'observer sur les quantités nécessaires à son bien être, ou plutôt qui saura tenir le juste milieu, si nécessaire en tout au physique et au moral. *Beatus ille qui medium tenet.*

QUARRELET ou Carrelet. C'est un poisson large et très-plat qui de la mer remonte les fleuves.

Sa chair est blanche, nourrit beaucoup, et se digère facilement ; cependant, il est un peu visqueux. Il convient à presque toutes les constitutions, particulièrement à celles qui sont jeunes et fortes. Le poisson desséché devient un aliment bien moins sain.

QUAS. Le quas est une liqueur d'un usage très-répandu en Russie, et particulièrement utile aux flottes et aux armées de cet empire ; elle tient le milieu entre la petite bière *smal-beer*, et le *wonder* anglais. Il est moins agréable.

On obtient le quas en faisant dissoudre dans l'eau, des galettes qu'on a formées avec partie égale de drèche et de farine de riz ou de seigle. Avec une partie de galette et six d'eau, on obtient, dans les vingt-quatre heures, un breuvage léger, piquant, acidulé, qui est en même-tems nourrissant, et un excellent anti-scorbutique. Dans le pays, on trouve ce breuvage excellent : si j'en juge par moi, il serait difficile aux étrangers de s'y accoutumer.

QUERELLE. C'est un débat, une dispute qui commence souvent par des mots, et finit par des coups. Les étourdis et les gens mal élevés, entêtés, font querelle pour rien à ceux qui ne sont pas de leur avis. Il faut les bannir de la société, comme perturbateurs. Ces insensés trouveroient très-mauvais qu'on voulût faire vis-à-vis d'eux ce qu'ils exigent des autres.

QUILLES. Le jeu de quilles offre un jeu d'exercice assez amusant, qui, par les différentes inflexions qu'il fait faire aux muscles de toutes les parties, est un de ceux, qui, sans trop fatiguer, peuvent le mieux donner au corps des secousses favorables, et contribuer à la salubrité. Il peut convenir dans tous les temps de la vie. On proportionne les jeux à la force des individus qui doivent s'en servir; c'est un moyen d'exercer utilement le bras gauche, lorsqu'il est beaucoup plus foible que le droit.

QUINQUET (lampes à la). Le grand avantage des lampes à la quinquet, c'est, à la faveur des cheminées de verre et du double courant d'air, d'empêcher l'élévation du carbone dans l'air atmosphérique, de le faire consumer en entier dans la cheminée, et de le réduire en acide carbonique. Cet acide n'est pas sans inconvénient; mais on peut diminuer beaucoup ce désagrément, en ménageant la lumière; ce qui est en même-tems salubre et économique.

QUIPROQUO, Méprise. On sait que c'est particulièrement en médecine, que les quiproquos sont dangereux.

Un médecin qui prend une maladie pour une autre, fait un quiproquo. Un chirurgien qui prend une artère pour une veine, fait un quiproquo. Un apothicaire qui donne une drogue pour une autre, fait un quiproquo. Un cuisinier peu soigneux et peu propre, empoisonne par un quiproquo, etc. Les hommes ignorans et gauches, font souvent des quiproquos. Souhaitons, ainsi que le dit le proverbe, d'être préservés des quiproquos de tout genre.

Quitsera. Le quitsera est un mélange de sucre d'érable avec de la farine de froment ; les Sauvages du Canada en font des provisions pour les voyages qu'ils entreprennent dans des pays où l'on ne trouve pas facilement à s'approvisionner.

R.

Races (Croisement des). La race des hommes, pour se multiplier favorablement, a besoin, ainsi que celle des animaux et des végétaux, d'être renouvellée de tems en tems. Les habitans des grandes villes surtout, doivent s'unir à ceux des campagnes, ceux du Nord à ceux du Midi, ceux qui sont foibles à ceux qui sont forts, etc. etc. Ce croisement de races ne peut qu'être infiniment avantageux à la propagation de l'espèce.

Rachitis. C'est une espèce de mal chronique, qui attaque les enfans, et les rend noués, parceque certaines parties du corps prennent de la nourriture, aux dépens des autres ; de-là la courbure des os de l'épine, la grosseur des genoux, etc. Dès qu'on apperçoit que les enfans paroissent avoir une tendance au rachitis, il faut sur-le-champ les mettre à l'usage du sirop anti-scorbutique. J'en ai souvent éprouvé les effets les plus avantageux ; ensuite on aura soin d'éloigner d'eux toute espèce d'humidité, d'examiner si ce défaut vient des parens ou des nourrices, de donner quelques alimens légèrement aromatiques, de les coucher même sur des plantes de cette espèce, en leur faisant faire le plus d'exercice possible, sans les fatiguer. Il faut bien se persuader qu'un régime exact, vaut mieux contre cette maladie, que la multiplicité des drogues.

RACINE (des plantes). Les racines sont les parties cachées des plantes, qui reçoivent les premières le suc de la terre, pour les transmettre au tronc, aux tiges, aux branches, aux feuilles, etc. Ces corps intermédiaires, entre les extrémités radicales et les tiges, sont des organes très-importans dans l'économie végétale, et dans lesquels paroît se préparer, et pour ainsi dire se digérer, l'aliment de la plante.

Il seroit très-important qu'on fixât bien exactement la nature de toutes les racines que nous avons sous nos pas, qu'on déterminât quand on doit les tirer de terre, pour qu'elles jouissent de tous les avantages qu'elles peuvent procurer, quelle doit être la manière de les conserver ensuite, soit fraîches, soit sèches ; on n'a point fait des recherches assez suivies sur ces points différens. On sait qu'il est des racines qu'on peut conserver tout l'hiver dans les caves, en les couvrant de sable, ce qui suffit pour arrêter tout mouvement de fermentation. Les carottes, les navets, les bette-raves, les salsifis, les panais, sont de ce nombre.

Nous parlons des racines nutritives, à chacune des plantes, qui les concernent. Nous dirons seulement ici, qu'il faut faire attention, que les racines visqueuses ne conviennent nullement aux enfans. (V. Panais, Raves, Radis, Bette-raves, Carottes, Salsifis, etc. etc.

RACK. Le rack est une liqueur spiritueuse, très-forte, que les habitans de l'Indostan tirent par la fermentation et la distillation, du sucre, des cannes à sucre mêlées avec le vin de cocotier, et quelquefois l'écorce aromatique d'un arbre nommé Jugra. Cette liqueur est très-enivrante, attaque facilement les nerfs, ce qui la rend dangereuse. Les Anglais font leur punch avec un rack qu'on croit extrait du riz, par la distillation. Il conserve un goût empyreumatique fort rebutant. On dit qu'on en prépare dans l'Inde une autre sorte plus pure, plus agréable. Mais il paroît que les voyageurs ont pris plus de plaisir à boire ces liqueurs dans le pays, qu'à nous les faire bien connoître.

RADICAL. On donne ce nom à ce qui est comme la racine, la base, le principe de quelque chose. On dit que les animaux ont un humide radical, ou inné, qui est le principe de la vie, et dont l'épuisement cause la mort.

Tels sont le fluide nerveux, et la liqueur séminale, dont les trop grandes déperditions peuvent causer de si grands maux. (V. Onanisme).

RADIS. Le radis est une plante qui a une racine tubéreuse, épaisse, charnue, tendre, quelquefois blanche, rouge ou noire, d'un goût piquant et âcre, mais croquant, et assez agréable. On fait beaucoup usage de ces radis, comme aliment. Ils nourrissent peu, et sont venteux, mais en même-tems apéritifs et anti-scorbutiques. Ils conviennent beaucoup aux personnes phlegmatiques, à celles qui craignent les engorgemens, ou qui ont les humeurs épaisses.

RAFLE (de raisin). La rafle est la grappe de raisin sans grains. On s'en sert utilement pour faire tourner le vin, et obtenir du vinaigre, tant qu'elle n'est pas échauffée ou exposée à l'air.

Le Cᵉ. Cossé a trouvé le moyen de préparer, avec le marc de raisin distillé, une matière, qui, mêlée avec le charbon de terre ordinaire, augmente sa qualité et son volume, du double ; cette découverte a le triple avantage d'employer le marc de raisin qu'on jette, de diminuer la consommation du charbon de bois, et d'en baisser le prix.

R A F R A I C H I S S A N T (Régime). L'homme peut trouver aisément des rafraîchissemens dans l'air et dans les boissons, pour s'opposer aux suites de la trop grande chaleur, soit extérieure, soit intérieure, dont son corps peut être affecté.

Lorsque la chaleur extérieure est forte, comme dans les climats très-chauds, les fibres des corps sont relâchées, la foiblesse et l'abattement surviennent. Dans ces cas, les substances actives sont préférables à celles qu'on nomme proprement rafraîchissantes. Le vin, l'eau-de-vie, les liqueurs spiritueuses, prises modérément, sont préférables aux substances acides, qui n'ont pas la force de relever assez puissamment le ton des fibres exténuées.

Lorsque la chaleur extérieure n'est pas très-considérable, comme dans nos climats septentrionaux, lorsque les exercices n'ont pas été très-violens, et qu'on n'est pas en sueur, alors les substances proprement dites rafraîchissantes sont utiles ; on peut faire usage des acides, de la limonade, de l'oxicrat, des orangeades, etc. etc.

R A G E. La rage, hydrophobie, ou horreur de l'eau, vient d'elle-même ou spontanément, ou bien elle est la suite de la morsure d'animaux enragés. Comme la rage communiquée, est plus commune que celle qui est spontanée, c'est de celle-là particulièrement dont on doit chercher à se garantir. Il faut donc soigneusement éviter dans la campagne les animaux isolés, surtout les chiens, les loups vagabonds, même les fouines, les belettes, les renards, les chats. Dans les villes il n'y a guère que les chiens, dont il faille éviter la rencontre.

Il est fort prudent de ne pas toucher un animal qu'on croit avoir tué, sans être bien sûr qu'il soit mort ; car des morsures en pareil cas, ont plus d'une fois causé la rage.

On ne doit jamais faire tuer un chien, aussitôt qu'il a mordu quelqu'un ; il faut, auparavant, s'assurer s'il a la rage, l'enfermer jusqu'à ce qu'on sache, s'il y a à craindre pour les morsures faites : lorsqu'on aura quelqu'incertitude sur un chien tué, il faudra frotter la gueule et les dents du chien tué, avec un morceau de viande cuite, et la présenter à un chien sain : s'il la refuse en criant, l'animal tué étoit enragé.

Il faut quand on a un chien malade, languissant, triste, refusant des alimens, et grognant pour la plus petite cause, l'enfermer, et le tenir à l'attache pour plus de sûreté.

Il faut enterrer profondément un animal enragé, de peur que des loups affamés, ne cherchent à en manger. Lorsqu'un chien a la rage, il s'éloigne des autres chiens, il ne veut ni boire ni manger, il a le regard louche, morne, timide, il est hargneux, disposé à mordre, il porte ses oreilles plus bas qu'à l'ordinaire, et sa queue serrée entre les jambes, quelquefois il écume, et ses yeux sont larmoyans.

Lorsqu'on a été mordu par un animal enragé, on devient triste, mélancolique ; on ne s'en apperçoit souvent qu'au bout de quinze jours ou trois semaines, quelquefois beaucoup plutôt ; la plaie devient douloureuse, se r'ouvre, et laisse écouler une humeur fétide ; l'engourdissement, le froid, le soubresaut des tendons, la respiration difficile, l'horreur de l'eau, un tremblement général à la vue d'une glace ou d'un corps poli, suffisent pour annoncer la communication de la rage.

Depuis que le mercure est reconnu comme un excellent spécifique contre la rage, les personnes mordues doivent être dans une sécurité, d'autant plus grande, qu'elle importe beaucoup au traitement de la maladie, qui, pour être heureux, ne doit pas être troublé par de vaines frayeurs. Pour en obtenir la cure, il ne faut pas hésiter d'avoir recours à un médecin habile. Dans le premier moment, on lave la plaie avec de l'eau-de-vie, et on met le feu au linge qui en sera imbibé plusieurs fois de suite, ou plutôt on cautérise, selon la méthode du Cⁿ. Sabatier. Comme le virus de la rage est souvent long-tems à manifester ses effets sur l'économie animale, on sent qu'un moyen qui détruit sur-le-champ la cause, doit rassurer sur les événemens futurs. L'expérience a très-heureusement confirmé les avis que donne à cet égard ce célèbre chirurgien.

R A G O U T. On donne ce nom à des mèts qu'on assaisonne avec des sauces, qui en corrigent les mauvaises qualités, en facilitent la digestion, en relèvent le goût, et les rendent plus appétissans. Ce genre de préparation a quelquefois des inconvéniens, parce qu'il s'éloigne de la simplicité, dans laquelle réside essentiellement la salubrité.

Les tempéramens phlegmatiques se trouvent fort bien des ragoûts, tandis que les bilieux, et les mélancoliques en sont souvent échauffés, et même incommodés.

Cependant si dans la préparation des ragoûts, on n'employe pas les aromates chauds, si l'on préfère les substances stimulantes, que fournissent nos climats, comme l'ail, le persil, le cerfeuil, l'oignon, etc., alors on risque beaucoup moins, que si l'on avoit fait usage du gérofle, du macis, du piment, de la muscade, et autres substances incendiaires.

RAIE. La raie est une sorte de poisson de mer, plat, à longues appendices, et très-cartilagineux. On en compte un grand nombre de variétés, parmi lesquelles la raie bouclée est la plus estimée.

En général la raie nourrit bien, et donne un aliment d'autant plus avantageux, qu'on peut aisément s'en procurer. Lorsqu'elle est trop fraîche, elle est dure, et difficile à digérer; lorsqu'elle est trop avancée, elle dispose les humeurs à l'alkalescence, et ne vaut rien. Elle convient à tous ceux qui ont un bon estomac.

RAIFORT. Le raifort cultivé, ou rave des parisiens, lorsqu'il est tendre, non creux, donne un aliment très-agréable, qui réveille par son goût piquant, l'appétit et le jeu des organes de la digestion. Il convient beaucoup aux personnes, dont l'estomac est paresseux, et sujet aux congestions de sucs acides : il est bon aux mélancoliques; les scorbutiques s'en trouvent parfaitement bien.

La racine de Raifort sauvage est employée dans les campagnes, comme assaisonnement. On la râpe, on en fait une espèce de moutarde, dite des Allemands. Elle excite l'appétit, plus encore que le précédent. C'est aussi un très-bon anti-scorbutique.

RAILLERIE. La raillerie est une injure maligne et déguisée, qui pique essentiellement l'amour-propre. Il est toujours malhonnête, et souvent indécent de railler des personnes foibles, surtout sur des défauts qu'il n'est pas en leur pouvoir de réformer.

Pourquoi, tout couvert de défauts soi-même, chercher à découvrir ceux des autres, et s'en faire un divertissement ? c'est un jeu qui n'est pas sans danger, et le plus souvent celui d'un mauvais cœur.

RAIPONCE. La raiponce se cultive dans les jardins, pour être employée tendre dans les salades ; on mange les feuilles et les racines. Cette plante passe pour fortifier l'estomac, et aider la digestion ; cependant je ne la conseillerois pas aux personnes délicates.

RAISIN. Le fruit de la vigne est un de ceux qui méritent le plus de plaire à l'homme. Il offre un aliment peu nourrissant, mais propre à exciter l'appétit, à rafraîchir, et à tenir le ventre libre : il faut le choisir bien mûr ; alors il est rare qu'il cause des indigestions. Cet excellent fruit convient à tout âge et à tout tempérament.

Les raisins desséchés sont fort recherchés, surtout ceux de Corinthe. Ils sont plus stomachiques que les autres, parce qu'ils contiennent beaucoup moins d'eau.

On fait de très-bonnes confitures avec les raisins bien mûrs. On en fait aussi avec le verjus, ou raisin verd. Cette dernière confiture est beaucoup plus rafraîchissante que l'autre.

Chacun sait que l'usage essentiel du raisin, est de faire du vin. (V. ce mot).

Le raisin, pris en grande abondance avec du pain, quand il se digère bien, a l'avantage de faire couler la bile, et de désobstruer les organes engorgés. Cet aliment médicamenteux a souvent guéri des dyssenteries, que rien n'avoit pu détruire. Ce régime pourroit bien être plus utile qu'on ne l'a cru jusqu'ici, et c'est de tous, celui qui doit déplaire le moins, surtout quand il faut rompre tout-à-fait avec le régime habituel.

Le raisin se conserve très-bien, et assez long-tems, quand on le tient dans des endroits exempts de toute humidité; il se dessèche un peu, mais il en est plus sucré, et cette sorte de dessiccation, altère beaucoup moins son mucilage, que l'exsiccation artificielle.

RAISINÉ. On donne le nom de raisiné, à une espèce de préparation faite avec du raisin cuit, et écrasé, avec du vin doux, en le faisant réduire en consistance de confitures, et en y ajoutant quelquefois des poires.

Le raisiné donne une substance très-salutaire, et qui a l'avantage d'offrir des ressources à la classe la moins aisée du peuple, puisqu'il ne faut point, ou peu de sucre, pour la préparer.

RAISON. C'est le flambeau qui mène à la verité, il s'allume avec d'autant plus de force, que l'homme en grandissant, acquiert plus d'expérience, et qu'il fait plus de réflexion sur tout ce qui l'entoure : il faut donc cultiver de bonne heure chez lui, ce qui doit faire un jour sa principale recommandation.

RAISONNEMENT. C'est l'art de comparer des idées, et de tirer des conséquences justes, des différens rapports qu'elles ont entre elles.

RAJEUNISSEMENT. C'est une tentative inutile de la médecine universelle, alchimique. La médecine universelle, raisonnable, ne sait prolonger les jours qu'en en réglant le cours, d'une manière conforme aux règles de la tempérance.

RALE. On donne ce nom à deux genres d'oiseaux, l'un appellé râle de genèt, et l'autre râle d'eau. Le premier est préféré au second, et a les qualités des cailles dont on l'a nommé le roi. Sa chair est excellente, surtout quand elle n'est pas trop grasse.

Le râle d'eau a les qualités de la poule d'eau. Il a toujours un goût de marécage, ce qui le rend peu agréable ; il est d'ailleurs plus difficile à digérer : il ne convient pas aux personnes délicates et convalescentes.

R A M E U R S (Régime des). Il faut pour ramer, être très-vigoureux. Pour contrebalancer les efforts des bras, et de la poitrine, il est bon d'avoir une ceinture forte, qui maintienne les viscères du bas-ventre, et s'oppose à des hernies, que ce genre de travail peut procurer. Les rameurs doivent avoir soin de sauver, le plus qu'ils pourront, leurs pieds, de l'humidité : les sabots leur sont très-nécessaires dans les tems humides ; lorsqu'ils sont mouillés, ils ne doivent pas laisser sécher sur eux leurs habits, mais en changer très-promptement, et boire de l'eau-de-vie modérément, quand le froid, joint à l'humidité, vient les saisir. (V. Marins (Régime des).

R A M I E R. (V. Pigeon).

R A M O N E U R S (Régime des). Les ramoneurs se trouvent souvent incommodés par la suie fine, qui pénètre dans leur gorge, leur nez, et leurs yeux. Comme elle contient des sels assez actifs, et auxquels on prétend qu'ils doivent la blancheur de leurs dents, il n'y a pas de doute qu'à la longue ils ne puissent éprouver des toux sèches, et même des maladies de poitrine pernicieuses.

En effet, la santé de ceux qui sont très-occupés dans cet état, est souvent chancelante. Il faudroit donc pour éviter dans les cheminées, le mouvement rapide des particules de la suie, ne jamais manquer de les boucher par bas très-exactement, avec de vieilles tapisseries , lorsqu'on ramone : les linges ne suffisent pas.

Il faut chaque jour, après leur besogne faite , que les ramoneurs se lavent bien le nez , les yeux , les oreilles, les pieds et les mains. Ils se rinceront la bouche avec de l'eau et un peu de vinaigre , dont ils avaleront une ou deux gorgées. Ils ne monteront pas dans les cheminées chaudes. Ils se couvriront bien , s'ils ont une grande chaleur en descendant. Tout régime tempérant leur convient , autant que le régime échauffant leur est nuisible.

R A N C E , Rancidité. On donne le nom de rance à des substances puantes , infectes , qui sentent le relent , le moisi , le pourri , ou qui ont contracté une mauvaise odeur pour avoir été trop renfermées ; la rancidité est particulièrement commune aux graisses et aux substances huileuses , anciennes , et que la chaleur a exaltées. Il faut rejeter des usages de la vie tous les alimens qui ont ces défauts.

R A P P O R T. On nomme rapport , ce reflux des alimens de l'estomac à la bouche , ou les vapeurs qui s'en élèvent pendant la digestion. Ces effets ont lieu , lorsqu'on a mangé des substances qui conviennent peu à la constitution individuelle , ou qui conviennent , et sont de mauvaise qualité. Les alliacés sont sujets à produire cet effet , ainsi que les viandes flatueuses. L'observation journalière toute seule , doit apprendre aux personnes raisonnables , quand elles doivent s'abstenir des alimens qui donnent des rapports , puisque c'est une preuve qu'ils ne leur conviennent pas.

R A R É F A C T I O N (Air, Chaleur). La raréfaction est la propriété de dilatation et d'expansibilité qu'ont tous les corps solides ou fluides , sur lesquels agit la chaleur. Les fluides éprouvent une plus forte raréfaction , que les solides. Celle du thermomètre est une suite de cette propriété. Les corps raréfiés occupent plus d'espace. D'après ces idées, on doit sentir que la trop grande raréfaction peut être un vice dans les solides, et dans les fluides des animaux. Ainsi les trop grands travaux, les exercices violens, raréfient fortement les corps qui s'y livrent : ce qui force souvent à employer les tempérans et les rafraîchissans, surtout dans les maladies; quelquefois, au contraire, le défaut de chaleur naturelle, ou la perte qui en a été faite, par un trop grand froid, par l'humidité, etc., forcent à recourir à des moyens qui procurent une nouvelle chaleur, qui rappellent le mouvement et l'énergie, dans des parties engourdies, et incapables d'exercer leurs fonctions. Alors les bains froids, tièdes, de vapeurs, les cordiaux, les toniques, les frictions, rappellent la chaleur perdue, et servent quelquefois à rendre l'existence. (V. Noyés, Méphitisme).

R A S E R. (V. Barbe).

R A S S A S I A N T. Ce mot se dit des choses qui chassent aisément la faim : en ce sens les alimens les plus nutritifs, sous un petit volume, peuvent se nommer rassasians ; telles sont les fécules, les parties muqueuses et extractives des animaux. Quelquefois on a nommé rassasians, des alimens dont on ne peut manger longtems avec plaisir, et dont il faut en conséquence s'abstenir, s'il est possible.

R A T A F I A. On donne ce nom à des liqueurs spiritueuses, faites avec différens fruits, ou avec leurs noyaux, qu'on met en infusion dans de l'eau-de-vie, avec des aromates et du sucre. Ces liqueurs domestiques sont beaucoup moins actives, que celles qui se font avec de l'alkool et des aromates très-chauds : Elles sont cordiales, et l'on peut quelquefois se les permettre en en usant avec la modération que nous avons recommandée au mot Liqueur.

RAVE. (V. Raifort).

RÉCHAUD. Les réchauds allumés, imprudemment placés dans des endroits fort étroits, et où l'air ne se renouvelle pas, produisent les accidens du charbon et de la braise. (V. Charbon).

RÉCHAUFFER. C'est rendre la chaleur perdue : on sait que le feu des foyers est le moyen le plus court pour rendre aux corps, une température, dans laquelle l'existence puisse être douce et heureuse. L'exercice, les liqueurs spiritueuses, les frictions, les bains chauds, sont encore de bons moyens pour réchauffer ceux que le froid ou l'humidité ont saisis. Il n'y a guères que l'extrême vieillesse qu'on ne puisse plus réchauffer.

RECHUTE. Ce terme se dit au figuré d'une maladie qui n'a pas été bien guérie, ou que des inattentions dans le régime ont rappellée. Il ne faut pas oublier que les rechûtes sont bien plus dangereuses que les maladies, parce qu'il ne reste plus d'étoffe.

RECOMMANDATION. Une recommandation est une espèce de caution, en faveur de celui à qui on l'accorde. Il faut donc être bien circonspect, lorsqu'on donne des assurances sur la conduite d'autrui. Souvent il vaudroit mieux donner des lettres de change, que des lettres de recommandation, parce qu'il vaut mieux obliger de sa bourse, que de risquer sa probité.

RÉCOMPENSE. Les récompenses dans un bon gouvernement devroient toujours être le prix des belles actions. Les loix ne parlent que de punir. Mais ne seroît-il pas plus doux d'encourager les hommes à la vertu par des récompenses, que de les effrayer et de les détourner du vice par les châtimens. Je crois ces deux mobiles d'une égale nécessité.

RECONNOISSANCE. C'est le souvenir des bons cœurs. Si le bienfaisant est heureux, le reconnoissant l'est-il moins, quand il peut doubler le plaisir du premier ? Cette vertu est sûrement fondée sur la grandeur et la noblesse des sentimens ; elle est d'autant plus précieuse, qu'elle est plus rare. Cependant les animaux même nous donnent des exemples touchans de reconnoissance.

L'honnête homme ne veut rien devoir à celui qui ne lui ressemble pas. Comment donc témoigner le plus doux des sentimens à ceux qu'on ne peut aimer, ni estimer ? Si d'un autre côté les bienfaiteurs sont sensibles à la reconnoissance, que leurs bienfaits cherchent le mérite ; car le mérite seul sera dignement reconnoissant.

RÉCRÉMENTITIEL. On donne ce nom à des humeurs qui, séparées de la masse du sang dans quelques organes, y rentrent pour l'avantage de quelque autres, comme la semence, la bile, etc., au lieu que les humeurs excrémentielles, se séparent, pour être sur-le-champ expulsées du corps, comme l'urine, les excrémens, l'humeur de la transpiration, etc. Il faut jouir d'une bonne santé, pour que la sécrétion des humeurs récrémentitielles se fasse convenablement, et devienne profitable aux individus.

REDINGOTE. C'est un large vêtement négligé, et des plus commodes pour les hommes, en ce qu'il ne gêne en aucune manière les mouvemens musculaires, et qu'on peut, au besoin, le placer sur les habits. Il faut, quand on le peut, en changer dans les différentes saisons, pour n'avoir pas trop chaud pendant l'été, ou trop froid pendant l'hiver.

Les redingotes se font en conséquence avec toute sorte d'étoffes plus ou moins légères, et servent souvent à remplacer les robes de chambre, quand elles sont amples et longues.

RÉFECTION. (V. Repas).

REFROIDISSEMENT (des liqueurs). Le refroidissement est l'action par laquelle un corps perd sa chaleur en tout, ou en partie. Lorsqu'il fait chaud, on est bien aise de procurer aux boissons un froid qui les rende plus agréables, et en même-tems toniques: c'est l'effet que procure la glace ; c'est pourquoi l'on en fait habituellement usage pendant les chaleurs, et ceux qui en usent, mangent plus que ceux qui ne s'en servent pas. On refroidit les liqueurs, quand on manque de glace, en employant le salpêtre, le charbon, le muriate ammoniaque, la neige avec le muriate de soude, etc. (V. Glace, Neige).

RÉGIME. Le régime est la pratique suivie et régulière des principes de l'hygiène, soit pour ne pas risquer sa santé, soit pour la ressaisir, lorsqu'elle s'éloigne.

Nous ne devons parler ici que des règles relatives à la conservation de l'état sain. Cette partie de la médecine diététique, a rapport à l'air, aux alimens, au repos, à l'exercice, aux bains, au sommeil, à la veille, aux évacuations, et aux affections de l'ame, dont l'usage bien combiné, peut seul assurer le plus grand des biens, la santé. Nous ne répéterons pas ici ce que nous avons dit ailleurs sur ces différens points. (V. tous les mots que nous venons d'énoncer).

Chacun, suivant les avis qu'il peut avoir reçus des personnes éclairées, ou suivant ce que sa propre expérience lui aura appris, relativement à son tempérament, à son sexe, à son âge, à sa force, à son état, et au climat qu'il habite, devra modifier sa conduite, de manière à garder un juste milieu entre tous les extrêmes, ou les excès qui sont le plus à craindre. (V. au mot Tempérament, le régime qui convient à chaque tempérament).

Haxam dit, relativement au régime, que cette partie de la médecine n'est pas autant étudiée qu'elle devroit l'être, que toute simple et toute modeste qu'elle est, c'est pourtant la méthode la plus facile, et la plus naturelle de guérir.

En effet, souvent, et dans les maladies aigues, et dans les maladies chroniques, le régime seroit infiniment plus favorable que la foule des remèdes qu'on entasse, plus pour le profit des pharmaciens, que pour celui des malades.

Régime des Convalescens. La convalescence peut être considérée comme une maladie cessante, ou le retour à la santé, puisqu'elle permet aux fonctions de reprendre petit à petit leur force et leur régularité : le point essentiel est donc de suivre un régime qui favorise le vœu de la nature, et s'oppose aux rechûtes.

Ce que les convalescens doivent observer le plus scrupuleusement, c'est de manger peu à la fois, mais fréquemment ; car ce n'est pas ce qu'on mange qui nourrit, mais ce qu'on digère. Ainsi les alimens seront doux, légers, sans assaisonnemens, quoique graduel-

lement plus succulens. Il faudra ne prendre qu'une espèce d'aliment dans un repas, et mâcher beaucoup ceux
qui sont solides. L'eau avec un tiers de vin vieux, fournit une boisson délayante et tonique, très-convenable,
pourvu qu'on n'en boive pas trop, ce qui pourroit entretenir la foiblesse, disposer à l'enflure ou à la langueur.

On devra faire, en bon air, de légers exercices
à pied, en voiture, ou à cheval, selon la facilité qu'on
en aura, selon sa force individuelle, et suivant que le
tems le permettra. Il faudra être toujours assez vêtu,
pour ne rien craindre de l'humidité, ni du froid, et
pour ne point provoquer des rhumes, ou des catharres,
qui peuvent devenir pernicieux.

Le mouvement, et les légères frictions qu'on pourra
faire sur les jambes, préviendront l'enflure peu dangereuse, qui survient quelquefois après les maladies aigues. Le soir, il faudra assurer la tranquillité du sommeil,
en faisant un usage très-modéré des alimens. Il faudra,
tous les deux ou trois jours, prendre des lavemens, si le
ventre étoit trop resserré. Il faut se garder de reprendre
trop tôt les occupations accoutumées, surtout celles de
l'esprit. En suivant ce régime bien simple, et en se re-
tenant essentiellement sur l'appétit, on rentrera bientôt
dans tous les droits de la santé.

C'est au médecin à déterminer, s'il faut purger ou non.

RÉGION. Ce nom se dit d'une grande étendue de
pays. On l'a appliqué à des parties déterminées du corps
humain; on dit région ombilicale, inguinale, épigas-
trique, etc.

Les hommes en général, pour se bien porter, doivent observer des règles, relatives aux différentes ré-
gions, dans lesquelles la nature les a placés. Nous ne

répéterons pas à cet égard, ce que nous avons dit au mot Climat.

RÈGLES, menstrues, ordinaires, mois, désignent l'écoulement périodique, auquel les femmes sont sujettes, pendant tout le tems qu'elles sont propres à la génération. Ce tems a plus ou moins d'extension, suivant les différens climats, et les divers tempéramens.

En France communément, de treize à quatorze ans, elles ont lieu pendant 3, 4, 5, 6, 7 et 8 jours; elles fournissent, depuis deux onces de sang, jusqu'à douze et quinze, par les vaisseaux de la matrice. Ce sang n'est point corrompu, comme l'ont pensé quelques auteurs; il est tout simple qu'en passant par le vagin, en y séjournant, il s'échauffe, et prenne un peu d'âcreté; mais en général on n'en est pas incommodé; les femmes doivent, pendant ce tems, se laver plusieurs fois dans la journée.

Tant que les règles vont bien, les femmes ordinairement jouissent d'une bonne santé. Celles chez qui elles sont lentes, difficiles, doivent à cette époque, un peu fouetter le sang par l'usage modéré du café, par des pédiluves, et un régime un peu plus échauffant.

La cessation subite, ou la suppression des règles peut causer aux femmes les accidens les plus dangereux. Il est donc de la dernière importance de rappeller sur-le-champ cette évacuation, par les bains de pieds, par des frictions aux parties inférieures, par un exercice plus fort que de coutume, par les substances toniques, stimulantes et stomachiques, par les eaux ferrugineuses, par des bains locaux, émolliens et relâchans, par l'application des décoctions émollientes sur le bas-ventre, par la cohabitation.

Lorsque la suppression est la suite de quelques maladies, il ne faut faire attention qu'à la maladie ; les
règles reparoîtront, dès qu'elle sera guérie. Il faut aussi
bien s'assurer que ce n'est pas l'effet d'une grossesse.

Un autre inconvénient des règles, c'est leur cours
immodéré : on a à craindre dans ce dernier cas l'hémorragie ; en conséquence, si on connoît la cause, et
que ce soit une erreur de régime, on doit la rectifier.
Il faut beaucoup de tranquillité d'esprit et de corps,
se tenir sur une chaise longue : la diète sera légère et
rafraichissante ; s'il est nécessaire, on saignera, et même
on donnnera un peu de kina avec l'élixir de vitriol : les
doses sont trente-six grains de kina, dix gouttes d'élixir
de V. dans un verre de vin rouge.

Lorsque les règles cessent vers l'âge de quarante-cinq
ans, les femmes doivent de temps en temps se faire
saigner par demi-palettes, pour éviter les suites de la
congestion sanguine, occasionnée par le resserrement
des vaisseaux de la matrice. Beaucoup de femmes ont
péri à l'âge du retour, pour n'avoir pas pris la précaution que nous indiquons ici.

On parle de femmes à qui les règles sont venues par les
pouces des mains.

RÉGLISSE. C'est une plante dont la racine est
très-bonne à sucrer les tisanes communes, et dont
le suc ou l'extrait épuré est, ainsi que les gommes, justement recommandé dans les maux de gorge et les
rhumes opiniâtres. Le suc de réglisse humecte et laisse
plus long-tems son impression sur l'arrière-bouche, que
les boissons aqueuses qui n'agissent qu'intérieurement,
mais dont l'usage n'est pas moins recommandé. J'ai trouvé

dans le suc de réglisse une qualité astringente qui peut être utile dans quelques circonstances. (V. Injection).

On a découvert le moyen de purifier le suc de réglisse, et d'ajouter ainsi à sa qualité. Les personnes aisées s'en pourront procurer de cette nature chez plusieurs pharmaciens de la capitale.

REGRET. Le regret est le souvenir d'un bien perdu, le remords est le souvenir du mal qu'on a fait. Tout le monde peut avoir des regrets ; les coupables seuls ont des remords. Souvent les regrets sont un hommage que les vivans rendent à la vertu des morts ; souvent les remords sont un hommage aussi que les méchans rendent à la vertu nécessaire aux vivans. Les regrets sont la suite du malheur ou de l'imprudence ; les remords, de la débauche et du crime. Heureux qui ne connoît ni l'un ni l'autre.

REINS. Les reins sont des organes du ventre qui sont doubles : leur fonction est de séparer l'urine, qui, ensuite, est portée dans la vessie par les uretères, pour être expulsée de sa capacité, lorsqu'elle est remplie. (V. Pisser, Urine).

REINETTE (Pomme de). C'est une des meilleures pommes que nous ayons. (V. Pomme.)

On la donne souvent, cuite au sucre, aux malades, surtout dans les circonstances où il est bon de rafraîchir et de relâcher : on en fait aussi de très-bonnes tisanes, en la faisant bouillir dans l'eau.

RELACHANS. On donne le nom de relâchans aux substances qui peuvent ramollir, étendre ou relâcher les solides du corps. La substance liquide la plus relâchante, prise intérieurement, c'est l'eau chaude.

Les alimens relâchans sont ceux qui sont le moins

nourrissans ; conséquemment , les herbes cuites, comme l'oseille, la chicorée, l'épinard, les fruits bien mûrs, etc. conviennent , lorsqu'on est trop resserré.

RELIGION. Les religions sont des cultes que les hommes ont cru devoir rendre aux divinités , auxquelles ils se sont adressés en différens tems et en différens pays. Si elles ont fait des maux incalculables à la société par le fanatisme et l'esprit d'intolérance qui les a toujours dirigées , il faut convenir qu'elles ont pu être utiles , en ce que plusieurs d'entr'elles , en promettant des récompenses , ont aussi fait craindre la punition des crimes dans une vie future , et ont offert des consolations aux honnêtes gens qui n'auroient pas été heureux dans celle-ci.

REMÈDES de précaution (ou abus des). Quel être bisarre et incompréhensible que l'homme ! Est-il malade , il refuse les remèdes ; est-il en santé , il en prend de toutes mains et de toutes espèces. On voit journellement des personnes foibles , délicates , oisives , mélancoliques ou nerveuses qui , à la moindre petite douleur , s'imaginent qu'elles vont tomber malades ; elles s'inquiètent et consultent le médecin. Celui-ci , que guide la probité , prétend qu'il n'y a rien à faire ; mais le conseil d'une commère , d'un charlatan , viennent donner des forces aux craintes dont on est saisi , et grâces à eux , ou à quelques recettes qu'on a facilement ; on prend , pour se soustraire au mal futur , des médicamens qui ne font que l'appeler. Pour nous , nous regardons les remèdes de précaution , comme des armes remises entre les mains des fous , et qui détruisent des forces naturelles , qui , par suite , ne peuvent plus être mises profit, pour combattre la maladie, lorsqu'elle arrive.

Quelques personnes s'imaginent que la nature formant toujours dans nos corps des humeurs dont elle doit se débarrasser de tems en tems, il est plus prudent de prévenir la maladie, que d'attendre qu'elle se déclare ouvertement. C'est, en conséquence de ce beau raisonnement, qu'on fait saigner ou purger par précaution; l'imprudence paroît d'autant plus plausible, qu'on a devant les yeux des exemples de personnes qui ne meurent pas pour avoir employé de pareils moyens, parce qu'il est vrai qu'on peut vivre jusqu'à un certain âge, avec ces fausses précautions; mais il ne l'est pas moins qu'on abrège de beaucoup la durée de ses jours.

Qu'on me permette une comparaison très-simple, avant d'entrer en discussion sur cet objet important. On m'accordera aisément qu'en nettoyant journellement un vase de métal, on peut le rendre net et propre, comme s'il étoit neuf; mais qu'on le pèse au bout de quelques temps, on verra combien il a perdu de son poids, de sa force, et que bientôt il sera usé au point de laisser passer le jour; qu'on ne croie pas de même, qu'on puisse, en quelque sorte, récurer son estomac tous les deux ou trois mois, sans l'user et le détruire: sous ce point de vue, la comparaison doit paroître frappante.

Comment peut-on raisonnablement forcer la nature à des excrétions qui ne sont point du tout dans ses intentions. Il lui plaît d'évacuer des humeurs surabondantes par les urines, par la transpiration: vous n'êtes point de cet avis, et voilà que vous déterminez une évacuation sanguine, ou par les selles, sans vous inquiéter de ce qu'il peut vous en coûter pour l'avoir ainsi contrariée: Combien de fois n'emploie-t-elle pas des dévoiemens bilieux, des crachats épais pour se débarrasser de mauvais levain ; si vous allez saigner, quand elle est dans cette disposition, vous faites passer dans le sang une humeur qui, élaborée par elle, fut devenue une évacuation salutaire. Il y a plus, si vous pressez sa marche, si, avec le besoin de purger, vous n'attendez pas que l'humeur soit délayée et préparée, pour vous en débarrasser, vous ne ferez qu'attirer inconsidérément aux intestins des humeurs étrangères, vous les rendrez irritables, vous occasionnerez des diarrhées, des relâchemens d'estomac qui, petit à petit, entraîneront la perte de l'appétit, la foiblesse, la langueur, la mélancolie, etc. etc.

Les vomitifs sont encore plus dangereux, lorsqu'on en fait une sorte d'habitude périodique ; ils détruisent très-vîte, par leur activité, l'organe le plus important de la vie, celui de la digestion.

Quant à la saignée de précaution, elle n'est jamais indifférente ; quelque bon que soit le tempérament, elle produit un changement subit dans toutes les parties du corps, diminue son énergie en relâchant les solides, en ralentissant la circulation, en affoiblissant le principe de la vie, en dérangeant les sécrétions habituelles.

Si une saignée faite sans nécessité ne sévit pas dans l'instant même contre la santé, on peut être sûr qu'à la longue, elle lui portera des coups funestes, et qu'elle empêchera qu'au besoin, on ne puisse en tirer tout le parti qu'on a droit d'en attendre. On sent, par exemple, que si, dans la jeunesse, pour le moindre petit échauffement, on se permet de tirer du sang, on s'opposera au

développement favorable qui a lieu journellement à
cet âge, et on se mettra dans le cas d'avoir recours à cette
opération perfide, au moindre petit inconvénient, pour
éviter les effets de la plénitude.

Si les saignées de précaution sont nuisibles à cet âge,
elles le sont au moins autant dans l'âge où, loin d'acquérir, on ne fait que perdre. On ne peut donc, sans
absurdité, vers l'âge du retour, conserver sa santé par
un pareil moyen ; car il résulteroit de l'habitude des
saignées, ainsi légèrement faites, que si on ne conti-
nuoit pas ce régime meurtrier, bientôt des hémorragies, des hémorroïdes, des suffocations, des maux
de tête, viendroient accumuler de nouvelles incommodités.

Presque toujours, l'exercice eut tenu lieu de toute
autre évacuation, si on avoit su l'employer à propos, ou
garder une diète austère, et boire beaucoup d'eau ; mais
on trouve plus court de se faire saigner, que de se
mettre, pour quelque tems, à la diète et au régime.

Comment se fait-il que les hommes aient eu recours
à des moyens désagréables, pour se soustraire à des
maux souvent imaginaires, tandis qu'ils en avoient de
si simples pour arriver au même but ? On a voulu soi-
disant évacuer une humeur surabondante, par la saignée
ou par la purgation ; mais quand on sait que l'on perd
habituellement la valeur de cinq livres d'humeur par
l'insensible transpiration, comment n'a-t-on pas cherché
tout simplement à augmenter cette sécrétion, jusqu'à
en perdre une livre ou deux de plus, en forçant la
transpiration jusqu'à une sueur plus ou moins abondante
suivant les circonstances, et par des exercices plus ou
moins violens ? Cette perte d'humeur seroit plus dans

la nature, puisqu'on la prendroit sur l'évacuation la plus abondante et la plus aisée à exciter, sans fatiguer les organes les plus importans de l'existence.

D'ailleurs, souvent dans les plénitudes, il arrive que les vaisseaux ne sont trop remplis que parce que les extrémités des artères et des veines capillaires, se trouvent engorgées, et bouchées par des parties grossières, qu'un exercice inaccoutumé forceroit à sortir avec bien plus d'activité, que ne le feroit la saignée la plus copieuse.

D'après ce que nous venons de dire, on doit sentir jusqu'à quel point, il est téméraire, sans des raisons impératives, d'oser se faire saigner, purger, vomir, appliquer des vésicatoires, clistériser, etc. etc., comme on le voit pratiquer journellement dans certaines circonstances de l'année, au renouvellement des saisons, soit par suggestion, soit par imitation, soit par habitude. On devroit bien se persuader qu'il n'y a point de remèdes indifférens ; il faut qu'ils nuisent, s'ils ne sont pas utiles ; et, en effet, combien ne voit-on pas dans la société de gens qui, par ce goût dépravé pour les remèdes, ont ruiné, sans ressource, des santés très-robustes, et qui se sont privés, en se rendant les remèdes familiers, des secours qu'ils auroient pu en tirer au besoin. J'ai vu mourir, entre cinquante et soixante ans, des gens qui, sans ces mauvaises habitudes, auroient sûrement vécu quinze ou vingt ans de plus.

Pour surcroît de ridicule et de malheur, ou sur ce point important on ne consulte personne, ou bien on prend l'avis de la première commère, ou l'on confie sa tête à l'empirique ignorant, à qui, peu auparavant, on auroit refusé ses souliers à chausser.

Nous devons avertir ici les personnes qui auroient pris des habitudes vicieuses de ce genre, qu'elles ne doivent pas y renoncer subitement, mais éloigner prudemment petit à petit les époques auxquelles elles avoient coutume de se médicamenter.

R E P A S. Le repas est une réfection qu'on prend à certaines heures de la journée.

Les anciens, jusqu'à l'époque de la décadence de la république romaine, étoient très-sobres dans leurs repas. Ils avoient souvent des agapes ou soupers réunis; chacun y portoit son plat, et l'appétit aiguisé par l'exercice, par la confiance et l'amitié, rendoit salutaires ces réunions frugales. Petit à petit, l'abondance fut admise dans les repas, et enfin la délicatesse en fit les frais.

Les Romains déjeûnoient, dînoient et soupoient. Ce dernier repas étoit pour eux le meilleur, et quelquefois, ils y ajoutoient une espèce de réveillon, avant de se quitter.

Nous faisons, en général, trois repas; et même les gens qui vivent très-sobrement en font un quatrième, qui est le goûter. Dans les grandes villes, on ne fait que déjeûner, et dîner fort tard, soit chez les gens d'affaires, soit chez ceux qui vivent dans l'abondance. Il en résulte une économie de temps qui peut être fort utile; mais ceux qui vivent de cette manière, ne faisant véritablement qu'un seul repas, celui du dîner, mangent beaucoup plus qu'ils ne feroient, s'ils devoient encore souper; et il est constant que la santé des personnes délicates sur-tout, doit souffrir d'un pareil arrangement, parce que l'estomac est nécessairement surchargé par un travail qui seroit mieux fait, s'il étoit partagé.

Si la table est en même-tems utile et agréable, elle offre aussi bien des écueils contre lesquels on ne voit que trop souvent échouer. Il est dangereux de trop manger, et de ne pas proportionner les alimens à la force individuelle, et à l'exercice qu'on fait. (V. Gourmandise).

Il est aussi dangereux de mettre une grande diversité dans les alimens qu'on prend, parce que leurs qualités, souvent très-différentes ou opposées, demandent, de la part de l'estomac, beaucoup plus de peine pour en faire la digestion ; delà les migraines, les coliques, les dévoiemens, etc. etc.

On ne doit pas se fixer toujours aux mêmes alimens, à moins que ce ne soit le pain, parce que petit à petit le dégoût des mêmes nourritures survient, et que l'estomac, qui a besoin d'être quelquefois réveillé, finit par mal digérer ce qu'il ne désire plus.

Il est fâcheux d'aimer les alimens préparés de haut goût, ou avec des sauces piquantes ou aromatisées, parce qu'elles sont toujours irritantes, échauffantes, et et qu'on finit toujours par mépriser les alimens les plus simples et les plus salubres. (V. Assaisonnement).

Il faut encore dans le repas, faire attention de ne pas manger très-chaud, ce qui brûle et enflamme les organes ; trop vite, parce que les alimens ne sont, ni assez broyés, ni assez humectés de salive ; trop longuement, ce qui force à manger davantage et trouble la digestion qui commence : on aura soin de boire en proportion de ce que l'on mange, pour que les alimens soient bien délayés et plus aisés à digérer. A l'égard des grandes débauches de table, V. Ivrognerie, Crapule, Liqueurs.

REPENTIR. C'est le regret d'avoir mal fait, et l'envie de mieux faire ; il est beau de se repentir, plus beau de n'être pas dans ce cas. Cependant on a dit que celui qui se repentoit, étoit plus loin du crime, que celui qui ne le connut jamais.

RÉPLÉTION. La réplétion est cet état, dans lequel on excède ordinairement dans le régime, la dose nécessaire des alimens ; ce qui fait que, quoique la digestion se fasse bien, on finit bientôt par avoir une surabondance de sang et d'humeur qui devient nuisible en s'épaisissant, et cause à la longue des engorgemens, des obstructions, des diarrhées, etc. ; ce qui prouve qu'il est prudent de rester sur son appétit, et que pour devenir moins replet, c'est à l'abstinence à laquelle il faut avoir recours, ainsi qu'à des exercices très-suivis.

REPOS. Le repos se dit de la cessation des mouvemens que le corps fait en se livrant à l'exercice et au travail ; c'est donc l'état opposé à celui de l'action ou du mouvement.

Le repos, en ce sens, est une des choses de la vie les plus nécessaires à l'économie animale ; c'est un des objets de l'hygiène les plus utiles à la santé, lorsque l'usage en est bien réglé.

Pendant le repos, les solides du corps éprouvent un relâchement favorable, et les liquides, un mouvement tranquille et régulier ; ce qui délasse des fatigues, et donne aux forces perdues le temps de se réparer.

Quod caret alternâ requie, durabile non est ;
Hæc reparat vires, fessa que membra levat.

OVI. Ep. 5.

Quant aux règles générales qui concernent le repos ? V. Sommeil.

L'excès dans le repos nuit beaucoup, en s'opposant à l'excrétion et à l'épuration des humeurs, en les accumulant, en surchargeant le corps d'un embonpoint fâcheux, en menant insensiblement aux engorgemens, et aux obstructions.

RÉPUTATION. La réputation consiste dans l'opinion que les autres ont de nous ; plus on est connu, plus on a de réputation : ce qui s'entend plutôt en bien qu'en mal. On ne méprise ordinairement la réputation que quand on l'a perdue. Si quelque chose pouvoit la faire moins chérir, ce seroit de voir comment elle s'établit, se détruit, et chez qui ses élémens prennent toutes les formes qu'on lui connoît journellement.

RESPECT. Le respect est un aveu de la supériorité des autres ; on le doit au mérite, à la place, à l'âge, à la parenté. Ce qu'on nomme respect humain, est une déférence qu'on doit aux jugemens du public, et qui ne s'étend guères qu'aux usages ; il est absurde de cacher par respect humain son amour pour la vertu, crainte de paroître ridicule.

RESPIRATION. (V. Poitrine).

RESSERRÉ. (V. Constipé.)

RESTAURANT. On donne ce nom aux alimens et aux remèdes qui ont la propriété de réparer les forces perdues des malades ou des personnes épuisées, et fatiguées.

Les meilleurs restaurans, sont les sucs des viandes faites des animaux, les gelées, les jus, les rôtis de bœuf, de mouton, le bon pain, les fécules des végétaux, le lait, les vins généreux et toniques, etc. etc.

RÉTABLISSEMENT (de la Santé). (V. Régime des Convalescens).

RETENUE. La retenue est une sage circonspection dans les discours, encore plus que dans les actions. Elle convient à tout le monde, mais essentiellement à la jeunesse. On l'exige des femmes, plus que des hommes, et des filles, plus que des femmes.

RETRAITE. Ce mot, en morale, désigne l'abandon du tumulte et du fracas du monde, pour mener chez soi une vie tranquille et privée.

Quand dans la force de l'âge, on a donné à la société ce qu'on lui devoit, il est permis, il est sage, même sur le retour, de chercher à passer doucement le reste de sa carrière, en plaçant son bonheur dans des goûts paisibles et convenables à son état. Il faut que la raison combine à tems la retraite, et qu'on n'y soit pas forcé par la nécessité. Combien de gens, surtout chez les femmes, ont eu lieu de se repentir, de n'avoir pas su se retirer à propos.

RÊVES. Les rêves sont souvent, pendant le sommeil, la représentation des idées qui ont le plus occupé pendant la veille. Toutes les fois qu'ils deviennent fatiguans ou effrayans, c'est presqu'à coup sûr, parce qu'on ne s'est pas assez observé au souper, ou parce que l'on est incommodé d'ailleurs, et que l'estomac est mal disposé ; alors il faut prendre quelques tasses de thé, le matin, lorsqu'il ne s'agit que d'aider une digestion laborieuse ; mais lorsque l'estomac est chargé de saburre, on fera fort bien de l'évacuer pour éviter, non-seulement de passer de mauvaises nuits, mais encore d'être en butte à d'autres inconvéniens qui pourroient survenir. (V. Songe.)

RÉVEIL. Lorsqu'on se réveille au milieu d'un rêve funeste, il ne faut pas se rendormir sur le champ. Il est bon aussi de se coucher du côté opposé.

Il faut éviter de réveiller brusquement des personnes qui sont bien endormies; on a vu des imprudences de ce genre qui ont été suivies de spasmes et de convulsions très-opiniâtres.

RÉVERBÉRATION. La réverbération du soleil, d'une lumière vive sur les yeux, ainsi que celle de la chaleur, peuvent affecter l'organe de la vue d'une manière très-forte, et qui, long-tems continuée, le désorganiseroit absolument; c'est pourquoi, dans les arts où l'on a à craindre cet effet, il est bon de couvrir les yeux de crêpes noirs, qui ne laissent passer de lumières que ce qu'il faut pour le travail dont on s'occupe. Ces mêmes crêpes peuvent servir aux voyageurs et aux soldats qui ont de longues marches à faire en plein midi. Les verres de couleur verte sont aussi fort utiles.

RÉVULSION. On donne ce nom à l'action de détourner, de faire revenir, ou de rappeler les humeurs d'une partie à une autre. C'est ce qu'on fait, au moyen des saignées du pied, de la moutarde, des frictions, pour rappeler aux extrémités les humeurs, ou le sang qui se portent aux parties supérieures, comme dans l'apoplexie, dans les maux de gorge, dans la goutte, la suppression des règles, l'ophtalmie et l'esquinancie, etc.

RHUMATISME. Le rhumatisme est une affection des muscles qui les rend fort douloureux; au siège près du mal, il est souvent causé par la même humeur que la goutte.

Pour n'être pas en butte au rhumatisme, il est des

précautions indispensables à prendre dans une foule de circonstances de la vie. La principale est d'éviter l'humidité, de quelque manière qu'elle puisse s'engendrer; car c'est, le plus souvent, à la suppression de l'humeur transpiratoire qui en est la suite, que sont dus les rhumatismes. Le froid qui saisit quelques parties, peut encore y attirer cette incommodité. C'est surtout dans les changemens de saison, au printems et à l'automne, après de violens exercices, qu'on doit être en garde contre les refoulemens de la transpiration et contre l'humidité qui la précède.

Sans nous étendre ici sur ce qu'on doit faire contre le rhumatisme, nous dirons seulement qu'il faut, avant tout, chercher à rendre utile l'excrétion de la peau, et l'on y parviendra, en augmentant le nombre des couvertures du lit, par des boissons chaudes et sudorifiques, comme l'eau de sureau bue abondamment, en couvrant bien le malade, en le frottant avec des flanelles, en gardant un régime sévère et adoucissant, et en tenant le ventre libre. Lorsque le rhumatisme est aigu et violent, la saignée, les bains, les frictions, les fomentations aromatiques, seront employés avec l'avis d'un ministre de santé.

R H U M E. Les rhumes ou catharres, soit du cerveau, soit de la poitrine, sont souvent de légères péripneumonies commençantes avec inflammation, à la suite de la suppression de la transpiration; alors le ménagement est très-nécessaire dans le régime; il faut d'abord se retrancher des alimens ordinaires, tenir le ventre libre, boire des tisanes adoucissantes et délayantes, se tenir chaudement, surtout les pieds, les baigner; ne faire que des exercices modérés, pour ne point irriter des organes déja devenus très-sensibles, et causer des maux plus grands.

Lorsqu'on voit que l'humeur abonde dans les premières voies, c'est une indication pour faire vomir et pour purger. La fièvre et l'inflammation forcent quelquefois à recourir à la saignée. Du reste, ces sortes d'incommodités sont souvent des moyens dont la nature se sert pour débarrasser le corps des humeurs qui y sont étrangères. Pour les éloigner avec sécurité, il suffit de s'arrêter aux moyens que nous indiquons, et de lui laisser suivre la marche qui lui convient le mieux. Nous devons avertir les ouvriers qu'il est fort dangereux de la contrarier, et de mépriser les rhumes comme étant fort peu de chose ; car une foule de gens de leur classe sont morts pour avoir eu ce préjugé. Cet ennemi dédaigné ne manque pas de se venger cruellement, tandis que deux jours de repos l'eussent calmé. Il ne faut pas pour cela outrer les précautions, et il seroit aussi dangereux de se tenir, avec le rhume, dans une chambre très-chaude, que de braver l'intempérie de l'air.

RICHESSE. La richesse est l'affluence des biens dont le sort ou la fortune disposent. Elle procure abondamment le superflu, et très-souvent ce qui est nuisible ; presque toujours, elle mène à la corruption. Sénèque dit qu'elle est un grand obstacle à la philosophie, et que pour avoir toute la liberté d'esprit nécessaire, il faut n'être pas riche, ou vivre comme ceux qui ne le sont pas ; il faut savoir que, quand on possède des richesses, on est tyrannisé par elles.

Depuis que les richesses sont malheureusement devenues la mesure du mérite et de la considération publique, la médiocrité même est vue de mauvais œil, et l'on ne juge plus les choses par leur utilité, mais par leur degré d'agrément.

Le même Senèque, qui étoit immensément riche, convient que plus on est riche, plus on est rongé d'inquiétude, plus on est en butte à la misère, à l'envie. Les Scythes ont dû leur bonheur à la pureté de leurs mœurs, au mépris général qu'on faisoit chez eux de l'or et de l'argent, et à la vie frugale qu'ils menoient. Platon dit qu'il est impossible d'être tout à-la-fois fort riche et fort honnête homme, et que, comme il n'y a point de véritable bonheur sans vertu, les gens très-riches ne peuvent être très-heureux. Lorsqu'on voit en quelles mains sont tombées les plus grandes fortunes, il y a véritablement de quoi en dégoûter un sage, surtout quand les vices et l'orgueil tiennent lieu de savoir et de bienfaits.

Pourquoi les riches ne savent-ils pas rendre heureux tout ce qui les entoure, secourir des pauvres, s'honorer par quelqu'établissement utile à leur pays ? mais les richesses sont comme la santé ; elles ôtent aux hommes l'expérience du mal, et leur inspirent la dureté.

Il seroit à souhaiter qu'une plume éloquente fît sentir chez nous, combien il est nuisible d'acquérir des richesses idéales, telles que les diamans, les pierres fines, etc. que nous n'obtenons qu'aux dépens de nos espèces monnoyées qui sortent du pays, tandis qu'elles ne devroient être employées qu'à soutenir le commerce, ou à des établissemens dignes d'une grande nation, et qui feroient travailler les indigens.

RIDICULE. Le ridicule consiste à choquer la mode ou l'opinion. Il ne devroit jamais avoir lieu que dans les choses indifférentes. Craignons qu'il ne s'étende sur la vertu. C'est un moyen que l'envie employe souvent pour en ternir l'éclat. L'homme raisonnable doit se mettre au-dessus du ridicule et des préjugés, toutes les fois qu'il peut en démontrer le faux. Il n'y a que les petits esprits qui s'occupent à donner des ridicules, dans la crainte d'en être accablés. Ils ressemblent à ces criminels, qui se font exécuteurs, pour sauver leur vie.

RIGUEUR. La rigueur ne sait, ni pardonner, ni adoucir les peines; cependant dans toutes les occasions, où l'impunité ne laisse pas de conséquences à craindre, il faut avoir égard à la foiblesse humaine, et au genre de caractère qu'il faut réformer. Mais malheureusement, on ne rencontre que trop de personnes peu indulgentes, et qui ne feroient que blâmer, si elles n'étoient très-souvent occupées à s'applaudir elles-mêmes.

RIGIDITÉ. Ce mot se dit des fibres qui ont trop de roideur ou de constriction, et dont les parties prêtes à s'enflammer, sont souvent si serrées, qu'elles ne permettent pas l'accès des liquides, ce qui ne manque pas de déranger la santé, si on n'a pas soin de les ramollir, de les relâcher par le régime le plus humectant, le plus aqueux, par des bains, par des boissons acides et rafraîchissantes, par des alimens plutôt végétaux, qu'animaux, en tenant le ventre libre, en prenant des lavemens et en gardant la diète.

RIRE. La conformation du visage de l'homme, est telle, que chaque fois qu'il est agréablement affecté, les muscles de la face en peignent gaiement et gracieusement l'expression.

Le rire peut encore être considéré comme une expression de plaisir, qui occasionne la contraction des lèvres, et une respiration sonore et interrompue.

Lorsque le rire est forcé, il devient un véritable spasme, très-dangereux. Lorsqu'il est trop long-tems continué, à ce degré excessif, il cause des convulsions et même la mort ; ainsi l'on voit combien il est imprudent de chatouiller des personnes pour les faire rire, comme il arrive souvent parmi les jeunes gens. Puisqu'on risque jusqu'à l'existence à de pareils jeux, pour peu qu'on ait de raison, on se gardera bien de se livrer à de semblables gaietés, ou plutôt à ces imprudences meurtrières.

R I V I È R E. Les rivières reçoivent des ruisseaux et des sources l'eau qui va constamment grossir les fleuves, pour se précipiter avec majesté dans le vaste sein des mers. Plus elles marchent avec rapidité, plus on a lieu de présumer qu'elles sont pures et légères ; aussi le plus souvent elles ne contiennent que quelques parties de carbonate, et de sulfate calcaire, de muriate de soude, et un peu d'alkali.

Lorsqu'elles coulent sur un lit très-gypseux, ou bitumineux, elles sont peu salutaires ; mais elles sont ordinairement excellentes, quand le terrein est sablonneux. Lorsqu'il y a eu des orages, de grandes pluies, elles se salissent beaucoup ; alors il faut, ou les épurer, ou les laisser reposer pendant quelques jours, avant de s'en servir.

On peut dire en général que de toutes les eaux potables, ce sont celles des rivières et des fleuves qui sont les meilleures.

Lorsque la sécheresse fait diminuer tout-à-coup les eaux des rivières, les plantes, telles que la prêle, les mousses d'eau, les cressons, les renoncules aquatiques, etc. etc., se pourrissent bientôt, et communiquent à l'eau leur mauvaise qualité, qui est encore augmentée par la chaleur de l'air et du soleil. Si l'on boit de ces eaux, elles produisent des douleurs d'estomac, des nausées, des maux de gorge, des diarrhées, des dyssenteries et des fièvres rebelles.

Quelquefois les eaux, en se retirant, laissent des mares, qu'il faudroit faire communiquer avec l'eau courante, dès qu'on s'en apperçoit ; car elles retiennent souvent des poissons qui pourrissent avec les plantes, et ne peuvent que rendre l'infection plus dangereuse. La police doit donc faire nettoyer les bords des rivières, qui sont dans ces circonstances, et surtout à la proximité des habitations.

RIZ. Le riz est une substance farineuse, très-nutritive ; plusieurs nations en font un pain qu'elles trouvent aussi agréables au goût, et aussi avantageux pour la santé, que le pain de froment.

Cependant le riz pèse quelquefois sur l'estomac, il resserre légèrement, développe beaucoup d'air, et tend avec promptitude vers l'acide. Il convient peu aux enfans, aux personnes délicates, sédentaires et mélancoliques.

La crême de riz donne une nourriture rafraîchissante, légère et agréable, convient aux personnes foibles, convalescentes, et dans les diarrhées, dans les maladies aigues où l'on doit nourrir un peu les malades, après avoir évacué les premières voies.

Les lieux où l'on fait croître le riz sont nommés Rizières, et sont, en général, très-insalubres, parceque ce végétal, exigeant une extrême humidité, si l'on n'écarte les habitations d'un pareil séjour, on risque tous les maux qui sont la suite de la suppression de la transpiration, ou de la résorption de l'humidité. (V. ces mots).

ROBE. (Habillement). On pouvoit, il y a quelque tems, considérer les robes des femmes comme leur vêtement principal ; celles d'aujourd'hui n'en font plus qu'une ombre légère.

Les Françaises ont cru que la révolution seroit incomplète, si elle ne s'étendoit jusques sur les modes ; elles en ont donc fait une à leur manière, et pour nous dépayser, c'est dans la Grèce qu'elles ont été chercher les modèles de leurs costumes. Comme les grâces étoient du voyage, on se contenta de combiner l'agréable, sans s'inquiéter de l'utile ; ce qui causa quelques erreurs de calcul, relatives aux saisons et aux températures. On ne fit pas attention, que si les Grecs n'ont jamais songé à se vêtir comme les habitans du Nord, on pourroit en France paroître au moins imprudent, en choisissant les habits du Midi.

En effet, les draperies aériennes de nos jolies femmes, ne peuvent les garantir, même dans les plus belles soirées de l'été, du serein, et de l'humidité pernicieuse, qu'exhale à foison la terre, privée des rayons bienfaisans de l'astre du jour.

Que dire de la température froide qui, dans l'hiver, vient les saisir à demi-nues, à la porte de ces spectacles tumultueux, où elles attendent en grelottant, le phaéton bruyant, dont la course rapide, en fendant l'air, ne lui ôte rien de sa rigueur.

C'est peu d'avoir été plongées pendant quatre ou cinq heures dans un bain d'air, vicié par la transpira-

Tome II.   G g

tion et la respiration de la multitude, par la combustion des lumières; elles passent subitement d'une température de quinze à vingt degrés de chaleur, à une autre de huit à dix degrés de froid, et c'est beaucoup quand un schall double, ou bien une douillette, viennent amortir le saisissement qu'on éprouve. C'est ainsi qu'on ose braver l'inflexible nature qu'on voudroit faire plier sous le joug des goûts frivoles du moment.

Bientôt elle se venge des outrages qu'on lui fait éprouver, par mille maux, qui sévissent avec d'autant plus de force, qu'elle a été plus ouvertement contrariée. Des crispations subites resserrent les pores de la peau et des vésicules pulmonaires. De-là des rhumatismes universels, des catharres suffocans, des suppressions, des crachemens de sang, des coliques, des oppressions, des toux convulsives, la phtisie, et l'ulcération des poulmons.

Grâces aux modes Grecques, depuis deux ans, une foule de jeunes femmes, aussi imprudentes qu'agréables, ont été dans la capitale, les tristes victimes de la vanité et de l'amour-propre mal combiné. Celles qui n'ont pas succombé, ont perdu la santé; et celle-ci a entraîné dans sa chûte celle des attraits et des agrémens, dont on avoit si mal combiné l'emploi.

Après avoir fait connoître aux jeunes femmes les risques qu'elles ont à courir, en suivant des modes qui sont aussi funestes dans le pays que nous habitons, nous croyons devoir leur donner un avis salutaire, pour les circonstances où elles seroient saisies vivement par le froid, soit en sortant du spectacle, soit en quittant la danse, etc. Il faut sur-le-champ se faire conduire chez un baigneur, et prendre un bain d'eau tiède; quelques tasses de thé, ou un verre de bon vin, contribueront à dissiper les craintes qu'on auroit légitimement conçues sur les suites cruelles du refoulement de la transpiration. (V. Chaud, Froid, Humidité, Spectacles).

ROBORANT. On donne le nom de roborant à des corps qui ont des vertus toniques, cordiales, stomachiques et fortifiantes. Tels sont les alimens chauds et très-nourrissans tirés des animaux, et en extraits. Telles sont les fécules, les vins cordiaux, les liqueurs spiritueuses et aromatiques, qui ajoutent encore à l'effet roborant des alimens. Ces substances conviennent surtout pour ranimer les forces abattues, pour restaurer petit à petit la santé renaissante, pour entretenir l'énergie de ceux qui sont habituellement livrés à de violens travaux.

ROCAMBOLE. On donne le nom de rocambole à une plante bulbeuse alliacée, qu'on cultive communément dans nos jardins. On s'en sert dans toutes les circonstances où l'on peut employer l'ail dans nos cuisines. Elle a seulement un peu moins d'activité. (V. Ail).

ROGNON. On a donné le nom de rognon aux reins, ou aux organes glanduleux, qui, dans les animaux, séparent du sang, l'urine qui doit en être rejetée. Cette substance est ferme, et légèrement coriace, ce qui en fait un aliment de difficile digestion pour les estomacs, qui ne sont pas naturellement vigoureux, ou qui n'ont pas toute leur force. Cette raison, ainsi que le petit goût désagréable de cette viande, font qu'on la prépare toujours avec une sauce piquante ou relevée.

ROMARIN. Le romarin est un arbrisseau aromatique, à fleur labiée, qu'on cultive ordinairement dans les jardins, et qui se conserve toujours verd. On fait entrer les fleurs de romarin dans les sachets de senteur, dans les pots-pourris; elles sont la base de l'eau dite de la Reine d'Hongrie; la fumée de cette plante desséchée, purifie l'air, et chasse les mauvaises odeurs; c'est un des aromates du peuple. Son odeur trop forte, attaque les nerfs délicats des citadins, au lieu de leur rendre de la force et de l'énergie.

ROMANS. Les romans en général, sont des lectures dangereuses; elles exaltent l'imagination, souvent rendent l'esprit faux, alarment, ou affoiblissent la pudeur. Souvent aussi ils allument le feu, et portent le désordre dans des cœurs tendres et sensibles, dont ils hâtent le développement physique aux dépens du moral.

La lecture des romans emporte un tems précieux, qui, dans la jeunesse, doit être employé bien plus utilement.

ROSE. La rose est la plus fraîche et la plus suave des fleurs; c'est le plus bel ornement des jardins, comme le plus éphémère.

L'art du parfumeur sait en tirer une huile essentielle, délicieuse, qu'on sait mêler artistement aux parfums. On fait d'excellentes liqueurs spiritueuses à la rose.

On fait aussi des conserves et autres pastilles et bonbons, à la rose, qui plaisent beaucoup aux enfans et aux friands.

ROSÉE. La rosée est un météore aqueux. On distingue la rosée, que le soleil enlève de la terre, celle qui y retombe, et celle qui reste en gouttes sur les plantes.

Les soirées froides, qui succèdent à des jours très-chauds, fournissent une rosée abondante, qui humecte facilement tous les corps environnans. Il est de la prudence de se retirer, pour ne pas recevoir cette rosée, dont l'humidité est perfide, et qui peut causer des maux de gorge, des rhumatismes, et tous les inconvéniens, qui sont la suite de la transpiration répercutée. Plus un pays est humide, plus la rosée est à redouter, moins il faut s'y promener, après le coucher du soleil.

La rosée n'est point de l'eau pure, c'est de l'eau le plus souvent jaunâtre, et qui n'a pas une bonne odeur. C'est pourquoi on défend de faire paître les troupeaux à la rosée.

La rosée, comme humidité froide, est très-nuisible aux corps, sur lesquels elle peut avoir accès ; elle ne manque jamais de faire une impression fâcheuse aux personnes délicates, qui osent l'affronter ; les poitrines foibles doivent la redouter plus que les autres ; elle cause des toux, des rhumes, des coliques, des rhumatismes, etc.

ROSSOLIS. On donne le nom de rossolis à une liqueur agréable qu'on fait avec de l'eau-de-vie brûlée, du sucre, de la canelle, et quelquefois certains autres aromates.

Il y a une sorte de rossolis, dit des six graines, ou clairet, qui se fait avec les semences d'anis, de fenouil, d'anet, de coriandre, de carvi, de daucus de Crète. Pour les qualités, V. Liqueurs.

RÔT. On donne ce nom à des éruptions de ventosités, qui arrivent de l'estomac à la bouche, avec bruit et des rapports très-désagréables. La manière la plus assurée de s'en exempter, c'est de ne pas manger gloutonnement, et plus qu'on ne doit ; les gens sobres ne sont pas sujets à cet inconvénient.

ROTA. C'est un vin très-cordial et très-stomachique, qu'on recommande de prendre à petite dose, à déjeûner, ou après dîner, aux personnes qui ont l'estomac délabré, et qui ont besoin de restaurans.

ROTACISME. C'est proprement ce qu'on nomme grasseyement. C'est un vice de la parole, qui consiste à répéter la lettre A, ou à la prononcer avec force et dureté. Ce n'est qu'avec peine qu'on parvient à mettre de côté cette mauvaise prononciation, quand on n'a pas cherché de bonne heure à la détruire.

RÔTI. On donne ce nom à de la viande qu'on a fait rôtir devant le feu, et qu'on sert dans les repas, après les entrées. (V. Rôtir).

RÔTIE. On donne ce nom à des tranches de pain, coupées menues, rôties au feu, pour les attendrir ; on y étend du beurre, ou des confitures. On se sert des premières, pour faire des déjeûners au thé.

On appelle encore rôtie au sucre, un mélange égal d'eau et de vin, qu'on fait bouillir, et dans lequel on met du sucre et des rôties de pain. On les donne pour ranimer, lorsque les forces sont abattues, et surtout lorsque la transpiration a été interceptée.

RÔTIR. C'est cuire une substance, en l'exposant au feu. On rôtit de la viande, à la broche, sur un gril. La viande rôtie à la broche, a l'avantage d'être arrosée avec sa propre graisse, ce qui l'empêche de se dessécher, et concentre le jus intérieurement, surtout si le feu est vif.

Les viandes les plus visqueuses, ont plus que les autres, besoin d'être rôties ; les cochons de lait, l'agneau, et le chevreau, ne peuvent guère se manger que de cette manière.

En général, la viande rôtie est une des plus succulentes et des plus nourrissantes, parceque le racornissement des fibres extérieures, qu'opère le feu, en conserve intérieurement le suc. C'est ce qui fait qu'on conseille les viandes faites et rôties des animaux, aux personnes qui ont besoin des restaurans les plus puissans, ou qui font habituellement de violens exercices.

ROUGE. Le rouge est une espèce de préparation cosmétique, ou de fard, que les femmes du meilleur, et du plus mauvais ton, mettent également sur leurs joues, soit par besoin, soit par mode.

> Cette artificieuse couleur,
> Remplace souvent celle
> Que jadis causoit la pudeur.

Il paroît que de tout tems, et en tout pays, les femmes ont aimé à remplacer par l'art, ces brillantes couleurs naturelles, qui attestent la jeunesse et la fraicheur.

Le rouge des Anciens se faisoit avec un résidu de la pourpre, espèce de coquillage très en vogue, pour sa belle couleur, et qui lui a laissé son nom, ou bien avec des teintures de bois colorées.

On prétend que l'usage du rouge a passé en France avec les Italiens, sous le règne de Marie de Médicis.

On employoit d'abord le rouge d'Espagne, fait avec le safran bâtard, puis ensuite on a fait le rouge avec le vermillon ; enfin on a employé le rouge de carmin, mêlé avec le talc de Venise, ou la craie de Briançon, en poudre impalpable. Ce dernier n'est pas insalubre, comme celui qui le précède, qui occasionne la perte des dents, donne mauvaise haleine, et fait gonfler les gencives. En général, le rouge est nuisible, s'oppose à la transpiration, et produit souvent des érésipèles, des dartres, surtout quand on prend la mauvaise habitude de se rougir toute la face, au lieu de chercher seulement à remplacer d'une manière imperceptible, les couleurs vermeilles que refuse la nature.

ROUGEUR (Morale). La rougeur est le plus souvent le coloris, ou le vermillon de la vertu. Cependant cette règle n'est point du tout générale; car on a vu plus d'une fois des femmes rougir et pleurer à volonté.

On ne peut pas dire que la rougeur, qui suit les inculpations, soit une marque de leur vérité; car il y a des ames timides, délicates, et sensibles, qui rougissent au plus petit reproche, bien ou mal fondé. Malheur au front qui ne rougit jamais.

ROUSSEUR (Taches de). On a donné ce nom à des petites taches jaunâtres, qui paroissent appartenir plutôt aux personnes d'une constitution molle, et aux blondes qui ont la peau fine, qu'à celles qui sont brunes et mélancoliques. On leur a donné quelquefois le nom de lentilles; mais les véritables lentilles sont plus élevées, plus noires, et souvent garnies de poils. Il est imprudent de chercher à détruire ces dernières. A l'égard des autres, quelquefois, en les lavant avec des acides, on vient à bout de les faire passer. Le soleil suffit pour donner des taches de rousseur qui se dissipent à l'ombre, et avec de l'eau fraîche, plus sainement et plus commodément qu'avec tous les laits virginaux.

ROUSSELET (Poire de). C'est une poire hâtive, qui a un goût sucré, très-agréable, et qui mollit presqu'à l'instant qu'elle devient mûre. On la fait sécher avec un art particulier à Rheims; elle fournit pour

la saison morte, une espèce de dessert, extrêmement précieux , d'autant plus qu'elle offre un manger très-
salubre , très-délicat pour les convalescens , à qui on
la donne en compote.

R O U X. On donne le nom de roux à ceux qui ont les
cheveux d'un blond doré ; cette couleur comme rare ,
devroit être plus estimée que les autres : mais elle n'a
pas fait fortune , parce qu'on s'est apperçu , qu'en général , les roux avoient une transpiration très-forte , ou
fetide et puante , ce qui éloigne à juste titre , ceux qui
ne sont pas dans le même cas.

On compte quelques roux fameux dans l'antiquité , à
commencer par Apollon , et quelques sectaires illustres.
Ceux de nos jours , lorsqu'ils le peuvent , employent ,
pour se faire supporter , tous les moyens de l'art cosmétique.

R O U X (de Cuisine). Les sauces qu'on compose avec
l'huile ou le beurre roussi et la farine , qu'on nomme
communément roux , dans lesquels on cuit souvent la
viande , sont sujettes beaucoup plus que la friture , à
l'inconvénient d'occasionner le fer chaud , ou des rapports brûlans et nidoreux ; et il n'y a peut-être point
d'assaisonnement plus nuisible que celui-là aux personnes dont l'estomac n'est pas supérieur à tous les
obstacles qui s'opposent à la bonté des digestions. Hyppocrate blâme particulièrement cette sorte de ragoût ,
et le blâme pour cette raison précisément.

R U E S. Une des choses qu'on néglige le plus, relativement à la salubrité générale, c'est le nettoyement des rues
dans les villes de troisième ordre , dans les bour gs
les villages ; la police ne veille pas assez à faire nettoyer
le devant des maisons de chaque particulier , d'où il ré-

sulte, dans les grandes chaleurs surtout, une puanteur qui infecte les habitations dans les rues étroites. C'est à la police de chaque commune à surveiller cet objet important, et à ordonner, surtout dans les grandes chaleurs, que chaque jour le matin, à la même heure, tous les citoyens fassent laver et balayer le devant de leurs portes.

Ruissage. Comme le ruissage du chanvre gâte toujours les eaux et l'atmosphère des environs, il est à propos de planter beaucoup de peupliers dans les lieux où il s'opère ; ils devront toujours être éloignés des habitations, sans quoi il vaudroit mieux faire le ruissage, à l'air, avec l'eau de chaux.

En général, il est bon de faire tremper les javelles dans l'eau de chaux, avec addition de potasse, avant de les porter au ruissage, ce qui le retarde peut-être un peu ; mais on en est amplement dédommagé par la certitude de faire toutes les manœuvres sans danger, et de n'avoir point autant à craindre, les émanations dangereuses de la fermentation que cause souvent le ruissage.

On peut encore employer le ruissage à sec, c'est-à-dire faire des trous dans le sol, y enfermer les javelles de chanvre, et les recouvrir d'un pied de terre humide. Il faut que le terrein soit sec, et assez près des eaux, pour les lavages : on couvre la terre de jonc, pour empêcher le mélange de la terre avec les javelles. (V. le Cours d'agriculture de Rosier, sur ce point). Le ruissage à sec, suivant lui, est plus commode, moins coûteux et nullement insalubre, ce qui fait désirer que le gouvernement l'ordonne, en procurant tous les renseignemens nécessaires pour le faire réussir dans les campagnes.

R U I S S E A U. Avant de faire usage des eaux de ruisseaux , il faut observer avec attention sur quel terrein ils coulent , s'ils ne sont pas trop garnis de plantes aquatiques , s'ils ont de la largeur , et de la rapidité dans leur course ; d'après ce que nous avons déjà dit , aux mots Eau, Rivière, on verra que ces observations sont essentielles. Il faudra examiner si ces eaux leur laissent déposer beaucoup de sulfate calcaire , ou de sélénite , et si elles se purifient facilement. (V. Eau).

R U M I N E R. Ruminer est remâcher à une seconde fois, ce qu'on a avalé. Les bœufs , les brebis , les gourmands , sont des animaux ruminans.

R U P T U R E. (V. Descente).

R U S E. La ruse se distingue de la finesse , en ce qu'elle employe la fausseté. Un honnête homme peut être fin, sans être rusé ; mais qu'on prenne garde , qu'il est facile de passer de l'un à l'autre.

R U S M A. C'est une sorte de dépilatoire vitriolique , qu'on unit avec la chaux : c'est celui que les Grecs avoient nommé *Sorry*. Les courtisannes Grecques et Romaines avoient tellement l'habitude de se dépiler , que les statues antiques sont toujours représentées sans poils. Cette bisarre coutume est contraire au vœu de la nature ; aussi elle n'a eu que peu d'imitateurs.

R U M. Le rum est une espèce d'eau-de-vie , que les Américains tirent de la canne à sucre. On s'en sert pour faire le punch. (V. Punch).

Les Français ont nommé Taffia le rum des Américains.

S.

S A B L E. Le sable, relativement à la santé, offre plus d'un genre d'avantage. Toutes les fois que de l'eau, soit de rivière, soit de source, soit de ruisseaux, coule sur du sable, on a de fortes raisons de croire que cette eau est pure et potable. Si elle ne l'est pas, en la faisant passer dans des fontaines sablées, qui retiennent toutes les parties hétérogènes et pesantes, naturellement ou accidentellement unies à l'eau, on vient à bout de l'épurer.

Le sable sert avantageusement pour soustraire l'humidité, des lieux qui y sont sujets : on fait très-bien de sabler les endroits destinés à se promener, parce qu'aussitôt que le beau tems reparoit après la pluie, on peut aller prendre l'air dans des allées sablées.

Le sable est encore fort nécessaire pour nettoyer les ustensiles de cuisine, surtout ceux qui sont faits avec des métaux, et qu'on a si grand intérêt de tenir propres, comme le fer, l'étain et surtout le cuivre.

En général, le meilleur sable est celui qui contient le moins de carbonate calcaire ; tel est celui d'Etampes. Le sable de Fontainebleau, qui offre une cristallisation si curieuse, n'est pas, à beaucoup près, aussi pur.

S A B L E R. Cette expression se dit pour énoncer une façon de boire, dans laquelle on verse brusquement une grande quantité de boisson tout à-la-fois dans la bouche ; ce qui peut être fort dangereux, parce que si, dans un mouvement rapide, l'épiglotte n'est pas exactement baissée, il passe du liquide dans les bronches ;

ce qui incommode infiniment, et donne quelquefois des spasmes, des convulsions et des apoplexies.

SACRUM. On donne ce nom à l'os qui est la base, et le soutien de l'épine du dos; il contient à son extrémité l'os coccix, auquel va se terminer la moëlle épinière, et dont le prolongement forme la queue des animaux. Il est essentiel de ne pas tomber sur des corps capables de casser cet os, qui est fort délicat, parce que cette fracture peut avoir les suites les plus fâcheuses.

SAFRAN. Le safran est une plante qui vient dans beaucoup de parties de la France, et surtout dans le Gatinois. Ce sont les seuls stigmates des fleurs, qui servent dans les usages de la vie commune et de la pharmacie. On s'en sert beaucoup en Allemagne, dans les Pays-Bas, et même en France, pour assaisonner les alimens, et surtout le riz. On le fait aussi entrer dans les crêmes, les pastilles, et dans la fameuse liqueur jaune qu'on nomme scubac. On l'emploie utilement pour exciter les évacuations trop lentes, chez les jeunes personnes.

Le safran est cordial, vermifuge et emménagogue; mais il en faut faire usage sobrement; car pris avec excès, il agit sur les nerfs de la tête, cause quelquefois des ris convulsifs, sardoniques, et la mort même.

SAGESSE. La sagesse est l'amour et la pratique du bien : c'est l'harmonie morale. Quiconque aspire à la sagesse, doit renoncer courageusement aux opinions vulgaires, aux vices universellement reçus, aux préjugés assez accrédités pour servir de règle aux passions.

Rien n'est meilleur, plus utile aux hommes et plus digne d'eux que la sagesse. On donne le nom de philosophes à ceux qui la recherchent ; car le mot de philosophie veut dire précisément l'amour de la sagesse, et ce n'est qu'à cette école qu'on peut apprendre la vertu.

Le sage met à profit le tems présent, sans regretter le passé, ni trop s'inquiéter de l'avenir ; il cultive son esprit, s'attache aux progrès des sciences et des arts : il ne porte point ses désirs sur la richesse, les postes brillans et la faveur des hommes ; il n'y voit rien d'assez solide pour remplir son cœur ; il n'est tenté que de la gloire qui naît de la plus pure vertu, et si l'injustice la lui refuse, il sait encore s'en passer.

SAGOU. Le sagou est une espèce de fécule rousse desséchée en petits grains, qu'on tire dans les Indes orientales, de la moëlle d'une espèce de palmier nommé zagu. Les habitans en font une pâte avec de l'eau, et cuisent cette pâte dans des vases de terre pour leur nourriture ; on en fait des poudings assez agréables ; on y mêle des sucs acides et quelques aromates ; ce qui en fait un aliment très-sain. Le sagou se réduit difficilement en poudre, et se conserve long-tems, lorsqu'on le tient dans un lieu bien sec.

On en fait usage dans les potages, comme du riz, du vermicelle, etc. Le sagou augmente beaucoup de volume, dans le bouillon ; il forme un aliment très-léger, assez agréable, et qui se rapproche de la fécule de pomme de terre.

SAIGNÉE (abus de la). La saignée est une opération qui, sagement employée, produit de grands effets pour s'opposer, ou à l'inflammation, ou à la pléthore bien caractérisée. Nous ne sommes plus heureusement dans des temps où ce moyen passoit pour héroïque, où, dans des fièvres malignes, les plus fameux médecins se lassoient moins d'ordonner la saignée, que de voir périr leurs malades.

On est avare de sang aujourd'hui, et l'on a appris, que souvent l'abus des saignées guérissoit les fluxions de poitrine, en leur substituant la pulmonie. Autant on doit la craindre, dans les fièvres lentes, nerveuses, dans les fièvres miliaires des femmes en couche, dans les fièvres malignes bilieuses, etc., autant on la doit désirer dans les inflammations de l'estomac, dans les maux de gorge violens, dans les inflammations marquées de la poitrine, du foie, des voies urinaires, etc. On sait d'ailleurs que souvent où l'on tiroit trois palettes de sang, une seule eût suffi quelquefois, et que la saignée n'est presque jamais indiquée pour les enfans.

Nous avons fait voir, en parlant des Remèdes de précaution, ce que l'on devoit penser de la saignée faite dans cette intention, et au mot Lancette, quelques inconvéniens relatifs à la saignée. (V. ces mots).

S A I G N E M E N T (de nez). Le saignement de nez, surtout chez les jeunes gens, est rarement de mauvais augure ; au contraire, c'est une évacuation utile, à moins qu'il ne soit suivi d'une grande foiblesse ou d'hémorragie ; alors on doit prendre des moyens pour l'arrêter. (V. Hémorragie).

S A I N. Ce mot s'adapte particulièrement aux alimens, au régime, à la constitution des hommes qui se portent bien, soit par leur nature, soit par l'effet de l'art.

On dit aussi des corps qui environnent l'homme, comme l'eau, etc., qu'ils sont sains ou mal sains.

SAIN-DOUX. Le sain-doux est une sorte de graisse, très-molle et très-blanche, que les chaircutiers tirent de la panne du cochon, en la faisant fondre ; on l'emploie journellement pour faire cuire certains alimens : on en obtient surtout d'excellentes fritures supérieures à celles qui se font avec le beurre. Il faut bien prendre garde de le laisser rancir ; car alors il seroit très-nuisible.

SAISISSEMENT. Le saisissement est un effet fâcheux que cause la joie ou la frayeur subite aux personnes qui ne s'y attendent pas, ou qui sont foibles et délicates ; ce qui occasionne souvent, chez les femmes surtout, des suppressions dangereuses, quelquefois même la folie.

Il faut bien se garder de plaisanter de manière à faire naître le saisissement ; car ses effets sont souvent sans remède. (V. Frayeur, Joie).

SAISON. On entend par saisons certaines portions de l'année, distinguées par les signes dans lesquels entre le soleil.

On sent que les différentes saisons doivent produire sur le corps des effets différens relativement à la chaleur, au froid, à la sécheresse ou à l'humidité qui les accompagnent : ce qui exige des attentions relatives à l'air, aux vêtemens, aux habitations, aux alimens, etc. (V. Printems, Eté, Automne, Hiver, etc.).

SALADE. On donne le nom de salade à des végétaux cruds qu'on accommode le plus ordinairement avec le sel, le poivre, l'huile et le vinaigre. Celles qui sont le plus en usage, sont faites avec les laitues, les chicorées, le pourpier, la pimprenelle, le cresson, le cerfeuil, l'estragon, le céléri, etc. (V. ces mots).

Les salades conviennent beaucoup, en général, à toutes les personnes qui se portent bien, mais elles sont particulièrement utiles à celles qui font un grand usage des substances animales; leur mélange en favorise la digestion, et diminue l'âcreté qui seroit la suite de l'usage exclusif des viandes.

Dans certains cas, l'on pourroit peut-être bien faire manger utilement de la salade à des personnes incommodées, qui refusent de boire des infusions et des décoctions qui leur déplaisent; il suffiroit de les saler peu, et d'en écarter le poivre.

Les salades les plus agréables sont celles dont les plantes sont tendres, blanches, et parfaitement étiolées. Elles réussissent très-bien aux personnes bilieuses, à celles qui ont l'estomac chaud, et en les rafraîchissant utilement, elles donnent le juste mélange qui convient pour faire une excellente digestion.

SALAISON. On donne ce nom aux substances qu'on sale à dessein de pouvoir les garder, pour les manger par la suite, et pour empêcher qu'elles ne se corrompent : c'est ainsi qu'on sale les saumons, les maquereaux, les harengs, les anchois, les choux, le bœuf, le cochon, etc. Ces substances salées conviennent en général aux personnes qui font de violens exercices, comme les gens de la campagne, et même ceux des villes qui ont des estomacs forts et vigoureux; mais les personnes qui sont délicates, convalescentes, celles qui ont des tempéramens ardens, irritables, doivent se les refuser, parce qu'elles portent dans leurs humeurs une sorte d'âcreté qui peut leur nuire à la longue.

S A L E P ou Salop. Le salep est une racine ou bulbe farineuse d'une espèce d'orchis, dont la substance est très-soluble dans les liqueurs aqueuses et dans celles de la digestion. Sa saveur est semblable à celle des gommes et des mucilages.

Le salep est fort en usage chez les orientaux, surtout chez les Turcs et les Perses.

Nous pourrions, sans en faire venir de l'Orient, en préparer chez nous une assez grande quantité, en convertissant en salep les racines d'orchis qui naissent dans nos prés. Il suffit de les cueillir, avant que la fleur paroisse, de les étendre sur des plateaux de fer blanc, et de les placer dans un four, échauffé au degré nécessaire pour cuire le pain. On les y laisse huit à dix minutes. Elles perdent leur blancheur, deviennent comme de la corne ; on les met ensuite dans un endroit bien sec pour les conserver, et en faire de la poudre pour le besoin.

On peut préparer aussi du salep avec les pommes de terre ; on les fait passer à l'eau bouillante avant de les couper par tranches ; on les fait ensuite sécher également au four de boulanger, après que le pain en a été tiré ; et en les y laissant pendant trente heures, elles acquièrent, comme l'orchis et le salep, la transparence de la corne, et peuvent servir aux mêmes usages avec au moins autant d'avantage.

Toutes ces sortes de saleps donnent également une nourriture très-saine et très-légère ; on les prescrit avec succès dans les convalescences de maladies graves, et surtout dans celles qui affectent la poitrine. Ils adoucissent en général l'âcreté de la lymphe, et restaurent bien les forces épuisées. Plus on étend d'eau ces substances, moins elles sont nourrissantes. On peut couper ces boissons alimentaires avec du lait, du bouillon, etc.

SALETÉ. (V. Malpropreté).

SALICOQUE. Crevette ou Chevrette, espèce de cétacée marin. (V. Chevrette).

SALIVE. La salive est une humeur claire, transparente, savonneuse, abondante, fluide, sans odeur ni goût, et qui est séparée tout autour de la bouche, dans les glandes salivaires, pour servir essentiellement à la mastication et à la digestion des alimens.

La salive est un des meilleurs dissolvans connus; et sans elle, la digestion seroit imparfaite, parce que les sucs gastriques, qui ont beaucoup d'analogie avec la salive, seroient insuffisans pour cette importante fonction.

C'est donc un très-grand défaut de fumer ou de mâcher du tabac sans de fortes raisons, de crachoter sans cesse, comme le font beaucoup de personnes qui, par amusement, excitent exprès la salivation, sans faire attention qu'elles s'exposent à en perdre le fruit; on a observé que ceux qui ont contracté cette habitude ou celle de fumer, sont en général plus maigres et moins forts que les autres. On en a guéri du marasme plusieurs à qui on a fait cesser ces mauvaises habitudes. Il ne faut pas exciter à saliver les enfans avec des hochets, lorsqu'on voit que la salive s'écoule hors de la bouche.

Autant la salive est nécessaire, autant les crachats, les phlegmes de la gorge, de la trachée artère, des fosses nasales et maxillaires, doivent être exactement rejetés, parce qu'ils n'ont rien des qualités de la salive pour le perfectionnement de la digestion.

SALMI. Le salmi est un ragoût qu'on fait ordinairement avec des bécasses, des alouettes, des grives, et autres gibiers rôtis à la broche, et dépécés ensuite pour y faire une sauce piquante ; ce qui en relève le goût et excite davantage l'appétit. Les salmis ne conviennent qu'aux personnes bien portantes, et qui n'ont aucune espèce d'acrimonie à craindre.

SALSIFIS. On donne ce nom à une racine potagère, grosse comme le doigt, tendre, laiteuse, douce au goût, blanche en dedans, comme en dehors. On en distingue une espèce qu'on cueille communément dans les prés. Il y en a aussi une troisième qui vient d'Espagne, qu'on nomme salsifis noir ou scorsonère. Toutes ces racines sont alimentaires, et sont employées utilement sur nos tables dans les temps où les légumes abondent le moins. Il faut les faire bien cuire, alors elles sont salutaires, de facile digestion, et conviennent à toutes les personnes qui jouissent d'une bonne santé.

SALUBRE. On donne le nom de salubre aux objets qui sont favorables à la santé, soit pour prévenir les maux, soit pour les guérir.

SALUBRITÉ. La salubrité est une qualité qui désigne une chose utile à la santé ; on dit en ce sens la salubrité de l'air, des lieux, des eaux, etc.

SANG. Le sang est cette liqueur rouge, provenant de la digestion et du chyle, qui, au moyen du cœur, est portée par les artères dans toutes les parties du corps, et y retourne par les veines.

Le sang est un véritable principe de vie et la source

de toutes les humeurs. Il est toujours coulant pendant l'existence, et se fige après la mort.

Les hommes ont souvent été bien follement prodigues de leur sang. On s'imagine que quelques livres de plus ou de moins de ce fluide, ne pourront influer sur l'existence ; cependant, il est sûr qu'en en faisant légèrement le sacrifice, on s'expose à beaucoup de maux, surtout à ceux qui sont la suite de l'imperfection des sécrétions et des excrétions. Nous avons fait voir au mot Remèdes de précaution, combien on devoit être circonspect sur ce moyen, surtout quand on a pour le suppléer dans une foule de circonstances, la diète, l'exercice, etc. qui diminuent sensiblement la masse des humeurs, sans déranger les fonctions.

Le sang a pour base la matière fibreuse ; il contient aussi des principes albumineux, gélatineux, extractifs, colorans, ferrugineux et salins.

Le sang est tout entier, nutritif pour l'animal dans lequel il circule comme nourriture ; lorsqu'il est reçu dans dans l'estomac, il est encore nutritif et soluble dans le suc gastrique ; mais il acquiert une saveur forte, qui se renouvelle longtems après, par des rapports qui conservent tout le goût de l'aliment, et qui sont souvent accompagnés d'un sentiment âcre, qu'on nomme *le fer chaud*, quand le sang est mêlé de beaucoup de graisse ou de lard, comme dans le boudin. Aussi il échauffe, est difficile à digérer, et ne convient qu'aux estomacs très-vigoureux ; c'est la raison pour laquelle on en doit manger peu.

SANGLIER. Le sanglier est un cochon sauvage, qui, lorsqu'il n'est pas vieux, et surtout lorsqu'il a été forcé à la chasse, a plus de goût et de délicatesse que le cochon domestique. Cependant comme sa chair est également très-compacte, elle ne convient qu'aux constitutions fortes, vigoureuses, aux jeunes gens, et aux personnes accoutumées à la fatigue.

Le jeune sanglier ou marcassin est plus tendre, mais sa chair est visqueuse, et de difficile digestion.

SANGUIN (Tempérament). (V. ce mot).

SANTÉ. On donne le nom de santé à cet état parfait de toutes les parties du corps, qui leur permet de bien exécuter leurs fonctions ; c'est une harmonie, une symétrie et un équilibre compassés entre les solides, et les fluides, d'où résulte le plus grand bonheur physique de l'homme ; mais si cet ordre vient à être troublé, il pâtit cruellement.

Pour se conserver en santé, il ne faut jamais perdre de vue les règles que prescrit la mère de la santé, la tempérance, et savoir que la mort et la maladie sont continuellement occupées en quelque sorte à nous épier, pour profiter de nos sottises.

Malgré tout ce que l'expérience apprend journellement aux hommes sur les suites de la perte de la santé, bien peu employent les moyens nécessaires pour la conserver ; ils n'en connoissent véritablement le prix qu'après l'avoir perdue, et souvent lorsqu'il n'est plus tems de la ressaisir.

Toutes les règles de l'hygiène concourent à l'entretien de la santé. Mais nous croyons que pour parvenir très-sûrement à la consolider, il faut s'astreindre à celles qui suivent :

1º. Éviter tout excès. 2º. Respirer un bon air. 3º. Faire beaucoup d'exercice. 4º. Rechercher la gaieté. 5º. Observer les alimens qui nous conviennent. 6º. Ne pas changer subitement ses habitudes. 7°. Garder une juste proportion entre les alimens qu'on prend , l'exercice qu'on fait , et la force individuelle. 8°. Fuir les charlatans , les empiriques , et les remèdes de précaution.

Les préceptes capitaux de santé nous paroissent contenus dans ce peu de mots , et la morale par suite y trouve aussi son compte.

SAPINETTE. La sapinette est une bière de sapin , qu'on prépare avec les branches de cet arbre ; de l'avoine grillée , du biscuit , ou du pain rôti avec de la mélasse en font la base. Lind dit que c'est une boisson qui ne coûte presque rien , qu'on boit avec plaisir quand on y est habitué , et qui est un des plus puissans anti-scorbutiques. On l'employe en Irlande , dans le Nord de l'Amérique et au Canada. On devroit faire des essais en France sur cette boisson utile.

SARRACHE. La sarrache est une petite sarcelle.

SARCELLE. La sarcelle est un oiseau aquatique du genre des canards sauvages , dont la chair est d'assez bon goût. (V. Canard).

SARDINE. La sardine est un poisson de mer , du genre des aloses , dont l'excessive propagation a fait un aliment commun. La sardine fraîche et nouvelle est un excellent manger , mais elle perd de son goût quand elle a été salée , et a les désavantages des salaisons. (V. Salaison).

On vante beaucoup les sardines fraîches et grillées de la Garonne : elles sont d'une très-facile digestion.

SARRAZIN , ou bled noir. Le sarrazin est une sorte de graine originaire de l'Asie et de la Grèce , et que nous cultivons depuis près de quatre cents ans. Les pauvres gens en font un pain humide, et de difficile digestion.

Le sarrazin nourrit moins que le froment, le seigle et l'orge. La meilleure manière de le manger, est de le faire cuire avec du lait, à petit feu, dans des pots de terre vernissés et couverts, après l'avoir dépouillé de son écorce.

Si les habitans des campagnes, où l'on fait venir du sarrazin, entendoient bien leurs intérêts, ils feroient croître à la place, des pommes de terre, qui les nourriroient beaucoup mieux, et dont ils tireroient à tous égards, un bien plus grand avantage.

La fleur de sarrazin a une odeur agréable, et très-utile pour les abeilles.

SARRIETTE. La sarriette est une plante aromatique, qu'on cultive dans les jardins, pour être employée comme assaisonnement dans plusieurs mêts. Les Allemands en mettent beaucoup dans leur sawerkraut. La sarriette a un goût vif, âcre, piquant, comme le poivre. Elle est utile pour fortifier les estomacs foibles et languissans, pour corriger certains alimens lourds, fades, visqueux, et de difficile digestion; on l'employe dans les mêmes circonstances que le thym: elle convient beaucoup aux tempéramens pituiteux.

SASSENAGE (Fromage de). Les fromages de sassenage, se fabriquent près de Grenoble; ils ont une grande réputation, comme étant propres à exciter l'appétit, et ayant un goût très-fin; mais en général, ils ne conviennent pas aux personnes délicates, et qui, par tempérament, ou par régime, doivent ne manger que des choses douces et bienfaisantes.

SATIÉTÉ. La satiété est le dégoût qui suit l'usage

immodéré de tout ce qui fait l'objet de nos jouissances, et
même de nos besoins. On a la satiété des alimens, quand
on a trop mangé, celle des plaisirs, quand on s'y est
trop livré ; on a satiété des études, des honneurs, des
affaires. Nous usons tout, et souvent l'abus nous mène
aux maux qui sont la suite des excès. (V. Excès).

SATYRE. La satyre est la censure vive et piquante
des vices des hommes : de ce côté elle est avantageuse,
mais elle devient criminelle quand elle s'attaque aux
personnes ; c'est le défaut dans lequel tombent presque
tous les satyriques, ce qui généralement les fait détester
et mépriser.

SAUCE. Les sauces sont des compositions liquides
qu'on ajoute aux mets cuits, ou dans lesquelles on les fait
cuire, pour donner aux nourritures plus de goût, et exciter l'appétit. Il est des alimens et des constitutions, à qui
les sauces ne conviennent point, surtout celles qu'on
nomme piquantes, rousses, etc. Nous avons dit ce que
nous pensons sur les sauces en général, à l'article Assaisonnement. (V. ce mot).

Autrefois les marchands épiciers avoient seuls le droit
de faire et de vendre des sauces. On les nommoit épiciers, apothicaires - sauciers ; ils vendoient des sauces
jaunes, des sauces vertes, des sauces robert. Aujour-
d'hui chacun sait faire celles qui conviennent dans son
intérieur.

SAUCISSE. La saucisse est un mets préparé avec de
la chair de cochon, hachée, et assaisonnée de haut
goût ; c'est une espèce de hachis, beaucoup plus compact
que le boudin. Cet aliment ne réussit guère qu'aux estomacs très-vigoureux. Il convient peu aux personnes vives,

convalescentes , et dont les humeurs ont à craindre quelqu'acrimonie étrangère.

SAUCISSON. Les saucissons sont de grosses saucisses , beaucoup plus serrées et compactes , que celles dont nous venons de parler. On en fait à Boulogne , à Paris, à Lyon , qui sont très-renommés ; on en mange beaucoup moins que des saucisses ; ils sont plus échauffans , et ont du reste les mêmes qualités.

SAUGE. La sauge est une plante aromatique. La petite sauge des jardins est reconnue pour la meilleure. Elle est tonique et très-fortifiante : on en ordonne des infusions ou des décoctions, pour remettre les estomacs foibles , et provoquer les règles. On prétend que les Chinois sont étonnés , que possédant cette plante , nous employons leur thé , dont , dit-on , ils font moins de cas. C'est de la sauge que l'Ecole de Salerne a dit :

Cur moriturus homo cui salvia crescit in horto!
Contrà vim mortis non medicamen in hortis.

SAUMON. Le saumon est un poisson de mer , qu'en pêche fréquemment à l'embouchure des fleuves ; on doit le choisir assez gros , d'une chair tendre , friable , rougeâtre , et pêché dans un lieu pur et limpide.

Le saumon est d'un fort bon goût ; il nourrit bien , fortifie , et restaure. Cependant quand il est vieux et gras , on a observé que sa chair devenoit très-dure , et se digéroit difficilement. Il convient assez généralement aux bons estomacs ; mais il ne faut pas en manger trop souvent, car il finit par dégoûter. On le sale fréquemment , pour le transporter dans les lieux fort éloignés de ceux où l'on le pêche ; mais il est toujours bien moins agréable et moins salubre , ainsi que les viandes salées et marinées.

S A U M U R E. On donne le nom de saumure à la liqueur salée, dans laquelle on place des substances comestibles, pour les conserver long-tems. On a observé que l'acrimonie muriatique, que contractent les viandes dans la saumure, se communique aux humeurs, par l'usage répété qu'on en fait. De-là le scorbut qui infecte les équipages des vaisseaux, qui sont depuis long-tems en mer, et qui faute d'alimens frais, sont malheureusement obligés d'avoir recours à ceux qu'on a conservés dans la saumure. (V. Marins (Régime des).

S A U T. Le saut est un genre d'exercice auquel s'adonne volontiers la jeunesse, et qui par les fortes secousses qu'il imprime à tout le corps, peut être très-avantageux ; c'est aux constitutions lentes et pituiteuses qu'il convient le mieux. Il ne faut pas laisser sauter les jeunes gens sans les surveiller, parce qu'en sautant sur des corps durs, il arrive qu'on tombe à faux, et qu'on peut se froisser les membres, ou se les briser, que d'autrefois on tombe dans l'eau, en sautant les fossés, et pour peu qu'elle soit froide, on risque de répercuter la transpiration, et de gagner des pleurésies, des péripneumonies, etc. Il vaut donc mieux, pour les jeunes gens, se livrer à la course, et à beaucoup d'autres jeux, qu'au saut ; ce premier exercice ne secoue pas aussi violemment les organes, et convient mieux à beaucoup d'égards.

Lorsqu'on saute de fort haut, les secousses du cerveau, du poulmon, et des autres viscères, peuvent causer des commotions violentes, dont on ne ressent les mauvais effets, quelquefois que fort long-tems après ; il faut donc éviter de faire de ces sauts, qui d'ailleurs exposent à des

contusions, à des meurtrissures, à des ruptures de ligamens, de vaisseaux, etc. etc.

Il y a un jeu qu'on nomme le saut à cloche pied. Il
peut être fort utile aux jeunes gens, chez qui les extrémités inférieures n'ont pas une force égale : en exerçant
la partie foible, on finit par la mettre au niveau de l'autre
pour la force.

SAUTERELLES. (V. Acridophages).

SAUTEURS (Régime des). Les sauteurs, danseurs
de corde et faiseurs de tours, exercent un métier fort
dangereux pour eux, et souvent très-effrayant pour
les spectateurs ; et certes il eut bien mieux valu, que
la cupidité de leurs parens ne les eut pas déterminés
à se donner un genre de métier qui les expose journellement à des fractures, à des ruptures de vaisseaux sanguins, à des hémorragies, à des hernies, et souvent
à périr des suites de leurs chûtes. On a vu survenir des
suffocations et des hémorragies mortelles chez les gens
qui ont l'habitude de rester long-tems la tête en bas, et
les pieds en haut.

Les malheurs qui résultent fréquemment de l'imprudence ou de la mal-adresse des sauteurs et danseurs de
corde, la perte des enfans, qu'on force, dès l'âge le
plus tendre, à des exercices, qui doivent en quelque
sorte les paitrir à volonté, font souhaiter, que dans un
pays raisonnable, on proscrive des tours de force aussi
périlleux, et qui ne sont bons qu'à prouver la souplesse à
laquelle peuvent parvenir les membres ou plutôt leurs
ligamens.

Encore si ces malheureux prenoient quelques précautions, s'ils avoient des matelats au-dessous des cordes
tendues ou lâches, si plusieurs d'entr'eux étoient tou-

jours attentifs à retenir les autres au besoin ; mais leur amour-propre, mal entendu, leur fait éloigner des soins qui devroient leur être très-précieux. Ils doivent particulièrement redouter le passage du chaud au froid, après leurs violens exercices, craindre de se retirer sans être bien couverts, et ne pas boire des liqueurs acides, froides ou relâchantes.

SAVEUR. On donne le nom de saveur à l'impression faite sur l'organe du goût, ou sur la langue, par les principes actifs des corps, tels que les sels, les huiles douces, essentielles, les parties acides, alkalines, terreuses, aromatiques, amères, âcres, austères, spiritueuses, sucrées, insipides et fades.

Toutes les saveurs possibles sont composées des précédentes, dont les nuances se modifient à l'infini, et toutes se réduisent à deux très-distinctes, qui sont la saveur agréable ou désagréable. Ce qui est aujourd'hui une saveur désagréable, peut, par la suite, agréer particulièrement au palais. J'avois autrefois la bière en horreur ; je la trouve très-bonne aujourd'hui : mon goût a changé, sans que je puisse trop en rendre raison ; mais le fait existe pour tous les hommes également ; c'est pourquoi ceux qui n'ont pu souffrir les huîtres, le café, le melon, etc., finissent souvent par en avoir le plus grand désir. C'est une raison pour ne jamais forcer les enfans à manger quelque chose qu'ils refusent ; il suffit qu'ils en voyent manger, qu'ils en entendent faire l'éloge, pour en prendre bientôt l'habitude. Lorsqu'on veut ménager son goût pour quelque chose qui plaît, il ne faut jamais en faire un usage trop répété : car la satiété est toujours la suite de ces sortes de jouissances. Craignons jusqu'au plaisir.

S A V O I R , Science. L'homme se distingue autant des animaux , par le désir du savoir et de la science , que par la raison ; et ce désir lui procure des jouissances , inconnues aux ignorans et aux paresseux qui ne les ont pas goûtées.

Quel plus grand bonheur que celui d'expliquer tout ce qu'il est donné à l'homme de connoître , et de ne pas plier sous le joug des abus , et des préjugés vulgaires !

Rien n'honore plus la science que la vertu , et s'il est des savans sans mœurs , il faut les regarder comme des aveugles qui tiennent un flambeau , dont ils éclairent les autres , sans en être éclairés.

S A W E R - K R A U T. (V. Chou).

S A V O N. Le savon est une substance plus ou moins solide , qui résulte de l'épaississement d'une huile ou d'une graisse , au moyen d'un alkali caustique , ce qui le met dans le cas d'être miscible à l'eau.

Le savon sert avec un grand avantage , pour nettoyer et blanchir les linges. On l'employe , dissous dans l'eau , comme anti-acide , contre les aigreurs de l'estomac et les concrétions , pour arrêter les ravages des poisons acides , corrosifs , tels que le sublimé corrosif , et autres de cette nature. La chimie moderne a imaginé de faire des savons acides , qu'on croit supérieurs aux savons alkalins , pour détruire les engorgemens.

On employe encore le savon pour faire la barbe ; alors il porte le nom de savonnette (V. ce mot).

S A V O N N E T T E. La savonnette est une boule de savon , le plus souvent parfumé , et qui sert à faire la barbe ; il faut bien se garder de jamais faire sa barbe avec des savonnettes dont les autres se sont servi. J'ai vu des dartres au visage , qui n'ont pas eu d'autres causes. Pour éviter cet inconvénient, on a imaginé d'avoir du savon dissous dans l'eau-de-vie, et d'en mettre quelques gouttes dans l'eau : on fait mousser cette liqueur, avec une petite brosse faite exprès ; cette méthode réunit la promptitude de l'exécution, la propreté, et une très-grande commodité, même quand on employe le barbier, dont on n'a plus à redouter la main bannale ; c'est pourquoi nous la conseillons de préférence.

SAVOUREUX. Ce mot se dit de tout corps, qui a beaucoup de saveur, et qui plaît le plus généralement. On dit qu'on savoure avec plaisir un mets qui flatte le goût.

SCORPION. On connoît deux variétés de cet insecte, dans le midi de la France ; il est constant aujourd'hui que sa piqûre, non-seulement ne peut pas causer la mort, mais même qu'elle n'est pas dangereuse. Dans l'Afrique et dans l'Egypte, on doit les craindre bien davantage ; au rapport de Mallet, de La Bossière, ce ne fut que par l'emploi de l'ammoniac, ou alkali volatil administré intérieurement et extérieurement, qu'il pût faire cesser des symptômes très-fâcheux, causés par différentes piqûres de scorpions, dans son séjour à Tunis.

On dissipe, en France, les rougeurs, le gonflement, et les douleurs causées par la morsure du scorpion, avec des cataplasmes émolliens, des onctions faites avec l'huile de scorpion, quelquefois même avec la thériaque.

SEC. On donne le nom de sec en général à ce qui n'a point d'humidité ; il est peu de corps qui se conservent long-tems secs, parce que souvent les influences des saisons et de l'atmosphère s'y opposent.

En faisant connoître les désavantages de l'humidité, soit relativement à l'air, aux alimens, aux habits, aux demeures des hommes, etc., nous avons fait l'éloge de la sécheresse dans tous les cas. Cependant, relativement à l'air, on a observé que quelquefois sa trop grande sécheresse pouvoit elle-même nuire beaucoup à la salubrité, surtout à celle des personnes qui ont la poitrine délicate. (V. Air, Habitation).

Nous avons fait voir aussi, en parlant des fruits, l'avantage qu'il y a de les garder séchés, et dans des endroits bien secs.

On fait sécher, pour des voyages de long cours, l'extrait des viandes, le pain, le poisson, etc. pour pouvoir exister dans des climats, et sur des mers où l'on se trouve dépourvu de toute autre ressource. Nous avons singulièrement recommandé de tenir toutes ces substances éloignées de toute espèce d'humidité, pour pouvoir les conserver long-tems. (V. Marins, Rivières, Fruits, Poisson).

S E C O U S S E. Les secousses sont des commotions qui sont la suite des chocs violens et des chûtes que le corps est dans le cas d'éprouver. Il en résulte deux effets : le premier est de causer à l'extérieur des plaies, des excavations, des contusions, des fractures, lorsque le choc a été très-violent; le second, qui est le plus dangereux, est d'occasionner intérieurement des commotions et dérangemens dans les parties les plus délicates de notre organisation, qui ne sont pas tellement attachées et comprimées, qu'elles ne soient susceptibles d'éprouver une action très-vive. Lorsque tout le corps reçoit un grand ébranlement, le cerveau, le foie, le poumon, l'estomac, la vessie, la matrice, peuvent se heurter contre les parties environnantes, et l'impression que ces organes recevront, sera d'autant plus fâcheuse que la secousse aura été plus vive, et qui peut causer des distensions, des déchiremens, des anévrismes, des hémorragies, des varices internes.

La flexibilité du cerveau l'expose, plus que toute autre partie, à l'effet des violentes commotions ou secousses de toute la machine; la finesse de ses vaisseaux, la dureté de ses enveloppes, la sensibilité de ses nerfs et de ses membranes, sa mollesse et la réaction des os, sont cause qu'il se fait aisément des ruptures dans ses vaisseaux, et des extravasations de fluides qui peuvent corrompre les substances environnantes, et causer les accidens les plus violens.

D'après ce que nous venons de dire, on peut juger combien il est imprudent de s'exposer à des commotions ou à des secousses violentes, par des jeux inconsidérés, par des sauts forcés. Cependant, si, par imprudence ou par des accidens quelconques, comme des coups violens, on avoit reçu une forte secousse, dont la commotion se fit sentir au cerveau, on examineroit s'il y a contre-coup, c'est-à-dire, si l'on sent du mal dans la partie opposée à celle où l'on a reçu le coup. Dans ce cas, on se feroit saigner sur le champ, pour éviter les suites fâcheuses qui pourroient survenir. Les substances spiritueuses prises intérieurement, ne peuvent faire que du mal. Des lavemens répétés sont très-utiles, ainsi que le régime aqueux.

SÉCRÉTION. On donne le nom de sécrétion à l'action organique qui sépare du sang différens fluides qui y sont contenus, au moyen d'organes sécrétoires qui sont chargés d'opérer cette fonction; c'est ainsi que la bile est séparée dans le foie, l'urine dans les reins, la salive dans les glandes salivaires, la transpiration par la peau;

tout cela s'opère par une sorte d'irritabilité nerveuse, qui attire le sang dans l'organe, et le met en jeu pour remplir sa fonction.

Quelques unes de ces humeurs doivent rentrer dans le torrent de la circulation, après avoir utilement exécuté l'emploi auquel elles sont destinées : on les nomme humeurs récrémentielles ; telles sont la salive, la bile, etc. D'autres qui sont chassées du corps, immédiatement après avoir été séparées, sont nommées excrémentielles ; telles sont la transpiration, l'urine, les excrémens, qui devenus superflus, ne pourroient que troubler la bonne harmonie physique par leur séjour prolongé.

On sent que si les fonctions dont nous parlons, ne s'exécutent pas facilement, ou qu'elles se dérangent, la santé périclite ou se perd. Ce n'est donc qu'en suivant les strictes règles de santé qu'on pourra espérer de les voir s'opérer journellement avec tout le succès et tout le fruit qu'on a droit d'en attendre.

Pour obtenir de bonnes sécrétions, il faut essentiellement qu'elles se fassent en bon air, au moyen d'alimens sains et pris avec tempérance ; les bonnes digestions donnent des résultats doux, homogènes : on ne doit se permettre aucun genre d'excès qui puisse enflammer ou détériorer la masse des humeurs : la gaîté, la dissipation, et par dessus tout, l'exercice, les favoriseront très-efficacement.

S É D E N T A I R E S (Régime des ouvriers). La classe des personnes qui mènent une vie sédentaire, c'est-à-dire, qui ne font pas d'exercice, étant fort étendue, nous devons leur donner des avis capables de leur sauver au moins une partie des désagrémens qui sont la suite de leur genre de vie ; nous ne parlons pas ici de la vie sédentaire des savans, des gens de lettres et des gens du monde ; nous en avons parlé aux mots qui les concernent ; ce que nous avons à dire ici a particuliè- rement rapport aux artisans à qui nous n'avons pas donné des avis dans des articles à part. Ils trouveront ici des avis généraux qui leur conviennent également ; tels sont les graveurs, les cordonniers, ciseleurs, les horlogers, les lapidaires, metteurs en œuvre, les lingères, les écri- vains, les cardeurs, les couturières, brodeuses, et autres qui restent presque continuellement dans le repos. Tous ces individus ont, les uns à redouter l'inaction du plus grand nombre des parties de leur corps, d'autres sont forcément dans des positions génantes, d'autres ont à craindre l'air chaud, humide, froid, chargé de parties étrangères et malfaisantes, qui viennent affecter leur poitrine.

Puisqu'il est constant que la vie sédentaire nuit à la santé, quelqu'utiles que soient à la société les travaux qui en sont les résultats, il seroit bien important que ceux qui exercent des professions sédentaires ne s'y livrassent pas uniquement, et pendant des intervalles de tems aussi longs. On peut bien se tenir assis pendant cinq à six heures dans la journée, sans en craindre au- cun inconvénient ; mais on a beaucoup à risquer de se tenir dans la même position pendant cinq ou six heures de suite, le matin et le soir.

Il résulte, pour les ouvriers sédentaires, de grands inconvéniens de leur réunion, en plus ou moins grand nombre dans des ateliers très-resserrés, où l'air se vicie aisément, et donne un aliment impur aux soufflets de la vie. Le soir, les lumières, les chandelles ou lampes,

ajoutent encore des émanations fâcheuses aux désavan=
tages précédens ; ce qui, par suite, vicie les poumons
de plus d'une manière. On ne fait pas attention que,
dans cette circonstance, les résidus de la transpiration
de beaucoup d'individus, viennent encore infecter cet air
qui permet rarement à ceux qui le respirent habituellement, de conserver une santé saine et vigoureuse.

La posture génée des tailleurs, des cordonniers, des
couteliers, des couturières, des brodeuses, etc. influe
beaucoup sur leur bien être, resserre tous les viscères
intérieurs, surtout les poumons et l'estomac ; d'où il résulte, qu'on ne doit pas être étonné si la plupart de ces
individus ont la poitrine mauvaise, et l'estomac ordinairement dérangé, s'ils sont sujets aux indigestions, aux
engorgemens, aux constipations, aux vents, à des sécrétions et à des excrétions irrégulières, à des tubercules, à des adhérences du poumon, et souvent à la consomption.

Le défaut d'exercice et la gêne font que les membres
perdent leur activité ; la stagnation du sang et des humeurs
finit par les vicier, la transpiration se supprime ; et pour
peu que la malpropreté s'y joigne (ce qui arrive fréquemment) on voit les ouvriers sédentaires se communiquer
les maladies de la peau, la gale, les dartres, des pustules ;
quelquefois de mauvais caractère.

La vie inactive des ouvriers leur cause souvent un
relâchement général des solides, qui devient la cause
de différentes maladies nerveuses et hystériques, des
écrouelles et de la phtisie.

L'inspection de tous ces maux devroit faire prendre
le parti de s'y soustraire, en combinant le travail, de manière qu'il ne pût agir aussi fortement contre la salubrité

Il faut donc d'abord déterminer les personnes inactives, à faire chaque jour, à certaines heures, un exercice qui les dissipe et les distraie de leur occupation principale. Ce n'est souvent pas chose facile, parce que ceux qui perdent l'habitude de l'exercice, sont comme les enfans noués, qui refusent en général de s'y livrer.

Ils devront faire ensorte que la poitrine soit le moins courbée possible, soit en cousant, soit en écrivant, soit en brodant, etc. Il faut travailler sur des tables élevées, pour que les objets des travaux viennent plutôt trouver les yeux, que les yeux n'aillent au devant d'eux ; car il n'y a que ce moyen d'épargner une grande fatigue à la poitrine et à l'estomac. Il faut se lever de demi - heure en demi-heure, se dégourdir les membres, s'asseoir, si l'on étoit debout, se tenir debout, si l'on étoit assis, aller prendre pendant quelques minutes l'air extérieur, se promener lorsque l'ouvrage est fini. Il faudroit, d'un côté, que les maîtres accordassent un peu plus de tems aux ouvriers pour faire de l'exercice et se dissiper ; que, d'un autre côté, au lieu de se promener, ils ne prissent pas l'habitude de fréquenter les cabarets, qui finissent bientôt par les envoyer aux hôpitaux, dans un délabrement dont ils ont bien de la peine à se tirer.

On ne sauroit trop recommander aux artisans sédentaires la plus scrupuleuse propreté. Elle contribuera beaucoup à conserver leur santé, et ne compromettra pas celle de leurs voisins. Les alimens venteux leur conviennent fort peu, et malheureusement, ce sont ceux qui coûtent le moins ; toujours doivent-ils faire attention de les poivrer et de les vinaigrer convenablement, pour les rendre de plus facile digestion.

Aussitôt que la saison le permettra, ils feront bien

d'ouvrir leurs boutiques et les ateliers , pour y faire pénétrer l'air pur. Il faudra même que les propriétaires fassent correspondre des fenêtres aux portes , pour balayer, même dans les froids, de tems en tems, l'air humide et corrompu qui s'y sera accumulé.

Si les ouvriers sédentaires pouvoient se procurer, on bon air, un peu de terre à cultiver, ce seroit l'exercice qui pourroit leur convenir le mieux ; ils y trouveroient un travail et un amusement salutaire qui leur permettroit de reprendre leur occupation , avec un nouveau courage et une nouvelle vigueur.

Lorsqu'on ne sera pas à portée de faire l'exercice que nous recommandons , il faudra que des frictions en tiennent lieu, que chaque jour on se frotte tout le corps avec un morceau de flanelle , ou linge blanc d'un tissu grossier. Lorsqu'on sera constipé , on devra prendre des lavemens rafraîchissans , et quelques boissons délayantes.

SÉDUCTION. La séduction est une tromperie artificieuse qu'on emploie pour abuser de quelqu'un , et le faire consentir à des démarches contraires à son intérêt. On donne le nom de séducteur à celui qui abuse de la foiblesse , ou de l'ignorance d'une jeune personne. On ne peut donc trop avertir le sexe , à son printems , de fermer l'oreille , aux cajoleries , et aux douceurs de la séduction : une faute , une inconséquence , à cet âge , peut être suivie de regrets éternels.

SEIGLE. Le seigle est un genre de bled , qui tient le premier rang après le froment. Il donne une nourriture solide et durable , mais un peu difficile à digérer pour les personnes qui ne sont pas accoutumées à de violens exercices , parce que le seigle est visqueux , et qu'il ne contient point la partie végéto-animale qui rend la pâte de froment si facile à faire lever.

On a observé que les personnes qui sont naturellement échauffées et constipées, font fort bien de faire mêler un tiers ou un quart de farine de seigle, à celle de froment : ce qui d'ailleurs donne un pain d'excellent goût et le tient frais, plus long-temps.

On fait quelquefois griller le seigle, pour le prendre en guise de café. On prétend qu'il n'est même pas dé-sagréable ; toujours est-il sûr, que s'il est moins attrayant pour le goût, il échauffe beaucoup moins, et ne porte point son action sur le genre nerveux de la même ma-nière.

S E I N. (V. Mamelles).

S E I N E. Rivière. (V. Paris).

S E L (de cuisine, Sel marin ou muriate de Soude). Le sel marin est un sel neutre parfait, formé par la combinaison de l'acide muriatique, avec l'alkali fixe minéral. Ce sel, non - seulement est le plus utile aux hommes, et c'est encore à juste titre qu'on le nomme sel commun. Les eaux de mer en sont très-chargées. On en trouve en outre des masses immenses dans l'intérieur de la terre. Il n'y a aucune mine d'or qui rapporte le profit annuel des mines de sel gemme de Wiéliczka en Pologne. Je n'ai jamais rien vu de si beau que l'exploitation de ces mines, dont j'ai donné le détail dans mes essais de minéralogie du Nord. Nous nous servons le plus communément du sel qu'on retire des marais salans sur les bords de la mer, ou des fon-taines salées de différentes contrées Le sel marin est très-dissoluble dans l'eau, puisque trois onces et demie de cette dernière dissolvent complettement une once de ce sel.

Le sel marin sert essentiellement à assaisonner les alimens, à en corriger la saveur. Il en facilite la digestion ; en produisant toujours un commencement d'altération dans les substances alimentaires. Pringle et Macbride ont prouvé que le sel marin retardoit la putréfaction, et étoit un puissant antiseptique, lorsqu'on le méloit en grande dose avec les substances animales ; mais il agit très-différemment, quand on en mêle une petite quantité avec ces mêmes substances : car alors il favorise et hâte la putréfaction.

Lorsque les alimens qu'on prend ont trop de sel, alors ils échauffent et produisent une certaine âcreté dans les humeurs. On prétend qu'il peut causer le scorbut ; c'est ce qu'on a observé, d'après le mauvais effet que produisent les salaisons, dont l'usage est trop répété dans les équipages de vaisseaux.

Il paroit que l'emploi du sel marin date de la plus haute antiquité. Il convient généralement à tous les hommes, et dans presque toutes les circonstances de la vie animale ; on a dit du sel, au physique :

Non sapit esca benè, quæ datur absque sale.

Au moral :

Insulsi nec micam salis habere dicuntur.

SÉLÉNITE. La sélénite ou sulfate calcaire est un sel neutre formé par l'acide sulfurique et le carbonate calcaire. Il est certaines eaux, qui contiennent particulièrement ce sel, et lorsqu'on l'a reconnu, on doit s'en abstenir, ou bien les faire déposer avant de s'en servir.

S E L L E (aller à la). (V. Garderobe, Excrément).

S É M É I O T I Q U E. C'est la science des signes qui désignent la santé ou la maladie. Les deux séméiotiques sont des corollaires l'une de l'autre ; car ce n'est que dans les phénomènes que présente la santé, qu'on peut puiser les signes qui servent à faire juger de sa durée ; c'est particulièrement par l'aspect des yeux et du visage qu'on peut s'assurer de l'état sain ou mal sain ; mais l'observateur éclairé trouve encore dans les mouvemens et l'extérieur de chaque partie, autant de glaces dans lesquelles viennent se réfléchir les dispositions intérieures, soit naturelles, soit contre nature.

Le séméioticien instruit voit donc souvent se déchirer devant lui le voile mystérieux qui cache l'avenir aux autres mortels. Il tient la chaîne des changemens qui peuvent arriver dans la santé ou dans la maladie ; les premiers chaînons lui font connoître la nature de ceux qui doivent suivre, et préjuger même ceux qui ont précédé ; c'est ce qui donne la division générale de la séméiotique, ou des signes diagnostics, prognostics, et anamnestiques.

Nous ne dirons rien ici de la séméiotique propre aux maladies ; il nous suffira d'énoncer, relativement à la santé, que ces signes sont presque aussi différens que les individus qui les présentent ; car, non-seulement ils varient relativement aux différentes constitutions, mais chaque constitution est elle-même susceptible d'une foule de modifications.

Cependant on pourra généralement assurer que la santé est ferme et stable, lorsque toutes les fonctions s'exerceront avec facilité et constance. On pourra même déterminer, jusqu'à un certain point, qu'elle se sou-

tiendra , lorsqu'on sera instruit des particularités de l'enfance , des maladies qui ont pu survenir, des parens à
qui on doit le jour, de la manière de vivre habituelle ;
si l'examen de tous ces points est favorable , si d'ailleurs on a la tête forte , la poitrine large , les membres
vigoureux , les yeux vifs , le visage frais , les lèvres colorées , on aura les plus fortes raisons pour présager une
longue continuation de santé.

SEMENCE (animale). La semence est cette humeur
réproductrice qui se sépare petit à petit dans les testi-
cules des animaux. A la manière fine et déliée , dont les
vaisseaux de cet organe sont tissus , on peut juger de
l'importance que la nature a mise à cette sécrétion , et
que, si elle paroit en avoir été aussi avare , c'est violer ses
droits , que d'en être prodigue. La semence est non-
seulement utile à l'extension des espéces , mais elle
donne encore aux mâles , dans chacune , la vigueur
nécessaire pour toutes les actions de la vie , qui commandent la force et l'énergie ; elle influe en outre pro-
digieusement sur l'esprit et sur les talens futurs de la
jeunesse. On a vu plus d'une fois des jeunes gens hébétés , phtisiques , etc. pour s'être livrés imprudemment à des goûts aussi illicites que pernicieux. (V.
Onanisme).

SEMENCE (végétale). Les semences végétales sont
les parties des plantes qui servent à leur réproduction,
en nourrissant l'embryon qu'elles renferment. Beaucoup
de semences céréales , émulsives et légumineuses , servent avantageusement de nourriture aux hommes et
aux animaux. L'altération que produit le gonflement et
le développement des semences , ressemble à l'altérabilité
qui les rend propres à la nourriture. Elles offrent sou-

vent ce qu'on a nommé *alimentum maximum in minimâ mole.* (V. Graine , Farine , Pain).

SEMOULE. La semoule est une pâte faite avec la plus fine farine paîtrie avec de l'eau , et quelquefois du lait , qu'on réduit en petits grains de la grosseur de ceux de moutarde. On s'en sert beaucoup pour faire des potages , et pour manger avec le lait. Cet aliment est on ne peut plus sain, et convient parfaitement aux convalescens.

SENS Physiques. Les sens physiques ou externes sont des sentinelles qui nous ont été données par la nature , pour nous instruire , nous avertir de nos besoins , et veiller à notre conservation. Ils fournissent utilement au commerce réciproque des hommes en société.

On a distingué cinq sens externes , la vue , l'ouïe , l'odorat , le goût , et le toucher. Chacun de ces sens reçoit des impressions particulières des corps extérieurs, qui sont communiquées au principe des différentes sensations , par l'entremise des nerfs de chacun de ces sens.

Des corps étrangers , des liqueurs , des vapeurs , de la lumière , voilà la graduation de nos correspondances. Il faut craindre que souvent nous n'ayons affaire à des interprétes infidèles. Le toucher qui est le plus borné des sens , est aussi le plus sûr de tous ; le goût et l'odorat sont peu incertains , mais l'ouïe commence à nous tromper assez souvent ; pour la vue , elle est sujette à tant d'erreurs , que l'industrie des hommes , qui sait tirer avantage de tout , en a formé l'art d'en imposer aux yeux , art admirable , et poussé si loin par les peintres , que nous aurions peut-être perdu à avoir des sens moins trompeurs. (V. Vue , Odorat , Goût , Ouïe , Toucher).

Ayons le bon esprit de rendre les sens utiles à notre félicité , en les ménageant de manière à les conserver longtems dans toute leur intégrité ; car ils s'émoussent et se blasent souvent par tous les excès auxquels se livrent les hommes sans ménagement

SENS Moraux. Les sens moraux ou internes sont des actes de l'intelligence , excités par les sens externes , et par les réflexions qui sont la suite de la perception des idées qu'ils ont fait naître. De-là l'imagination , le jugement , l'attention , la mémoire et la série de passions qui affectent les hommes , plus ou moins , selon la finesse et l'état sain de leurs organes.

On sait que du sang épanché sur l'origine des nerfs produit l'apoplexie , qu'un coup , qu'une frayeur subite causent la démence , etc. etc. Que l'amour-propre ne se croye donc point humilié , parce que l'esprit a une nature si corporelle. On ne peut se formaliser de ce qu'une personne en léthargie ait passé de la vie à une mort apparente , sans joie ni tristesse , sans amour , sans haine , et ressuscite quelques jours après , sans avoir senti la peine de mourir.

On demande pourquoi on est si foible lorsqu'on a longtems ou fortement exercé les sens internes ? Pourquoi les nerfs , et surtout ceux de la tête , semblent s'épuiser alors , comme le font les autres organes , trop exercés ? Pourquoi les alimens , les boissons , les médicamens , les poisons , le repos , le mouvement , l'air , le chaud , le froid , l'habitude , ont tant de pouvoir sur nos sens intérieurs ? Il paroit assez clair que c'est qu'ils dépendent du bon ou mauvais état des organes corporels. Tout le justifie, l'éducation, les mœurs, les alimens, les loix, les boissons, les maladies, les remèdes, tout indique l'empire de ce corps terrestre, tout confirme dans beaucoup de cas, l'esclavage et l'obscurcissement de cet être spirituel, qui devroit lui commander.

> Est-ce là ce rayon de l'essence suprême
> Que l'on nous peint si lumineux ?
> Est-ce là cet esprit survivant à lui-même, etc. V.

On reconnoît à peine sa spiritualité au milieu du tumulte des appétits corporels, du feu des passions, du dérangement de l'économie animale : et quel flambeau pour nous conduire, que celui qui s'éteint à chaque pas !

Il résulte de ce que nous venons de dire, qu'on ne peut trop recommander aux hommes de se conduire, d'après les règles de la tempérance et de la sagesse, pour qu'en jouissant des avantages d'une bonne santé, les sens internes conservent un état de perfection, qu'ils ne peuvent garder, sans que les sens externes le leur assurent.

SENSATION. Les sensations sont des impressions que nous recevons par le moyen des organes physiques ; leur force ou leur foiblesse dénote également l'influence du corps sur l'esprit, et de l'esprit sur le corps ; car l'esprit et le corps naissent ensemble, s'affoiblissent et se fortifient ensemble, tombent malades ensemble, guérissent ensemble, vont du même pas à la virilité, à la maturité, et à la décrépitude.

Les sensations, ainsi que les passions, ont d'autant plus d'activité, que les individus sont plus nerveux, plus sensibles. Ainsi lorsque les impressions sont faites subitement dans cette circonstance, alors le jeu des organes est troublé. C'est ainsi qu'on a vu plus d'une fois des coups de canon et de tonnerre , faire perdre l'ouïe , et le soleil et la neige obscurcir la vue, et même la détruire.

Il est des moyens d'obvier à l'action violente de ces causes sur nos organes. C'est d'interposer quelques corps qui atténuent la sensation , en ne permettant pas qu'elle se fasse sur tout l'organe à-la-fois , en se bouchant les oreilles , en fermant les yeux , si mieux on n'aime se soustraire tout-à-fait à l'impression du bruit et de la lumière.

SENSIBILITÉ Physique. La sensibilité ou le sentiment physique est une disposition particulière de nos sens , pour recevoir , par le moyen des nerfs, les différentes impressions que font sur eux les objets extérieurs; on peut la regarder comme l'agent conservateur de l'existence animale , et un des plus beaux et des plus singuliers phénomènes de la nature. Les nerfs sont donc les véritables organes de la sensibilité, de l'activité de nos sens externes et internes , de la liaison de toutes les parties du corps entr'elles.

Soit qu'on les regarde comme des cordes vibratiles , ou comme des tuyaux remplis d'un fluide électrique , ou de toute autre espèce , ils agissent tellement qu'ils portent le sentiment vers un centre commun où se passent les sensations ; ils partent de ce centre , pour commander aux muscles , se répandre dans les viscères , et par la sympathie nerveuse , produire des mouvemens spontanés.

L'influence réciproque de la sensibilité et l'irritabilité sur nos organes , forment l'action tonique des corps vivans , dont le foyer ou le *sensorium commune* paroit être essentiellement la moëlle allongée , indépendamment de la sensibilité particulière à chaque partie , et qui augmente beaucoup , lorsque le mal et les douleurs viennent leur porter quelque atteinte.

C'est à son excessive sensibilité , ou au grand nombre de ses nerfs , que l'homme doit son heureuse disposition pour toutes les connoissances dont l'ensemble forme l'éducation. Il est étonnant avec quelle facilité ses organes se plient sous le joug de l'instruction , des habitudes et des exemples , tandis que chez les animaux même les plus intelligens , on trouve très-peu de cette aptitude , suite de la sensibilité.

Peut-être le défaut de sensibilité chez eux tient-il à la quantité de leurs poils. Nous voyons que les pattes des singes en sont presque dépourvues : peut-être seroit-elle une suite de la grande facilité que nous avons à transpirer. Il faudroit savoir ce que les animaux perdent par l'organe de la peau , en comparaison avec l'homme.

On a observé que dans l'espèce humaine , les enfans étoient les plus éminemment sensibles , ce qui tient à la fraîcheur , à la ténuité , et à la souplesse de leurs fibres ; de-là les convulsions fréquentes auxquelles ils sont sujets. La constitution des femmes les rapproche beaucoup de celle des enfans , et si les passions , chez elles , sont plus vives que chez les hommes , cela tient particulièrement à la grande mobilité de leurs fibres , et surtout de celles de *l'utérus* ; de-là leur irritabilité , leurs vapeurs , etc.

On sait encore que l'air plus ou moins chaud , plus ou moins pur , agit fortement sur la sensibilité ; que certaines personnes ne se trouvent bien , que dans l'air natal , qu'un air trop vif est funeste aux personnes poitrinaires ; les climats , les saisons , portent encore une action marquée sur la sensibilité ; les alimens peuvent

y porter des atteintes médiates. Les passions humaines
n'ont sur elle qu'une influence trop caractérisée, et souvent bien nuisible. C'est donc encore ici au moyen des
règles de la salubrité qu'on pourra donner à la sensibilité physique, le juste ton qui lui convient pour procurer aux hommes le bonheur moral dont elle doit être
la source la plus pure.

SENSIBILITÉ Morale. La sensibilité morale est
une suite de la sensibilité physique ; c'est une disposition tendre et délicate qui nous touche, et nous émeut
facilement. Les personnes sensibles ont plus d'existence
que les autres ; les biens et les maux se multiplient à
leur égard. La réflexion peut faire l'homme de probité,
mais la sensibilité fait l'homme vertueux. La sensibilité
est mère de l'humanité, de la générosité, elle sert le
mérite, secourt l'esprit, entraine la persuasion à sa
suite ; tels sont les fruits d'une heureuse sensibilité physique.

SENSUALITÉ. La plupart des objets qui flattent
si fort nos sens, et dont nous abusons souvent, enchantent
moins par eux-mêmes que par la bisarrerie des couleurs que leur prête l'imagination, mais le dégoût est
bien près de la jouissance ; c'est une fleur dont le parfum s'évapore, et dont l'éclat s'éteint sous la main qui
la cueille. La sensualité est indigne de l'homme raisonnable, elle affoiblit le corps, amollit le cœur, elle
compromet souvent les mœurs, et ne peut donner bonne
idée de celui qui se soumet à son empire.

SENSUEL. On donne ce nom à ceux qui font leur
Dieu des plaisirs des sens. Ces sortes de gens ne sont
bons que pour eux ; ils sentent plus qu'ils n'agissent ; ils
sacrifient à leurs goûts, parens, amis, fortune, hon-

neur. Ils sont incapables de sentir les avantages de la vertu, des travaux utiles, et des devoirs sociaux. Ils s'abrutissent, se rendent méprisables, et finissent par être à charge à tout le monde.

SENTEUR. (V. Odeur).

SÉPULTURE. (V. Exhumation).

SEREIN. On appelle communément serein, l'humidité dont l'air est chargé, principalement en été, quelques heures après le coucher du soleil, sur-tout lorsque le vent est au midi. Ceux qui sont exposés au serein éprouvent ordinairement un sentiment profond d'humidité et de froid, que cause la rosée commençante, parce que, quand le soleil disparoît, il enlève tout le calorique libre que la terre contient ; il se fait une légère précipitation, et l'eau qui est arrivée à la surface de la terre, en s'évaporant, produit un froid sensible et dangereux.

C'est une erreur de croire que le serein soit une émanation plus nuisible que la rosée, sur-tout si cette dernière s'applique au corps. Le serein doit nuire aux personnes délicates, convalescentes, et même à celles qui se portent bien, si elles y restent trop long-tems ou trop fréquemment, parce qu'il supprime la transpiration et amène tous les maux qui en sont la suite. (V. Transpiration).

On dit d'un beau tems, d'un beau jour, un tems serein, un jour serein.

SERRE-TÊTE. Les serre-têtes ont l'inconvénient d'applatir les oreilles, de gêner par leurs cordons, et même de faire mal à la tête ; d'ailleurs ils empêchent les sons de parvenir facilement aux oreilles. Un bonnet de

Tome II.   K k

coton suffit, dans tous les tems, pour couvrir la tête, lorsqu'on est au lit.

S E R R U R I E R (régime du). Les serruriers, ainsi que les maréchaux et les forgerons, sont sujets à de violens maux de tête et de poitrine, parce que souvent leurs forges ne sont pas assez artistement bâties pour que les charbons, de quelque nature qu'ils soient, ne viennent pas les affecter vivement. C'est pourquoi, au milieu de leurs travaux, ils doivent souvent quitter l'atelier pour aller respirer l'air frais ; car c'est le moyen le plus efficace d'obvier aux maux de tête et de poitrine, auxquels succèdent des asthmes et des phtisies, qui les font périr de bonne heure.

L'habitude de se trouver en face du feu, les échauffe beaucoup, les dessèche, et les maigrit considérablement ; ils seront très-attentifs, quand il fera froid, de ne pas s'exposer à l'air extérieur, lorsqu'ils seront en sueur.

Comme la vivacité de la lumière porte directement atteinte à leur vue, ils feront très-bien d'avoir des garde-vûes pour la ménager.

Ils doivent se baigner de tems en tems pour humecter les fibres desséchées par l'ardeur du feu, et pour se nettoyer la peau qui se salit aisément. Leur nourriture sera restaurante, mais peu épicée ; le vin leur convient à dose modérée, surtout quand ils ont bien chaud. S'ils sont sujets à la constipation, ils prendront des lavemens.

Un morceau de taffetas ou de toile cirée placé sur la poitrine, pourroit arrêter, jusqu'à un certain point, l'action du feu et tempérer la chaleur, ainsi que l'huile.

S E V R A G E. Pour arriver à sevrer les enfans avec méthode et facilité, il faut les accoutumer dès le cinquième

ou sixième mois, à prendre quelquefois des alimens légers
et de facile digestion , tels que de la croûte de pain
pilée , avec du lait ou du bouillon léger. Ce sera le moyen
de soulager la mère et d'amener , petit à petit , les enfans
à prendre des alimens plus solides. Lorsqu'ils se portent
bien , vers quinze à dix-huit mois , quand la dentition se
termine , qu'ils commencent à marcher , que l'estomac
a de la force , on peut sevrer les enfans , mais tellement
que le lait soit leur principale nourriture , encore bien
long-tems après le sevrage. A cette époque , la soupe ,
les panades avec la croûte de pain pilée , des bouillies
bien faites, avec des fécules nourrissantes, sont ce qui leur
convient le plus ordinairement; on peut même leur donner
des petits morceaux de croûte de pain qui ne soient pas
trop durs , dès qu'ils pourront un peu mâcher , ce qui
aidera les gencives à se ramollir, et facilitera la sortie des
dents. Au reste la force de l'enfant , l'accroissement de
ses dents , l'abondance du lait maternel , doivent déterminer l'instant où il faudra le sevrer , et on observera
seulement , qu'on doit prendre des précautions nécessaires, pour que le changement de nourriture arrive petit
à petit , de sorte que la mère et l'enfant ne puissent
s'en trouver incommodés.

Lorsque le sevrage sera déterminé , la mère ou la nourrice éloigneront les heures de l'allaitement , en ne présentant le sein au nourrisson, qu'autant que la prudence
l'exige. La mère aura soin de prendre des précautions
pour que son lait ne s'engorge point , et n'aille pas se
déposer sur quelques parties étrangères , et essentielles
de l'existence. Elle mangera moins , usera pendant quelques tems d'alimens moins nourrissans , prendra pendant
quelques jours des tisanes sudorifiques , évitera de s'ex-

poser au froid , de découvrir sa poitrine. Après avoir gardé ce régime pendant quelque tems , si l'on ne voit pas qu'une excrétion assez considérable de sueur ou d'urine , ait pu débarrasser l'humeur surabondante , il sera prudent de la purger , suivant que le besoin s'en manifestera.

Il arrive quelquefois que dès les premiers mois d'une nourriture , des accidens , des maladies , ou d'autres circonstances, qui surviennent aux mères ou aux nourrices , les empêchent de donner leur lait aux nourrissons ; alors si l'on ne peut sur-le-champ se procurer une bonne nourrice , il faudra mettre les enfans à l'usage du lait de vache ou de chèvre , selon que la constitution individuelle paroîtra l'exiger. Le premier est, en général , celui qui réussit le mieux , surtout s'il vient d'une bonne vache , qu'il soit bien pur , et qu'on ne le change pas. Quand on peut, chez soi , surveiller très - attentivement les enfans , il est peut-être plus prudent de les nourrir de cette manière , et de les sevrer tout-à-fait, que de les exposer au loin chez des nourrices sur lesquelles on ne peut pas complettement compter.

Des parens bien intentionnés pour ce qu'ils ont de plus cher , se garderont bien de mettre leurs enfans chez des sevreuses, qui font métier marchandise de sevrer , et ne s'en acquittent que trop strictement. Ces femmes sont ordinairement mal-propres , avares, dures, impérieuses, s'inquiètent peu des cris des enfans, ne connoissent que leur intérêt , et une routine très-souvent meurtrière : les alimens les moins chers , et plus propres à empâter les enfans plutôt qu'à les nourrir , sont ceux qu'elles leur donnent d'habitude ; s'ils deviennent malades , on est bien sûr qu'ils seront à la diète , car on les laisse manquer de tout.

Une chose très-à craindre chez les sevreuses, c'est le mauvais air des dortoirs ; cette cause seule fait périr une foule d'enfans ; mais quand les précédentes s'y réunissent, quelle est la mère un peu sensible qui se refusera à remplir elle-même un des devoirs les plus importans de l'humanité et de la conservation des hommes ?

Si les alimens laiteux s'aigrissoient dans l'estomac des enfans, il faudroit leur donner des panades, des fécules nourrissantes, et surtout celle de pomme de terre, la crême de riz, des gelées animales, légères, avec du bouillon gras. Quelquefois en les purgeant légèrement, leur estomac se remet aux alimens laiteux très-facilement.

Il faut éloigner l'instant de commencer à donner de la viande aux enfans, jusqu'à trois ans, en observant de ne leur présenter jamais que des viandes rôties ou bouillies, sans sauces ; celles qui sont poivrées et épicées, ne leur conviennent point. Ne leur donnez jamais du pain tendre qui pèse sur leur estomac. A l'égard des boissons, si l'eau est bien pure, c'est la meilleure de toutes ; on peut y mêler quelques gouttes de vin, lorsqu'on veut les exciter à boire.

Il faut donner peu à manger à la fois, aux enfans, et leur en donner souvent, leur fournir rarement autre chose que du pain sec ; car l'envie d'avoir des friandises, leur fait souvent demander à manger, quand ils n'ont pas besoin ; et le besoin réel est bien décidé, quand ils mangent, avec appétit, leur pain sec. Lorsqu'ils n'iront pas facilement à la garde-robe, il faudra leur donner de l'eau de pruneaux, ou des pruneaux à man-

ger, ou du pain d'épice, et même quelquefois des petits lavemens rafraîchissans.

En général, il vaudra mieux sevrer les enfans à la
campagne, et en bon air, que dans le sein des villes,
et les mères devront s'y transporter, quand elles en auront la facilité. Les vêtemens des enfans doivent être
très-légers, et sans aucune ligature gênante, ils doivent
pouvoir gigoter continuellement, et on fera bien d'avoir
des tapis ou des paillassons sur lesquels ils aillent se
rouler à tous momens. Les soins de la propreté sont de
la dernière importance ; il faut souvent les changer de
linge, les laver, de la tête aux pieds, avec de l'eau tiède
ou froide, suivant l'état de l'atmosphère, avoir soin que les
yeux, les oreilles, les mains, la tête, au moins soient lavés
quand le reste du corps ne l'a pas été. Il ne faut qu'un
béguin de toile pour tenir croisés, les bourrelets dont
nous avons parlé ailleurs ; ils ont l'avantage de laisser
passer l'air par leurs ouvertures, ce qui les rend préférables
à des bonnets très-parfaitement appliqués sur toute la
tête.

SEXE. Le mot sexe donne la différence des hommes
aux femmes, d'où naissent des variations dans la force,
la constitution, dans la manière d'envisager les uns et
les autres, soit moralement, soit physiquement. (V.
Homme, Femme.)

SIAGONAGRE. On donne ce nom à la goutte qui
doit choquer le plus les gourmands, car c'est celle qui
se jette sur les mâchoires.

SIÉGE. On donne le nom de siége, ou de chaise,
à un meuble sur lequel on a coutume de s'asseoir. Il
diffère du tabouret, en ce qu'il a un dossier, et du
fauteuil, en ce qu'il n'a pas de bras. Les siéges doivent

être proportionnés, pour la hauteur, aux personnes auxquelles ils doivent servir, afin qu'elles y soient commodément. Les siéges bas conviennent surtout aux personnes qui écrivent constamment, pour que la poitrine ne soit pas obligée de se courber sur le travail; ou bien si les chaises sont hautes, la table doit être élevée d'autant, pour n'avoir rien à craindre de la courbure constante, et de la gêne de cet organe important.

SILENCE. Le silence est l'opposé du bruit. Tout ce qui frappe l'organe de l'ouïe rompt le silence. Le silence de la nature est grand : celui des forêts inspire la terreur : celui de la nuit est doux : celui des grands parleurs est aussi rare que désiré. Un homme d'esprit silencieux est très-à craindre pour ces derniers, car personne n'examine plus, et ne développe mieux ce qu'on cache au fond de l'ame, que les silencieux.

Chez les enfans, le bruit est bien préférable au silence, et on doit faire tout pour les en tirer, parce qu'il ne montre, ni vivacité, ni esprit.

SIMPLES. On donne ce nom, en médecine, aux plantes dont elle fait usage. (V. Végétaux).

SIMPLICITÉ. (Morale.) La simplicité ne se considère, parmi les hommes, que lorsqu'elle est relative aux manières, et sur-tout au style ; la simplicité noble est d'aussi bon ton, que la grandeur même. Malherbe dit avec une simplicité noble et philosophique :

> En vain, pour satisfaire à nos lâches envies,
> Nous passons, près des rois, tout le tems de nos vies,
> A souffrir des mépris, à ployer les genoux ;
> Ce qu'ils peuvent, n'est rien ; ils sont ce que nous sommes,
>> Véritablement hommes,
>> Et meurent comme nous.

SINCÉRITÉ. La sincérité n'est autre chose que

l'expression naïve de la vérité. (V. Vérité, Mensonge).

S I N G U L A R I T É. Ce mot se prend souvent en mauvaise part, et désigne une affectation de mœurs, d'habitudes, et d'opinions contraires à celles des autres. Cependant, lorsque la singularité sera conforme aux règles de la vertu, de l'honneur, elle sera digne d'éloge; si elle s'occupe de niaiseries, de modes et de futilités, elle est fort méprisable.

Il faut savoir être soi, s'élever au-dessus des préjugés ridicules, en évitant toutefois ce qui seroit incommode aux autres, et dangereux à soi-même.

S I R O C O. C'est le nom qu'on donne, sur la Méditerrannée, à un vent qui domine entre l'Orient et le Midi, et qu'on nomme Sud-Est sur l'Océan.

S I R O P. On donne ce nom aux mélanges particuliers du sucre avec les parties extractives, les infusions, les acides, les amandes, et les substances auxquelles on a reconnu des propriétés salutaires et agréables, dans l'usage commun de la vie.

Les sirops sont d'un avantage précieux, toutes les fois qu'on veut avoir instantanément une boisson appropriée à quelque circonstance pressante. Nous avons parlé des sirops qu'on peut faire avec les différentes substances dont on fait le plus communément usage. (V. Limonade, Groseilles, Orgeat).

S I T E. Lieux. (V. Habitation).

S I T I O L O G I E. On donne le nom de Sitiologie à la partie de la médecine, ou plutôt de l'Hygiène qui parle des alimens.

S O B R I É T É. La sobriété est l'usage prudent du boire et du manger. Les plus grands philosophes l'ont tous recommandée, ainsi que les médecins de tous les âges, comme contribuant à assurer la santé et à prolonger les jours. Horace lui-même a dit:

Nempè immarcescunt epulæ sine fine petitæ,
Illusique pedes vitiosum ferre recusant
Corpus.

Les règles principales de la sobriété consistent à ne point faire d'excès dans le boire, dans le manger, en combinant toutefois la force individuelle; car ce qui seroit bon pour l'un, peut être intempérance pour l'autre. On doit donc observer ce qui convient, et quant à la qualité, et quant à la quantité des alimens, en faisant toujours des repas composés de mèts simples, sans sauces aromatiques et incendiaires, en buvant peu de vin, en se mettant à la diète chaque fois que la plénitude se fait appercevoir. Pour vivre sobrement, il ne faut pas trop se livrer à la société, et se contenter chez soi d'un ordinaire sain, tel qu'on ne le trouveroit pas en fréquentant les Lucullus de la société.

Pourquoi faut-il que les gens aimables soient journellement exposés à détruire leur santé, en vivant au milieu de l'abondance qui les fête et les recherche, tandis que le plus bas des vices, l'avarice, est souvent récompensé de sa crapuleuse sobriété, par une santé ferme et une vieillesse toujours trop longue pour la société, surtout pour des héritiers? (V. Tempérance, Repas).

SOCIABILITÉ. La sociabilité est cette disposition qui nous porte à faire aux hommes tout le bien qui peut dépendre de nous, à concilier notre bonheur avec celui des autres, et même à le subordonner à l'avantage commun et général.

SOCIÉTÉ. Si le bonheur des parties tient à celui

de tous, les individus de la société ne sauroient l'obtenir, sans travailler à celui des autres ; car ceux qui veulent être heureux en s'isolant, seroient comme des esprits bornés, qui s'imagineroient être en sûreté chez eux, tandis que la maison de leur voisin brûle.

L'intérêt des hommes doit donc les rassurer contre ce fatal isolement ; il en est bien peu, dans une société éclairée, qui ne veuillent concourir au bien général, puisque leur propre intérêt, et le bien public, en font la loi.

S o i e. La soie est due à cet insecte industrieux, auquel on a donné le nom de ver-à-soie, qui en prolongeant à l'infini un fil délié, mou, et léger, forme une coque dans laquelle il doit subir la métamorphose de l'état de chrysalide, à celui de papillon.

Ce n'est qu'un peu avant le règne de François I, que l'usage de la soie commença à être connu en France.

Les étoffes de soie ont beaucoup de chaleur, lorsqu'on les fabrique épaisses, telles que les velours ; elles sont infiniment légères et fraîches, lorsqu'on ne leur donne que l'épaisseur des taffetas. On peut utilement employer les étoffes de soie, pendant les grandes chaleurs de l'été ; mais il faut craindre que, pendant certaines températures, quand les vents soufflent du Nord, quand les matinées, surtout le soir, sont humides, les corps ne soient pas assez couverts, et qu'il n'en résulte quelque suppression dangereuse de la transpiration. C'est surtout un avis aux dames.

S o i f. (V. Altération).

S o i r. C'est une partie de la journée, qui mérite

bien quelqu'attention, relativement au mauvais usage qu'on en fait.

Dans les grandes villes, on l'employe à aller s'enfermer dans des assemblées tumultueuses, dans des spectacles, dont l'air est on ne peut plus mal sain.

Dans les campagnes, le soir est le tems où l'humidité pénètre le corps le plus facilement, et avec plus de force, parceque n'étant pas garni de poils comme celui des animaux, il est bien plus sensible à toutes les impressions de l'air, et laisse tout à craindre de la suppression de la transpiration. C'est pourquoi il est si dangereux, au commencement de la nuit, et au serein, de se promener dans les lieux humides, marécageux et bas, sans marcher fort vîte. (V. Promenade, Serein, etc.).

S o l. Le sol mérite beaucoup de considération, relativement aux habitations différentes que les hommes peuvent y fixer, à son élévation, à son abaissement, à sa sécheresse, à son humidité, aux défrichemens qu'il exige souvent pour le rendre cultivable, ou habitable. (V. les mots Marais, Montagnes, Habitation, etc.).

S o l e. La sole est un poisson de mer très-plat, dont la chair, quoique dure et visqueuse, ne laisse pas d'avoir un fort bon goût, surtout lorsqu'elle a été gardée quelque tems. C'est pour cette raison qu'on trouve bien meilleures les soles qu'on mange à Paris, que celles qu'on achète sur les bords de la mer.

S o l e i l. C'est le grand astre qui éclaire et échauffe le monde, et qui, par sa présence, nous assure le jour ou la lumière. Ou l'on devroit regarder le soleil, comme une étoile fixe, beaucoup plus rapprochée de nous que les autres, ou il faut regarder les étoiles, comme des soleils beaucoup plus éloignés que celui dont nous sentons la douce influence. Voltaire a peint ainsi le soleil :

De lui partent sans fin des torrens de lumière ;
Il donne, en se montrant, la vie à la matière,
Et dispense les jours, les saisons et les ans,
A des mondes divers autour de lui flottans.
Les astres asservis à la loi qui les presse,
S'attirent dans leur course, et s'évitent sans cesse,
Et servant l'un à l'autre et de règle et d'appui,
Se prêtent les clartés qu'ils reçoivent de lui.

Pour juger de l'influence du soleil sur la santé et sur la force des hommes, il suffit de faire réflexion à l'état de maigreur et de foiblesse qu'on observe sur ceux qui vivent retirés et sédentaires, qui ne font point d'exercice en plein air, et qui ne sont pas enfin vivifiés par celui qui anime tout dans la nature. Dans ces circonstances, on peut comparer les hommes aux plantes étiolées, qui ne recevant pas l'aspect de l'astre du jour, sont en conséquence foibles, pâles, décolorées, et ont une tendreur, que ne conservent pas celles qui poussent vigoureusement dans une position favorable.

Cependant, si l'influence du soleil est nécessaire, surtout dans les tems où sa chaleur n'est pas considérable, il est aussi des circonstances où sa vive chaleur porte une action trop forte sur nos corps. C'est surtout pendant les jours caniculaires, que ses impressions, dans nos climats, sont les plus fortes : alors, les fibres se desséchent, le sang se raréfie, ainsi que les autres humeurs, et il en naît des dispositions très-prochaines pour les maladies inflammatoires et putrides, si l'on ne prend toutes les précautions nécessaires pour en éloigner les causes.

Il est donc très-essentiel, dans les grandes chaleurs,

de garantir le corps, et principalement la tête, de l'ardeur du soleil. Des chapeaux gris, à larges bords, et
garnis d'un double fond de carton blanc, l'ombre, un
air frais, des ventilateurs placés à-propos dans les endroits qui ont besoin d'être aérés, des volets, des jalousies, serviront utilement à garantir de l'extrême
chaleur.

Lorsque cet astre est dans toute sa force, les vieillards, les enfans, et les personnes délicates, ne doivent
pas s'y exposer. Ils feront bien de l'éviter dans le printems et dans l'automne, parce qu'à cette époque, le
froid qui se fait sentir soir et matin, condense les humeurs; et si, alors, on s'expose au soleil, le sang se
raréfie, s'engorge, et s'épaissit facilement; de-là, les
maux de tête, les coups de sang, les rhumes de cerveau, les maux de gorge, etc.

L'action du soleil est encore plus dangereuse sur les
personnes qui sont en repos, que sur celles qui sont en
mouvement, sur celles qui dorment, que sur celles qui
veillent, parceque plus le sang circule lentement, plus
l'effet de la chaleur peut devenir fâcheux. On a observé que l'action du soleil étoit très-avantageuse pour
les enfans foibles, et dont le développement ne se fait
pas aisément, ainsi que pour les convalescens, pourvu
qu'on ne les y expose pas dans des heures où l'on
pourroit en craindre les atteintes.

SOLEIL (coup de), ou insolation. Les nuées, ainsi
que les verres convexes, et le miroir concave, peuvent
réunir et réfléchir les rayons du soleil : c'est ce qui
cause souvent ce qu'on nomme coup de soleil. Les plantes
qui en sont frappées, dans les grandes chaleurs, sont
séchées et grillées ; mais lorsque la force de l'impression

se porte sur le corps, surtout sur des parties qui ne sont pas couvertes, il en résulte sur la peau des espèces de brûlures, ou des taches noirâtres. Lorsque c'est la tête qui est frappée, quelquefois la mort en est la suite, ainsi qu'on l'a observé sur des voyageurs, sur des moissonneurs, des couvreurs, et d'autres ouvriers qui travaillent l'été dans les champs en plein midi, et qui dorment ou sont immobiles.

Il faut surtout craindre les coups de soleil, lorsque ses rayons ont été arrêtés pendant quelques tems par des nuages, et qu'il se découvre tout-à-coup; alors sa chaleur est extrêmement vive, et on doit tout faire pour éviter ses effets. On doit mettre toujours entre les rayons du soleil et les parties qu'on veut défendre un solide qui en intercepte l'effet; c'est pourquoi on fera bien d'employer les chapeaux gris dont nous avons déjà parlé, et dont les fonds ne touchent pas immédiatement à la tête.

Dans le cas où le coup de soleil auroit porté une atteinte vive, il faudroit faire saigner sur-le-champ, et faire boire des liquides acidulés; ce sont les meilleurs moyens de prévenir les vertiges, les ophtalmies et les maux de tête aigus, qui sont souvent la suite de pareils accidens.

Quant à ceux dont on peut faire usage, lorsque la chaleur du soleil est considérable, V. Chaleur, Eté, Altération.

SOLICOQUE. (V. Chevrette).

SOLIDES (Nourriciers). Parmi les solides nourriciers, la substance musculaire donne à l'analyse trois principes immédiats, la gelée, la partie extractive, et la substance fibreuse. Les deux premières paroissent n'être qu'interposées dans les fibres musculaires ; la dernière forme le corps même du muscle : elle est insoluble dans l'eau chaude et bouillante ; cependant elle est pénétrée d'eau dans l'état naturel, et si on la laisse dans cet état, elle se pourrit.

Les ligamens, les tendons, les membranes, les cartilages, et la peau, sont entièrement solubles dans l'eau bouillante, et forment de la gelée, presque sans résidu.

Les os, indépendament de la gelée, contiennent un résidu peu soluble, ou le phosphate calcaire.

L'analyse des viscères est peu avancée ; cependant le Cⁿ. Fourcroy en a déjà développé des parties intéressantes. (V. Blanc de Baleine, Foie, Cerveau). D'après ces recherches, il paroît que le blanc de baleine existe tout formé dans le foie et le cerveau : ce qui peut faire mettre cette substance au rang des principes immédiats de nos solides.

Ainsi nos organes fournissent à l'analyse cinq substances solides nourricières, la gelée, la substance extractive, la partie fibreuse, le blanc de baleine, et le phosphate calcaire.

Quant aux liquides nourriciers, V. ce mot.

SOLITUDE. La solitude est pour l'homme l'éloignement de la société. Celui qui seroit absolument isolé et abandonné à lui-même seroit un être bien misérable, et d'autant plus digne de pitié, qu'il se trouveroit exposé sans cesse, par sa foiblesse et son ignorance, à périr de faim, de froid, ou par la dent de quelque bête féroce ; tel seroit l'homme sortant des mains de la nature. Mais la solitude momentanée, celle qui est la suite des grands travaux, des maux qu'on éprouve dans le commerce des hommes, peut être la suite d'un raisonnement philosophique. Celui qui s'y livre, a donné à la société, ce qu'elle avoit droit d'exiger de lui. Il s'en retire pour goûter quelques momens de calme, avant de terminer une carrière orageuse. On peut dire :

> Qu'heureux est le mortel, qui du monde ignoré,
> Vit content de soi-même, en un coin retiré.

S O L U B I L I T É. C'est la facilité qu'ont certaines substances, et les sels particulièrement, pour se dissoudre dans d'autres substances liquides. (V. Sel).

S O M M E I L. Après la fatigue, soit du corps, soit de la pensée, dans les langueurs de l'ennui, ou d'une chaleur excessive, les fibres s'affaissent les unes sur les autres; elles se détendent, et nous tombons avec plaisir dans le sein du sommeil.

Le sommeil est un état d'inaction, qui suspend tous les mouvemens du corps, excepté ceux du cœur et de la respiration. Cet état est nécessaire à l'homme, pour soutenir, réparer, et remonter sa machine.

> Dieu qui nous créa la clémence infinie,
> Pour adoucir les maux de cette courte vie,
> A placé parmi nous deux êtres bienfaisans,
> De la terre à jamais aimables habitans,
> Soutiens dans les travaux, trésors dans l'indigence ;
> L'un est le doux sommeil, et l'autre est l'espérance ;
> L'un, quand l'homme accablé sent de son foible corps
> Les organes vaincus, sans force et sans ressorts,
> Vient par un calme heureux secourir la nature,
> Et lui porter l'oubli des peines qu'elle endure.... etc.

Tels sont les effets salutaires du sommeil. Ce phénomène, qui fait naître, ou disparoître au bout d'un certain nombre d'heures le bienfait de la nature, qui a fait passer si subitement de la vie à une mort anticipée, tous les animaux, qui nous prive de nous mêmes un tiers de notre vie, est véritablement quelque chose de bien singulier.

Sa cause en paroît due au défaut de mobilité, ou de quantité du fluide vital, qui coule dans les nerfs, à l'affaissement de ceux qui se portent au cerveau, et à la compression de ce dernier organe, qui est en quelque sorte légèrement paralysé.

Les maladies comateuses paroissent n'avoir pas d'autre origine ; et la compression du cerveau, chez une femme qui avoit perdu une partie du crâne, et qu'on faisoit dormir à volonté jusqu'au ronflement, paroît favoriser cette opinion.

Pourquoi le sommeil survient - il périodiquement chaque jour, à la même heure ? Il paroît qu'on peut attribuer cet effet à l'affaissement des vésicules cervicales, ou des principaux nerfs de cette partie, dont la compression et le défaut d'alimens amènent le sommeil. Lorsqu'après un repos de quelques heures, le sang aura été réparé, le fluide nerveux de nouveau propagé, le cerveau se désobstruera, et le sommeil cessera. Les causes de la veille confirment cette théorie ; car il ne faut pour la provoquer et l'entretenir, qu'un régime échauffant ou l'usage des spiritueux stimulans. Il suffit d'avoir une passion vive, pour empêcher le sommeil de répandre ses pavôts sur des paupières appesanties.

Cette importante fonction doit être astreinte à des règles, pour maintenir la santé dans l'état qui lui convient. Il faut donc au sommeil un juste milieu : ni trop, ni trop peu. Dans le premier cas, on a à craindre l'épaississement du sang, des transpirations trop abondantes, des engorgemens, des pesanteurs, des engourdissemens, qui disposent à l'apoplexie, à la léthargie ; dans le second cas, les nerfs s'affoiblissent, les esprits s'épuisent, et le sang s'appauvrit, la transpiration s'arrête : de ces causes découlent encore une foule de maux.

La quantité de sommeil devra toujours être relative à l'âge, au sexe, au régime, aux occupations, aux climats. Les enfans doivent dormir beaucoup plus que les adultes, c'est-à-dire, autant qu'ils le désirent ; les gens laborieux, plus que les gens oisifs ; ceux qui mangent et boivent beaucoup, plus que ceux qui vivent avec tempérance.

Six ou sept heures de sommeil suffisent à une personne bien portante ; on ne doit jamais, lorsqu'il fait froid, s'en permettre plus que huit, car c'est toujours du tems perdu, et pour la santé, et pour l'esprit, ou pour les affaires.

Le meilleur moyen de rendre le sommeil salutaire, est de se lever de bonne heure, et de se coucher de même. Rien n'est plus contraire à la santé que de veiller la nuit ; et de ce côté il n'y a que les gens de la campagne qui soient dans la nature ; aussi les en récompense-t-elle, en leur donnant une santé bien plus vigoureuse, qu'à ceux qui dorment sur l'édredon, et qui font habituellement du jour la nuit, et de la nuit le jour.

Pour que le sommeil soit salutaire, il faut encore observer qu'il doit être préparé par un exercice convenable pendant toute la journée, sans quoi l'on dort mal ; c'est ce qui est prouvé par le peu de repos que peuvent prendre les personnes qui mènent une vie sédentaire. Le proverbe qui dit : Petits soupers, bon sommeil, a bien raison ; et si, à ce que nous venons de dire, on joint la satisfaction de l'esprit, et la gaieté, rien ne pourra troubler le repos de celui qui s'endormira sous ces heureux auspices.

Un sommeil doux, tranquille, proportionné à l'âge, au tempérament, à la saison, etc., entretient la souplesse des membres, excite la transpiration, délasse le corps, rafraîchit l'esprit, répare les forces perdues pendant la journée, et dispose à de nouveaux travaux.

Il faut mettre environ une heure et demie de distance entre le souper et le coucher; plus on est exact à se coucher, à se lever régulièrement à la même heure, plus le sommeil devient prompt, solide et salutaire. Le sommeil étant plus fort et plus agréable dans l'hiver que dans l'été, on peut y consacrer quelques quarts-d'heures de plus.

La meilleure manière de se coucher est de se placer sur les côtés, surtout sur le droit, et d'avoir le corps médiocrement étendu, la tête élevée, et les pieds plus bas que le tronc. Dans cette situation, toutes les parties solides sont dans un état favorable, le cœur a le mouvement le plus aisé possible, les humeurs circulent librement jusqu'aux extrémités du corps, et les alimens arrêtés par le pylore, restant un peu plus long-tems dans l'estomac, ne s'en digèrent que mieux.

En sortant du lit, on fera bien de se tenir chaudement pendant quelque tems, afin de ralentir insensiblement la transpiration abondante occasionnée par la chaleur du lit; à plus forte raison aura-t-on soin de ne pas aller s'exposer, presque nud, à l'air frais, ou à une fenêtre ouverte.

Il ne faut pas faire entourer de rideaux les lits, surtout lorsqu'ils servent à deux personnes. Quand le sommeil est terminé, on doit ouvrir les fenêtres de la pièce où l'on a couché, pour en renouveller l'air qui a perdu de sa pureté pendant la nuit.

Nous avons dit ce que nous pensons de la coutume de dormir après dîner. (V. Méridienne). Quant à l'instrument du repos, V. Lit.

SOMNAMBULE. Les somnambules ont une incommodité bien étonnante, qui les fait agir, comme s'ils étoient éveillés, quoiqu'ils soient bien endormis; ils parlent, répondent, écrivent, et se promènent; ce qui paroît impossible aux hommes éveillés, ne l'est pas quelquefois pour le somnambule, dont l'imagination échauffée, dirige et facilite les mouvemens les plus délicats et les plus difficiles. Il faut bien se garder de les éveiller dans les circonstances périlleuses où on les rencontre quelquefois, comme sur les bords des toits, sur des fenêtres extérieures, etc.; on les exposeroit à se tuer.

Quelques somnambules, à ce qu'on dit, ont les yeux ouverts, et ne s'en servent pas. Ils n'ont point d'idée de ce qu'ils ont fait la nuit précédente; mais la nuit suivante, ils se le rappellent, et semblent avoir deux mémoires, l'une pour le sommeil, l'autre pour la veille.

Ce sommeil, si semblable à la veille, offre des tissus si surprenans de singularités, qu'il seroit bien à désirer que de bons observateurs fussent dans le cas d'apprécier des circonstances, que l'exagération, guidée par le plaisir de raconter des faits singuliers, a presque toujours outrées, qui quelquefois aussi, ont bien pu n'être que des jeux, de la part de gens qui ont voulu s'amuser aux dépens des autres.

Je me rappelle un fait personnel, qui tient au somnambulisme. J'ai été plusieurs fois surpris en me levant, il y a vingt ans, de trouver sur ma table des quatrains de vers français, que j'étois venu écrire en dormant, après quoi j'allois me recoucher. Comme ces circonstances se sont passées dans l'été, il est possible que je me sois réveillé de bonne heure, et que j'aie été écrire sur ma table, ce qui me sera passé par la téte en ce moment. Mais pourquoi, à mon second réveil, ne m'en restoit-il aucun souvenir ? Comment se fait-il, dans le somnambulisme, qu'on dorme, et qu'on entende, qu'on parle, qu'on réponde, qu'on voie, qu'on écrive, qu'on exécute avec justesse, les mouvemens les plus difficiles ?

On a observé en général que les somnambules avoient l'imagination vive, exaltée, et de plus une grande sensibilité, un amour passionné du travail, que leur santé ne paroissoit pas altérée par ces sortes de mouvemens singuliers de leur machine.

Il est important de chercher à arréter le somnambulisme, dès qu'il se manifeste, surtout dans la jeunesse; car on pourroit craindre qu'un jour la manie ne devint une suite de ce dérangement.

Il paroît donc que les moyens les plus importans à tenter, sont de faire voyager les somnambules, de les distraire des occupations très-sérieuses, en leur en présentant de très-agréables et qui ne les occupent pas, de les mettre à l'usage des bains froids, pour rendre aux nerfs le ton qui leur convient.

Quant aux somnambules qui vont courir au risque de se blesser et de se tuer, il faut faire griller leurs fenêtres, et fermer les portes, les laisser lever, les épier, et les éveiller à grands coups de fouet. On prétend que ce moyen a été fort utile dans plus d'une circonstance.

Son (de la farine). Ce n'est point une économie de

faire entrer le son en substance dans la composition du pain, non-seulement parce qu'il ne nourrit point par lui-même, mais encore parce qu'il apporte des obstacles à la bonne fabrication du pain. Il vaut mieux employer du pain moins bis, et en plus petite quantité. Il est dit dans un rapport fait à l'académie en 1783, que, ni le gros, ni le menu son, qui composent les issues séparées des farines, ne doivent servir à faire du pain, parce qu'il seroit mal-sain et indigeste, qu'il ne vaudroit pas souvent le prix de la main-d'œuvre, et ne pourroit être utile qu'au débitant. Cependant les gens qui font de violens exercices, se trouvent mieux d'un pain qui contient du son, que de celui de pure farine, parce qu'il leste mieux leur estomac.

SON. Le son est une sensation qui nous est communiquée par une vibration des corps sonores dans l'air, qui vient frapper l'organe de l'ouïe.

Il seroit très-fâcheux que des sons trop forts vinssent frapper à l'improviste l'ouïe, et on a vu plus d'une fois des surdités à la suite de ces sensations déchirantes. Il ne faut donc jamais se faire un jeu de crier dans les oreilles des autres. Quant aux soins qui regardent l'organe de cette sensation, V. Ouïe.

SONGE. Le songe est un état bisarre, qui nous fait voir la nuit les objets dont on s'est occupé le jour, qui nous présente ce qui a affecté vivement notre imagination pendant la veille, et quelquefois des objets auxquels on n'a jamais pensé.

Il est bien singulier, que plongés dans les bras du sommeil, et sans aucun rapport avec les objets extérieurs, nous jouissions des spectacles les plus beaux, comme des plus affreux, que nous parlions, que nous

nous souvenions de ce qu'on nous a dit, de ce que
nous avons répondu, tellement même que quelquefois
les pensées nées du sommeil, puissent faire honneur
au réveil le plus heureux, que la vivacité des passions
s'y énonce avec une énergie peu différente de celle
de la veille, que tantôt les idées soient décousues et
sans suite, tantôt suivies et dans un ordre parfait.

Les songes sont d'autant plus irréguliers, d'autant plus
fâcheux, qu'il y a moins de tems qu'on s'est endormi,
qu'on a mangé davantage à son souper, et qu'on est
plus mal disposé physiquement. Vers le matin, les
songes ont toujours plus de suite, parceque l'influx
nerveux reprend alors sa vigueur naturelle, qui doit
amener enfin le réveil.

L'état physique et momentané de la machine, doit donc
décider de la perception des songes. En effet les personnes qui se portent bien, qui sont très-sobres,
qui se livrent beaucoup à l'exercice, dorment ordinairement d'un profond somme, et n'ont presque jamais
de songes dont il leur reste des traces, tandis que celles
qui sont foibles, délicates, qui sont intempérantes, qui
ne font pas d'exercice, ont beaucoup plus de peine à
s'endormir, ont un sommeil moins profond, et éprouvent un ébranlement nerveux, bien plus actif, et dont
les traces sont beaucoup plus durables.

Il faut mettre dans cette classe les imaginations vibratiles de ceux qui, par préjugé et toujours par ignorance, ayant reçu dans le jeune âge de fausses impressions, ayant été frappés par mille contes absurdes de
bonnes femmes, retrouvent périodiquement pendant le
sommeil, des impressions qui les ont frappés, et souvent occupés pendant la veille. C'est ainsi qu'on peut

expliquer ces histoires de revenans, qui viennent, chaque nuit, de l'empire des morts, pour effrayer les vivans, et leur faire des demandes indiscrètes. Je me suis trouvé dans une circonstance propre à expliquer ces sortes de contes. Ayant eu le malheur de perdre quelqu'un qui m'étoit bien cher, et de lui rendre les derniers devoirs, mon cœur en fut tellement affecté, que pendant plus de quinze mois de suite, chaque nuit me présenta en songe, l'objet de mon attachement. Admettez une égale sensibilité dans une tête pleine de préjugés, ce qui n'étoit dû qu'à la vivacité de mes affections, va devenir un objet surnaturel, ce sera un revenant.

Les sensations que brouille le sommeil, le réveil les rétablit, et met en fuite les songes trompeurs. Ainsi la vie est partagée entre deux états bien différens, dont l'un est la vérité et la réalité, tandis que l'autre n'est qu'illusion et mensonge.

Il est donc bien essentiel, dans l'éducation, de ne pas mettre les enfans entre les mains des ignorans et des gens grossiers, qui, pour étonner de jeunes imaginations, se font un plaisir de leur débiter mille et une folies, qui se gravent d'autant plus fortement, que les contes sont d'autant plus absurdes, les cerveaux plus flexibles, et que rien ne peut encore les garantir du mensonge. C'est ainsi qu'on a fait ajouter foi aux songes et aux avertissemens qu'on a prétendu leur devoir. C'est une preuve que les rêves appartiennent à beaucoup de gens qui ne dorment pas.

SOPHISTICATION. On donne ce nom à l'altération des substances, que des marchands avares et fripons, mélangent ou frelatent, ce qui peut produire sur la santé de ceux qui en font usage, des effets très-

pernicieux. C'est pourquoi il faut s'assurer que les four-
nitures d'huile, d'épices, de vin, d'eau-de-vie, etc. etc.,
sont telles qu'elles doivent être avant d'en faire un usage
habituel. (V. Vin, Huile, Limonade, etc.)

SORBE, ou Corme. C'est le fruit du sorbier, qui ne
mûrit point ordinairement sur l'arbre ; on le cueille en
automne, et on le met sur la paille pour lui faire
perdre sa dureté et son goût acerbe. Alors il devient doux
et assez agréable à manger, mais il ne convient qu'aux
bons estomacs.

SORBET. Le sorbet est une boisson ordinaire des
Turcs, qui se compose avec une infusion de raisins secs
et de neige, ou d'eau fraîche. Cette liqueur est certainement bien plate ; aussi les gens aisés y font entrer
du suc de citron, du sucre, et même de l'ambre, avec
de l'eau glacée. Cette boisson est infiniment meilleure
que l'autre ; on en fait usage en Turquie, comme nous
employons la limonade en France. Leurs qualités ont
également des rapports très-marqués.

SORCIERS. Les sorciers sont des gens qui, pour
s'être livrés au diable, ont reçu en échange la faculté
de faire des choses surnaturelles, et de jouer de mauvais tours aux bonnes gens. Il n'y a pas encore bien
long-tems qu'on a brûlé, comme sorciers, la maréchale
d'Ancre, Urbain Grandier, etc. Ce qu'il y a de certain, c'est que ceux qui les ont condamnés, ne l'étoient
pas. Aujourd'hui les enfans jettent des pierres à ceux qui
croyent à de pareilles impertinences.

SOT. Le sot est une bête ridicule, que l'homme d'esprit ne devroit pas se donner la peine de contredire, parce
qu'il ne fera que l'irriter, sans l'instruire. Le sot est fort

prévenu d'amour-propre, parce qu'il est bien persuadé qu'il trouvera toujours un plus sot pour l'admirer.

S o u c i. C'est la maladie de ceux qui ne savent pas borner leurs désirs; c'est particulièrement celle de la grandeur et de l'opulence. Horace fait élégamment voltiger les soucis dans leurs appartemens.

Curœ laqueata circùm tecta volantes

S o u f f l e r. (Régime). Souffler est pour beaucoup de gens dans la société, un état qui les fait vivre, et qui mérite des attentions de notre part. Les émailleurs qui soufflent les tubes de verre, les souffleurs de bouteilles, les joueurs d'instrumens à vent, etc., sont sujets aux maux de poitrine, quand ils outrepassent la mesure des forces de leurs poulmons.

Ils doivent donc aussitôt qu'ils commencent à tousser, surtout quand leur poitrine s'affoiblit après leurs travaux accoutumés, quitter sur-le-champ l'occupation qui les fatigue. Autrement ils s'exposent à la pulmonie, et à mourir très-jeunes.

Les souffleurs de bouteilles surtout, sont d'autant plus exposés, que la chaleur extrême qu'ils sont forcés d'endurer en même-tems qu'ils soufflent, les dessèche très-vite, et accélère la perte de l'organe le plus important pour eux. Ils doivent donc interrompre leurs travaux à la moindre atteinte, avoir soin de se tenir le ventre libre, de garder un régime doux, sobre, et prendre des bains; les liqueurs leur sont très-pernicieuses.

S o u f r e. (Régime). Les vapeurs de ce minéral sont très-pernicieuses. Il faut donc, dans les travaux qui ont rapport à son exploitation, à sa distillation, pour obtenir l'acide sulfurique, éviter de se rencontrer dans l'atmosphère des vapeurs actives et suffocantes qu'il fournit. Il faudra travailler en plein air, et de manière que le vent protège les travailleurs, contre le gaz sulfureux. Le régime laiteux et doux, convient infiniment aux personnes qui se livrent à ce genre de travail.

Il faudra surtout prendre des précautions, chaque fois qu'on aura à exploiter en grand des mines de cuivre sulfureuses, et les autres métaux qui sont minéralisés par le soufre.

SOULIER. (V. Chaussure).

SOUPE. La soupe est une espèce de potage, composé de pain et de bouillon. La soupe, pour être bonne et facile à digérer pour les personnes délicates et convalescentes, doit être faite avec de la croûte de pain, qu'on ne doit que tremper, et jamais mitonner.

En France, la soupe est regardée comme une partie essentielle du dîner ; on lui donne souvent le nom de potage, et on en rehausse le goût avec des oignons, du cerfeuil, des choux, des carottes, des porreaux, des navets, du céleri, etc.

Les gens de la campagne en font leur principal aliment. Les opulens des villes y touchent à peine, pour se dédommager sur des mets plus délicats et beaucoup moins sains.

SOUPER. On donne le nom de souper au repas du soir ; c'étoit le principal repas des anciens Romains, celui où se réunissoient les parens et les amis. Après avoir pris le bain, ils apportoient chacun leur serviette, et quand ils s'étoient bien lavé les mains et les pieds, ils s'étendoient sur des lits attachés à la table, pour y prendre leurs repas, et se divertir. Chaque con-

vive avoit les cheveux parfumés et recevoit une liste
des trois services qu'on devoit présenter.

Chez nous, on soupe fort peu dans les grandes sociétés, parce qu'on dine très-tard. Cependant on sert de
belles collations dans les maisons de jeu, lorsqu'on doit
passer une partie de la nuit. En province, les gens aisés
en général, dînent moins, et se font un plaisir de recevoir
à souper.

Quant aux bonnes gens, ils soupent de bonne heure,
et mangent sobrement ; ce sont ces derniers, qui, dans
tous les tems, et dans tous les pays, ont été le mieux
récompensés de leur tempérance et de leur sagesse,
puisqu'ils ont reçu en retour, la force et la santé,
dont sont privés les autres, et dont le prix est bien au-
dessus de toutes les jouissances du luxe et de l'abondance. Ils sont sûrs de bien dormir, de ne pas avoir de
digestions laborieuses, de ne connoître ni la goutte, ni
les vapeurs, ni les affections morales, qui dévorent les
gens du grand monde. Ainsi dans la compensation générale, on peut voir que leur sort n'est réellement pas à
plaindre.

Les personnes délicates et convalescentes doivent se
priver du souper, ou manger très-peu avant de se coucher, si elles veulent dormir d'un bon somme ; car l'agitation est une suite nécessaire du travail, que nécessite
une digestion mal combinée.

S O U P I R, Sanglot, Gémissement. Ces mots peignent
les accens de la douleur. Lorsqu'on vient de faire quelque grande perte, qu'on a été trahi par ce qu'on avoit
de plus cher, les nerfs du diaphragme, sont ordinairement affectés vivement ; ils mettent en jeu ceux de la

poitrine, et occasionnent des inspirations vives et promp-
tes, qui forment des soupirs, lesquels se répètent d'autant plus, que l'impression est plus profonde. Si l'affection a causé à la poitrine un resserrement, les inspirations réitérées se font par secousses involontaires, et
avec bruit, ce qui produit le sanglot; le sanglot continué donne des sons inarticulés et plaintifs, qui font le
gémissement, qui lui même, exprimé à haute voix et
avec force, causera pareillement des cris plaintifs.

Toutes ces affections sont désorganisatrices de la santé,
lorsqu'on les laisse vieillir, et qu'on ne sait pas éloigner,
par le raisonnement et la philosophie, des idées fâcheuses
contre lesquelles réellement on ne peut rien, et qui,
en général, donnent plus de preuves de foiblesse que
de sensibilité.

SOURCE (eaux de). Les eaux de source, filtrent
ordinairement dans le sein de la terre, à travers des
couches de différente nature, et viennent quelquefois
sourdre à sa surface. Alors l'industrie humaine les dirige avantageusement pour l'utilité publique, ou particulière.

Il est de la plus grande importance d'avoir à la
proximité des habitations, des sources, tant pour l'avantage de l'agriculture, que pour ceux de la salubrité et des
usages journaliers.

On trouve facilement des sources d'eau vive dans les
terrains bas et humides, où naissent des plantes aquatiques, d'où s'élèvent quelquefois des vapeurs aqueuses,
et qu'on peut sonder avec la tarière de montagne. Ces
indices sont préférables à la science hydroscopique, qui
semble encore fort embrouillée, depuis que des savans
également recommandables, se sont divisés sur les faits

relatifs au sourcier Bleton. Il faut espérer que quelque jour des expériences énoncées avec plus de tranquillité , moins d'enthousiasme ou de prévention , devant les membres de l'institut national , nous feront faire quelques pas de plus que ceux qu'on avoit faits au tems du fameux sourcier Aymar.

Quant aux qualités des eaux de source , nous renvoyons pour les apprécier à ce que nous avons dit au mot Eau.

Il est des sources dont il faut bien se garder d'employer les eaux : ce sont celles qui passent dans les terrains abondans en mines , surtout en mines de cuivre , de plomb , d'arsenic , de bismuth , et de cobalt. Il faut se méfier de pareilles eaux , qui tiennent souvent en dissolution des poisons très-actifs.

SOURD. (V. Muet).

SOUTERRAIN. Les souterrains sont inhabitables , à cause de l'humidité qui y règne. Aussi voit-on les gens qui travaillent aux mines , aux carrières , et en général dans toutes les excavations de la terre , avoir un extérieur pâle et mal-sain , qui est la suite du dépérissement de la santé qui se flétrit petit à petit dans une atmosphère constamment humide. (V. Mines , Houille , Humidité).

SPASME. On donne ce nom à une disposition nerveuse très-prononcée , qui mène aux convulsions.

SPECTACLE. Les spectacles sont des représentations publiques d'actions feintes ou réelles , pour amuser , émouvoir , et quelquefois déchirer l'ame. L'homme est né spectateur ; la nature est son premier et son plus beau spectacle. Mais comme il a un désir insatiable de la nouveauté , il a commencé par rechercher en tout

pays les prestiges des charlatans, montés sur des tréteaux : un animal bien manégé suffit pour faire courir tout
un peuple ; ainsi le goût des spectacles s'est accru bien
naturellement.

A mesure que la société s'est policée, on a mis de côté
les spectacles cruels et sanguinaires, qui n'exigeoient que
de la force, pour s'occuper de ceux qui demandoient
d'autant plus d'art, qu'il falloit faire passer le mensonge
pour la vérité. Les opéra, les comédies, les pantomimes,
sont devenus des spectacles bien préférables, et le goût
s'en est tellement accru, qu'on trouve à peine assez
d'auteurs aujourd'hui pour faire valoir le talent des
acteurs.

Les Anciens avoient imaginé de donner des spectacles au peuple dans des arènes, des colisées, des am-
phithéâtres très-vastes, où l'air pénétroit librement, et
où la magnificence et la beauté de l'architecture étoient
sans doute préférables à nos petites salles mesquines,
dont les entrées ressemblent à celles des prisons, où l'on
étouffe faute d'air, et pour en avoir trop de celui qui
est vicié.

Pourquoi n'a-t-on pas revêtu en pierres, cet amphi-
théâtre magnifique, qui embellissoit la première et la
plus superbe des fêtes, la fédération ? Une pareille entreprise étoit digne d'un grand peuple, et lui eut fourni
dans mille circonstances un local digne de lui, et des
fêtes nationales les plus imposantes : on y eut eu bien
moins à craindre les inconvéniens de l'humidité.

Si l'on considère les spectacles sous le point de vue
moral, on conviendra qu'il en est peu aujourd'hui auxquels
il soit permis de conduire la jeunesse, que sur dix bonnes
pièces qui se jouent à Paris, et où il y auroit à pro-

fiter pour elle , il en est cinquante dont les principes sont de la dernière immoralité , s'ils ne vont pas jusqu'à l'indécence. On ne doit laisser en perspective aux jeunes gens , que le vice puni, des ridicules méprisés , et la vertu récompensée.

C'est aux parens , dans l'âge où les passions commencent à prendre leur essor , de savoir éloigner prudemment des élèves ardens dont la pente pour le plaisir se laisse appercevoir , de ces spectacles vraiment enchanteurs , qui commandent en quelque sorte l'hommage de tous les sens , et dont l'illusion dangereuse est très-propre à déranger de jeunes têtes combustibles , auxquelles les attraits du plaisir et de la volupté se présentent avec tout ce qu'ils ont de charmes et de séduction. C'est lorsque nous serons arrivés à ce degré de délicatesse , que nous pourrons avoir des spectacles vraiment dignes des Républicains.

Quant aux abus qui résultent, pour la santé, d'être long-tems enfermé dans des salles , dont l'air est infecté par l'énorme quantité de la transpiration cutanée et pulmonaire de la multitude, par la chaleur qu'occasionnent les bougies , et la mauvaise odeur des mèches et de l'huile , nous renvoyons à ce que nous avons déjà dit aux mots Méphitisme, Mofette.

Indépendamment des ventilateurs connus , le docteur Van-Marum vient d'employer , avec le plus grand succès, pour purifier l'air des salles d'assemblées nombreuses , ou spectacles , des lampes faites comme celles d'Argan, qui , suspendues au milieu des salles , ont un tube qui passe en dehors du toit, et que l'on garantit d'un ventilateur.

S P H É R I S T È R E. C'étoit , chez les Anciens , un lieu

destiné à beaucoup d'exercices, dans lesquels on employoit la balle ; c'étoient des espèces de jeux de paume,
qu'à l'imitation des Grecs, les Romains opulens firent
bâtir dans leurs maisons.

S Q U E L E T T E. Le squelette est la charpente osseuse
qui soutient toutes les parties du corps humain, et dont
la connoissance doit faire partie de la bonne éducation.
(V. Anatomie).

S T A T I O N. (V. Debout).

S T É R I L I T É. La stérilité est, de la part du sexe,
l'inaptitude à concevoir. Ce n'est pas, à proprement dire,
une maladie, puisque la santé n'en est pas altérée, mais
c'est un état qui n'est point naturel, et qui peut tourmenter des époux, pour qui ce seroit une satisfaction
si douce de se voir renaître dans leurs enfans.

Des défauts de conformation, de trop grands relâchemens à la suite de pertes considérables, des suppressions
de règles, une trop grande sécheresse dans les solides, un
sang trop âcre, trop épais, trop abondant, etc., le plus souvent des unions dont les tempéramens sont absolument
analogues, telles sont les causes qui entraînent ordinairement la stérilité.

Ainsi pour que les suites du mariage ayent leur entier
effet, il faut que la conformation du bassin, chez la
femme, ait les proportions naturelles, que toutes les
fonctions s'exécutent facilement et convenablement des
deux côtés. Il faut surtout éviter d'unir ensemble deux
tempéramens ardens, ou deux tempéramens phlegmatiques, car rarement il en résulte les avantages physiques et moraux qu'on desire le plus dans le mariage.
C'est ce que nous avons déjà fait sentir, en parlant du
croisement des races. (V. Amour physique, Races).

Tome II.   M m

Il devroit être permis , au bout de six ans , de dissoudre un mariage sans fruits , quand la cause n'en est
pas dans un vice de conformation , ni dans le mauvais
état de la santé des époux , parce qu'alors , dans une autre
union , on a droit d'espérer ce qui aura été refusé dans la
première. C'est aux législateurs à prononcer sur ce point
délicat à décider.

Cependant un régime approprié aux circonstances peut
être d'abord tenté utilement ; on doit ramollir la sécheresse
des fibres, et adoucir les fluides, lorsque la tension et l'âcreté
se sont manifestées dans des tempéramens ardens et bilieux·
On peut employer la marche contraire pour les constitutions froides et pituiteuses ; ainsi les bains froids ou les
bains chauds , les resserrans ou les relâchans , les échauffans ou les rafraîchissans doivent être essayés avec prudence. On a su même employer , pour les animaux , des
moyens astringens , dont l'effet pourroit être suivi d'un
bon succès dans l'espèce humaine.

STERNUTATION. L'inspection d'une lumière vive
ou du soleil , des odeurs fortes et piquantes , des poudres
irritantes suffisent pour procurer la sternutation ou l'éter-
nument. Hippocrate qui savoit si bien tirer parti de tout
ce qui pouvoit être utile à l'homme , imagina de faire
éternuer les femmes en couches , la bouche et les narines
fermées , pour faciliter l'accouchement , ou la sortie de
l'arrière-faix. Ainsi des sternutations violentes peuvent
procurer des avortemens , des hémorragies , quelquefois
la sortie des règles.

Tout liquide huileux , émollient , adoucissant , injecté
dans les narines , pourra arrêter une trop forte sternutation ; au besoin , on pourra y ajouter quelques gouttes
de Laudanum. (V. Eternument).

STERNUTATOIRE. On donne ce nom à des substances qui font éternuer : tels sont le tabac, quand on n'y est pas accoutumé, les poudres de betoine, de poivre, de muguet. Il faut n'en faire usage qu'avec une grande prudence, car sans cela on risque des hémorragies, surtout chez les jeunes personnes.

STYPTIQUE. On a donné le nom de styptiques à des remèdes propres à arrêter les hémorragies dangereuses. L'esprit de vin ou l'alkool est infiniment recommandable pour coaguler le sang, dans ce cas, et former une sorte de bouchon qui l'arrête autrement que l'agaric, qui lui-même peut être très-utile.

STOMACHIQUE. On donne le nom de stomachiques, aux substances, qui ont été reconnues propres à corroborer l'estomac, et à lui rendre l'énergie qu'il a perdue, ou bonnes à conserver celle qu'il a naturellement. Tels sont les alimens sains, le sel, les aromates doux, le sucre et ses préparations, les alimens bien nourrissans, les vins liquoreux, comme le Rota, l'Alicante, la Malvoisie de Madère, le Lunel, pris à petite dose, etc. etc. (V. ces mots).

STORAX. C'est un suc résineux, très-aromatique, dont l'odeur est infiniment agréable, et dont on fait des pastilles ou chandelles fumantes, pour parfumer les appartemens, quand le mauvais air y domine.

STRABISME. C'est la conformation vicieuse des yeux, qui rend louche. (V. Louche).

STUPIDITÉ. C'est une espèce de folie qui est probablement due à la compression ou à l'engorgement des nerfs. Les maladies comateuses sont souvent suivies de la stupidité. On a observé que les gens qui habitent ordinairement des lieux humides et marécageux, sont sujets à la stupidité.

L'exercice des facultés morales ou l'éducation soignée, s'oppose à la stupidité, qui est souvent le partage de ceux qui n'ont reçu aucune idée par l'instruction. Aussi donne-t-on le nom de stupides à ceux qui sont lourds d'esprit, et bien ignorans, ce qui est souvent déterminé par une constitution physique, épaisse et matérielle.

S U A V E. Cette expression se dit en général des odeurs douces, et dont on a peu à craindre.

S U B L I M E. Le sublime est quelque chose de vif, d'animé, et d'extraordinaire dans les idées, qui par la noblesse des images, et la force de l'expression, enlève nos suffrages, ennoblit la pensée, et ravit notre admiration.

Quand, le père des Horaces, interrogé :

Que vouliez-vous qu'il fît contre trois ?

Corneille lui fait répondre :

Qu'il mourût !

C'est le vrai sublime qui s'énonce.

Le sublime appartient éminemment à l'éloquence et à la poésie ; le grand disparoît devant lui, comme les astres en présence du soleil.

S U B O R D I N A T I O N. La subordination est la soumission et l'obéissance que les supérieurs ont droit d'exiger des inférieurs. Les places, le talent, les lumières donnent aux hommes une supériorité marquée dans la société, et chacun sent qu'elle est nécessaire.

La subordination n'est nulle part aussi indispensable que dans la discipline militaire, et dans celle qui sert à l'éducation de la jeunesse.

S U B S T A N C E. On donne le nom de substance à tout ce que renferment les trois règnes de la nature. Dans le règne animal et végétal, sont les substances qu'on a nommées alimentaires, et qui ont encore reçu le nom de substances comestibles.

Substance nourricière ou alimentaire. (V. Aliment).

Suc. Ce mot s'entend de plus d'une manière. On a ainsi nommé les fluides animaux et végétaux. Ceux qui ont cru qu'il y avoit un fluide qui couloit dans les nerfs, l'ont nommé suc nerveux. On a nommé suc gastrique, l'humeur qui, dans l'estomac, sert à la digestion, et suc nourricier, ce qui entretient la force et la santé, par une constante addition de ce qui se perd habituellement.

On tire des plantes les sucs qu'elles contiennent, pour les usages domestiques, ou pharmaceutiques. Ceux que fournissent les extraits des animaux, employés en petit volume, servent à nourrir les hommes plus solidement que ne font les autres substances nutritives, et ont été nommés succulens, à cause de cette qualité. Les bouillons, les gelées animales plus ou moins rapprochées, sont des sucs animaux.

Sucre. Le sucre est cette substance solide, blanche, douce, agréable au goût, qui se prépare particulièrement en Amérique, avec le suc d'une espèce de roseau, qu'on nomme canne à sucre. Il paroît que les anciens ont connu le végétal dont nous parlons. Au rapport de Théophraste, et de Pline, ils faisoient usage du suc de certains roseaux. C'est ce dont Lucien veut nous parler, quand il dit :

Quique bibunt tenerá dulces ab arundine succos.

Mais il ne paroît pas qu'ils aient connu l'art de condenser et de préparer le sucre, comme nous le faisons. L'acide saccarin, ou plutôt oxalique, extrait par l'intermède de l'acide nitrique, se peut obtenir, non-seulement du sucre, mais aussi, par la même voie, des mucilages végétaux et animaux, de leurs substances albumineuses, laiteuses, gélatineuses, fibreuses, du mucilage même qui se trouve uni aux graisses animales ; ce qui démontre l'universalité du principe, qui sert de base au sucre, ainsi qu'à l'acide oxalique qui s'étend à toutes les substances fermentescibles et putrescibles des deux règnes.

Ainsi ce même principe, qui existe dans le sucre uni et combiné différemment, tantôt avec le principe du charbon, tantôt avec la base de la mofette, tantôt avec des proportions variées de l'oxigène, se trouve donner naissance à presque toutes les substances végétales et animales, ensorte qu'on pourroit le regarder comme le principe nutritif par excellence. Le sucre nourrit, car il paroit passer en entier dans nos fluides, mais il est d'autant meilleur, comme aliment, qu'il est mêlé avec des mucilages, comme dans le vesou qui engraisse les nègres dans le moût du raisin.

Le sucre offre un sel parfaitement dissoluble dans l'eau, à laquelle il communique son goût agréable, sans lui donner ni couleur, ni odeur.

Lorsqu'on fait attention à tous les usages du sucre, on est surpris de l'étendue des diverses propriétés qu'il nous offre. Dans les offices, il s'unit à tous les fruits, et leur prête tous les charmes de la douceur. Dans l'art du confiseur, tantôt solide, il prend les couleurs les plus agréables, et les formes les plus variées, pour plaire aux yeux et piquer le goût, tantôt fluide, dans ceux du liquoriste et du distillateur, il se prête à mille combinaisons, pour nous séduire et épuiser les goûts.

Le sucre conserve les sucs et la substance des fruits

de tous les pays , de toutes les saisons , et il les rassemble , en tout tems , sur nos tables , et dans les cuisines ;
il fait l'assaisonnement et les délices d'une grande quantité de mets , et il en est peu auxquels il ne puisse communiquer quelqu'agrément.

Le sucre , dans les pharmacies , prête encore tous
ses charmes à la confection des sirops , des pâtes , des
poudres , des tablettes , etc. ; il déguise le goût de beaucoup de médicamens qu'on se détermineroit difficilement
à prendre , sans son masque bienfaisant.

Pour que le sucre soit très-beau , il doit être bien
blanc, bien raffiné , bien solide , bien sec , cristallin en
dedans , et d'une saveur agréable. C'est ainsi qu'on le
débite , pour les personnes qui mettent à tout une certaine recherche. Mais on peut très-bien , en place de ce
sucre , se servir de la cassonnade blanche , qui le
remplacera dans presque tous les cas.

Le sucre , indépendamment de sa qualité nourrissante ,
est en même tems utile et agréable : ses qualités , pour
l'économie animale , sont d'être cordial , stomachique ,
pectoral ; il échauffe lorsqu'on en mange avec excès ;
mais il ne faut pas croire que son usage puisse devenir
dangereux , ainsi qu'on le débite ; au contraire , il n'est
presque pas de circonstances , soit lorsqu'on se porte bien ,
soit en maladie , où il ne soit avantageux de s'en servir ;
il fait véritablement plus de mal à la bourse qu'à la
santé.

J'ai connu un médecin de la Guadeloupe, qui l'étoit aussi
de Paris, lequel se mit au régime du sucre et de l'eau, pour
toute nourriture , pendant 18 mois , et parvint ainsi à se
guérir d'une hydropisie qui lui étoit survenue , à la suite
d'un goût trop décidé pour le vin. Il mangea de suite

plusieurs tonnes de sucre non raffiné, qui ne lui firent d'autre effet que de le purger doucement. Le sucre peut être regardé comme la panacée des vieillards. Un de ses inconvéniens, c'est qu'il gâte les dents : son acide en corrode aisément l'émail, lorsqu'on n'a pas l'attention de les laver à plusieurs reprises, quand on a mangé.

Lorsque l'estomac est chargé, l'eau sucrée est un moyen très-simple et très-bon de faciliter sa digestion. Le sucre, employé comme dragée, n'est pas, à beaucoup près, aussi bon que lorsqu'il n'est allié à aucun mélange ; il devient nuisible, lorsque les dragées sont crayeuses, et colorées avec toutes sortes de substances mal préparées, ou dangereuses.

Le sucre a une grande analogie avec le miel ; cependant il en diffère par la substance qui forme le lien du miel. Le sucre est beaucoup plus pur, puisqu'il cristallise ; aussi les confitures faites au sucre forment des gelées transparentes et tremblantes, qu'on ne pourroit avoir avec le miel, ni même avec le sucre impur, et non dégagé de toutes ses parties extractives. Cependant le miel blanc, ou d'un beau jaune doré peut valoir mieux que du sucre impur, parceque ses parties extractives viennent du suc le plus pur des fleurs, et paroissent avoir un degré d'atténuation plus grand que n'en a le sucre non purifié.

On a trouvé moyen d'extraire le sucre de beaucoup d'autres substances que des cannes à sucre ; les érables peuvent en procurer, ainsi que le roseau arborescent. On retire encore du sucre tout formé, du merisier, des peupliers, du bouleau, du noyer, du maïs ; mais l'arbre qui, après la canne à sucre, fournit le meilleur et le plus abondant, c'est l'érable à sucre du Canada.

Margraff a extrait du sucre de quelques plantes potagères, comme des carottes, des bettes, des panais,
des betteraves, de différentes poires.

Macquer a démontré, de la manière la plus satisfaisante, qu'on peut faire du bon vin avec du sucre et
de mauvais raisin, et que ce n'est, que lui donner artificiellement, ce que la maturité lui a refusé.

Le sucre est un très-excellent antiscorbutique. On a
rapporté, dans la Gazette de santé, qu'un équipage de
vaisseau avoit été guéri complettement du scorbut, parce
qu'au défaut d'alimens, dans un calme perfide, on fut
obligé de recourir au sucre, qui servit en même tems,
et de remède et de nourriture.

On pourroit donc donner aux marins une ration de
sucre brut, qui, en tems propice, ne coûteroit pas
plus d'un demi sol par jour, et les garantiroit de la maladie qu'ils ont le plus à redouter. On feroit bien d'en
étendre l'usage aux hôpitaux, il aideroit à prendre beaucoup de médicamens qu'on rejette. Il paroît qu'il peut
encore être souvent plus utile dans les plaies chirur-
gicales, que les onguens et les graisses qui se rancissent,
et font plus de mal que de bien.

Geoffroi, dans sa matière médicale, parle de deux
grands mangeurs de sucre qui prolongèrent long-tems
leur existence, sans aucune infirmité. Les personnes
foibles, délicates, convalescentes, les enfans s'en trouveront toujours bien.

Enfin le sucre peut être regardé comme un des plus
grands bienfaits que l'homme ait reçus de la Nature. C'est
au Gouvernement à faire des sacrifices pour vivifier
cette branche si utile de notre commerce, en encourageant
tellement la culture des cannes à sucre dans les colo-

nies, qu'il devienne moins cher, et que le vœu du célèbre docteur Fothergill soit accompli : c'étoit que le prix du sucre devînt si modique, qu'il fut permis au peuple d'en faire un usage habituel.

S u d, ou Midi. C'est un des quatre points cardinaux ; le Sud indique toujours, pour les hommes, une température chaude. Les vents qui viennent directement du Sud sont souvent dangereux par l'extrême chaleur qu'ils apportent. Nous avons fait voir, en parlant de l'air, des habitations, des climats, ce qui devoit résulter de l'aspect du Midi. Nous ne répéterons point ici ce qu'on peut trouver à ces différens articles.

S u d o r i f i q u e. On donne ce nom à tout ce qui excite la sueur ; les exercices violens, les bains de vapeurs, les boissons copieuses, le corps très-couvert, certaines substances qui excitent le transport des humeurs à la peau, comme les fleurs de sureau et la salsepareille, la squine, le gayac doivent être regardés comme des sudorifiques artificiels.

Les sudorifiques sont indiqués toutes les fois qu'il s'agit de rétablir une transpiration supprimée, ou diminuée, qui peut causer des rhumes, des catarres, des enchifrenemens, des fluxions sur les yeux, les oreilles, surtout quand on a été manifestement exposé à l'humidité. Lorsqu'on peut parvenir à exciter la sueur par des transpirations artificielles, souvent on éloigne tous les maux dont nous parlons.

S u e u r. La sueur est une humeur séreuse qui est séparée du sang, au moyen des artères qui aboutissent à la peau. Ce sont les petites ouvertures ou pores qui donnent passage à l'insensible transpiration, qui s'aggrandissent et augmentent de diamètre, lorsqu'on fait quelque grand exercice , lorsqu'on boit abondamment , et quand on employe quelques sudorifiques.

La quantité de sueur que chasse le cœur par les artères varie à raison de la force individuelle , du climat, de l'âge , du tempérament , du sexe , et de l'air ; l'état sain ou maladif y apporte des nuances très-caractérisées.

La sueur est jaunâtre , salée , et contient sûrement une partie des principes de l'urine ; elle a souvent une odeur forte , quelquefois très-désagréable.

Dans les personnes délicates et foibles , le sang n'ayant pas beaucoup de consistance , il n'est pas étonnant que la partie aqueuse s'en éloigne avec autant de facilité , et qu'au moindre mouvement qu'elles font , on ne voye la sueur s'échapper. Dans la frayeur , la constriction nerveuse resserre la peau et tous les vaisseaux , la circulation pénètre difficilement jusqu'aux artérioles cutanées ; et ce qui s'exprime de sueur , n'est plus qu'une sueur froide.

Lorsqu'on descend dans des lieux profonds ou très-chauds, l'air étant plus pesant comprime davantage la peau et en exprime la sueur. Les bains et les vapeurs chaudes, en relâchant la peau , procurent la même affluence de sueur, que si l'on avoit pris intérieurement des sudorifiques.

Les personnes grasses suent très-facilement , parceque les fluides , chez elles , sont très-tenus et ont peu de consistance , et que le moindre mouvement exprime les parties graisseuses, qui sont comprimées , à la manière des éponges. D'ailleurs la graisse est comme une couverture qui , tenant la surface du corps plus chaude , permet facilement aux humeurs de s'échapper, pour peu qu'elles en soient sollicitées.

Sans empiéter sur la séméiotique médicale, qu'il nous suffise de dire que les connoissances qui indiquent les signes des sueurs dans les maladies, sont de la plus grande importance, qu'il faut les approfondir avec soin, et que la moindre négligence sur ce point, est d'autant plus impardonnable, qu'en tournant au désavantage du médecin, elle laisse souvent périr le malade. *Quidquid delirant medici, plectuntur ægri.*

On sait comment on peut, quand il le faut, rétablir des sueurs supprimées subitement, en employant les sudorifiques ; mais on ne peut trop recommander de ne pas s'exposer à leur répercussion, en passant subitement d'un lieu chaud dans un lieu froid, lorsqu'on a fait quelqu'exercice violent, en s'exposant à des courans d'air frais, en se tenant dans des lieux humides sans être couvert, en buvant imprudemment quelques liqueurs à la glace, et surtout des acides. Nous avons déjà plus d'une fois recommandé de boire, lorsqu'on est en sueur, du vin ou de l'eau-de-vie. (V. Transpiration, Chaleur).

Les faits relatifs à la sueur fournissent des phénomènes assez singuliers. Le docteur Francus a connu, à Strasbourg, un nommé Erhard qui n'a jamais sué que du côté droit ; le côté gauche étoit sec, tandis que le droit étoit mouillé.

Une femme, au rapport de Schinidius, offrit la même singularité, excepté pendant le tems de sa grossesse.

Bartholin cite le fait du docteur Olivier-Paulli, qui suoit à volonté ; en pressant ses doigts, il en sortoit des gouttes d'eau, excepté dans les tems froids.

Lemery et d'autres auteurs parlent de sueurs blanches, noires, rouges, etc.

SUFFOCATION. La suffocation est la perte de la respiration, en tout ou en partie ; elle est souvent causée par la rareté de l'air qui ne porte plus au poumon l'aliment nécessaire à l'espèce de combustion qui doit s'opérer dans cet important organe. C'est ce qui arrive lorsqu'on s'expose dans des lieux où l'air est déjà trop raréfié, comme sur les plus hautes montagnes, dans les endroits trop chauds comme dans les salles de spectacles, dans ceux qui sont remplis de miasmes infects et délétères comme dans les prisons, les hôpitaux mal aérés, lorsqu'on vuide des fosses d'aisance, enfin lorsqu'on manque d'air en tombant dans l'eau, et lorsqu'on se noye. Pour obvier sur-le-champ à tous les inconvéniens qui sont les suites des différentes sortes de suffocations, V. Asphyxie, Méphitisme, Montagne, Noyé.

SUIF. (V. Chandelle).

SULTAN. On donne le nom de sultan à de petits sacs, ou coussins remplis de substances odorantes qu'on a mêlées ensemble, et réduites en poudre, pour donner une odeur agréable au linge qu'on y place.

SUPERSTITION. La superstition est la crainte des puissances invisibles ; elle est due à des sentimens religieux excessifs, ou mal entendus. C'est quelquefois une espèce d'enchantement, ou de pouvoir magique que l'imagination craintive exerce sur l'ame, au moyen des spectres, des songes, des visions, et d'autres folies dont la charlatanerie a effrayé les hommes crédules, foibles et ignorans, dans tous les tems. La superstition est la plus cruelle de toutes les démences ; elle donne naissance au fanatisme, et au terrorisme, pour qui rien n'est sacré. On doit donc tout faire pour extirper les germes des maux qu'elle cause : car en général, tout culte que peut dominer la superstition, est dangereux pour la société.

> Ainsi chez les humains, par un abus fatal,
> Le bien le plus parfait est la source du mal.

SUPPRESSION (d'évacuations). Il est bon d'avertir qu'en général toutes les évacuations qui se suppriment, entraînent à leur suite une foule de maux incalculables, et que les plus importantes à maintenir sont celles de la transpiration et des règles. (V. ces mots).

SUR. (V. Acerbe).

SUREAU. Le sureau est une plante, dont la fleur est un des meilleurs sudorifiques connus et qui n'est guère employé dans les préparations alimentaires, que pour donner au vinaigre un goût agréable. Quelques-uns l'ont regardé comme très-salutaire, tandis que d'autres l'ont beaucoup déprécié. Le vinaigre auquel on a donné le nom de Surat, paroît plaire et convenir assez généralement ; cependant il y a des personnes à qui il porte à la tête, assez fortement pour devoir y renoncer, d'autres à qui son goût déplaît involontairement.

SURMULET. Le surmulet est un poisson de mer et d'étang. On en distingue trois espèces, dont deux de mer, un barbu, et l'autre non ; les non barbus se prennent en haute mer, et ont une chair estimée, surtout ceux de la Méditerranée.

Les surmulets barbus se prennent sur les bords de la mer ; ils sont moins estimés que les autres, se corrompent facilement, et ne se transportent pas fort loin de la plage.

A l'égard de la troisième espèce, c'est le surmulet

d'étang, qui aime à se retirer dans la boue, ce qui lui
donne un assez mauvais goût ; aussi l'on en fait fort peu
de cas.

S u r n a t u r e l. Le mot surnaturel signifie tout ce
qui est hors de la nature, conséquemment hors de notre
portée.

Il est bien singulier que des hommes, qui souvent sont
si ignorans sur ce qui les entoure, ayent tant de goût
pour des objets, dont les recherches les plus profondes
démontrent l'obscurité. Il vaudroit bien mieux s'occuper
utilement des objets physiques qui peuvent nous rendre
heureux, que de courir à la recherche de ceux qui
inquiètent, parceque, tenant du surnaturel, du miracle,
du métaphysique, ils sont incompréhensibles.

S u r p r i s e. La surprise est une espèce d'étonnement causé par quelque phénomène singulier pour celui
qui l'apperçoit. Ce qui n'est qu'une chose toute simple
pour une personne instruite, est un objet de surprise
pour l'ignorant qui la regarde les yeux fixes et la bouche
béante.

Les surprises inattendues, subites, causent les effets
de la peur. (V. Peur).

S u r s a u t. Pour juger des dangers qu'il y a de réveiller en sursaut, il suffit de connoître ceux qu'entraînent
après elle la frayeur, la peur. (V. ces mots).

S y b a r i t e s. Les sybarites étoient, et sont encore
des hommes qui ne connoissent point de différence entre
les voluptés et les besoins, pour qui des bouffonneries
sont les spectacles les plus amusans, dont la parure est
efféminée, dont chaque jour voit naître et finir les espérances, qui ne connoissent aucunement la délicatesse
des vrais plaisirs, qui peuvent à peine marcher, dont

l'estomac ne suffit pas à la bonne chère , qui s'étendent mollement sur des sophas , qui n'étant pas capables de défendre leur liberté , ne sont que des esclaves prêts à servir le premier maître. Tels sont beaucoup de jeunes gens aisés, dans nos grandes villes; la mode les cite comme des modèles du bon ton ; la raison réprouve leur perversité , et s'indigne de leur nullité.

S Y M P A T H I E. On donne le nom de sympathie à cette convenance d'affection ou d'inclination qui unit les hommes , et les rend intimes, sans qu'ils sachent quelquefois pourquoi.

L'antipathie est l'effet d'une disposition contraire : ce que nous avons dit relativement à ce dernier mot suffit pour expliquer ce qui est relatif au premier; c'est pourquoi nous y renvoyons pour ne pas nous répéter inutilement.

Corneille a dit de la sympathie des ames :

> Il est des nœuds secrets , il est des sympathies ,
> Dont par le doux rapport les ames assorties ,
> S'attachent l'une à l'autre , et se laissent piquer,
> Par un je ne sais quoi qu'on ne peut expliquer.

Nous citerons seulement un trait de sympathie singulier. Deux Suisses jumeaux avoient les mêmes goûts, les mêmes penchans ; ils se marièrent le même jour, et moururent tous les deux à l'âge de 87 ans, dans la même journée. On ajoute que quand l'un étoit incommodé, l'autre ne se sentoit pas bien , ce qui mérite quelque confirmation.

S Y N C O P E. La syncope est la perte subite de connoissance , de mouvement et de chaleur; dans cet état tous les membres sont froids, pâles, comme si l'on étoit mort. Ce genre de défaillance , qui est souvent la suite des évacuations excessives, et d'un grand épuisement, peut être aussi causé par un air chaud, épais et méphitique.

S y s t è m e. Le système est une explication des différentes parties d'une science, ou l'enchaînement de ses principes et de ses conséquences. Le système est d'autant plus parfait qu'on tire plus de conséquences de moins de principes. Les bons esprits doivent particulièrement s'éloigner des systèmes abstraits, qui ne sont fondés que sur des suppositions, et où toute la finesse qu'on prodigue, ne laisse aucune vérité pour résultat: tels sont beaucoup de systèmes métaphysiques.

T.

T a b a c. Le tabac est une belle plante, qui doit son nom à l'île de Tabago dans l'Amérique; on l'a encore nommée Nicotiane, du nom de l'ambassadeur Nicot, qui, en 1560, l'apporta en France, où on la cultive à présent. Ses qualités âcres, caustiques, narcotiques et vénéneuses, n'ont pas empêché que la bisarrerie de la mode et de l'habitude n'en ayent fait le végétal le plus cultivé, le plus recherché, et le plus en usage, soit en poudre pour le nez, soit en feuilles pour fumer, soit comme masticatoire.

Le tabac est un des plus gros objets de commerce, puisqu'on a estimé neuf millions cinq-cent mille livres, le tabac de la Virginie, que les Anglais vendirent à la France en 1750.

Les médecins les plus instruits ont toujours cru que loin de se permettre l'usage du tabac, habituellement et follement, comme on le fait, il y a fort peu de circonstances où il puisse convenir, parce qu'en général cette poudre est un sternutatoire actif, fort souvent incommode, dont on devient l'esclave, qui, indépendamment de sa saleté, fait perdre la mémoire, agit sur les nerfs du goût, de l'odorat et de la vue, et qui force le nez à une excrétion qui n'est pas naturelle.

Fumer du tabac est une très-mauvaise habitude, en ce qu'elle fatigue le cerveau, et prive l'estomac du suc salivaire, qui lui est nécessaire pour la digestion ; c'est une raison qui excite les fumeurs à boire davantage ; aussi les marins conviennent-ils que l'usage de fumer du tabac, ôte de l'appétit ; mais en même-tems ils prétendent qu'il les désennuye, et qu'il leur fait cracher une humeur nuisible, ce qui est un préjugé.

Il ne faut pas quitter subitement l'usage du tabac, mais petit à petit : en oubliant sa tabatière, en prenant des poudres différentes, l'on parviendra à s'en déshabituer tout-à-fait. C'est aux ministres de santé à donner l'exemple sur ce point ; il ne faut pas qu'on puisse leur reprocher de ne pas être d'accord avec eux-mêmes. Il est cependant quelques circonstances, où l'usage du tabac est utile, comme dans les maux d'oreille, et dans les affections de la tête, quand il faut exciter une plus grande sécrétion de l'humeur, que rend ordinairement la membrane pituitaire ; ceux qui n'ont jamais fait usage du tabac, ne sont pas privés de cet avantage, que l'effet de l'habitude rend nul pour les autres.

On a employé quelquefois utilement la fumée du tabac dans les lavemens qu'on donne aux asphyxiés. (V. Noyés).

TABLE. (V. Repas).

T A B L E T T E (de bouillon). Cette sorte de tablette offre une ressource très-importante dans les voyages , sur-tout dans ceux de long cours , et pour les circonstances où l'on est bien aise d'avoir sur-le-champ un consommé.

Ces tablettes tenues dans un lieu sec , bien desséchées , et cassantes , peuvent se garder pendant des années. J'en ai encore que j'ai rapportées de Russie, il y a quinze ans , et qui peuvent servir.

T A B O U R E T. Le tabouret est un petit meuble très-commode , pour élever de quelques pouces les pieds et les jambes , quand on est assis ; il est très-utile aux per-sonnes sédentaires , aux gens de cabinet, et à ceux chez qui les jambes s'enflent aisément , en ce qu'il facilite la circulation des extrémités inférieures.

T A C H E (de naissance). (V. Imagination).

T A C T. Le tact ou toucher , est un sens, dont l'or-gane principal est le bout des doigts et la peau. Il assure et rectifie les autres sens ; il est le dernier retranchement du doute. Le sentiment du toucher distingue éminem-ment l'homme de tous les autres animaux. Ils peuvent bien avoir sur lui quelques avantages par leur force , par leur agilité , par les sens de l'odorat et de la vue ; mais la nudité de sa main, de ses doigts , suffiroit seule pour lui assurer l'empire , sur ceux dont la peau est rude , épaisse , et garnie de poils , dont les pieds offrent une corne insensible ou hérissée d'ongles aigus et tranchans, propres à leur procurer leur substance , à les défendre , et non à prouver la finesse de leur organisation.

Indépendamment du tact essentiel , et particulier des doigts , l'homme a autant d'organes de ce sens, qu'il a de pores à la surface de sa peau; c'est un tact universel qui annonce la délicatesse de sa nature , et sert à l'avertir des différens degrés de température, qui se succèdent, et qui exigent en conséquence des attentions très-variées de sa part ; c'est ce tact universel qui annonce le dégagement ou la surabondance du calorique, qui en marque les combinaisons, les soustractions, et dont il est en quelque sorte le thermomètre.

Sans la prérogative de nos doigts, sans la fécondité de notre tact, nous serions souvent plus à plaindre que les brutes, puisque nous serions moins défendus par notre organisation ; nous éprouverions plus de spasmes, nous serions exposés à plus d'infirmités, avec moins de moyens de nous en sauver.

Le tact guidé par la pensée, prouve évidemment qu'il n'est presque point d'obstacles que nous ne puissions surmonter, et que nous sommes faits pour étendre jusqu'aux dernières limites de la nature, nos travaux, nos plaisirs, nos combats, nos triomphes et notre gloire. Lorsqu'un sens manque, on a observé que celui du tact y gagnoit. Lieutaud assure que des aveugles ont pu distinguer des couleurs, au moyen du tact seul. La fille de l'inimitable Carlin, qui étoit aveugle, touchoit beaucoup mieux du forté-piano, que beaucoup de gens voyant clair.

Aucun sens ne peut suppléer celui du tact ; on sait qu'un paralytique fut brûlé sans s'en appercevoir.

Si le toucher est un sens si propre à s'instruire et à instruire les autres, il faut tout faire pour l'aviver, lorsqu'il croît avec le jeune âge ; c'est pourquoi les ligatures, les maillots, qui arrêtent le mouvement des enfans, leur sont si contraires, en ce qu'ils entravent le développement de ce sens.

Le mouvement des doigts est une véritable géométrie pratique, qui met le sceau à notre jugement, en nous donnant la plus entière conviction. C'est au toucher bien exercé, que nous devons la science des pouls si utile à la pratique de la médecine, et les grands talens dans les arts de la peinture, de la sculpture, de la gravure, etc.

Plus les animaux approchent de l'homme, par leurs extrémités, plus ils ont d'intelligence ; le singe en est la preuve, ainsi que les poissons, dans un sens inverse.

L'homme a donc un grand intérêt de tenir ses mains propres, et d'empêcher leur peau de se durcir, par tous les moyens, afin qu'entretenues dans un degré de souplesse favorable, elles puissent servir efficacement à tous les arts utiles et agréables, dont elles s'occupent.

TAFFETAS ciré ou gommé. Ce taffetas a été non-seulement imaginé pour garantir la tête et le col des voyageurs, mais encore pour faire des redingotes fort légères, avec lesquelles on peut affronter des déluges d'eau. Souvent la moindre chaleur fait qu'elles se collent, et finissent bientôt par s'arracher. Si l'on pouvoit trouver un moyen de parer à cet inconvénient, elles serviroient utilement dans les circonstances où l'on a à braver l'intempérie humide, surtout dans les voyages, où l'on est quelquefois forcé de coucher sur la terre ; ce qui entraîne les plus grands accidens, quand on ne trouve pas des moyens de se soustraire à l'humidité du sol. On devroit fournir les soldats de toiles cirées, pour coucher dans les tentes, lorsqu'ils sont obligés de camper.

TAFFETAS (d'Angleterre). Le taffetas d'Angleterre qu'on fait partout, est du taffetas gommé, recouvert d'une couche de colle de poisson. Ce taffetas est très-utile dans les coupures, où il fait l'office d'emplâtre agglutinatif, ou ne fait que réunir des parties coupées net ; mais il faut faire attention de ne jamais s'en servir dans les déchirures , parce qu'il s'amasse du pus dessous , et qu'au lieu de hâter la guérison , il ne fait que la retarder.

T A F F I A. (V. Rum).

T A I L L E. (V. Baleine (Corps de).

T A I L L E U R S (Régime des). Le plus grand inconvénient qui résulte de l'état des tailleurs , c'est celui de se tenir les jambes pliées sur un établi , ce qui gêne constamment la circulation, refoule les organes du bas-ventre, et les expose aux' maux qui en sont la suite. Il vaudroit bien mieux , pour les tailleurs , qu'ils eussent des tables échancrées , dans lesquelles ils seroient placés à leur aise , et sur lesquelles ils placeroient commodément leurs étoffes : leurs pieds seroient tenus dans la position d'un plan incliné sur un tabouret. A l'égard de leur régime , c'est le même que celui des personnes sédentaires. (V. ce mot). On a observé qu'il leur seroit très-avantageux d'avoir quelque petit coin de terre à labourer à la suite d'un travail long-tems continué.

T A L I S M A N. Les talismans sont des pierres ou des métaux , sur lesquels on a gravé des figures magiques et superstitieuses. Il n'y a plus guère que quelques gens grossiers et dupes des charlatans , qui croyent aux vertus merveilleuses des talismans , soit pour conserver la santé, soit pour la réparer.

T A L O N S (hauts). Leurs inconvéniens sont décrits au mot Chaussure.

T A M A R I N. On reconnoît au tamarin une vertu laxative , astringente et rafraîchissante. Les Turcs et les Arabes en tirent un grand avantage dans leurs voyages pour se désaltérer. Ils font confire dans le sucre et dans le miel des gousses de tamarin , pour en emporter plus facilement avec eux.

Les nègres en composent une liqueur rafraîchissante, avec de l'eau, du sucre, ou du miel, et en mettent dans leur riz et dans leurs autres alimens.

Nous devons nous méfier du tamarin qu'on nous apporte en masse; car il contient souvent du verd-de-gris, apparemment, parce qu'on l'a préparé dans des vaisseaux de cuivre.

TANCHE. La tanche est un poisson de rivière, qui a le corps tout couvert de mucilage, comme l'anguille; il se plaît dans les étangs et les endroits marécageux: aussi sa chair est peu estimée et d'un goût assez plat.

TANNE. Les tannes sont une humeur cutanée, engorgée et retenue dans les petits canaux excrétoires de la transpiration, qui s'élargissent. Il y a peu de personnes sur le visage desquelles elles ne forment des petites taches; aussi celles qui ne sont pas sans prétention, les font sortir sous la forme de petits vers, en comprimant la peau pour s'en débarrasser. Il leur déplaît qu'on apperçoive l'extrémité desséchée de cette humeur, qui, près de l'épiderme, est sale et crasseuse, par l'effet de l'air et de la poussière qui s'y appliquent. Les tannes ne sont jamais suivies d'aucun inconvénient, si ce n'est celui de paroître sur la peau. Si l'on veut s'en débarrasser quand elles sont trop apparentes, on pince la peau pour les faire sortir; mais il ne faut pas les laisser grossir, car alors il reste à la peau des trous sensibles pendant long-tems, et ils sont sujets à se remplir de nouveau.

TANNEURS (Régime des). Lorsqu'on veut employer dans les arts les peaux des animaux, on est obligé de les préparer avec le tan. Ce travail nécessite des procédés qui entraînent après eux des odeurs détestables qui peuvent se répandre très-désavantageusement dans les environs , surtout dans les grandes chaleurs. Ainsi nous croyons que la prudence exige qu'on éloigne les tanneries du centre des habitations. Nous croyons en outre que ceux qui s'occupent de cet état, ne peuvent mieux faire , quand l'exhalaison des peaux devient trop forte , que d'employer les moyens indiqués au mot Méphitisme.

D'ailleurs, les tanneurs doivent se laver souvent à l'eau fraîche, pour éviter les maladies de peau, auxquelles ils sont sujets. Ils doivent se bien essuyer, se tenir chaudement, lorsqu'ils n'ont plus les pieds et les mains dans l'eau. Pour éviter les suites du dérangement de la transpiration, ils feroient bien de s'oindre la peau avec une huile douce ; ils prendront garde d'employer avec précaution l'alun, qui crispe chez eux le genre nerveux , et leur cause des tremblemens. Les alimens végétaux , et les acides leur conviennent beaucoup.

TAPIS. Les tapis sont d'autant plus utiles qu'ils sont plus épais. Ils absorbent l'humidité des pièces non boisées, et qui ne sont pas exposées au soleil ; ils empêchent les pieds de recevoir aussi facilement la fraîcheur qui s'élève du sol.

Je voudrois que dans tous les rez-de-chaussée, on fit usage de tapis de paille , recouverts , si on le veut , d'une très-grosse toile. Cette pratique seroit très-avantageuse pour élever les enfans ; car avec ce moyen on les laisseroit aller, venir, courir et se rouler , sans crainte qu'ils ne se fissent aucun mal.

TAPISSERIE. Les tapisseries ont , sur les papiers dont on fait usage aujourd'hui , l'avantage de conserver la chaleur ; ainsi elles conviennent mieux dans les

grands appartemens bas et humides. Comme les boiseries, elles absorbent l'humidité. Les tentures de papier
suffisent pour les petites pièces qu'on peut échauffer
facilement.

TAPISSIERS (Régime des). Ces ouvriers sont peu
sujets aux maux qui attaquent ceux qui sont sédentaires.
Ils doivent bien prendre garde d'assurer leurs échelles,
et de ne pas mettre (comme ils le font) des clous dans
leur bouche, parceque plusieurs ont éprouvé de grands
accidens, pour les avoir avalés.

TARTE. On donne le nom de tarte à des pièces de
pâtisserie bien feuilletées, dans lesquelles on place des
fruits, des crèmes, des confitures. Lorsque ces pièces
sont très-petites, on leur donne le nom de tartelettes.
Elles conviennent à toutes les personnes qui se portent
bien.

TARTRE. Le tartre est un sel alkalin, produit par
la fermentation vineuse, et qui s'attache, sous la forme
d'une croûte, au parois du tonneau. Plus le vin est généreux et coloré, plus il contient de tartre. Plus il s'en
débarrasse, meilleurs sont les vins. Ceux qui sont blancs
donnent beaucoup moins de tartre que les rouges. Ce
sel purifié, ou la crème de tartre, est employé utilement pour cailler le lait dont on fait le petit lait, et pour
former une limonade très-utile dans les voyages. (V. Limonade).

TARTRITE d'antimoine, Tartre stibié, ou émétique. C'est un des remèdes les plus violens, quoiqu'un des plus employés; c'est un de ceux dont on se
permet le plus l'usage, sans consulter le médecin. Nous
devons dire ici quelles sont les précautions nécessaires
pour que son effet soit tel qu'on le peut désirer.

Nous souhaitons d'abord bien ardemment , qu'on ne fabrique ce puissant médicament qu'au laboratoire seul du jardin de pharmacie. Car on voit tous les jours que deux grains pris chez un apothicaire font vomir , tandis que pris chez d'autres , ils sont sans effet, ou qu'ils font vomir jusqu'au sang.

Lors donc que la saburre des premières voies, la bouche mauvaise, la langue chargée , ou des nausées, indiqueront le vomitif, on en fera dissoudre trois grains dans une pinte d'eau , dont on donnera d'abord le tiers en un grand gobelet; on avalera, deux minutes après , un verre d'eau tiède ; à 10 minutes de distance de la première prise , on en donnera une seconde moins forte , puis encore un verre ou deux d'eau tiède. Si l'on ne vomit pas , on donnera la moitié de ce qui reste , et de l'eau tiède ; enfin, on achevera ce qui est dans la bouteille , s'il est nécessaire. Par ces gradations , on arrivera à n'en donner ni trop, ni trop peu.

Si cette substance prise à trop forte dose causoit des crispations d'estomac, des spasmes , des angoisses , il faudroit sur-le-champ employer à grande dose les adoucissans, comme le lait , de l'eau de veau , ou une autre eau mucilagineuse , etc.

TAUPE. J'ai entendu des personnes véridiques faire grand cas du sang de taupe dans lequel on trempe le bout des doigts, pour les appliquer ensuite sur les dents qui font du mal , et calmer la douleur.

TEIGNE. La teigne est une espèce de dartre corrosive de la tête des enfans , pour laquelle il est dangereux d'employer des substances répercussives , ou qu'on tient des empiriques. Comme elle pourroit occasionner de graves accidens, si on la traitoit mal, on doit prendre l'avis d'un médecin.

TEINT. Teint se dit de la couleur qu'offre la peau du visage. Une femme a un beau teint, lorsque sa peau est d'un blanc éclatant, et que ses joues sont d'un rouge vermeil. Toutes les recettes qu'on a tant vantées pour garantir le teint, le conserver, le réparer, sont des sottises qui ne sont bonnes qu'à faire gagner les parfumeurs.

Pour avoir constamment un beau teint, le moyen le plus sûr est de faire tout ce qu'il faut pour se conserver une bonne santé. Puis on lave ensuite son visage avec de l'eau fraîche; cependant si la peau étoit sèche, comme il arrive à quelques femmes, on pourroit employer du lait de vache, et quelquefois celui d'amande douce. Pour le rendre plus uni, on peut aussi, mais rarement, employer un peu de pommade simple et récente.

TEMPÉRAMENT. Le tempérament ou la constitution de l'homme, est un état mécanique qui résulte de la combinaison particulière des solides et des fluides qui le composent, et ils se ressemblent aussi peu, que l'extérieur et le moral des individus auxquels ils appartiennent, et dont ils énoncent les nuances.

On a cru devoir désigner ici les tempéramens qui ont le plus souvent frappé les médecins qui s'en sont occupés. Les Anciens ont admis neuf tempéramens différens, qu'on a depuis réduits à quatre, sous les noms de tempérament sanguin, bilieux, mélancolique, et pituiteux. Cependant cette réduction même n'est pas exempte de quelques reproches, puisqu'il faut convenir que les hommes bruns ne doivent aucunement la couleur de leur peau à la bile, que ceux qu'on regarde comme bilieux n'ont souvent pas plus de bi'e que les autres. Peut-être seroit-il plus convenable de se rapprocher davantage du système vasculaire, et de diviser les tempéramens en nerveux, ou spasmodiques, en lymphatiques, et en sanguins. Les idées ingénieuses de Brown mènent à ce changement, et à sentir que c'est à la variabilité du système nerveux que sont dues le plus souvent les différentes manières d'être, soit physiques, soit morales.

Jusqu'à ce que les physiologistes ayent généralement adopté un nouveau système de tempéramens d'après ces idées, nous suivrons l'ancienne division, qui aura toujours le mérite de présenter des caractères tranchés et reconnoissables.

Les tempéramens sont originels ou accidentels.

Les premiers qui, comme je l'ai prouvé ailleurs, ont plus d'influence sur l'existence future que ne l'ont pensé d'illustres auteurs, se reçoivent immédiatement des parens, mais ils subissent bientôt des altérations sans nombre; ce sont ces altérations qui donnent naissance à la seconde espèce de tempérament. Ces derniers sont dus au lait qu'on suce, aux alimens dont on est nourri, à l'âge, aux habitudes qu'on prend, aux instituteurs qu'on a, aux sociétés qu'on fréquente, aux pays qu'on habite, aux accidens qui surviennent pendant la vie et qui changent la constitution des solides et des fluides. Ils sont souvent modifiés par l'amour-propre, la sensibilité, le malheur, la fortune, la contrariété, le caprice, et toutes les autres passions humaines.

Ne voit-on pas tous les jours dans le monde, des hommes naturellement joyeux, devenir tristes et mélancoliques; d'autres portent dans la société l'amabilité la plus charmante, pour revenir au logis, maussades et rêveurs, au grand regret de leurs épouses. Quelquefois des femmes enjouées, spirituelles, ne passent-elles pas subitement de la joie à la tristesse, et de la tristesse à la colère; elles tonnent pour rien, et deviennent des femmes à giboulées; l'orage s'appaise, et bientôt la gaieté reprend le dessus. Ces grandes mobilités qui tiennent beaucoup aux nerfs, rendent quelquefois les tempéramens fort difficiles à définir.

En général, le tempérament est le régulateur des actions physiques et morales de l'homme, et mille circonstances peuvent le retarder, l'accélérer, le troubler : chercher à le fixer au même point, autant vaudroit tenter de le rendre immortel. C'est une étincelle active qui ne peut jamais manquer d'enflammer un corps combustible, ou de le modifier.

Les effets physiques et moraux des tempéramens, donnent la clef du caractère des hommes, et même des nations; on s'en est peu servi, parce qu'elle est restée long-tems rouillée dans la main des moralistes qui nous ont précédés : comme ils étoient aussi mauvais physiciens que profonds en métaphysique, ils ont méconnu ou voulu méconnoître la chaîne qui lioit le moral avec le physique, et au lieu d'éclaircir le sujet, leur ignorance, ou leur mauvaise foi, n'ont fait que l'embrouiller.

Examinons, sans système et sans partialité, les quatre tempéramens dont on a cru que tous les autres se rapprochoient davantage; voyons ce qu'on a cru devoir faire pour les bonifier, et les rendre utiles à leurs propriétaires.

1°. *Du tempérament sanguin.*

Le tempérament sanguin est celui que la nature semble avoir le plus favorisé, et qui appartient plus particulièrement à la jeunesse.

Les sanguins ont, en général, une physionomie animée, douce, ouverte, un teint couleur de rose sur une peau blanche et ferme; leurs veines sont souvent bleues, larges et remplies d'un sang qui circule aisément.

Les personnes de cette constitution ont bon appétit, digèrent bien, transpirent de même, et exécutent toutes leurs fonctions avec facilité et régularité. Quant à leur moral, ils sont vifs, enjoués, spirituels, ils ont l'imagination brillante, et beaucoup de mémoire. La bonté, la franchise et la joie composent le fond de leur caractère; ils aiment le luxe, la dépense et les femmes. Leur délicatesse, en amour, ne va pas jusqu'à la constance, ils ont plus de goûts que de passions; ils se fâchent aussi facilement qu'ils sont prompts à s'appaiser. En général leur commerce est très-agréable.

Les travaux profonds, abstraits, opiniâtres, ne peuvent les attacher. Ils font valoir les sciences agréables et les arts de goût, par la légèreté de leur style, et le beau coloris dont ils ornent leurs idées. Ils aiment la poésie, la peinture, la musique. La sensibilité, la vivacité et la variété des goûts de cette constitution, l'altèrent, la minent, et abrègent souvent des jours tissus par les grâces et les plaisirs.

Le régime qui convient aux sanguins, doit être doux et tempérant. Les alimens de très-haut goût, les corps trop gras, les farineux, les oignons leur sont souvent contraires; le pain bien cuit, la volaille, et la viande de boucherie, toujours entre-mêlée des végétaux, leur conviennent mieux. Ils doivent manger avec discrétion, pour ne pas favoriser le penchant que le sang a, chez eux, à se former, à s'épaissir, et à s'enflammer. Le vin trempé leur convient mieux que la bière; les liqueurs leur sont souvent pernicieuses; ils doivent craindre les extrêmes du chaud et du froid, faire beaucoup d'exercice, ne pas trop se livrer au sommeil, et fuir les excès.

Si, malgré ces précautions, le sang surabondoit, s'il leur survenoit des maux de tête, des assoupissemens, et d'autres symptômes de pléthore, ils se feroient saigner, en évitant, toutefois, d'en faire habitude, et en éloignant les époques, le plus qu'il sera possible.

Ce régime a une grande influence sur le moral, et en le combinant avec le travail, les plaisirs, et l'exercice, son influence ne pourra qu'être très favorable aux jeunes gens. Il ne faut pas exiger, des constitutions sanguines, une trop forte contention au travail sur un même objet; on devra souvent les tenir en bride sur leur goût pour le changement, la dépense et les plaisirs vifs. La douceur suffit pour conduire ces caractères flexibles et intelligens.

2°. *Du tempérament bilieux.*

La constitution bilieuse se reconnoît aisément à la maigreur des sujets, à leur délicatesse, à la couleur brune et olivâtre de leur peau, à sa sécheresse brûlante, à des poils crépus et noirs. Leurs muscles durs et compacts attestent la vigueur.

Le plus souvent les bilieux ne sont pas beaux; ils ont la taille et le col courts, la bouche grande, les lèvres sèches, l'haleine chaude et forte, le nez épaté, les yeux noirs et perçans.

Chez les bilieux, les fonctions vitales se font fortement et facilement ; ils mangent beaucoup, digèrent vite, transpirent difficilement, urinent beaucoup, et sont souvent constipés ; toutes leurs excrétions ont une teinte qui tient de la couleur de la bile, qui domine souvent dans leurs humeurs, et cause une sorte d'âcreté, à laquelle sont dues les maladies inflammatoires, putrides et malignes, auxquelles ils sont sujets.

Les bilieux, au moral, sont doués d'une imagination vive, exaltée ; ils ont plus de génie que d'esprit, et une tenue dans les idées qu'on ne trouve pas chez les sanguins, mais ils n'ont, ni la gaieté, ni l'enjouement de ces derniers. Toutes leurs passions sont grandes, fortes ; ils sont très-sensibles, non moins prompts à s'enflammer, constans, fermes, inexorables ; leur colère est celle d'Achille, leur haine celle de Coriolan, leur amour celui d'Orosmane. Ils ont les plus grandes dispositions aux sciences abstraites et profondes. Leur caractère entier et despotique les rend souvent désagréables à la société, qui leur est également à charge ; ils vivent souvent fort long-tems, et deviennent communément mélancoliques vers l'âge de 40 à 45 ans.

En général le régime des bilieux doit être humectant, rafraîchissant, et adoucissant ; l'eau pure en abondance, les boissons acidulées, la bière, le petit lait, l'hydromel, quand ils sont resserrés, les bains tièdes leur conviennent beaucoup. Une diète trop austère, un air trop vif et trop chaud, les vins fumeux, les liqueurs spiritueuses, les longues veilles, les exercices violens, les boissons à la glace, leur sont très-nuisibles.

Ils doivent faire usage des substances farineuses, nourrissantes, et de fruits. Ils s'abstiendront de viandes noires, fumées, de salaisons, et d'alimens très-aromatisés. Le vinaigre et les autres acides végétaux doivent entrer dans la préparation de leurs alimens. La promenade, la musique, et les plaisirs tranquilles, sont, pour les bilieux, des moyens de santé; l'oisiveté, l'ennui, les travaux opiniâtres, leur sont funestes.

La constitution bilieuse n'est pas propre à l'enfance, elle ne commence guère que vers la fin de l'adolescence; on ne doit pas confondre avec elle, les rapports amers, et les évacuations bilieuses qui arrivent à des personnes qui ne sont pas pour cela bilieuses.

Ce que nous avons dit des goûts et des passions dominantes du tempérament bilieux, indique assez, au moral, les soins qu'il faut prendre pour diriger convenablement les jeunes gens qui en portent l'empreinte. Les institutions doivent tendre à ralentir la grande impétuosité qui leur est naturelle, à chercher, dans le but de leurs travaux, ce qui exige moins d'esprit que de génie, plus de profondeur que d'agrément. On les fixera au travail, pour éviter les vices qui seroient la suite d'une dangereuse oisiveté, qui, avec le caractère qui leur est propre, seroit immanquablement suivie de la honte et du repentir.

On ne peut de trop bonne heure s'opposer à des plaisirs précoces, et à des passions naissantes, dont l'irruption peut devenir terrible et fatale pour l'avenir.

3°. *Du tempérament mélancolique.*

Lorsque vous appercevrez une taille allongée, ou moyenne, des yeux grands, langoureux dans la jeu-

Tome II.

nesse, sombres et enfoncés dans l'âge mûr, des joues sèches, avalées, un corps grêle, des membres effilés, une peau sèche, quelquefois rude, quelquefois lisse, un teint jaune ou brun, avec des poils très-noirs, vous aurez fait la rencontre d'un mélancolique.

Les femmes de ce tempérament ont une tournure de nonchalance remarquable. Les hommes prouvent plus de courage que de force, plus de prestesse que de tenue dans les mouvemens ; les artisans, les laboureurs de cette constitution s'usent vîte, et meurent souvent avant l'âge de 40 ans ; mais quand ils ont passé cette époque sans accidens, ils deviennent bilieux, et vivent fort long-tems.

En général, cette constitution appartient plutôt aux grandes villes qu'aux campagnes ; c'est une mauvaise succession qui passe souvent des pères aux enfans. Le pouls du mélancolique est enfoncé, fréquent, petit, mais moins dur que dans la constitution bilieuse ; le ventre est tantôt lâche, tantôt serré ; la transpiration est une sorte de sueur d'expression ; les urines sont claires et peu colorées.

Les facultés morales de ce tempérament sont une imagination vive, exaltée, pittoresque et presqu'orientale, et qui peint en parlant : tout est image, tout est comparaison et souvent exagération. Un mélancolique heureux se croit le plus heureux des hommes : à la plus légère contrariété, succèdent souvent le désespoir et l'abattement ; les chimères troublent facilement son imagination ardente ; il lui suffit, pour être infortuné, de la crainte de le devenir.

Cette constitution fournit les héros, les grand hommes,

les fanatiques de toute espèce, les persécuteurs, les alchimistes, les grands scélérats.

Le caractère du mélancolique est sombre, difficile, exigeant, inquiet, craintif, chagrin, rêveur, vindicatif ; ses passions fougueuses entraînent avec elles tout ce qui leur résiste.

Les mélancoliques sont extrêmes : amans jaloux, amis éternels, maris incommodes, d'une société difficile, souvent dangereuse. Quand ils ont été bien élevés, leurs mœurs honnêtes font qu'on les estime et qu'on les respecte, mais souvent on les craint plus qu'on ne les aime.

La foiblesse et la sensibilité de la fibre, jointe à une certaine âcreté des humeurs rapproche aisément les mélancoliques de l'état morbifique. La trop grande diète, des alimens chauds, glaireux, des vins généreux, des liqueurs, du café, du thé, de longues veilles, des travaux forcés sont au moins aussi nuisibles aux mélancoliques qu'aux bilieux.

L'eau pure, l'air frais, l'exercice du cheval, la promenade, la paume, le billard, le jardinage, la musique, la bonne société leur sont toujours salutaires. Ce qu'on a recommandé aux bilieux pour la nourriture convient à ceux-ci ; les bains tièdes leur sont absolument nécessaires.

Rarement le tempérament mélancolique porte de fortes atteintes à la jeunesse ; c'est dans l'âge des passions qu'il se développe avec toute son énergie : si cependant on en appercevoit quelques traces chez un jeune homme, il faudroit que le régime, la gaieté, la dissipation, de bons raisonnemens, la lecture des seuls ouvrages amusans vinssent régler des imaginations sombres, ardentes et contemplatives , dont les penchans fâcheux pourroient avoir des suites incurables.

Il faut observer que le tempérament mélancolique n'implique pas nécessairement la mélancolie , qui est une véritable maladie , à laquelle cette constitution peut bien mener insensiblement , si l'on ne s'oppose de bonne heure à la pente naturelle qui y conduit.

4°. *Du tempérament pituiteux ou phlegmatique.*

On trouve ordinairement au phlegmatique une taille avantageuse , ronde , les chairs molles et couvertes d'une graisse peu consistante , des vaisseaux petits , un sang aqueux , dont les principes sont mal liés , la peau blanche , douce , peu garnie de poils , des cheveux blonds ou châtains , de beaux yeux bleus sans expression , le visage pâle , des lèvres décolorées , souvent un double menton. Les femmes ont la gorge aussi volumineuse que peu ferme. Le pouls est mou , flexible et lent ; les fonctions , en général , s'exécutent péniblement , surtout celle de l'estomac.

Cette foiblesse d'organisation rend le moral des pituiteux froid , paresseux , et sans énergie ; leurs sens émoussés sont sans désirs : ils ne semblent pas nés sous la planète de Vénus. L'esprit , l'imagination , et la mémoire ont , chez eux, des limites très bornées. L'habitude est leur loi ; ils sont peu propres aux travaux suivis. En général , ils ont le jugement droit , le caractère doux , affable , paisible , et même apathique. Ils sont crédules , ont peu d'aptitude pour les sciences et les arts de goût.

Les pituiteux ont à redouter les maux qui sont la suite de la foiblesse des solides , et de la stagnation des humeurs. Les engorgemens, les catarres, les glaires, les flatuosités, les fleurs blanches, leur sont dévolus. Pour s'y opposer, rien ne convient mieux que de donner des secousses, et d'ébranler ces machines empâtées; un air frais, des toniques et des substances échauffantes, qui fortifient leurs fibres par degrés, sont ce qui leur convient le mieux. Tout ce qui rafraîchit, humecte ou relâche, leur est nuisible. Ainsi, bannissez de leur régime, l'eau simple, les liqueurs acides, les fruits acides, les salades, les soupes, le bouilli, les chairs de jeunes animaux, les farineux, et les alimens préparés, sans que leur goût soit relevé par des sauces piquantes et aromatiques.

Le chocolat, le punch, le bon vin, les bonnes liqueurs, du pain très-cuit et salé, des rôties, des viandes grillées, des ragoûts, le céleri, les artichaux, les asperges, l'ail, les radix, le cresson, la moutarde, le sucre, la glace, leur seront toujours favorables. Beaucoup d'exercice de tout genre, les bains froids, les frictions ne doivent pas être oubliés; il faut s'opposer à un embonpoint, qui n'est pas la santé. Car comme l'a dit Aëtius : *Carnes eorum superfluis excrementis scatent.*

Cette constitution se rencontre rarement parmi les artisans et les gens de la campagne; c'est bien plus ordinairement la constitution des enfans, des femmes oisives, et des esclaves de l'opulence, qui sont contraints d'envier à la pauvreté et à la simplicité la force, qui est une sorte de dédommagement qu'elles ont reçue de la nature.

Il faudra donc, au moral, exciter, chez les pituiteux, des sens engourdis, et chez les jeunes gens, employer à propos l'appât des récompenses et l'aiguillon de la gloire, surtout les traiter doucement et amicalement ; comme ils sont aisément dociles, ils suivront, quoiqu'à pas lents, la route qui leur sera tracée ; et souvent on en tirera un meilleur parti, que de ceux qui avec des dispositions réelles sont d'ailleurs indociles, paresseux et opiniâtres.

Tels sont les quatre tempéramens essentiels, auxquels les autres se rapportent plus ou moins. Nous avons vu les qualités et les défauts qu'ils présentent, les moyens physiques et moraux qu'on doit employer pour en tirer avantage, les changer et les modifier en quelque sorte.

C'est surtout dans ces circonstances qu'il est important qu'un médecin ait des connoissances morales et philosophiques ; il ne l'est pas moins qu'un instituteur ait quelques lumières sur la médecine conservatrice. Elles serviront à le diriger dans une route qui ne laisse pas d'être épineuse, surtout quand on considère que les tempéramens subissent naturellement de grandes variations, depuis les premières années jusqu'à l'époque de la maturité, et que l'âge, l'état, le climat, les alimens, les institutions peuvent encore y apporter de plus grands changemens. Ainsi, celui-là sera, sans contredit, le plus habile, qui observant toutes les nuances des tempéramens et des goûts des élèves, modifiera l'aliment physique, ainsi que celui de l'instruction, selon leur portée de force et de vitalité, qui saura à-propos détourner du vice, encourager la timidité, abattre l'amour-propre ou l'orgueil sans oublier jamais la dépendance intime du moral et du physique. Les hommes faits et un peu instruits doivent étudier la nature de leur constitution, en réfléchissant aux tempéramens fondamentaux; il en résultera pour eux un grand avantage, celui de se conduire d'après des règles plus sûres, et de mieux combiner, dans l'état de santé, ce qui convient ou ne convient pas. Une autre utilité précieuse, c'est, lorsqu'on est malade, de pouvoir donner au médecin, dont on est souvent peu connu, des instructions qui ne peuvent que tourner au profit de celui qui s'est bien étudié lui-même.

T E M P É R A N C E. La tempérance est la modération dans les plaisirs, et particulièrement dans ceux de la table; c'est un des moyens les plus sûrs de conserver sa santé, et sans la santé, la vie est à charge, et le mérite s'évanouit. La tempérance retient nos désirs dans de justes bornes; elle apprend à se passer du superflu, et à jouir simplement des dons de la nature; il faut accoutumer de bonne heure les jeunes gens, même les plus aisés, à mener une vie tempérante et frugale. Il peut arriver des circonstances où cette première habitude peut influer beaucoup sur le bonheur de l'existence.

T E M P É R A T U R E (de l'atmosphère). Cette température peut varier suivant l'addition ou la soustraction de calorique, et ses variations les plus régulières, dépendent de l'action du soleil dans les différens momens du jour et de la nuit. Lorsqu'au lever du soleil, l'humidité et la rosée, commencent à s'élever, et qu'il fait froid, c'est le signe d'une belle journée; lorsqu'en hiver, la température est froide et sèche, elle est très-favorable aux corps; elle diminue la transpiration, mais elle augmente les forces vitales, stimule et resserre les fibres, au point qu'un habit d'été est trop large pour l'hiver; trop de froid roidit les membres et les gèle. On croit que la mort qui suit cet état, est très-douce et semblable au sommeil.

Les vicissitudes fréquentes, dans la température, agitent désagréablement le corps, surtout dans les passages du chaud au froid.

Nous ne parlerons pas de la température humide, parceque nous l'avons suffisamment fait connoître ailleurs, ainsi que ses dangers. Une température chaude, jointe à l'action de la lumière, est également irritante, comme le froid excessif; c'est pourquoi, dans les jours sereins, l'action du soleil bien ménagée, est si favorable aux convalescens.

La température dans laquelle on n'a ni chaud ni froid, est celle de douze à quinze degrés, et l'état moyen pour le corps entre le chaud et le froid, est de vingt degrés et demi, à vingt-deux et demi. La température au lit est ordinairement de vingt-deux et demi, un peu plus, un peu moins, selon la force et la constitution des individus.

TEMPÉRÉ (Climat). On donne le nom de tempérées à des zônes, qui sont entre la zône torride, et la zône froide, l'une dans l'hémisphère septentrionale, l'autre dans l'hémisphère méridionale. On les appelle tempérées, parceque la chaleur et le froid y ont beaucoup moins d'intensité que dans les zônes torrides et froides; les habitans de ces zônes, participent d'autant plus à la chaleur ou au froid, qu'ils sont plus près de la zône torride, ou de la zône froide. Le climat que nous habitons est sans contredit un des plus tempérés qui soient sur la terre, conséquemment un des plus désirables, des plus peuplés et des plus éclairés.

TEMPS. (Météorologie). On a donné le nom de tems

aux différentes dispositions de l'atmosphère, relativement à l'humidité, à la sécheresse, au froid, au chaud, au vent, au calme, à la pluie, à la grêle, etc.

Comme c'est dans l'atmosphère que tous les animaux vivent, il n'y a rien en physique, qui doive nous intéresser plus puissamment que le tems, parceque toutes les altérations qui arrivent à la densité, à la chaleur, ou à la pureté de l'air, doivent nécessairement porter leur impression sur tout ce qui existe.

Toutes les altérations considérables, mais régulières, qu'un petit changement dans le temps produit, sont aisément connues à l'aide des instrumens, qui portent les noms de baromètre, thermomètre, et hygromètre : ils ne peuvent pas subir de changemens, que nos corps, n'éprouvent quelqu'altération.

C'est pour arriver à une bonne théorie de l'état de l'air, que beaucoup de savans ont entrepris d'examiner, dans différens climats, l'état habituel et météorologique de l'atmosphère.

Peut-être par ce moyen parviendra-t-on à prédire un jour les chaleurs excessives, les pluies, la gelée, la sécheresse, les famines, les pestes, et les maladies épidémiques. On sent le degré d'importance que de pareilles lumières peuvent faire éclore sur la constitution des hommes dans les différens climats.

Quant à l'action du tems sur nos corps, V. les mots, Chaleur, Froid, Humidité, Sécheresse.

T E M S (Considéré moralement). La philosophie et la morale fournissent une infinité de réflexions sur la durée du tems, la rapidité de sa course, et l'emploi qu'on en doit faire.

Thomas a dit :

> L'homme par le travail doit mesurer le tems.
> Cultivez la sagesse, apprenez l'art suprême
> De vivre avec vous-même ;
> Vous pourrez, sans effroi, compter tous vos instans.

Si un jour de satiété nous ôte un an de jouissance, c'est une mauvaise philosophie, d'aller jusqu'où le désir nous mène, sans considérer si nous ne serons point plutôt au bout de nos facultés que de notre carrière, et si notre cœur épuisé ne mourra pas avant nous. Ces vulgaires épicuriens, toujours ennuyés au sein des plaisirs, n'en goûtent réellement aucun ; ils prodiguent le tems qu'ils pensent économiser, et font, comme les avares, qui ne savent rien employer à propos.

Un jeune homme doit bien se persuader, que chaque instant nous enlève une partie de nous-mêmes, qu'il entre dans l'abîme du passé, pour n'en plus sortir. S'il ne se fait ami du tems, il peut devenir pour lui un ennemi redoutable. En effet, tuer le tems, c'est être homicide de soi-même ; il faut donc, puisqu'il s'écoule comme un torrent, saisir le moment de la semence, pour n'avoir point de regrets, lors de la moisson.

Fugit enim irreparabile tempus.

TENDON. Les tendons sont des parties solides, d'un blanc glacé de bleu, qui terminent ordinairement les muscles ; c'est ce que le peuple nomme très-improprement nerf de bœuf, quoiqu'il n'y ait aucun rapport. Les parties tendineuses sont si serrées, qu'on ne peut aisément les diviser et les manger. Il est dangereux de piquer les tendons des muscles, quand on fait une saignée. On peut aisément les reconnoître avant, par la tension forte qu'ils présentent au tact.

TENDRE. (Alimens). Toutes les substances qui doivent servir d'aliment aux hommes , à l'exception d'un très-petit nombre , gagnent beaucoup à n'être pas fermes et dures. Parmi les animaux , les viandes tendres , mais non glaireuses , sont toujours plus agréables à manger, plus faciles à digérer. Le plus souvent, parmi les végétaux alimentaires , ceux qui sont tendres , sont les meilleurs et les plus succulens.

TENDRESSE. La tendresse est une douce passion du cœur, née de la sensibilité. Les hommes véritablement tendres , sont amis de l'humanité et bienfaisans.

TENDRON. On a donné ce nom aux parties cartilagineuses des os. Il en est de tendres et de dures ; celles qui sont tendres , comme les cartilages de la poitrine d'un jeune veau , etc. , sont agréables à manger ; mais c'est un aliment qui n'est pas facile à digérer : les personnes délicates feront bien de s'en abstenir.

TÉRÉBENTHINE. La térébenthine est un suc résineux , dont les habitans et surtout les femmes de l'Orient , qui demeurent au-de-là du fleuve Indus mâchent habituellement. Ce masticatoire , en provoquant une forte excrétion de salive , les garantit à ce qu'ils croyent, des fluxions auxquelles ils sont sujets ; il procure de la blancheur et de la fermeté aux dents , donne à la bouche une odeur agréable ; c'est le sakkis des parfumeurs Turcs et Persans. La térébenthine est employée chez nous dans différentes préparations pour la peinture des appartemens , et elle donne une odeur si forte et si active , qu'à tous égards , elle devient dangereuse pour les personnes qui se trouvent dans son atmosphère. Il faut chercher les moyens de ne pas s'en servir pour l'intérieur des appartemens , ou laisser à la dessication , un tems suffisant, pour être bien assuré que les personnes qui viendront les habiter, ne risqueront pas d'être asphyxiées, ou au moins d'être désagréablement affectées.

TERREUR. (V. Peur).

THÉ. Le thé est une petite feuille desséchée, roulée, originaire de la Chine et du Japon, d'un goût un peu amer, légèrement astringente, agréable, d'une douce odeur, qui approche de celle de la violette. Lorsque les feuilles de thé sont fraîches, elles ont quelque chose de narcotique, qui affecte la tête, attaque les nerfs, et cause un tremblement convulsif; mais cette mauvaise qualité se perd quand elles sont desséchées.

Le thé le plus rare et le plus précieux, est le thé impérial, qu'on cultive et qu'on cueille avec les soins les plus minutieux; c'est le plus cher, et ce n'est pas le meilleur, parce qu'on prend les feuilles trop jeunes.

Les Orientaux vantent extraordinairement les vertus du thé, qu'ils prennent sans sucre; c'est presque pour eux une panacée universelle. Les Européens en ont tellement pris le goût que les Anglais, les Hollandais, les Russes en consomment de huit à dix millions de livres par an. On en fait aussi beaucoup d'usage dans le nord de la France, mais nous le sucrons, et il n'en est pas moins agréable.

Le thé, en général, est stimulant, tonique, diurétique, céphalique; il convient aux tempéramens phlegmatiques; mais, moins on en fait habituellement usage, plus il devient utile. Lorsqu'on en boit plusieurs tasses de suite dans les indigestions, et les maux d'estomac, il rétablit bientôt le calme. A grande dose, il facilite aussi la transpiration: ce que l'eau tiède pourroit également opérer, mais moins agréablement. C'est sans contredit la suavité de son goût, qui lui a valu la faveur de toutes les nations, plus que ses autres qualités.

L'expérience a appris que l'usage habituel du thé, affoiblissoit : ce que je crois plutôt devoir attribuer à l'eau chaude, qu'au thé lui-même. Il convient très-peu aux poitrines délicates et aux personnes maigres et sensibles, auxquelles il peut donner des spasmes. La constante habitude de prendre deux fois par jour du thé en Angleterre, en Hollande, en Allemagne, rend les tempéramens mous et pituiteux, donne des maladies nerveuses, et une disposition au scorbut. Quant à la qualité du thé, il n'y a point de comparaison entre le thé, qui nous vient par les caravanes Russes, et celui qui nous vient par mer. J'ai éprouvé que le trajet par mer, depuis Pétersbourg, avoit ôté beaucoup de qualité à du thé semblable à celui que j'avois mis dans une malle, qui est arrivée par terre.

Il faut avoir soin de ne faire le thé, qu'en versant dessus de l'eau bouillante, dans une théïre, lavée auparavant avec de la même eau. Le thé doit toujours être conservé dans des endroits bien secs, dans des boëtes métalliques, ou dans des bouteilles bien fermées et point exposées à la lumière. Si nous étions plus attachés aux intérêts de notre pays, nous ne ferions pas passer aux étrangers des sommes considérables pour une substance que nous pouvons si facilement remplacer. (V. Oranger, (feuilles d'), et Tilleul (fleurs de).

T H É d'Europe. (V. Véronique).

T H É de France. C'est la petite sauge que les Hollandais tirent des côtes de Provence, et vendent chèrement aux Indiens. Elle pourroit à certains égards, remplacer le thé, en la préparant, pour lui ôter un peu de son âcreté.

T H É Suisse, Faltranck, ou vulnéraire Suisse. On a donné ce nom à un mélange assez arbitraire d'herbes aromatiques, recueillies sur les montagnes de la Suisse, et de l'Auvergne; on les coupe par petits morceaux, pour les déguiser; on les fait sécher, et on les prend en infusion théiforme, qu'on coupe avec le lait et qu'on sucre.

Cependant les plantes qu'on employe sont principalement la sariette, la bugle, la pervenche, la verge d'or, la brunelle, la vervène, l'aigremoine, la scrophulaire, la petite centaurée, le capillaire, les mille feuilles, etc. En faisant, parmi ces plantes, le choix de celles qui ont le goût le plus agréable, on pourroit encore en former une sorte de thé, qui dispenseroit avantageusement de l'autre.

On se sert utilement du thé Suisse, pour exciter la transpiration, et contre les rhumes opiniâtres.

T H É O R I E. La théorie est une doctrine ou un raisonnement qui considère son objet sans aucune application à la pratique et à l'expérience. Il faut rejetter toutes les théories qui n'éclaircissent rien, et qui ne sont que systématiques. La physiologie est la vraie théorie médicale.

T H E R M E S. On donnoit le nom de thermes chez les Romains à de grands édifices publics et particuliers très-somptueux, destinés principalement pour les bains froids ou chauds. On s'y lavoit l'hiver avec de l'eau tiède, quelquefois avec des eaux de senteur; ou bien, par raffinement, on recevoit seulement les vapeurs de l'eau chaude dans des pièces qui servoient d'étuves.

On oignoit le corps avec des huiles et des parfums de prix. Pendant l'été, après être sorti du bain tiède, on alloit se rafraîchir dans l'eau froide.

Le nombre et la grandeur de ces bâtimens avoit quelque chose de surprenant; Marcellin les compare à des provinces entières, et dit : *in modum provinciarum extructa lavacra.* Une des loges du portier des bains de Dioclétien, fait aujourd'hui l'église des Feuillans à Rome.

Buccius, en parlant des thermes publics du même Dioclétien, dit qu'on y voyoit un grand lac dans lequel on s'exerçoit à la nage, des portiques pour les promenades, et des basiliques où le peuple s'assembloit, avant d'entrer dans les bains, de grandes pièces pour manger, des bois délicieux, des emplacemens destinés aux exercices gymnastiques, d'autres destinés aux savans et aux littérateurs, et où ils instruisoient la jeunesse. On interdisoit l'usage des bains, seulement dans quelques grands deuils ou décès, ou dans les calamités publiques.

Le luxe s'introduisit aisément dans un usage que le manque de linge, la chaleur du climat, et la nécessité de la propreté avoient fait naître. Nous répétons ici le désir que nous avons déjà manifesté, de voir dans nos grandes villes, non des institutions telles que celles des Romains, mais des thermes publics, où les pauvres et surtout les pauvres malades, puissent journellement trouver un secours dont ils sont privés, faute de moyens nécessaires pour se les procurer.

THERMOMÈTRE. Le thermomètre est un instrument rempli d'esprit-de-vin coloré, ou plutôt de mercure, qui sert à mesurer les degrés de chaleur; ce dernier est préférable, parceque la permanence de dilatabilité du mercure étant plus régulière, on peut plus compter sur lui, pour mesurer la quantité de calorique des corps. Avant l'importante découverte du thermomètre on ne savoit guère, que dans les caves et souterrains, il ne fait ni plus chaud en hiver, ni plus froid en été, que dans les autres saisons; que l'eau qui bout ne peut pas devenir plus chaude; que sous la ligne, les plus grandes chaleurs n'excèdent pas celles que nous éprouvons quelquefois dans nos climats tempérés; qu'il y a des pays habités où le froid devient en certaines années deux fois plus grand que celui qui fut si fâcheux pour nous en 1709.

Le thermomètre apprend le changement qui arrive dans l'atmosphère, relativement à nos corps; il faut avoir deux thermomètres qui marchent bien également, en placer un au Nord extérieurement, et un autre dans la pièce que l'on habite : on saura par là la différence de chaleur de l'intérieur, à celle de l'extérieur; ainsi l'on pourra en conséquence, échauffer plus ou moins les pièces où l'on veut se tenir, ou prendre des habits plus ou moins chauds; on fera aussi chauffer plus ou moins l'eau qui doit servir au bain, au régime, etc.

T H O N. Le thon est un grand poisson de mer, dont la nageoire de la queue forme une espèce de croissant. On le pêche en automne et au printems, vers le détroit de Gibraltar, dans la Méditerranée.

Le thon est, en général, fort gras; sa chair est très-compacte, ce qui en fait un aliment de difficile digestion : aussi ne convient-il qu'aux personnes sanguines et bilieuses, qui ont un bon estomac, et qui font beaucoup d'exercice. On marine le thon pour le transporter dans différens lieux; mais il n'en devient pas meilleur, car s'il perd, d'un côté, de la graisse ; de l'autre, les chairs se resserrent et se racornissent.

TIÈDE. (Boisson). Tiède se dit ordinairement des liquides qui n'ont qu'une chaleur médiocre. Ce terme est assez vague ; car, comme il y a un grand intervalle entre le chaud et le froid, il me semble qu'il n'y a qu'un thermomètre qui puisse préciser le degré qu'on doit admettre pour une liqueur tiède. Ceci est essentiel à déterminer également pour la conservation de la santé, et pour sa restauration ; car dans les deux cas, il n'est pas indifférent de boire froid, chaud, et plus ou moins tiède. Les liquides tièdes, relativement à l'estomac, sont moins relâchans que les liquides chauds. Cependant leur habitude ne peut convenir aux constitutions fortes, chez qui ils affoibliroient le ton de l'organe digestif, encore moins à celles qui digèrent difficilement, et chez qui ils le détruiroient ; il n'y a que lorsqu'on est incommodé et qu'il y a des indications, pour détendre, relâcher, comme dans les agacemens et irritations de l'estomac, que l'eau tiède, unie à d'autres substances, peut être utile.

TILLEUL (Fleurs de). Les fleurs de tilleul, non-seulement sont utiles lorsqu'on est incommodé, et dans les maladies où le spasme se manifeste, mais on peut encore en recommander l'usage, en infusion théiforme, aux personnes nerveuses et aux constitutions mélancoliques. Pour en rendre la boisson plus agréable, on peut ajouter à une pincée de fleurs de tilleul, une feuille d'oranger ; alors on aura une boisson que quelques personnes préfèrent au thé, et qui a sûrement la supériorité sur l'autre dans les circonstances dont nous parlons.

TIMIDITÉ. La timidité est la crainte de déplaire ; elle vient du peu d'usage du monde, et quelquefois de foiblesse et d'ignorance : c'est la sœur cadette de la modestie. (V. ce mot).

TITILLATION. On donne le nom de Titillation au sentiment qu'on éprouve , quand on chatouille les lèvres ou le nez , avec un corps léger. C'est un jeu dont il faut s'abstenir ; car ce sentiment, qui n'est pas douloureux , finit cependant par n'être pas supportable , et cause quelquefois des spasmes chez les personnes très-sensibles ; c'est pourquoi on peut l'employer si utilement dans les asphyxies. (V. ce mot).

TOILE. Le lin ou le chanvre fournissent le tissu que nous nommons toile. Il seroit difficile de dire à qui l'on doit l'invention de la toile. L'homme a été pendant bien des années , sans la connoître , mais enfin son industrie a fait par-là une découverte d'autant plus importante , qu'elle sert à le garantir en partie de l'inclémence de l'air , de l'intempérie des saisons , et des suites de la malpropreté. Ce sont les Egyptiens, les Tyriens, et les Sydoniens , qui les premiers en ont fait le commerce, et par qui les Romains l'ont connue. Il n'y a plus que les peuples les plus sauvages qui ne s'en servent pas. C'est aussi un des plus grands objets de commerce et de consommation. La plus belle toile est celle de Frise , de Valenciennes , de Silésie. Ces toiles fournissent des chemises très-fines , et qui deviennent d'autant plus chères , qu'elles sont beaucoup plutôt sales, que celles qui sont moins fines , parceque l'humeur de la transpirations les a bientôt pénétrées , et alors il faut en changer tous les jours , mais elles sont beaucoup plus agréables à porter.

Depuis qu'on fait usage du linge, les hommes ne laissent pas exhaler des odeurs aussi fétides qu'auparavant ; un des grands avantages que la vie privée en reçoit, c'est de pouvoir souvent le renouveller. (V. Linge).

TOILE cirée. (Usage qu'on en pourroit faire pour les troupes), (V. Taffetas ciré).

TOILETTE (des Dames). La toilette est l'attirail journalier des femmes pour paroître en public. Dans tous les siècles de luxe, anciens et modernes, les nations fastueuses ont toujours été fournies de ce qui pouvoit échaffauder la beauté tombante, ou masquer ses défauts naturels ; ainsi les dames Romaines avoient, comme les nôtres, des cheveux et des sourcils faux, des dents postiches, des fards, des pommades, et de tous les petits pots d'usage. Du lit, elles alloient au bain où elles se lavoient les pieds et se parfumoient ; elles rentroient dans leur cabinet de toilette avec des robes ornées par le luxe et la galanterie. Là, elles recevoient ce qu'elles avoient de plus cher, et se remettoient entre les mains des plus habiles coiffeuses, qu'on nommoit *ornatrices*, et qui présidoient à l'entier ajustement. Il y en avoit qui n'étoient que pour le conseil, et ce sujet étoit traité aussi sérieusement que s'il eût été question de la vie ou de la réputation.

Juvenal dit :

Tanquam famæ discrimen agatur aut animæ.

Elles employoient une partie du jour à perdre l'autre ; il falloit, pour l'ornement d'une tête, les dépouilles d'une infinité d'autres. Les apprêts du visage, n'étoient pas une moindre affaire que ceux de la tête. Le fard servoit toujours à augmenter ou agacer les couleurs naturelles.

L'histoire moderne, de ce côté, présente de grands rapprochemens avec l'histoire ancienne ; mais il faut espérer que quant à nous, les mœurs d'une nation faite pour tous les genres de gloire, sauront séparer ce qui est sottise et folie, de ce qui est sagesse et raison. Les femmes, en conservant des goûts qui tiennent à la propreté, et même à l'agrément, trouveront qu'il vaut mieux plaire avec moins d'art, que de se mettre en butte à une critique, qui dans tous les tems a toujours été aussi juste que sévère ; d'ailleurs elles sont très-souvent en contradiction avec les règles de la salubrité, comme nous l'avons déjà prouvé. (V. Fard, Rouge, etc.)

TOKAI (Vin de). Tokai est le territoire qui fournit le meilleur vin de Hongrie. C'est, en effet, un vin d'un goût délicieux, et qui est un très-bon stomachique, en le prenant à petites doses. Il y a beaucoup de vins aux environs de Tokai, qui sont aussi bons, et qu'on vend pour tels.

TOLÉRANCE. La tolérance doit être la vertu de tout être foible, destiné à vivre avec des êtres qui lui ressemblent. Sans les vertus douces, conciliantes, les hommes n'auroient jamais ni repos, ni tranquillité. Il faut s'attendre à rencontrer beaucoup de gens qui ne penseront pas comme nous, et que nous n'avons pas plus le droit d'entraîner dans notre façon de penser, qu'ils n'en ont de nous faire partager la leur.

De quelque opinion, de quelque secte que nous soyons, comme l'erreur est l'apanage de l'homme, que l'évidence ne se laisse pas saisir facilement, que depuis que le monde existe, l'intolérance n'a fait que des malheureux et des victimes, supportons-nous, les uns les autres, et soyons tolérans.

TOMATE. C'est un fruit d'une espèce de pomme d'amour : il est de la grosseur d'une petite orange. Il devient rouge et cannelé sur ses côtés, lorsqu'il arrive à sa maturité.

Ce fruit est acide, et chez nous se mange rarement ; on l'employe surtout dans les sauces. On assure que lorsqu'on s'en trouve incommodé, le remède sûr est de prendre du vinaigre.

Ce fruit qui vient de la côte de Guinée s'employe communément en Espagne, et dans nos provinces méridionales, où son goût aigrelet non-seulement est agréable, mais encore ne produit jamais de mauvais effets. La différence du climat donne celle de ses avantages.

TON. (Accords). (V. Musique).

TON. On donne aussi le nom de ton à l'état de tension, de force, de fermeté et de vigueur propres à chaque individu, ou à quelques unes de ses parties.

TON. (Bon ton). On a donné souvent dans le monde ce nom à un jargon à la mode, qui consiste à dire des riens avec grâce, et qui est entretenu par les petits maîtres et les femmes dites agréables. On a dit:

> Quand le bon ton paroit, le bon sens se retire.

Il ne peut y avoir de bon ton que celui des gens sensés.

TONIQUE. On donne le nom de tonique aux substances chaudes, cordiales, et fortifiantes, capables de relever le ton des solides, la force musculaire, et vitale : tels sont les sucs des animaux faits, les substances aromatiques, spiritueuses, les vins généreux, etc.

TONNELIERS (Régime des). Les tonneliers doivent prendre des précautions, quand ils vont dans les caves ou celliers, où le vin est encore en fermentation·

Ils doivent toujours porter une lumière en avant , et suivant qu'elle s'affoiblira plus ou moins , ils jugeront qu'il y a plus ou moins de sûreté à s'approcher.

Ils doivent être suffisamment couverts toutes les fois qu'ils passeront d'une atmosphère chaude extérieure à l'atmosphère froide des caves , et réciproquement quand ce sera l'atmosphère extérieure qui sera très – froide: Quant à leur régime , il seroit difficile d'exiger d'eux qu'ils ne bussent pas de vin , mais on peut leur recommander de n'y pas goûter trop souvent , parceque la facilité qu'ils en ont , a été mortelle à un grand nombre d'entre eux.

TONNERRE. Le tonnerre est un météore électrique dont les éclats subits et dangereux , ont de tous tems excité la crainte et l'effroi.

L'ignorance , en voulant empêcher ses effets , a trouvé le moyen de les rendre plus funestes et plus fréquents, en appellant la cause qu'elle vouloit éloigner. On a remarqué , en 1718 , que le tonnerre tomba sur 24 villages, où l'on sonna les cloches pour l'écarter. Le gouvernement a sauvé le peuple de ce danger en supprimant la cause. D'un autre côté , le grand homme , dont on a dit : *Eripuit cœlo fulmen sceptrum que tyrannis* , se rendant en quelque sorte maître de la foudre a su l'éloigner , en trouvant le moyen de placer sur des édifices publics et particuliers , des paratonnerres , dont l'invention précieuse doit rassurer les personnes les plus timides.

J'ai connu un traitant que le bruit du tonnerre effrayoit tellement , qu'il fit tapisser de matelats bien épais le caveau le plus profond de son hôtel; encore avoit-il l'attention de se boucher les oreilles.

Rien ne paroit plus majestueux , aux personnes qui ne sont pas timides , que le bruit du tonnerre ; plus brillant , plus singulier , et plus piquant que la vivacité des éclairs : mais il ne faut pas s'exposer sous des arbres élevés , à des croisées ouvertes , ni à des courans d'air, quand la foudre gronde sur la tête.

La foudre procure aux hommes de grands avantages ; d'abord elle rafraîchit puissamment l'atmosphère , ensuite elle purge l'air d'une infinité d'exhalaisons nuisibles.

On a observé que les liquides susceptibles de fermentation accéléroient ce mouvement pendant les orages , que d'autres cessoient de fermenter , qu'enfin il y en avoit qui se gâtoient complettement. On doit , pour cette raison , tenir toujours dans des lieux très-frais et très-bas , le lait et les viandes qu'on veut conserver.

T O P I N A M B O U R. Le topinambour est une plante assez semblable à celle qui donne nos tournesols , dont la tige s'élève à la hauteur de 5 à 10 pieds , et dont les racines ou tubercules , poussent en si grande abondance que six pieds quarrés de terrain peuvent en donner trois à quatre boisseaux. Cette plante est originaire de l'Amérique , et naturelle à la nouvelle Angleterre. Elle donne rarement sa graine chez nous , mais elle multiplie beaucoup par ses racines. On pourroit préparer son écorce, comme celle du chanvre.

Les topinambours ont quelques rapports avec la pomme de terre , mais ils sont moins nourrissans , et assez faciles à digérer ; quand ils ne sont pas trop cuits, ils ont un peu le goût du porte-feuille d'artichaut , ce qui fait qu'on les employe souvent de même. Ils ne conviennent pas aux personnes délicates ou convalescentes.

TOPOGRAPHIE. On donne, en général, ce nom à la description d'un canton particulier, d'une ville, d'une campagne. Ces sortes de descriptions sont très-nécessaires pour connoître bien l'exposition des lieux, l'air, le vent, l'élévation, la nature du sol, des productions du pays, des eaux, le caractère des habitans, les épidémies auxquelles ils sont sujets, les moyens qui ont le mieux réussi pour les sauver.

Pour tirer un grand parti des travaux topographiques, il faudroit que le gouvernement chargeât en même-tems tous les professeurs d'histoire naturelle des départemens de faire des relevés topographiques sous tous les points de vue dont nous venons de parler. Ce sera alors seulement qu'on pourra tirer de grandes inductions des comparaisons qui seront faites de toutes les particularités propres à chaque département. Il pourroit résulter de ces observations de grands avantages pour l'agriculture, pour les arts, pour la conservation des hommes, et la guérison de leurs maux. Mais, je le répète, ce n'est que d'un grand ensemble, qu'on pourra résumer des vérités utiles à toute la nation.

TORRÉFACTION. La torréfaction est une espèce de grillage qu'on fait subir aux corps, pour rapprocher certaines parties, et en faire évaporer d'autres. Nous ne parlons ici que de celle qui sert à préparer les grains qui, relativement à la nourriture des hommes, entrent dans leur consommation journalière.

C'est ainsi qu'on fait torréfier le bled, le café, pour en enlever les parties aqueuses et visqueuses, et conséquemment les rendre de plus facile digestion.

TORTUE. On nomme tortue une espèce d'animal amphibie, ovipare, couvert d'écailles, et d'une structure singulière, qui d'abord paroît une masse presqu'inerte et disgraciée de la nature, mais qui n'a pas moins reçu d'elle, des caparaces ou des écailles, qui la mettent à l'abri de bien des dangers. Il y a des tortues de terre, de mer, et d'eau douce.

Les premières ont la chair très-délicate, et sont fréquemment servies sur les tables, dans les Indes et la Lybie, au Brésil, à Cayenne, et dans les Antilles.

Les tortues de mer diffèrent des premières par leurs pieds faits pour nager, et surtout par leur grandeur et leur poids. On en trouve à l'île de l'Ascension, qui pèsent autant que des bœufs, et dont la rencontre ranime et rafraîchit infiniment les équipages des navigateurs. Il suffit de les jetter sur le dos, pendant qu'elles dorment flottantes à la surface de l'eau. La chair de ces tortues est très-délicate, ainsi que leurs œufs qui ressemblent à ceux des poules.

La tortue d'eau douce a une conformation semblable aux autres, et est omnivore. On en trouve dans les environs de Bordeaux et de Marseille, dans les lieux marécageux. On les employe comme alimens. On dit qu'il y a des tortues qui vivent jusqu'à 80 ans. Rédi parle d'une, à laquelle il ôta le cerveau, et qui vécut encore six mois. La chair des tortues passe non-seulement pour être substantielle, mais on la regarde encore comme dépurative des humeurs, et comme anti-scorbutique, ce qui mérite confirmation.

T O U C H E R. (V. Tact).

T O U R N E S O L. Chacun connoît les tournesols qui sont originaires du Pérou ; il y en a en Espagne, qui s'élèvent jusqu'à 24 pieds : j'en ai vu, en France, qui en avoient 15. Cette plante a de grandes propriétés, elle est nourrissante. Dans la Virginie, ses semences servent à faire du pain et de la bouillie aux enfans. On mange les sommités encore jeunes, à l'huile et au vinaigre, après les avoir fait cuire. On fait, des semences, une huile douce, utile à beaucoup d'usages; on en nourrit les volailles, les moutons, etc. Les tiges brûlées abondent en sels; les feuilles fournissent beaucoup de lait aux vaches; d'ailleurs on en tire la pierre de tournesol, que préparent les Hollandais, après en avoir acheté chez nous la matière. C'est donc une plante fort utile, et à laquelle nous ne faisons pas assez d'attention.

TOURNEURS (Régime des). Les tourneurs sont souvent dans une position génante, qu'ils doivent interrompre de tems en tems. Lorsqu'ils tourneront du cuivre, ou quelqu'autre métal, ils feront bien de mettre dans leur nez de légers tampons de coton, et de fermer la bouche; du reste leur état n'est ni fatiguant, ni dangereux.

TOURTE. Les tourtes sont des pièces de pâtisserie, dans lesquelles on place de la viande, des fruits, de la franchipane, etc. Elles conviennent en général à toutes les personnes qui ont un bon estomac, et qui supportent facilement les corps gras.

TOURTERELLE. La tourterelle est un oiseau des bois, qui est de la nature du pigeon. (V. Pigeon).

TOUX. Dans les toux simples, indépendamment des boissons adoucissantes, comme il est très-nécessaire d'humecter constamment la bouche et l'arrière-bouche, rien ne sera plus utile que le jus de réglisse, qui, en se fondant petit à petit, ôtera la sécheresse de la gorge, et la fréquence de la toux, qui, sans cette précaution devient quelquefois spasmodique. (V. Réglisse).

TRACHÉE artère. C'est le canal semi-cartilagineux et membraneux, qui porte l'air pur aux poulmons, et qui en rapporte l'air vicié.

TRAHISON. C'est une perfidie, ou un manque de fidélité envers sa patrie, ou envers ceux qui nous ont donné leur confiance. L'horreur de la trahison tient à l'intérêt de tous. Personne n'aime les traîtres, pas même ceux qui les employent.

TRANCHÉES des enfans. Il faut qu'une nourrice attentive, sache discerner les cris que son nourrisson fait dans les douleurs de tranchées, d'avec ceux que la faim lui occasionne. D'abord elle observera s'il y a plus de deux heures qu'il n'a teté, et alors elle lui donneroit la nourriture accoutumée; mais dans le cas de tranchées, elle remarquera que les cris de l'enfant sont plus aigus et moins suivis; d'ailleurs il aura le ventre dur, sensible, et un peu enflé; ses selles seront verdâtres, et il exhalera une odeur aigre.

Il faut sur-le-champ remédier aux tranchées des enfans, pour leur éviter les convulsions qui en sont souvent les suites.

Alors il faut les sevrer du lait, leur donner des bouillons légers et du bon pain, en leur faisant faire un peu plus d'exercice que de coutume; on mêlera de la magnésie avec les alimens, pour absorber les acides, et les purger légèrement. On peut en délayer dans des petits remèdes, qu'on leur donnera avec avantage.

TRANQUILLITÉ. La tranquillité est une situation de l'ame, exempte de trouble et d'agitation. Il n'y a guère que les gens vertueux, désintéressés, et philosophes, qui jouissent de la tranquillité morale.

La tranquillité physique ne devient une nécessité,

que quand le corps éprouve la lassitude, ou un mal-aise inaccoutumé.

TRANSPIRATION. La transpiration est l'excrétion la plus abondante du corps; elle se fait au moyen de la peau, par des vaisseaux imperceptibles, qui sont les extrémités des ramifications artérielles. C'est en se pesant fort longtems, ainsi que les alimens qu'il prenoit, que Sanctorius est parvenu aux plus utiles résultats : il a appris aux hommes, qu'en général, sur huit livres d'alimens, tant solides que fluides, qui peuvent faire la nourriture journalière d'un individu sain, il y en a cinq qui s'échappent insensiblement par la transpiration, soit cutanée, soit pulmonaire; il a démontré qu'il ne reste que trois livres pour la nutrition, et les excrémens de la vessie, des selles, du nez, de la bouche et des oreilles; qu'on perd en un jour par la transpiration, autant qu'en quatorze jours par les selles; qu'en particulier, pendant la nuit, on rend généralement une livre d'urine, une demi-livre par les selles, et au moins deux livres et demie par la transpiration.

Linnings, et Lionel-Charmes, ont fait, dans la Caroline-Méridionale, des expériences qui prouvent que le corps, passant d'une atmosphère salée, dans un air humide, y acquiert, en une heure, une livre de poids; mais que repassant à la première, il y perd plus vite encore son augmentation, tant l'absorption et l'excrétion sont rapides et considérables.

Les climats particuliers, et les races d'hommes différentes, doivent donner à l'odeur de la transpiration, des nuances sensibles, que plus ou moins de malpropreté, doivent encore plus ou moins exalter; chez les peuples, qui ont la peau huileuse et peu conductrice de l'électricité, la transpiration est très-forte, ainsi qu'on l'observe chez les nègres, et surtout chez les Groënlandais. Dans les climats où les variations dans l'atmosphère se font sentir plusieurs fois dans la journée, les habitans sont bien moins sensibles aux vicissitudes de l'atmosphère ; la transpiration n'est pas à beaucoup près si sujette à se supprimer ; c'est ce qui est cause que les Européens, qui sont peu faits à ces changemens, risquent si souvent dans les voyages, d'être atteints par des maux auxquels les naturels du pays où ils se trouvent, sont fort peu sujets.

C'est peut-être aux onctions huileuses, que les troupes Romaines ont dû cette santé vigoureuse, qui leur faisoit résister à tous les maux, qui sont la suite des intempéries atmosphériques dans tous les climats. Je ne doute pas que cette coûtume ne soit infiniment avantageuse aux soldats qui sont obligés de bivaquer, surtout dans les terrains bas et humides.

Il paroît que cette évacuation, quoiqu'invisible, et la plus abondante de toutes, est de la plus grande utilité dans l'économie animale, pour purifier la masse du sang des substances hétérogènes et nuisibles, qui n'ont pu être enlevées par les autres organes excréteurs. Elle a un autre avantage : c'est de tenir flexible et souple, l'organe de la peau et du toucher, conséquemment d'entretenir sa sensibilité et d'empêcher la sécheresse, que l'air et les corps extérieurs lui communiqueroient.

Lorsque la transpiration est augmentée par la chaleur, par des exercices violens, ou par foiblesse, alors elle devient perceptible, et sort sous la forme de sueurs, ou de gouttelettes, qui passent par les mêmes pores exhalans de l'insensible transpiration, dont la chaleur a élargi le diamètre.

Il faut un exercice violent, pour faire suer les personnes robustes, tandis que le plus petit mouvement extraordinaire fait suer celles qui sont foibles. Il y en a chez qui la sueur sort localement des pieds, des aisselles, etc., avec abondance, tandis que le reste de la peau est sec, et peu perméable à la transpiration.

Trop de transpiration prive le sang de sa fluidité, et affoiblit les solides ; il en résulte des embarras dans la circulation, et des engorgemens. C'est pourquoi les Romains avoient coûtume de s'oindre le corps avec des huiles, pour boucher les pores de la peau, et pour retenir la transpiration, qui, dans un climat chaud, étoit toujours prète à se transformer en sueur; c'est un moyen, qui, pour être tombé en désuétude, pourroit bien, dans beaucoup de circonstances, lorsqu'on doit se livrer à des travaux corporels extraordinaires, offrir un très-excellent but d'utilité.

Il faut bien se garder de faire passer subitement les transpirations fortes et habituelles des aînes, des aisselles, et des pieds, à cause de la mauvaise odeur dont on voudroit se débarrasser. C'est contrarier le vœu de la nature, et s'exposer manifestement à quelques graves accidens, par le transport de l'humeur qu'on supprime, sur quelqu'organe de première importance.

Trop peu de transpiration d'un autre côté, présente des inconvéniens bien plus fâcheux, et bien plus fréquens.

En effet la diminution, ou la suppression de cette humeur, laisse le sang imprégné des substances étrangères à sa pureté, et dont il doit constamment se dé-

barrasser; ce séjour, contre nature, lui donne de l'â-
creté, gêne la circulation, irrite le genre nerveux, et
cause une foule de maux, d'autant plus considérables,
que les hommes, qui ne se doutent souvent pas du danger qu'ils courent, ne se mettent pas en garde contre ses
atteintes.

On n'imagine pas, en général, que le froid, que l'humidité, qu'une habitation basse, exposée au nord, puisse devenir l'origine d'un grand mal; qu'il soit dangereux de s'asseoir sur l'herbe, sur des pierres, de rester trop tard au
serein, de passer subitement du chaud au froid, etc. Cependant il n'y a pas de doute que la transpiration ne se
snpprime dans ces circonstances, et on ne doit plus
s'étonner si tant de gens, sans y avoir fait attention,
se sont mis dans le cas d'être saisis par des fièvres,
des rhumatiques, des dartres, des érésipèles, des maux
de gorge, des rhumes, des inflammations, des engorgemens, enfin par la majeure partie des maux, qui,
dans nos climats septentrionaux, désolent l'humanité. Si
les tempéramens vigoureux ne peuvent échapper au danger, dans les circonstances dont nous venons de parler,
combien plus ne sont elles pas à redouter pour les personnes qui ont quelques parties foibles, qui sont délicates
ou convalescentes !

On auroit peine à calculer combien la seule humidité
des pieds, en refoulant la transpiration de ces parties,
qui est toujours abondante, a causé de maux. On ne
peut donc trop recommander de se mettre en garde
contre un danger si mince en apparence, et si perfide
dans ses effets. Lorsqu'on a été pris par le froid et l'humidité des pieds, le meilleur moyen est de les laver
avec de l'eau chaude, et d'y rappeller sur-le-champ la

transpiration. Lorsqu'on se sent pris par un rhume, ou par un mal qu'on peut attribuer à cette évacuation supprimée, il faut prendre des boissons chaudes, surtout l'infusion de fleurs de sureau, se couvrir plus qu'à l'ordinaire, se faire frictionner, pour en rappeler sur-le-champ le cours ordinaire; à plus forte raison, si c'est la sueur, parceque le refroidissement subit est d'autant plus considérable, que l'humidité froide est plus abondante, et peut se conserver plus long-tems sur la peau.

Il faut, en général, pour faciliter la transpiration, qu'on a tant d'intérêt d'entretenir, vivre en bon air, employer des alimens sains, se baigner souvent, pour nettoyer la peau, et conserver une grande propreté, surtout celle des pieds, changer souvent de linge, avoir toujours les extrémités chaudes, surtout lorsqu'on est en repos, ou qu'on se couche, se bien couvrir dans le froid, employer les camisoles de flanelle, quand on s'apperçoit qu'on transpire difficilement, enfin ne pas oublier de se livrer chaque jour à quelqu'exercice corporel.

Les personnes délicates doivent chercher à entretenir la respiration, mais en même-tems, en ménager assez prudemment les moyens, pour ne pas attirer la sueur, qui ne manque jamais de leur faire perdre des forces, dont elles ont grand besoin.

TRANSFUSION. La transfusion est une opération imaginée vers le milieu du siècle dernier, en Angleterre, pour rajeunir et même pour guérir. Elle consiste à faire passer les liquides d'un animal jeune et vigoureux, dans les veines de celui qui ne l'est pas. Dans le moment de la découverte, on ne promit pas moins que les jours de Nestor. On trouva des gens, qui, pour

quelqu'argent , permirent qu'on fit sur eux l'expérience ;
mais les succès fâcheux de ces tentatives, firent bientôt évanouir les belles idées qu'on avoit conçues. L'o-
pération fut défendue. Alors les fauteurs de la transfusion
se rabattirent sur l'infusion des liqueurs salutaires dans
les veines , et ils prétendirent en tirer le plus grand
parti , pour la guérison des maladies ; mais bientôt aussi
on abandonna toutes ces chimères.

L'idée de la transfusion étoit renouvellée des Grecs :
et chez les Latins , Ovide rapporte que les filles d'Eson ,
voulant rajeunir leur père , firent couler dans ses veines ,
à la place de sang , une composition médicamenteuse ,
qui , loin de réussir , tua leur cher Eson , dès la première
tentative. Quelles folies la tête des hommes n'est-elle
pas capable d'enfanter ?

T R A V A I L. L'homme est né pour le travail, ainsi que
pour la société. Voltaire a dit :

> Travailler est le lot et l'honneur d'un mortel.
> Le repos est, dit-on , le partage du ciel ;
> Je n'en crois rien du tout. Quel bien imaginaire ,
> D'être les bras croisés pendant l'éternité?
> Est-ce dans le néant qu'est la félicité !
> Dieu seroit malheureux , s'il n'avoit rien à faire.

Le travail est la source de tous les plaisirs , le remède le plus sûr contre l'ennui , et le moyen d'assurer son
existence. Montaigne a dit : le travail et le plaisir , très-
dissemblables de nature , s'associent pourtant , par je ne
sais quelle joncture naturelle.

Chacun doit travailler pour l'utilité générale. Mon boulanger ne me doit pas plus son travail , que je ne lui
dois le mien. Il faut donc de bonne heure inspirer
le goût de l'occupation à la jeunesse , pour qu'on ne
lui reproche point un jour de manger le pain de la na-

Tome II.   Q q

tion , sans contribuer , par son travail , à la rendre florissante. (V. Exercice , Mouvement).

TRAVAIL (des femmes en couche). (V. Accouchement).

TRISTESSE. La tristesse est un abattement de l'ame , causé par de grandes afflictions ; c'est une espèce de maladie épidémique , qui se communique par les yeux et les oreilles , parceque , nés pour la peine et les douleurs , nous voyons notre destinée dans celle des autres , et notre sensibilité en est naturellement plus ou moins affectée , suivant la disposition des organes. (V. Chagrin).

TRONC. On donne le nom de tronc au corps de l'homme , dont on a exclu les extrémités , la tête , le col et les cuisses.

TRUFFES. La truffe est un genre de plante , qui ne sort pas de terre , qui n'a ni racine , ni tige , ni feuilles ; elle est d'une substance charnue , fongueuse , de forme irrégulière , et ne ressemblant à rien moins qu'à une plante. Il y a des truffes qui pèsent jusqu'à une livre. On trouve les truffes en Italie , dans les environs d'Angoulême , de Périgueux , etc. Lorsqu'elles ne sont plus blanches , et que leur couleur brunâtre annonce leur maturité , on les tire de terre jusqu'au mois de février , et on employe plus souvent à cet effet le museau des cochons , qui en sont très-friands , et les devinent bien vite. La truffe est employée à titre d'assaisonnement , à cause de son goût agréable et relevé. Son tissu , compact et serré , n'empêche pas qu'elle ne soit de facile digestion. Son plus grand inconvénient est d'échauffer considérablement, sans cependant exciter la soif. Elle augmente sensiblement l'activité des tempéramens. Elle ne convient pas aux jeunes gens , ni aux tempéramens sanguins, vifs et bouillans, ni aux personnes foibles et convalescentes.

TRUITE. La truite est un poisson d'eau douce, qu'on pêche dans les étangs, les rivières et les ruisseaux; sa chair est ferme, même un peu dure, mais d'ailleurs excellente.

Il y a une autre espèce de truite, dite saumonée, qui pèse jusqu'à 40 livres, et dont les meilleures se pêchent dans les lacs de Genève et de Lucano près Milan, dont la chair rougeâtre est d'un goût parfait. En général, les truites sont fort nourrissantes, et il est peu de personnes à qui elles ne conviennent.

TURBOT. Le turbot est un poisson de mer, plat, dont on décrit plusieurs espèces. Il est très-goulu, et se nourrit de crâbes et d'autres poissons; sa chair est assez ferme et cassante; c'est un méts très-recherché et très-délicat.

TURNEPS. Le turneps est une espèce de navet, dont la culture est très-suivie en Angleterre et dans la Belgique. Il a la figure d'un sphéroïde applati. Il y en a qui pèsent jusqu'à 5 à 6 l. Les gens de la campagne qui font un grand usage de ces racines, s'en trouvent bien et tirent de ses feuilles un fourrage excellent pour les animaux.

On prétend qu'Achard, de Berlin, en a tout nouvellement extrait un grande quantité de sucre.

V - U.

VACHE. La vache, ou la femelle du taureau, a, en général, la chair très-inférieure à celle du bœuf. Elle est souvent sèche, dure, et beaucoup moins substantielle, surtout quand la vache a déjà fourni beaucoup de veaux.

VAISSEAUX (destinés aux alimens). (V. Batterie de Cuisine et Poterie).

VALÉTUDINAIRE. Les personnes valétudinaires, ou qui ont une santé fragile, doivent s'astreindre scrupuleusement au régime qui convient à leur état, et qui leur aura été conseillé par leur médecin, si elles veulent affermir la santé qui leur échappe facilement, et prolonger leur existence.

Leur régime tient beaucoup de celui des convalescens. (V. Régime des Convalescens).

VANILLE, ou angrec aromatique. La vanille est une plante sarmenteuse, qui s'attache à d'autres plantes par des vrilles, ainsi que les lierres et les vignes; ses fleurs qui naissent en grappes axillaires, se changent en gousses, ou fruits très-allongés, noirs, charnus, cylindriques et pulpeux; elles sont remplies d'une foule innombrable de graines noires. C'est au Mexique et au Pérou, que naissent les meilleures vanilles; leur odeur pénétrante approche de celle du baume du Pérou. Il y en a à S.-Domingue qui sont sans odeur.

On distingue trois sortes de vanilles, etc.

La vanille donne de la force, du goût et de l'odeur au chocolat, aux glaces, aux crèmes, etc. On la choisit bien nourrie, longue, odorante, nouvelle, un peu molle et pesante, ni trop ridée, ni trop huileuse, et enfin exempte d'humidité et de moisissure. Les Espagnols qui en font une grande consommation, lui croient de grandes qualités contre beaucoup de maux; nous l'employons principalement dans le chocolat, dont elle fait le principal agrément, et qui est rendu plus digestible par son moyen.

Lorsqu'on prend beaucoup de vanille avec le chocolat, elle échauffe ; le chocolat, dit de santé, ou sans vanille, se digère très difficilement ; le chocolat de bonne qualité, à une ou deux vanilles, est le meilleur.

VANITÉ. La vanité est le plus souvent la gloire des petites ames ; c'est l'envie d'occuper les autres de soi, d'être préféré, et d'exiger tout, en n'accordant rien.

La vanité a toujours causé plus de peines que de plaisirs, et si elle a fait quelqu'heureux, à coup sûr c'étoient des sots. C'est ainsi que l'homme vain croit que tout ce qu'il possède vaut mieux que ce que les autres ont.

La vanité est un défaut bien général ; celle de l'homme d'esprit tourne au profit de la société, tandis que celle des sots ne fait que les rendre ridicules.

VANNEAU. C'est un joli oiseau de passage, qu'on mange particulièrement pendant l'hiver. Le proverbe qui dit, *qui n'a mangé d'un vanneau, n'a mangé d'un bon morceau*, n'est vrai, que quand il est gras, et souvent il est maigre ; d'ailleurs sa chair a un goût de sauvageon, qui déplait à beaucoup de personnes ; du reste il est fort nourrissant.

VAPEURS (de l'eau). Ces sortes de vapeurs, lorsqu'elles sont froides et humides, sont très-nuisibles à la santé. (V. Humidité). Si elles sont chaudes, souvent elles sont très-favorables ; c'est ce qui arrive dans les bains qu'on a nommés bains de vapeurs, ou étuves, qui ont été très-connus des Anciens, et qui sont encore aujourd'hui très-employés chez les Russes. L'eau jetée sur des cailloux ardens, se vaporise dans la pièce où l'on se baigne, et fait ruisseler la sueur, au point que pour

arrêter cette forte excrétion , on est obligé de recevoir
sur le corps de l'eau à la glace , ou d'aller se rouler
dans la neige. Ces bains sont très-utiles aux personnes
grasses et phlegmatiques , lorsqu'on veut exciter une
transpiration interceptée , et dans quelques maladies de la peau. On peut, à Paris, se les procurer entiers ou partiels ; sinon le dessus des fours de boulanger bien échauffés , en saura tenir lieu.

On peut encore tirer un grand parti des vapeurs de
l'eau chaude , qu'offrent les décoctions de plantes émollientes, dans les maux de la gorge et de la poitrine ,
surtout si l'on se sert de l'inspiratoire dont nous avons
parlé au mot Poulmon.

On a donné le nom de vapeurs à des exhalaisons mé-
phitiques pernicieuses, ou à des gaz qui causent souvent des asphyxies, et beaucoup d'autres accidens. Nous
ne répéterons pas ici ce que nous avons dit ailleurs. (V.
Charbon , Mofette , Fosses d'aisance).

On appelle encore vapeurs , des tiraillemens nerveux ,
et spasmodiques , qui sont la suite de constitutions délicates , excessivement sensibles et irritables , d'imaginations souvent exaltées , de passions peu ou point satisfaites ; souvent elles naissent de la mollesse , quelquefois
de trop d'application. Je ne parle de cette maladie que
pour avertir qu'en général on peut facilement s'y soustraire , avec un bon régime accompagné d'une conduite
sage ; qu'avec un exercice journalier , un air pur, de
l'eau bien fraîche et bien saine , une dissipation intéressante dans son intérieur , on échappera à la disposition
involontaire qu'on peut avoir naturellement pour les vapeurs , surtout si l'on se lève matin , si l'on fait beaucoup usage des bains froids pour les relâchemens des

nerfs, chauds pour ceux qui viennent de trop de tension, si l'on prend des boissons tempérantes et non spiritueuses, des alimens légers, doux, et en petite quantité. Les fruits rouges, sucrés et fondans, conviennent beaucoup dans ces circonstances.

VARICES. Les varices sont des veines gonflées, dans lesquelles le sang circule difficilement. La compression qui arrive chez les femmes grosses, entraine ce petit désagrément, qui souvent se dissipe facilement, mais qui annonce quelquefois le besoin de la saignée.

VASE. (V. Boue).

VEAU. Le petit de la vache a la chair médiocrement nourrissante; elle relâche d'autant plus, qu'elle est plus glaireuse, ou qu'elle se rapproche plus de la naissance. On la rend plus tonique par divers assaisonnements, soit acides, soit aromatiques, soit piquants, comme l'oseille, le vinaigre, le poivre, etc.

Comme ces assaisonnemens sont défendus aux personnes délicates et convalescentes, le veau ne pourra jamais leur être de quelque ressource, et ne conviendra qu'aux estomacs vigoureux, et aux personnes qui sont fréquemment constipées.

VÉGÉTAUX. Les végétaux sont des corps organisés, fixés à la surface de la terre, qui ont le plus souvent six parties essentielles ; savoir, la racine, des tiges, des feuilles, des fleurs, des fruits et des semences. Ils diffèrent par la grandeur, l'odeur, la saveur, la durée, et par leur usage comme alimens, comme médicamens, et comme servants aux arts.

Les végétaux considérés dans leur intérieur, offrent cinq espèces de vaisseaux: 1°. les communs, qui portent la sève ; 2°. les propres qui charient des sucs par-

ticuliers, comme les huiles, les gommes, les résines ;
3°. les trachées qui permettent à l'air d'y circuler ; 4°.
les utricules qui renferment la moëlle ; 5°. les vésicules
qui se détachent horisontalement de la moëlle même.

Les sucs communs des végétaux, constituent la sève
qui se trouve faire la fonction du sang ; on y trouve
en outre des sels, des huiles, des mucilages, des extraits, des baumes, des acides, des alcalis, du gluten,
des esprits recteurs, des résines, des gommes-rési-
nes, des fécules, des matières colorantes, du camphre, du vernis, du miel, du sucre, de la cire, du
fer, etc.

Les végétaux transpirent comme les animaux ; ils
donnent de l'oxigène, quand ils sont frappés par les
rayons directs du soleil, et du gaz méphitique, à l'ombre,
et pendant la nuit. (Ce dernier article a été contesté à
Ingenhouz). Il sort de l'eau si abondamment de leurs
pores, que Hâles a calculé que cette transpiration étoit
dix-sept fois plus considérable que celle de l'homme ;
enfin il en émane un esprit recteur ou arome, qui diminue très-peu le poids de la plante.

Il paroît, d'après une foule d'observations, et surtout
d'après la structure des dents de l'homme, qu'il n'a
point été naturellement rangé dans la classe des animaux carnivores. On peut croire qu'il commença par
vivre de végétaux, et que cette nourriture douce,
étant bien propre à lui conserver un caractère pacifi-
que et amical, a donné lieu à cette époque que dans
les premiers tems on a nommée l'âge d'or. Il est sûr
que les hommes, qui ont vécu de préférence avec des
substances végétales, ont été bien moins sujets aux maladies, et qu'ils ont souvent prolongé leur existence

bien plus loin, que les hommes carnivores ou omnivores. Mais comme il seroit impossible de ramener à la vie de nos premiers pères la grande masse de ceux que l'habitude, le luxe et le goût ont entraînés, il nous suffira de les engager à faire en sorte qu'ils ne mangent de la viande qu'une fois par jour, et que leur régime soit toujours, autant végétal qu'animal. C'est ce qui a lieu le plus souvent chez nous, à cause de la grande quantité de pain que nous mangeons, en comparaison des autres nations. D'ailleurs nos manières de cuire, d'assaisonner les viandes, les rendent assez faciles à digérer; ainsi ces moyens bien combinés, empêcheront l'exaltation et la dégénérescence des humeurs qui est ordinairement sensible chez les grands mangeurs de viande. C'est peut-être cette raison qui rend les Anglais, aisément scorbutiques, et d'un caractère si mélancolique et si rembruni. Nous ne répéterons pas ici ce que nous avons dit aux mots Semence, Racine, Fruits, etc.; on verra à chacun de ces articles, ce qu'on doit penser de ces diverses substances végétales.

En général, pour que les végétaux fournissent un aliment sain, il faut que les plantes végétent dans un bon sol, en bon air, et dans les saisons qui leur conviennent. Il faut les cueillir dans leur maturité et dans leur plus grande vigueur; on le fait le matin, lorsque le tems est sec et serein.

Souvent on est obligé d'employer la cuisson, pour donner aux plantes, et surtout aux racines et aux feuilles, un degré de souplesse et de tendreur, qui les rende plus aisément digestives; les carottes, navets, salsifis, les choux, les épinards, les laitues, les chicorées, en sont des preuves.

Il faut de bonne heure accoutumer les enfans à ne point toucher, et encore moins à manger des racines, des fruits, ou baies qu'ils ne connoissent pas ; et il ne faut pas les exposer à rester seuls dans les jardins, et surtout dans ceux de botanique, où il se trouve souvent des poisons, dont l'extérieur provoque leurs désirs.

On doit, avec soin, faire connoître aux domestiques la ciguë, qu'on fera bien d'extirper, ainsi que la morelle et la jusquiame des jardins et des lieux voisins des habitations communes ; car si elles ne nuisent pas aux hommes, elles peuvent nuire aux animaux.

On ne devroit cultiver dans les jardins que le persil frisé, pour pouvoir le distinguer plus facilement de la ciguë, qui s'y trouve communément.

Le délire, les convulsions, les douleurs d'entrailles, et l'engourdissement, qui viennent lorsqu'on a mangé de la ciguë, prouvent bien que ce n'étoit pas cette ciguë qui donnoit chez les Anciens une mort douce et tranquille.

On remédie à l'empoisonnement de la ciguë, et des autres plantes de mauvaise qualité, par des vomissemens, ensuite par les délayans, les adoucissans, comme le lait, et les substances mucilagineuses.

Lorsque la fièvre et l'inflammation sont fortes, on saigne. S'il y avoit un grand accablement, il faudroit donner du vin sur-le-champ. Les fomentations émollientes, les bains, les laxatifs, peuvent encore être placés avantageusement.

On a imaginé de réduire en farine, les carottes, les panais, les navets, les scorsonnères, le raifort, le radix, le cresson, le cochlearia, la capucine, l'oseille, pour s'en servir dans le tems où ces végétaux ne se

conservent plus ; on en peut faire des sauces , des pâtisseries, etc., et les employer dans le régime diététique , soit comme alimens , soit comme assaisonnemens.
Les sociétés savantes ont rendu un bon compte de ces
préparations , qui doivent être éloignées de l'humidité. On les vend chez le Cⁿ. Renaud, place Michel,
à Paris.

Nous ne pouvons parler des végétaux , sans énoncer
le désir que nous avons de voir faire des expériences
importantes sur une foule de plantes indigènes , dont
les propriétés nous sont ou inconnues, ou mal connues.
A quoi sert-il de savoir les noms de 25,000 plantes
connues en botanique , s'il n'en doit rester dans la tête
qu'une aride et sèche nomenclature. Il vaudroit incom-
parablement mieux s'attacher à découvrir la nature ,
et les propriétés de 600 , que la description de 25
mille.

Il me semble encore que quant aux plantes usuelles,
ou qui naissent sous nos pas, il devroit entrer dans le
plan d'éducation de la jeunesse , de les lui montrer
dans les promenades qu'on lui fait faire ; il n'y a pas
de doute qu'elle ne fut enchantée d'en employer une
partie à une occupation aussi agréable.

VEILLE. La veille est cet état continuel d'actions
physiques et morales , qui constitue véritablement l'existence des hommes, qui lui permet de pourvoir à ses
besoins, de remplir ses devoirs, de cultiver ses amis,
de se livrer aux délices de l'étude , ou à des exercices
proportionnés à ses forces.

La veille trop prolongée est aussi nuisible que les
exercices forcés , soit qu'on l'employe à des travaux
corporels, ou à ceux de l'esprit ; il en résulte une cha-

leur et un affoiblissement, qui, petit-à-petit, sappent la machine par les fondemens, et désorganisent également et le physique et le moral.

Pendant la veille, tout concourt à nous user ; il résulte de notre propre mouvement et de l'action des corps extérieurs sur le nôtre, que petit à petit les fibres se relâchent, et que l'épuisement en devient la suite, si la faveur d'un sommeil doux et paisible, ne contribue à la nutrition nouvelle qui s'opère intérieurement, conséquemment à la restauration des forces qu'on a perdues : on juge de-là combien il est contre nature de passer les nuits, soit à travailler, soit à s'amuser.

La veille ne nous prive pas de nous-mêmes, comme le sommeil ; c'est pourquoi la jeunesse doit être si économe du tems ; car, hors la veille, tout est mort pour l'homme. (V. Exercice, Travail).

VEINES. Les veines sont les vaisseaux qui rapportent au cœur le sang, de toutes les parties auxquelles cet organe l'avoit envoyé, au moyen des artères ; ce qui forme une circulation perpétuelle, depuis le premier moment de l'existence, jusqu'au dernier.

VENAISON. On a d'abord donné le nom de venaison à la graisse d'un cerf vigoureux : ensuite on a en général donné le nom de bêtes de grosse venaison aux bêtes fauves, comme les cerfs, les daims, les chevreuils ; enfin celui de basse venaison, aux lièvres et aux lapins. Le goût que donne à ces animaux la venaison, fait que leur chair répugne à quelques personnes, quoiqu'elle soit bonne pour beaucoup d'autres, et en général très-nourrissante. Il faut, sur cet objet, suivre son goût, et ne jamais laisser vieillir la venaison, au point d'employer des chairs faisandées. (V. Faisan).

VENGEANCE. La vengeance est une peine que provoque le ressentiment. Si c'est le plaisir des dieux, il ne leur fait pas honneur, et les hommes n'ont que trop su les imiter : car il y en a bien peu qui ayent assez d'empire sur eux-mêmes pour préférer l'oubli d'une injure à la satisfaction de se venger ; c'est véritablement l'héroïsme de la raison. La morale chrétienne est sublime, quand elle veut qu'on rende le bien à la place du mal qu'on a reçu. Le pardon des offenses élève l'homme au-dessus de lui-même, et lui donne une satisfaction qu'il n'appartient qu'aux grandes ames de sentir.

La plus belle vengeance qu'on puisse tirer d'un ennemi, c'est de profiter de ses avis injurieux, de se mieux conduire par la suite, et de ne jamais écouter l'impression du premier moment.

VENT. Le vent est une partie de l'atmosphère mise en mouvement, suivant une direction particulière, qui est à la terre ce que les courans sont à la mer.

Le vent, à raison de sa masse, de son impulsion et de sa vivacité, a nécessairement plus d'action sur les corps, que n'en a l'air stagnant. La qualité essentielle du vent est de rafraîchir ; s'il est léger, cette qualité devient salutaire ; s'il est violent, humide, il peut devenir très-pernicieux, supprimer la transpiration, roidir les fibres, causer des inflammations, des catarres, des fluxions, des rhumatismes, etc. et d'autant plus qu'on en aura été saisi plus subitement. Il y a quatre vents principaux : on a observé que celui du Nord causoit particulièrement les maux dont nous venons de parler, et nuisoit à la poitrine. Le vent du Sud accable, abat les forces, donne des maux de tête, et quelquefois le vertige. Le vent d'Est passe pour dessécher les fibres, et pour être contraire aux poitrinaires , aux tempéramens ardens et mélancoliques. Celui de l'Ouest est souvent humide , et nuit aux catarreux , aux goutteux, aux fluxionnaires , aux rhumatismes et aux asthmes humides.

Il y a des vents, qu'on nomme intermédiaires , qui participent des qualités des deux principaux , au milieu desquels ils sont placés. Ce sont le Nord-Est, le Sud-Ouest ; le Sud-Est et le Nord-Ouest.

Souvent les vents apportent dans les climats tempérés , les intempéries des climats très-froids ou très-chauds , surtout lorsqu'il sont chargés de gaz malfaisans. Jamais l'air n'est plus pur qu'après les grands vents , les tempêtes ; et si les grands vents nuisent à quelques individus , peut-être sont ils généralement utiles , dans les pays où ils arrivent , par la grande amélioration de l'air qu'ils déplacent. J'ai vu des épidémies cesser , après le renouvellement de l'air par des vents du Nord.

Hyppocrate fit cesser une épidémie meurtrière , en saississant un moment où le vent se portoit sur le pays infecté , en y dirigeant une fumée considérable de bois qu'il fit brûler.

VENT (Lit de). L'industrie humaine, qui se modifie sous tant de formes , a imaginé des lits très – doux et très-mollets , en mettant l'air lui-même à contribution. Ces lits peuvent être utiles aux personnes délicates et infirmes , en ce que leurs reins s'y échaufferont moins que sur les lits de plume , et en ce qu'il sera moins nécessaire de les faire lever pour refaire les lits.

Il s'agit de prendre des vessies , qu'on fait passer à l'alun et à l'huile de poisson , pour leur donner de la flexibilité , et en ôter la graisse. On forme , avec du coutil, des cubes de la grandeur à-peu-près des vessies qu'on place à côté les unes des autres, pour y souffler chaque vessie à part, et coudre ensuite le cube. Quand il est bien soufflé, les vessies prennent la forme du coutil. On peut en placer plusieurs rangées, et se former ainsi un lit aérien.

VENT. On nomme encore vents des gaz que la digestion fait éclore, lorsqu'on digère difficilement, ou après avoir mangé des alimens qu'on a nommés venteux, tels que les pois, les haricots, les choux, etc. etc. (V. Flatuosités).

VENTILATEUR. Le ventilateur est une machine propre à renouveller l'air vicié des lieux où il s'est amassé.

Celui du célèbre physicien Hâles est très-employé dans la marine, et peut également servir dans les hôpitaux, dans les salles de spectacles, dans les mines les plus profondes. Il sert aussi pour dessécher des substances humides, comme le bled mouillé, la poudre, etc.

Si l'on convient que les gaz délétères, qui sont le produit de l'humidité, de la combustion, de la transpiration, de la respiration, sont très-nuisibles aux hommes qui sont plongés dans leur atmosphère on conviendra de la nécessité de renouveller l'air; et ce sera assurer celle du ventilateur.

Lorsqu'on manque de ces machines dans les endroits resserrés, et dans les grandes chaleurs surtout, en donnant aux portes un grand mouvement de droite et de gauche, en faisant mouvoir une nappe tenue par ses bouts, également avec force, on pourra renouveller l'air facilement. Nous avons parlé ailleurs des autres moyens qu'on peut employer contre le méphitisme.

VENTRE. Le ventre est la partie du tronc qui est au-dessous de la poitrine, et qui en est séparée par le diaphragme. Il contient essentiellement l'estomac, le foie, le pancréas, la rate, les reins, la vessie, et les organes de la génération.

Il faut bien couvrir le ventre, dans les tems froids ou humides, pour éviter des coliques et des maux d'estomac. J'ai connu une personne qui en s'appliquant un morceau d'ardoise sur le ventre nud, se donnoit des coliques et se purgeoit par suite ; mais ce seroit une mauvaise formule de purgation à indiquer ; c'est seulement une preuve de la sensibilité de cette partie.

VENTRILOQUE. Les ventriloques sont des gens qui, en parlant, semblent tirer les paroles de leur ventre, ce qui est peut-être la suite d'une maladie ; mais c'est plus souvent une espèce de jeu de la part de personnes, qui, s'exerçant à parler de cette manière, y parviennent à la longue ; mais ils se fatiguent pour produire le même effet sur ceux qui les entendent.

VÉRITÉ. La vérité est la conformité de notre persuasion avec ce que nous disons. En philosophie, la vérité est ce qui est, ou ce qu'on peut assurer exister.

La vérité est un besoin pour tous les hommes ; il faut savoir la manier avec prudence, car par fois elle peut devenir nuisible à celui qui s'en sert pour le bien. Cependant, pour l'intérêt de la vérité même, il faut l'annoncer sans fanatisme, comme sans foiblesse ; son langage doit être simple et touchant comme elle, mais souvent,

La vérité charitable, discrette,
Toujours utile à qui veut l'écouter,

Attend en vain qu'on l'ose consulter ;
Nul ne l'approche, et chacun la regrette.   V.

Si les hommes souvent haïssent cette vérité, si aimable par elle-même, c'est qu'elle leur montre la sottise de leurs goûts, de leurs attachemens, qu'elle leur reproche leurs vices et leurs défauts, et qu'on n'aime point un précepteur sévère.

Quoiqu'on peigne la vérité sans voile, elle a quelquefois des nudités choquantes, qu'il est à propos de tenir couvertes. La plupart de ceux qui croyent la saisir, n'en prennent que le masque ; c'est ce qui a fait dire à Démocrite qu'elle se tenoit cachée au fond d'un puits. C'est une amante sévère, qui n'accorde ses faveurs qu'à ceux qui les ont méritées par leur dévouement et par leur bonne conduite.

VERGLAS. Les accidens qui résultent souvent du verglas qui a lieu après un dégel commençant, nous portent à désirer que la police fasse une ordonnance, par laquelle il sera enjoint à tous propriétaires, ou principaux locataires de maisons, d'étendre sur-le-champ devant leurs portes, une traînée de cendre ou de gravier, ou de sciure de bois, pour la sûreté de la marche des citoyens, qui n'ont pas toujours les moyens d'avoir des chaussures de laine et de lisières.

VERGES. Cet instrument de correction doit être bien rarement employée ; pour peu que les enfans ayent de sensibilité et d'attachement pour leur parens, ceux-ci peuvent les amener, par des privations et des mortifications, à faire ce qu'ils désirent, sans les humilier au point d'employer le fouet. Cependant ceux qui ont des constitutions phlegmatiques, ou qui sont très-opiniâtres, demandent à être subjugués par les moyens les plus sévères, mais que ce soit avec discrétion, si l'on ne veut pas qu'ils deviennent insuffisans.

VERMICELLE ou Vermichelle. C'est un mot tiré de l'Italien, qui indique une pâte coupée en parcelles allongées, extrèmement fines, et qu'on employe généralement pour faire des potages très-délicats, très-substantiels, et qui conviennent beaucoup aux convalescens.

VERMILLON. (V. Fard).

VERNIS. Le vernis est une substance très-dangereuse pour les personnes qui en respirent les émanations, soit qu'il ne soit pas assez sec sur les lambris, soit qu'en brûlant il développe ses particules délétères, comme cela arrive quand on se chauffe avec de vieux bois qui ont été vernis.

VÉROLE (grosse), ou mal vénérien. C'est une maladie impure, qui est la suite d'un commerce immonde, du libertinage et de la débauche. On ne peut trop recommander aux jeunes gens de fuir ces pestes publiques, qui, en attaquant la source la plus pure des humeurs, laissent souvent à craindre pour l'avenir quelques reliquats fâcheux, occasionné même par les traitemens vénériens; car comme on ne récure pas une pièce de vaisselle, sans la miner, de même on ne nettoye pas un corps immonde, sans l'user d'autant; et dans la vieillesse, on se repent trop tard des infirmités, ou de la foiblesse, qui sont la suite des traitemens anti-vénériens, et surtout de ceux qu'offre à des jeunes imprudens, cette foule de charlatans ignares, qui osent se dire plus instruits sur cet objet, que les médecins honnêtes, qui ne s'annoncent par aucune affiche.

VÉROLE (petite). Cette autre vérole, aussi funeste dans ses effets et ses suites, que l'autre est honteuse par ses causes, porte la destruction, ou grave la laideur sur une grande partie des hommes ; il n'y a donc pas de moyens qu'il ne faille employer, pour se soustraire à ses cruelles atteintes. Quant au premier point, il n'y a bien décidément qu'une inoculation générale, faite en bon air, qui puisse promettre l'extinction de cette peste endémique, parce qu'il ne resteroit presque plus d'individus, susceptibles de la reprendre. (V. Inoculation).

Quant au moyen d'empêcher l'effet d'une grande suppuration, c'est, lorsque les gros boutons sont à leur dernier degré de maturité, d'en couper légèrement la superficie avec des ciseaux, d'en prendre le pus avec une éponge tiède, mouillée, et d'imprégner les boutons de crême chaude : cette précaution m'a parfaitement réussi, pour conserver à la beauté ses traits intéressans.

VERRE (vaisseaux de). Les vaisseaux de verre, ainsi que ceux de terre, doivent toujours être préférés dans les cuisines, pour contenir les substances salines, acides, et les résidus de sauces, qui ne manqueroient pas de former du verd - de - gris dans les vaisseaux de cuivre. (V. Batterie de cuisine).

VERREUX (Fruits). Les fruits verreux qui jaunissent, mûrissent et tombent avant les autres, doivent être rejetés comme n'ayant pas passé par les nuances nécessaires à leur maturation, conséquemment comme malfaisans. La police doit empêcher qu'on ne les vende au peuple, qui ne manque jamais de les trouver bons, dès qu'ils sont à grand marché.

VERRIERS (Régime des). Les verriers, ceux qui travaillent aux glaces, aux bouteilles, etc., sont obligés de se trouver habituellement au milieu d'une chaleur excessive, qui les échauffe, les dessèche, attaque surtout la poitrine de plus d'une manière, cause souvent des rhumes, des fluxions, des inflammations, et même des vertiges et des apoplexies.

Ils doivent avoir autour d'eux de grands vases remplis d'eau et de vinaigre, continuellement en évaporation, se baigner souvent, boire beaucoup de bière, et peu de vin, ne travailler qu'autant qu'il faut, pour que leur poitrine ne soit pas compromise. Je désirerois qu'ils la couvrissent pendant leur travail avec un morceau de taffetas ciré, qui ne laisseroit pas d'empêcher l'action du feu sur cet organe. Je présume que les onctions huileuses leur seroient fort utiles, en empêchant le dessèchement de la peau.

VERS. Comme il n'y a point de maladies, sans cause apparente, singulières, ou dangereuses, qui ne puissent être causée par les vers, non-seulement chez les enfans, mais encore chez les grandes personnes, il est bon de connoître quelques signes particuliers, propres à en faire soupçonner la présence.

Ces signes sont, en général, la couleur changeante du visage, qui est tantôt rouge, tantôt pâle, un demi cercle livide sous les yeux, des démangeaisons au nez, des fréquens maux de tête, après avoir mangé ; on a souvent la bouche pleine de salive en s'éveillant le matin ; on se couche volontiers sur l'estomac ; on a des bourdonnemens d'oreilles, des défaillances, du dégoût, des douleurs, des vertiges, des vomissemens, des serremens de poitrine, des chatouillemens à l'anus ; on voit naître la maigreur, la tristesse, la crainte, l'inaptitude au travail, et une grande dilatation de la prunelle selon Monro ; le bien-être qu'on sent, après avoir bu un verre d'eau, en est encore un indice, ainsi que les hoquets, les convulsions, et l'épilepsie.

Tels sont les signes qui accompagnent souvent les vers, et qui doivent engager à examiner les déjections des enfans ou autres , pour leur donner ensuite les remèdes appropriés , parmi lesquels les amers doivent tenir un des premiers rangs, (V. Rosen , Maladies des enfans).

VERTÈBRE. On nomme vertèbre une des vingt-quatre pièces osseuses, qui composent l'épine du dos , et dont sept sont cervicales, douze dorsales, et cinq lombaires.

VERTIGE. Le vertige est un état contre nature , dans lequel on croit voir tourner les objets , et où l'on pense tourner soi-même; il faut se méfier d'autant plus de ces symptômes , qu'ils sont souvent les avant-coureurs de l'apoplexie et de l'épilepsie.

VERTU. La vertu est la pratique constante des bonnes actions ; sa récompense est dans la satisfaction intérieure , et dans l'approbation des honnêtes gens.

L'éducation peut beaucoup sur l'homme ; mais il faut être bien né, et apporter avec soi le germe heureux des vertus, pour devenir vertueux. On peut haïr le crime, rendre justice à la vertu , et en être touché, sans être vertueux; l'intérêt général et particulier, suffisent pour inspirer ces sentimens , auxquels on ne peut se refuser ; mais ce n'est qu'en fréquentant des personnes sages et vertueuses, qu'on parviendra à leur ressembler ; leur ascendant touche , et gagne insensiblement ; le cœur se met par degrés à leur unisson , comme la voix prend, sans qu'on y songe, le ton des gens avec qui l'on parle.

Le bon exemple apprend à vaincre des penchans vicieux, à suivre la raison, à ne s'écarter jamais de l'ordre, à se commander à soi-même ; et lorsqu'on est arrivé à plaire à sa conscience, on a obtenu le plus digne prix de la vertu. Plus la véritable vertu est rare, plus elle a des droits incontestables sur tous les cœurs, plus on la respecte. Il ne faut, pour l'acquérir, qu'une volonté bien fixe et déterminée de la mettre en pratique ; l'homme méchant lui-même, n'ose en paroître l'ennemi ; car lorsqu'il veut la détruire, ou la persécuter, il la dit fausse, et la calomnie.

VESTE. La veste, qui fait partie de l'habillement des hommes, est peut-être celle qui puisse se plier le plus aux circonstances atmosphériques ; car en conservant toujours les mêmes habits, on peut mettre une veste d'étoffe chaude, ou une veste légère, avec des manches, ou sans manches, et ainsi conserver au corps le juste équilibre, ou la température qui lui est le plus convenable.

VESSIE. La vessie est un sac en forme de poire, qui sert de réservoir à l'urine, qui a, à son extrémité inférieure, un canal qu'on nomme urètre, par lequel s'échappe cette humeur excrémentitielle. Nous avons parlé du danger qui suit la rétention de l'urine, dans cet organe. (V. Rétention).

VÊTEMENT. (V. Habillement).

VIABLE. Cette expression se dit en général des enfans bien portans, qui, par leur extérieur, paroissent présenter de bons droits à l'existence.

VIANDE. (V. Chair, Muscles, Animaux).

V I C E. L'habitude funeste de sacrifier l'intérêt général à l'intérêt personnel, a fait naitre le vice. C'est l'opprobre et le fléau de l'humanité.

Dans les sociétés où l'on n'estime pas plus la moralité que les loix naturelles, le vice domine, et la corruption répand autour d'elle les plus affreux malheurs. Le mystère astucieux que le vice met toujours à ses actions, est un souffle impur, fatal à l'innocence qui s'en laisse flatter.

Bientôt elle se compromet, oublie ses obligations, et se cache comme lui; car le vice est toujours blessé par l'éclat d'un grand jour. C'est à lui qu'il appartient non de proscrire ouvertement la vertu, mais de la calomnier, de présenter les devoirs comme des préjugés, l'honneur comme une pure bienséance, de transformer la franchise et la loyauté en ruse et en hypocrisie; il est d'autant plus dangereux, qu'il fait prendre le masque et le ton de la candeur, pour porter le poignard dans le sein de la bonté confiante, ourdir sourdement les plus pernicieux desseins, et porter le trouble dans les familles.

Le vicieux rit même des larmes qu'il fait verser, et s'il se repent, ce n'est jamais que de n'avoir pu consommer son crime. Tel est le portrait du vice corrupteur, ou de l'homme immoral, que nous peignons ici.

> Que ne sait point ourdir une langue traîtresse
> Par sa pernicieuse adresse!
> Des malheurs qui sont sortis
> De la boîte de Pandore,
> Celui qu'à meilleur droit tout l'Univers abhorre,
> C'est le vice à mon avis.

Relativement aux suites du vice, Montaigne dit : *qu'ainsi qu'un ulcère en la chair, le vice laisse une re-*

*pentance en l'ame , qui toujours s'égratigue et s'en-
sanglante elle-même.* Ce qui n'est pas moins sûr , c'est
que le vice mène au déshonneur, et ce dernier, au
mépris , et à l'indignation des honnêtes gens.

VIDANGEUR. (V. Méphitisme , Fosses d'aisance).

VIE (morale). Puisque la vie est si courte , c'est une
raison pour en combiner utilement la durée , et pour
en faire un irréprochable emploi. Rousseau dit que l'imprudente jeunesse se trompe souvent, non pas en ce
qu'elle veut jouir , mais en ce qu'elle cherche la jouissance où elle n'est pas , parce qu'en s'apprêtant un
avenir misérable, elle ne sait même pas user du moment
présent.

L'homme qui a vécu le plus , n'est pas celui qui compte
le plus d'années , mais celui qui s'est le plus senti vivre ;
tel s'est fait enterrer à cent ans , qui mourut dès sa
naissance. Bien peu de gens savent estimer la vie , en
jouir, la conserver, et la perdre. C'est un art , auquel
l'on n'arrive que par le chemin de la sagesse , éclairée par
l'expérience.

VIE (physique). La vie est l'espace de tems qui s'é-
coule entre la naissance et la mort, ou la durée des
êtres animés. La vie peut être considérée comme un
frottement perpétuel , qui use les organes et ne promet d'existence à tels ou tels individus , qu'autant que
la force organique le permet. On peut croire, dans l'ordre
naturel, qu'on vivra long-tems , quand on est né de parens bien portans et qui ont poussé fort loin le terme
de leur vie, lorsqu'on est bien constitué, lorsqu'on n'est
point maladif, et quand on fait journellement bien toutes
ses fonctions.

C'est aussi pour conserver ces avantages , qu'on a *fait*

de l'hygiène une science si utile , puisqu'elle apprend
à se conduire, de manière à tourner à son profit tout
ce dont l'expérience assure l'utilité aux hommes. La vie
ne peut être heureuse pour eux, qu'autant que la
sagesse, le bon emploi du tems, et la satisfaction intérieure leur assurent le bonheur.

VIEILLESSE. La gaieté et la santé sont, dans l'âge
avancé, la juste récompense de la raison, de la régularité de la conduite, et de l'ascendant que les hommes
ont su prendre sur leurs passions.

La vieillesse qu'on voit arriver ainsi par degrés insensibles, n'est donc pas aussi à plaindre que bien des
gens l'ont voulu faire croire, surtout lorsqu'on ne peut
pas dire d'elle :

> Qu'alors consumée de regrets,
> Au souvenir de son bel âge ,
> Du tems qui s'enfuit à jamais ,
> Elle déplore en vain l'usage.

En effet, quel bonheur plus grand que celui d'un
vieillard aimable, pour qui le travail et l'étude sont
encore des préservatifs contre l'ennui, qui s'est acquis
des droits sur l'estime, le respect et l'attachement de
tout ce qui l'entoure, dont la raison, mûrie par l'expérience, prédomine dans les conseils, arrête la fou-
gue impétueuse de la jeunesse, et forme la vraie boussole de sa conduite, qui content des plaisirs faits pour
son âge, n'envie pas ceux dont il ne peut jouir, qui
cède en philosophe à la nécessité, sans regretter une carrière orageuse, qu'il a eu le bonheur de rendre utile à ses
semblables !

Je sais que les vieillards , qui sont en opposition avec
ceux que je viens de peindre, ne sont rien moins qu'heu-

reux, qu'ils vont regr ttant sans cesse les années qu'ils
ont mal employées, que souvent maussades et désagréables, ils trouvent, au milieu des douleurs, les jours
longs, et les années courtes, tandis que les jeunes gens
trouvent les jours courts, et les années longues ; mais
pourquoi, par leur inconduite, se sont-ils procuré une
vieillesse aussi douloureuse que prématurée.

Il faut que la jeunesse soit bien persuadée que l'homme,
dans la vieillesse, conserve encore les goûts qu'il a
contractés dès l'aurore de l'existence, qu'ainsi elle s'ap-
provisionne de bonne heure, pour se conserver dans l'hiver
de la vie, des genres d'occupation, dont elle puisse faire
ressource.

Voyons par quel régime les vieillards pourront s'assurer longtems tous les droits qui leur restent encore
à la santé.

En général, la vieillesse étant la suite du manque de
calorique ou du desséchement des solides et du refroidissement des liquides du corps, il faut employer tous
les moyens qui tendent à entretenir d'un côté le plus
de souplesse possible, et de l'autre favoriser la chaleur
et la liquidité des humeurs.

Il est nécessaire que les vieillards vivent dans un air
sain, et non trop vif, qu'ils employent des alimens légers, et de facile digestion, comme les potages au pain,
à la semoule, au riz, les viandes faites et bouillies ou
rôties, la volaille, les gibiers blancs, des poissons non
visqueux, comme la sole, le carrelet, le merlan, la
carpe, etc., des fruits fondans, comme fraises, pêches,
cerises, poires, et pommes cuites. Leur pain sera léger.
La boisson des vieillards doit être du vin vieux, coupé

avec de l'eau ; le thé , les acides , et l'orgeat ne leur conviennent pas. Le chocolat leur réussit souvent.

Ils feront bien de diminuer peu à peu la quantité de
leurs alimens , de souper légèrement avec une soupe,
des œufs frais , des confitures , etc. Cette diète propor-
tionnelle est plus importante qu'on ne pense , puisqu'on
ne fait plus autant d'exercice ; d'ailleurs elle aide l'action de l'estomac , plus lente dans l'âge avancé. Elle
laisse aux organes un jeu facile , qu'ils ne conserve-
roient pas sans cela , et à l'esprit une lucidité presque
inaltérable.

C'est donc la sobriété qui est le point le plus essentiel
sur lequel il faut insister dans le régime des vieillards ,
qui malheureusement ne sont que trop portés à l'enfreindre ; ils n'ont cependant pas de moyens plus sûrs de se
soustraire aux empâtemens , aux pléthores , aux vices des
humeurs , et aux apoplexies dont on en voit un si grand
nombre devenir les victimes.

Les travaux fatiguans du corps , les grandes conten-
tions de l'esprit n'appartiennent plus à l'âge qui nous
occupe ; il lui faut des occupations modérées et faciles.
Les veilles portent avec elles un poison qui produit sur
les vieillards un effet funeste , tandis qu'un souper léger
suivi d'un long repos, les restaure et les rend frais et
dispos. Ils doivent chaque jour s'exercer par une promenade à pied , et cela quelques heures après le dîner , ou
le matin , quand l'humidité n'est pas à craindre ; l'habitude du cheval leur convient rarement.

Quant aux vêtemens, les vieillards doivent toujours
être couverts tellement qu'ils ne puissent être en butte
à l'action de l'air extérieur ; car les refoulemens de la
transpiration , qui se fait chez eux difficilement , sont

aussi plus pernicieux. Ils doivent avoir leurs appartemens chauds, même avant de se lever. La chaleur
des poêles leur conviendroit mieux que celle des cheminées. Leur tête et leurs pieds doivent être, avant
tout, bien garantis de l'humidité.

La propreté est essentielle aux vieillards ; les bains
tièdes, les frictions, de tems en tems, entretiendront la
souplesse de leurs fibres. Nous avons parlé à l'article
Cohabitation, d'un moyen dont Galien et Boerrhave
parlent avec éloge, mais qui est dangereux dans la pratique, et qui d'ailleurs a le grand inconvénient de nuire
aux personnes dont on doit tirer un parti avantageux.

Quel bonheur de rencontrer des vieillards bien portans, amis de la gaieté, de la simplicité, de la générosité, qui ne se laissent jamais emporter à l'humeur, ni
à la colère ; ils sont bien sûrs en prolongeant leurs
jours, d'être aimés, même des jeunes gens, et de ne
se voir jamais abandonnés dans les derniers momens de
leur existence, comme il arrive souvent aux vieillards
sévères, tristes, malingres, grondeurs et avares.

Tout vieillard doit penser qu'il est un tems pour quitter le monde, comme il en est un pour s'y présenter,
et savoir que la fin des agrémens, doit être le commencement de la retraite. La vieillesse sera toujours assez
riche, quand la jeunesse n'aura pas été trop prodigue,
et qu'elle sera réchauffée par le reflet de ses bonnes
actions passées.

Les personnes qui ont vécu sagement et sobrement,
ont une vieillesse douce, tranquille, et généralement
respectée ; quelquefois ce qu'il y a de plus heureux
dans leur existence, c'en est la fin.

Vigueur. (V. Force).

Vignerons (Régime des). (V. Laboureurs, Campagne).

V i l (Synonyme de méprisable).

V i l l e. L'air des grandes villes est essentiellement vicié par les gaz des substances animales et végétales, corrompues ou prêtes à l'être, par la transpiration cutanée et pulmonaire des animaux sains, malades ou morts, par les boues, les latrines, les fumiers, les excrémens, les urines répandues çà et là, par les eaux des teinturiers, des blanchisseuses, des bouchers, des dégraisseurs, des chandeliers, des tanneurs, des amidonniers, des relieurs, et des autres arts qui employent les matières animales, par l'odeur forte des cuisines, des marchés aux herbes, aux poissons, des étables, des hôpitaux, des vidanges, des prisons. En voilà bien assez sans doute pour corrompre et empester habituellement l'intérieur des grandes villes.

Cependant l'air environnant n'est guère plus pur ; car c'est ordinairement à une très-petite distance des villes, qu'on va porter les boues, les fumiers, les vidanges, les immondices, et les corps morts qu'on en éloigne. Les marais ou terrains, destinés à produire des légumes, sont fécondés et engraissés par ces mêmes fumiers ou immondices, qu'il faudroit au contraire en éloigner autant que possible.

On ne doit donc pas être étonné du degré d'impureté dont se trouve chargée l'atmosphère qu'on est forcé de respirer dans les grandes villes, parceque tous les vents y chassent également le mauvais air de l'extérieur. Quelquefois il se joint encore à ces causes de la corruption de l'air, la chaleur de l'été, et la stagnation des eaux, pendant et après les grandes inondations. On ne peut faire aucun doute que tant de gaz malfaisans réunis, n'influent sur la salubrité des habitans, au-dessus desquels on peut de loin les voir suspendus en forme de nuages dans les tems les plus sereins.

Quel voyageur, en entrant pour la première fois dans Paris par la Villette, dans un jour d'été, n'a pas senti une odeur infecte, qui le repoussoit d'une capitale, où l'attiroit la plus juste et la plus ardente curiosité.

C'est en partie à ces causes que sont dues le mauvais teint, la couleur plombée, et le peu de vigueur des habitans des grandes villes; aussi les chairs s'y gâtent facilement; les draps, le papier, le linge, les maisons neuves, tout jaunit aisément, et bientôt les métaux polis se ternissent et se rouillent. De-là le développement tardif et imparfait des jeunes enfans, les pâles couleurs des filles, la difficulté des plaies à se guérir, la putridité plus grande qui accompagne les maladies sérieuses.

C'est à une police éclairée et animée de l'amour de la conservation des hommes, à vaincre tous les obstacles qui semblent se multiplier pour perpétuer un ordre de choses aussi dangereux.

Nous ne répéterons pas ici ce que nous avons dit, relativement aux moyens d'entretenir la salubrité des grandes villes, en parlant de celle de Paris; c'est pourquoi nous y renvoyons. Nous félicitons les paisibles habitans des bourgs et des campagnes, de n'avoir pas pour demeures des séjours, dont l'air est habituellement mal-sain, quelques précautions qu'on prenne pour sauver une partie des inconvéniens que nous avons fait connoître.

VIN. Le vin est une liqueur fermentée, aussi saine qu'agréable, qu'on tire du fruit de la vigne, ou du raisin; prise avec modération, elle donne de l'énergie, fortifie l'estomac, favorise la circulation et la transpiration, facilite le jeu de toutes les autres fonctions corporelles, en même-tems qu'elle anime celles qui sont morales; elle inspire la joie, la gaieté, le courage, ranime avantageusement, réchauffe utilement; mais elle arrête décidément les progrès de l'accroissement dans l'enfance et la jeunesse. L'usage du vin réussit à tous les tempéramens, et particulièrement à tous ceux qui sont lents et pituiteux. Il convient en général dans tous les climats, mais plus encore dans ceux qui sont chauds, que dans ceux qui sont froids, dans les grandes chaleurs, que dans la saison rigoureuse. Il est surtout nécessaire après les grandes fatigues. Nous avons fait voir ailleurs, que l'excès du vin échauffoit, troubloit toutes les fonctions, et particulièrement celle du cerveau, qu'il ôtoit l'appétit, causoit des engorgemens, des hydropisies, et que ce genre d'intempérance plaçoit l'être le plus raisonnable au-dessous de la brute même, etc. etc. (V. Buveurs).

Plus le vin perd de son acide, plus il s'améliore; conséquemment les vins vieux qui ont déposé beaucoup de tartre, sont préférables aux autres, pour les personnes qui ont besoin d'être réchauffées; l'usage habituel des vins un peu acides, ne présente aucun inconvénient, excepté pour les personnes qui ont des aigreurs.

Les vins blancs ont toujours plus d'acide, de légèreté, d'agrément, et moins de chaleur, que les vins rouges. Le vin trop nouveau donne des diarrhées, des coliques. Il faut bien six mois pour rendre le vin potable. On a toujours regardé celui de la ci-devant Bourgogne et de l'Orléanois, comme préférable à presque tous les autres vins de boisson de France. Le bon vin rouge des environs de Rheims est capiteux : il ne conviendroit pas d'en faire une boisson ordinaire. Les vins blancs ou rosés de ce pays, qui ne moussent pas, sont préférables à ceux qui moussent, quoique l'usage accidentel et modéré de ces derniers, n'offre rien de dangereux. (V. Mousseux (Vin).

Les vins de Bordeaux sont un peu astringens. Lorsqu'ils ont fait les voyages d'outre-mer, ils deviennent très-bons, très-nourrissans, très-chauds, et ne doivent être bus qu'avec beaucoup de circonspection.

Le vin de Grave est agréable et salubre. Celui du Rhin est froid et pesant ; il convient aux bilieux et aux sanguins.

On ne doit boire les vins de liqueurs, tels que ceux de Frontignan, de Lunel, de Rota, d'Alicante, de Madère, de Hongrie, de Canarie, de Malaga, de Chipre, que comme des fortifians cordiaux, capables de rendre du ton et de l'énergie à l'estomac. On se les permet encore à la fin de grands repas, pour faciliter la digestion, en échauffant l'organe où elle doit s'opérer. On doit en user rarement.

Quant à la quantité du vin de boisson ordinaire, qu'on peut se permettre, un homme très fort peut bien en boire une bouteille par jour ; mais le plus communément une demie bouteille, peut suffire avec de l'eau ; il faut prendre l'habitude de ce mélange, pour tirer un meilleur parti du vin pur, quand il s'en présentera un besoin important.

Il faut choisir le vin qui ne porte pas à la tête, qui ne procure ni pesanteur, ni aigreur à l'estomac, qui passe aisément par les urines et la transpiration. Il est bien étonnant qu'on n'employe pas davantage le moyen de Macquer, pour rendre potables beaucoup de vins aigres, seulement en y ajoutant de la cassonade. Nous avons vu comment on pouvoit découvrir la fraude des marchands de vin. (V. Cabaret).

Nous remarquerons ici que le vin, tant recommandé par les Anciens dans les maladies, pris en forme de limonade, n'est peut-être pas assez ordonné par les modernes, surtout lorsque les malades ne veulent pas boire de tisane.

Lorsqu'on fait le vin, il faut mettre les cuves dans un grand courant d'air, ne pas travailler, sans essayer l'air environnant avec une lumière, lors de la fermentation; n'aller dans les celliers, qu'avec cette précaution, même au bout de quelques mois. Faute de cette attention, neuf personnes furent trouvées mortes à Joigni, en 1740.

VINAIGRE. On donne le nom de vinaigre à du vin qui a subi la fermentation acéteuse, qui a acquis une odeur acide et spiritueuse, et une saveur plus ou moins aigre. Le vinaigre est un des liquides les plus utiles à l'homme. Il est très-pénétrant, agit avec efficacité, lorsqu'on le prend intérieurement comme rafraichissant et anti-septique ; on le mêle avec des quantités d'eau, plus ou moins considérables, selon son degré de force et de concentration. Il rafraîchit le sang, étanche la soif, favorise les sécrétions ; on en fait très

Tome II.   S s

utilement de l'oxicrat , et pour le rendre plus agréable ,
on y mêle souvent du sucre ou du miel , ou bien on
compose , pour plus de commodité , le sirop de vinaigre ,
qu'on emploie dans les mêmes circonstances.

Extérieurement, dans les syncopes et les foiblesses , on
emploie le vinaigre , comme confortatif et stimulant ;
alors le vinaigre radical est le plus utile pour l'odorat ,
mais il faut bien se garder d'en frotter la peau , car s'il
est bien fait, et très-oxigéné , il ne manquera pas de la
corroder.

On emploie très-utilement , dans les lieux où règne
du méphitisme , le vinaigre mêlé d'eau en évaporation
constante ; c'est un des meilleurs moyens de désinfec-
tion. On en répand aussi par terre , dans ce cas. On sait
combien le vinaigre est utile , quand on le mêle en certaine quantité dans les alimens ; il est un des assaisonnemens les plus importans , un de ceux qui contribuent le plus à la digestion. Je suis venu à bout de faire
digérer ainsi des œufs , à des individus , chez qui ils donnoient des rapports constans. Quelques personnes croyent
que le vinaigre vaut mieux que l'huile pour la blessure
des cousins.

VINAIGRETTE. C'est une manière de manger de
la viande froide , à l'huile et au vinaigre , qui , quoique
agréable et fort saine , ne convient pas aux estomacs
délicats et convalescens.

VIOLENCE. La violence est une disposition habituelle à s'emporter pour le moindre sujet, soit en paroles , soit en actions. Elle est toujours la preuve d'un
grand défaut d'éducation , ou annonce un mauvais caractère.

VIPÈRE. (V. Poisons , Animaux).

VIRGINITÉ. C'est, dit Buffon, une espèce de folie, qui a fait de la virginité un être réel. Une vertu, qui ne consiste que dans la pureté du cœur, est devenue un être physique dont tous les hommes se sont occupés. On n'a point songé que chercher à la connoître, c'est un véritable attentat contre elle. Mais à cet égard, quel constraste dans les goûts et les mœurs des hommes des différens pays! Quelques peuples méprisent cette fleur délicate, qu'ils font cueillir par des esclaves. D'autres en cédent les premices à leurs prêtres, à leurs idoles, d'autres à leurs chefs, d'autres à leurs maîtres; d'autres en font l'emplette à prix d'argent, d'autres enfin enlèvent par la force, ce qui ne doit être que le prix avoué d'un amour légitime.

Il est bon qu'on sache qu'il est des circonstances qui doivent nécessairement détruire petit à petit la virginité; telles sont des fleurs blanches, opiniâtres et de mauvaise nature, des pertes répétées, et des attouchemens imprudens.

VIRILITÉ. La virilité est l'âge où les organes ont acquis tout le degré de perfection dont ils sont susceptibles, et où la réflexion et l'expérience mettent l'homme dans le cas d'être utiles à soi-même et à ses semblables.

L'âge viril étant celui des passions, on doit faire à leur égard, ce qu'on pratique pour sa santé : il faut, dans les deux cas, suivre également le proverbe, *ne quid nimis*, ni trop, ni trop peu. Avec ce simple talisman, on pourra jouir, à cet âge, des agrémens et des plaisirs de la vie, et conserver pour l'âge qui doit suivre, des forces sans lesquelles la vie ne seroit plus qu'un mélange de douleurs et de désagrémens.

VISAGE. Le visage est la partie antérieure de la tête, celle qui présente les traits carastéristiques des individus. La régularité du visage constitue la beauté ; pour qui s'est occupé de la nature humaine, il n'est guère plus difficile de juger des passions dominantes par les traits du visage, que de l'état de santé ou de maladie. Cet art peut être utile à tous les hommes, et dans tous les tems de la vie. Pour conserver la beauté du visage ou des traits, pour captiver les cœurs ou les suffrages, les femmes ont mis tous les moyens à contribution et en tous tems ; nous avons fait voir aux articles qui ont des rapports directs avec l'art cosmétique, combien ses promesses sont mensongères, combien même l'industrie et les recherches à cet égard, sont plus nuisibles que favorables ; aussi nous avons rejetté les laits virginaux, les pommades, les baumes, les rouges, etc., parce que nous sommes sûrs qu'ils ne valent pas une eau limpide et fraîche, que la propreté sait employer au besoin.

VISCÈRE. On entend par viscères les organes qui sont chargés des différentes fonctions indispensables de l'économie animale ; et dans ce sens, le cœur, les poulmons, l'estomac, les intestins, le foie, etc. sont des viscères tres-importans. (V. ces mots).

VISCOSITÉ. La viscosité est une qualité propre au mucilage, à la gelée, et par laquelle leurs parties, même dissoutes, conservent une adhérence et une tenacité qui fait, que quand on les sépare, elles filent ; que plus rapprochées, elles collent et font lier les corps les uns aux autres ; cette qualité est une des ressemblances de la matière nutritive, avec celle qui

compose nos fibres, et la plus grande partie de nos organes.

VITALITÉ. (V. Mortalité).

VIVACITÉ. La vivacité est une suite de la sensibilité et de l'esprit. Chez les jeunes gens, elle est toujours d'un bon augure, pourvu qu'elle ne dégénère pas
en étourderie. La vivacité consiste dans la promptitude
des actions corporelles et des opérations de l'esprit.
Souvent il y a plus d'esprit chez les gens vifs que chez
les autres ; mais tel esprit vif, dans la conversation, s'é-
teint dans le cabinet ; tel génie qui perce dans l'intrigue,
s'appesantit ailleurs. En général, les sots les plus vifs
sont les plus insupportables.

VIVIPARE. On donne ce nom aux animaux qui,
comme l'homme, donnent naissance à leurs petits, sans
cette enveloppe qui les distingue des ovipares.

VOIRIE. C'est un lieu destiné à jeter les animaux
ou parties d'animaux dont on ne peut faire usage, ainsi
que toutes les immondices des lieux habités. On ne doit
choisir pour voiries, que des endroits éloignés des villes
et des habitations ; il faut surtout les placer, de manière
que les vents du midi ne viennent, dans aucune circonstance, renvoyer aux hommes, des vapeurs malfaisantes, qui naissent constamment de la décomposition
des corps et des substances qu'on y jette. Beaucoup de
maladies épidémiques, et de fièvres putrides, sont nées
de ce défaut important d'attention ; c'est pourquoi
des médecins doivent être chargés de surveiller un point
aussi important dans les différentes localités.

VOITURE. (V. Voyageurs (Régime des).

VOIX. (V. Chant).

VOLANT. Le volant est un jeu très-agréable et très-

amusant, qui fournit un des exercices les plus intéressans dans l'intérieur des habitations, surtout dans les
tems froids. Il convient beaucoup aux jeunes gens, aux
jeunes filles, et aux personnes qui sont habituellement
sédentaires.

VOLATILES. (V. Oiseaux).

VOLCAN. S'il est une habitation dangereuse pour les
hommes, c'est sans doute celle qui avoisine les vol-
cans. Comment se fait-il, malgré cela, qu'il y ait à leur
proximité, tant de villages, et même de villes habités ?
C'est que les champs qui sont à côté de ces gouffres
de feu, sont en général d'un excellent rapport. C'est
que les hommes qui sont nés dans un pays, n'aiment
pas à le quitter ; c'est que le danger passé, on ne veut
pas appercevoir la possibilité de la récidive ; il faut que
ces raisons soient bien puissantes, puisqu'à une lieue du
Vésuve, la ville de Pompéia a été entièrement recouverte
de cendres brûlantes, au point qu'elle a été perdue pendant
plus de 15 siècles, sans qu'il en restât aucun vestige. Aujourd'hui qu'elle est retrouvée, et qu'on en a découvert des quartiers entiers, les habitans de Naples et
des environs, qui ne sont pas plus éloignés du Vésuve,
que cette malheureuse ville, vont contempler froidement les ossemens amoncelés des familles entières,
qui s'étoient réunies dans des souterrains, pour périr
toutes ensemble. Je n'ai pu voir sans effroi toutes
ces dépouilles malheureuses de l'imprudence.

Malgré ces exemples, la Calabre et Messine, n'ont
pas moins conservé beaucoup d'habitans, qui ont survécu
aux débris de leur patrie bouleversée; Naples sera quelque
jours engloutie, comme l'a été Pompéia ; mais telle est
l'insouciance invincible, l'aveuglement, ou la force de

l'habitude, que l'évidence des dangers que courent les Napolitains, ne les effraye aucunement. Ils disent ordinairement après les éruptions,

Passato il pericolo, gabbato il santo.

On se moque du saint, quand le danger n'est plus.

Déplorons l'aveuglement des hommes, puisque nous ne pouvons les rendre raisonnables.

VOLET. Les volets servent comme les jalousies, à garantir les appartemens des influences atmosphériques, et particulièrement de l'ardeur du soleil. Ils sont utiles pendant le jour contre les expositions du midi, et la nuit contre celles du Nord.

VOLTIGEUR. (V. Sauteur).

VOLUPTÉ. La volupté n'est pas l'abus, mais le goût réfléchi du plaisir; elle peut être aussi différente de la débauche, que la vertu l'est du crime. L'homme seul, parmi les animaux, peut s'élever jusqu'à la volupté: un choix délicat, un goût épuré, en doublant, et en raffinant ses sensations, peut sans doute augmenter la sphère de ses jouissances. Comme le plus grand nombre ne sait souvent qu'abuser des plaisirs, c'est ce qui fait que le mot se prend ordinairement en mauvaise part. En effet, il n'est que trop commun, parmi les hommes, de voir succéder au plaisir, le dégoût, le remords, le chagrin et la maladie, qui les abattent et les perdent avant qu'ils aient atteint le milieu de leur carrière. Autant les voluptés des sens qu'on n'a pas su régler, produisent de malheurs, autant celles de l'esprit peuvent devenir la source de jouissances pures et d'un bonheur inaltérable.

VOYAGEURS (Régime des). Il faut convenir qu'il

est peu de moyens plus utiles que les voyages, pour former les hommes, et souvent pour les enrichir. Ils fournissent à l'ardeur de s'instruire, une foule d'objets, de sensations et de plaisirs nouveaux, étendent la sphère des connoissances, et rendent présent, tout ce que les autres ne peuvent connoître que par indication; il est encore un autre grand avantage, que procurent l'exercice et les mouvemens des voyages, c'est une santé imperturbable, qui complète le plaisir qu'on goûte à voyager. Cependant les voyages ne sont pas sans inconvéniens, et il est plus d'une précaution nécessaire, avant de se mettre en route.

En général, il ne faut pas entreprendre des voyages de long cours, ou d'outre-mer, avec un tempérament phlegmatique, avec des engorgemens du foie et de la rate, avec la goutte, etc. Il ne faut être ni trop jeune, ni trop vieux; car trop jeune, on n'en peut tirer aucun parti; trop vieux, on n'a pas la force d'en soutenir les fatigues, ni le pouvoir de s'accoutumer à des températures différentes. Il faut, pour des voyages de cette nature, des constitutions fermes et vigoureuses; car le changement de nourriture et d'atmosphère, les habitudes différentes, le goût des Européens pour des plaisirs dangereux, la facilité de se satisfaire, sont autant de causes générales et particulières, des maux auxquels la plus grande partie d'entre eux succombe, après des traversées souvent pénibles et orageuses.

Il faut en conséquence et pour éviter une partie des maux qu'on a à redouter, s'embarquer plutôt aux mois de germinal et de fructidor, que dans tout autre tems. Les femmes ne doivent pas partir pour de longs voyages, dans des instans critiques, surtout celles qui n'ont pas encore navigué, parce qu'elles peuvent être affectées très-facilement par les mouvemens violens des vagues de la mer. Il faut alors être vêtu de manière à ne pas craindre l'humidité, manger très-peu à cause du mal de mer, se dissiper, faire de l'exercice sur le pont, brûler quelques aromates dans les chambres qu'on doit tenir très-propres, avoir des oranges, des citrons, des sirops de vinaigre, d'épine-vinette, de limon, boire les matins un peu de liqueur, ou de bon vin spiritueux, surtout quand il y a des brumes et de l'humidité dans l'air. Nous ne répéterons pas ici ce que nous avons dit à l'article Marins (Régime des). Ainsi nous y renvoyons, pour tout ce qui reste à dire, relativement aux voyages sur mer.

Quant aux voyages à pied, il faut être vigoureux pour les entreprendre, les faire dans la belle saison, et quand le soleil ne darde pas ses rayons les plus actifs. Il faut toujours avoir, pour le besoin, une petite bouteille, avec de l'eau-de-vie. Les souliers ne doivent être ni trop épais, ni trop lourds, ni trop légers, ni trop plians. Les bas seront propres, et les jarretières peu serrées ; le ventre sera maintenu par une ceinture, le col libre, et le vêtement léger. On lavera ses pieds fort souvent. Il faut éviter de marcher sur l'herbe imbibée de rosée, et toujours chercher les sentiers secs. On doit en été voyager seulement le soir et le matin, ne jamais se coucher sur l'herbe, ne pas s'y endormir, faire sécher très-vite ses vêtemens mouillés. Un homme qui a fait environ 24 milles, a bien marché suffisamment. On doit éviter, si l'on a eu chaud, de laisser sécher sa chemise sur le corps, et ne pas s'exposer en sueur, à l'air frais. En hiver, il faut prendre garde de ne pas voyager

par les brouillards, et bien abriter sa tête et sa poitrine.

Il faut emporter avec soi, dans un sac imperméable à
l'eau, des bas, une chemise, une paire de souliers, de
l'eau-de-vie, et du sucre, se faire bien bassiner son lit
le soir, et plutôt se coucher entortillé dans une couverture, sur la paille dans une écurie même, que d'accepter
une chambre et des draps humides ; tels sont les avis
à suivre pour les voyageurs à pied.

Quant aux voyageurs à cheval, ils doivent toujours
porter avec eux de l'eau-de-vie, et une boule de mars,
pour faire une eau utile contre les contusions ou fou-
lures légères, qui pourroient avoir lieu. Il faut une
bonne selle, avoir des culottes de peau bien justes,
et préparées exprès, avoir soin de relever la chemise
dans les culottes. On prévient les descentes avec
des suspensoires et des ceintures larges. Lorsqu'on en
est atteint, il faut se dispenser de monter à cheval.
Crainte d'accidens, il faut toujours que les verres de
montre soient placés extérieurement. Les hémorroïdes des
cavaliers, si elles ne sont qu'accidentelles, cédent au
régime rafraîchissant et acide. Si elles sont opiniâtres,
il faut faire placer un bourrelet sur la selle, et porter
avec soi de l'onguent populeum, pour les adoucir. Il
faut ouvrir avec une épingle et sans les arracher, les
cloches qui laissent voir de l'humeur accumulée, et appliquer un bandage qui les empêche de se remplir. Il
faut éviter de faire boire les chevaux qui ont trop chaud,
ne pas les surmener, les tenir la bride tendue dans les
descentes, et surtout les bien nourrir. Il ne nous reste
qu'à dire quelque chose des voyages en voiture.

Il faut, avant tout, être sûr du bon état des voitures, dont on doit se servir; il ne faut pas fermer toutes les glaces, car l'air y seroit bientôt vicié; on doit craindre de s'appuyer sur les portières, à moins qu'on ne soit bien sûr qu'elles ferment solidement. Les cylindres d'étain, pleins d'eau bouillante, sont très-bons pour tenir les pieds chauds dans les grands froids. Des chancelières ou des peaux d'ours, ne doivent pas être oubliées. On se vêtit, en conséquence du froid présent ou présumable. Lorsqu'on passe à côté des voitures très-chargées, il faut baisser les glaces, pour ne pas avoir à redouter les éclats des verres qui pourroient casser. Il est prudent de descendre, lorsqu'on voyage sur des montagnes escarpées.

Si l'on ne peut porter des draps avec soi, il vaut mieux coucher dans les auberges avec ses habits, que de se servir de draps humides, et souvent sales. Il faut toujours manger sobrement en voyage, et ne pas surcharger l'estomac, pour pouvoir dormir la nuit, et réparer aisément les forces perdues.

V U E. La vue est le plus beau et le plus admirable des sens, quoiqu'il ne soit pas le plus utile. La vue s'exécute au moyen des yeux et des rayons lumineux qui les pénètrent. La sensibilité de cet organe est bien démontrée, par la force du nerf optique qui lui sert de pédicule, et des autres nerfs qui s'y répandent. C'est donc un des sens qui demande le plus à être ménagé, si l'on veut que dans tous les instans de la vie, il suffise aux services importans qu'il doit constamment nous rendre. Les vues sont naturellement plus ou moins longues, plus ou moins courtes; nous ne répéterons pas ici, les avis que nous avons donnés sur ce point. (V. le mot Lunettes).

On sait qu'il est dangereux de fixer long-tems des objets blancs ou brill... , (V. Neige) et qu'il faut discontinuer les travaux qui s'exercent sur des substances métalliques , que leur poli a rendues très-éclatantes.

Lorsqu'on se sent les yeux échauffés , il suffit pour les rafraîchir , de les placer dans des petits godets ou œilliers , qui servent à les baigner. Lorsqu'ils seront foibles , une ou deux gouttes d'eau-de-vie ou de l'eau de roses , ajouteés à l'eau du bain , seront très-utiles.

Quand il entre quelques ordures dans les yeux , il faut les faire sortir le plutôt possible , pour éviter l'irritation qui en seroit la suite ; on ne doit pas les frotter , mais prier une personne adroite , d'enlever le corps étranger , avec la tête d'un épingle.

La chassie , qui est une suite de l'engorgement des paupières , chez les enfans , se guérit aisément avec le tems , par des lotions d'eau rose ou d'eufraise , avec une goutte d'eau-de-vie par cuillerée ; lorsque ces accidens sont rébelles , on est quelquefois obligé d'en venir au vésicatoire.

URBANITÉ. L'urbanité , prise dans le sens de politesse et de mœurs , ne peut être inspirée que par une bonne éducation , et par l'usage d'un monde choisi.

URINE. L'urine est un liquide excrémentitiel , qui se sépare du sang dans les reins , pour être porté dans la vessie , et évacué par l'urètre. Après la transpiration , c'est de toutes les excrétions , la plus abondante , et une de celles qu'il faille le moins contrarier. Il est très-dangereux de ne pas uriner , quand le besoin s'en fait sentir : on risque des inflammations de la vessie , auxquelles il n'y a point de remèdes. (V. Rétention).

Lorsqu'on voit que l'urine , au lieu d'être claire et citronnée, est rouge et chargée, c'est un indice pour se rafraîchir, et pour changer son régime habituel; si elle est trop séreuse, trop blanche, c'est encore une raison de croire que la sécrétion n'est pas bonne, et il faut s'observer davantage. La quantité de l'urine, sa couleur, son odeur, son goût, ses résidus doivent être scrupuleusement observés dans l'état sain, dans celui qui annonce un dérangement, et surtout dans le cours des maladies.

USAGE. (V. Habitude, Changement).

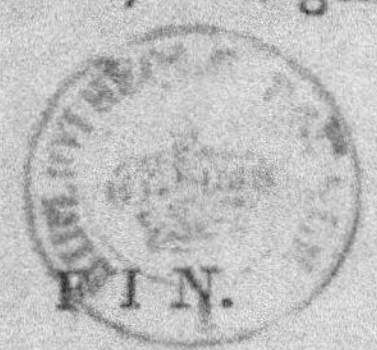

F I N.

De l'Imprimerie de LESGUILLIEZ, frères, rue de la Harpe, n° 151.

ERRATA

DU TOME II.

Page 23, ligne 23, moyen, *lisez* moment.

— 71, lig. 25, estomac, *lis.* estomacs.

— 74, lig. 12, du lévier, *lis.* de l'évier.

— 84, lig. 14, avare, *lis.* Evêque.

— 88, lig. 30, résine, *lis.* rétine.

— 113, lig. 22, des corps, *lis.* du corps.

— 122, lig. 12, et avec, *lis.* et non avec.

— 129, lig. 27, lequel, *lis.* laquelle.

— 132, lig. 21, délicieux, *lis.* délicieuses.

— 145, lig. 12, déméphétiser, *lis.* déméphitiser.

— 153, lig. 19, délicates de, *lis.* délicate des.

— 156, lig. 26, il y des, *lis.* il y a des.

— 177, lig. 12, sacrifier, *lis.* scarifier.

— 189, lig. 32, un morale, *lis.* une morale.

— 190, lig. 7, enoblira, *lis.* ennoblira.

— 213, lig. 16, graines, *lis.* grains.

— 242, lig. 6, sagit, *lis.* s'agit.

— 245, lig 6, infufflation, *lis.* insufflation.

— *Ibid.* lig. 18, la soustrait, *lis.* l'a soustraite.

— 247, lig. 29, et la peau, *lis.* de la peau.

— 262, lig. 20, adolescence, *lis.* l'adolescence.

— 280, lig. 28, imaginé, *lis.* imaginés.

— 287, lig. 25, empêcher à l'accès, *lis.* empêcher l'accès.

— 317, lig. 19, qui a, *lis.* qui, à.

— 331, lig. 4, *sub et dio*, lis. *sub Dio.*

— 381, lig. 28, demandées, *lis.* demandés.

— 385, lig. 23, sortent, *lis.* sort.

— 390, lig. 10, puisse, *lis.* puissent.

— 394, lig. 24, avec lesquels, *lis.* avec lesquelles.

— 396, lig. 19, aux peuples, *lis.* au peuple.

— 401, lig. 11, Gemeaux, *lis.* Poissons.

— 448, lig. 23, le conseil, *lis.* les conseils.

— *Ibid.* lig. 24, facilement, *lis.* facilement,

— 466, lig. 21, combiné, *lis.* entendu.

— 490, lig. 18, *non medicamen*, lis. *non est medicamen.*

— 497, lig. 1, et qui, *lis.* ce qui.

— 516, lig. 29, plutôt, *supprimez* ce mot.

Pag. 521 , lig. dernière , parties , *lis.* particuliers.

— 548 , lig. 5 , détermine , *lis.* déterminé.

— 624 , lig. 18, ils , *lis.* elles.

— 626 , lig. 21 , occasionné , *lis.* occasionnés.

— 628 , lig. 16, singulières ou dangereuses , *lis.* singulière ou dangereuse.

Ibid. lig. 17, causée , *lis.* causées.

— 631 , lig. 17 , fait , *lis.* sait.

— 647 , lig. 22 , le mot , *lis.* ce mot.